XIAOKEBING ZHONGYIYAO
WENXIAN YANJIU

消渴病中医药

文献研究

主审◎曹生有

主编◎柯文金

甘肃科学技术出版社

甘肃·兰州

图书在版编目（CIP）数据

消渴病中医药文献研究 / 柯文金主编. -- 兰州 ：
甘肃科学技术出版社，2024. 12. -- ISBN 978-7-5424
-3259-9

Ⅰ. R255.4

中国国家版本馆CIP数据核字第2024J4V313号

消渴病中医药文献研究

柯文金　主编

责任编辑　陈学祥
封面设计　麦朵设计

出　版　甘肃科学技术出版社
社　址　兰州市城关区曹家巷1号　　730030
电　话　0931-2131572（编辑部）　　0931-8773237（发行部）

发　行　甘肃科学技术出版社　　印　刷　兰州银声印务有限公司
开　本　880毫米×1230毫米　1/16　印　张　20.25　插　页　2　字　数　527千
版　次　2024年12月第1版
印　次　2024年12月第1次印刷
印　数　1~2000
书　号　ISBN 978-7-5424-3259-9　　定　价　108.00元

编　委　会

主　审

曹生有

主　编

柯文金

副主编

王财年　王丽君　宁　静　赵　丽

编　委

柯文金　张玉花　焦生福　李生海

杨世荣　王财年　王丽君　梁栋才

赵　丽　宁　静　赵　越　白玉婷

张德芳　段斌海　徐　强　张新梅

董大文　刘　芳　柯　淼　王思雅

《医门法律》律五条

　　凡治初得消渴病，不急生津补水，降火彻热。用药无当，迁延误人，医之罪也。

　　凡治中消病成，不急救金水二脏，泉之竭矣。不云自中，医之罪也。

　　凡治肺消病，而以地黄丸治其血分，肾消病而以白虎汤治其气分，执一不通，病不能除，医之罪也。

　　凡消渴病少愈，不亟回枯泽槁，听其土燥不生，致酿痈疽无救，医之罪也。

　　凡治消渴病，用寒凉太过，乃至水胜火湮，犹不知反，渐成肿满不救，医之罪也。

序

消渴病是以多饮、多食、多尿、乏力、消瘦或尿有甜味为主症的疾病，祖国医学对于消渴病的认识历史悠久，其理论基础源于《黄帝内经》，消渴其病名提出首见于《黄帝内经》，消，或作痟，乃消渴、消谷、消烁、消耗、消瘦无力之义。消，《说文·水部》："尽也。"《释名·释疾病》："弱也，如见割削，筋力弱也。"《正字通·水部》："消，又消渴病。俗做痟。"余云岫《说文解字病疏》："欲饮也。"瘅，热也，热邪也。消瘅，消渴病证之古称。消瘅之病名，在《内经》全书共见17次，其中《素问》2次、《灵枢》15次，高于其他任何一种消渴病之名称的使用频率。秦汉时期，消瘅作为一种病名被广泛认可和使用，如《史记·扁鹊仓公列传》则有"肺消瘅"之病名。其方治始于《金匮要略》，立有专篇提出三消症状及治疗用方药，证候分类则起于《诸病源候论》，理论体系形成于唐、宋时期，成熟于明、清时期。

后世依据《内经》所述，将消渴病分为上中下三消。认为上消者，以多饮为主，病在心肺；中消者，以多食为主，病在脾胃；下消者，以多溲为主，病在肝肾。正如张景岳所说："凡多饮而渴不止者，为上消。消谷善饥者，为中消。溲便频而膏浊不禁者，为下消。"如《气厥论》之云"肺消""鬲消"，《奇病论》之云"消渴"，即上消也。《脉要精微论》瘅"成为消中"，《师传篇》云："胃中热则消谷，令人善饥，即中消也。"《邪气脏腑病形篇》云："肾脉肝脉微小，皆为消'瘅'肝肾在下，即下消也。"

关于消渴病的病因病机，《内经》认为，有饮食不节者。因过食肥甘厚味，醇酒炙煿（火烤食物）之类，致脾胃运化失职，积热内蕴，化燥伤津，发为消渴。或由于情志失调，五志过激，导致气机郁结，进而化火。火热炽盛，消灼阴精，发为消渴。同时《内经》提出，本病与素体阴虚有一定关系。因为五脏主藏精，如果五脏柔弱，素体阴精不足，复因七情过激、劳倦房事太过，饮食不节、贪食肥甘，致火热郁积，阴精更耗，发为消渴。

消渴病的基本病理是阴精不足。但是，引起机体阴精不足的原因却是多方面的。或因素体五脏阴精不足；或因房事劳倦太过而伤精；或因素嗜肥甘、七情郁结，致燥热内盛，煎熬津液；或因阳气亏虚，阴精津液不能布达等等。因此，在治疗本病时，应当找出引起阴精不足的原因，从而对症治疗。

后世根据《内经》"肺消""鬲消""热中""消中"以及"肝肾脉微小为消瘅"等论述，提出"上消""中消""下消"之分。

上消以多饮而渴不止为特点，以肺热津伤立论，治宜清热润肺，生津止渴为主。何梦瑶说："上消者，大渴饮多，甚者舌亦赤裂。经谓心移热于肺，传为鬲消是也。二便如常，知其燥在上焦，白虎加人参汤主之。小便少者，乃热消烁其水也，亦用前汤加生津滋燥之药，如花粉、北味、麦冬、干葛之属。若小便利者，所谓饮多溲亦多也，前汤加辛润之品，以开通腠理可也。"

曹生有

2024 年 8 月

前　言

　　武威市中医医院内分泌科始建于 1998 年，2012 年 2 月被国家中医药管理局批准为"十二五"重点专科建设单位；2017 年正式被中医药管理局批准为国家级重点中医药专科；2020 年 10 月成立武威市第一家国家标准化代谢中心；2023 年被确定为国家中医药优势专科建设单位。科室拥有先进的专科仪器和设备，为集临床、教学、科研为一体的市立医院重点科室，现有医护人员 37 人，其中主任医师 3 名、副主任医师 2 名，第七批全国老中医药专家学术经验继承工作指导老师、甘肃省名中医曹生有为科室学科带头人。经多年的发展，科室已成为人才梯队合理、诊疗技术全面、特色鲜明、专业性强，集医疗、教学、科研为一体的临床科室。

　　《消渴病中医药文献研究》以古今文献对消渴病诊治论述为基础，以古今医家对消渴病诊治经验为主线，全书共四章：第一章古代消渴病文献论述，从《黄帝内经》开始，到《医学衷中参西录》结束，介绍了不同历史时期，古代医家关于消渴病的论述，对《黄帝内经》《伤寒论》《金匮要略》等中医经典论著进行了原文翻译，并附加了不同时期医家的注解、释义等内容；第二章消渴病治疗古今医案，分古代医案和近现代医案两部分内容，总结了古代及近现代 100 余名医家在治疗消渴病及消渴病并发症的临床经验；第三章消渴病常用治疗方剂，从方剂的药物组成、药物剂量、主治病证等方面介绍了古代医书关于消渴病治疗的常用方剂；第四章消渴病常用治疗中药，从性味功效、归经、别名、临床应用、主要成分及现代药理研究等方面对消渴病常用的 100 余种治疗用药进行了全面系统的论述，为读者提供了消渴病全面的诊疗思路。本书的出版必将对传承祖国传统优秀中医文化产生积极的推动作用。

　　本书由第七批全国老中医药学术经验继承工作指导老师、甘肃省省级劳模、甘肃省名中医、中西医结合内科主任医师曹生有担任主审，其带教弟子、武威市名中医、中医内科主任医师柯文金担纲主编，中医内科主治医师、师承弟子王财年、王丽君、宁静、赵丽担任副主编，内分泌科众人积极参与，共同写作而成，其中主编柯文金参与编写了第一章、第二章、第四章内容，共计 16 万字；副主编王财年参与编写了第一章、第二章内容，共计 8.5 万字；副主编王丽君参与编写了第一章、第二章、第四章内容，共计 8.5 万字；副主编宁静参与编写了第二章、第三章、第四章内容，共计 8.5 万字；副主编赵丽参与编写了第二章、第三章、第四章内容，共计 8.5 万字。

在古代经典著作中，使用大量通假字，如《黄帝内经》中的"鬲"同"膈"，"食亦"即"食㑊"，《本草崇原》中"卮子"即"栀子"，"茈胡"即"柴胡"等，还有如"钟"通"盅"、"栝蒌"即"瓜蒌"、"熄"通"息"、"淤"通"瘀"等，在编写过程中为了尽量保持原著的风貌，在书中按原字引用。

《消渴病中医药文献研究》主创人员围绕策划意向，认真挖掘、搜集、整理、研究、撰写、编辑、审核、校对，力求做到严谨细致，为中医药诊治消渴病提供临床参考。但限于水平，难免有不当之处，恳请读者提出宝贵的意见建议，诚挚致谢！

编者

2024 年 8 月

目　　录

第一章　古代消渴病文献论述

《黄帝内经·素问》

《素问·阴阳别论》云：二阳结谓之消。

译文：邪气郁结于足阳明和手阳明这二阳经，就会出现消渴证。

李杲云：夫二阳者，阳明也，手阳明大肠主津病，消则目黄口干。是津不足也。足阳明胃主血。热则消谷善饥，血中伏火，乃血不足也。结者，津液不足，结而不润，皆燥热为病也。此因数食甘美而多肥，故其气上溢，转为消渴，治之以兰，除陈气也。不可服膏粱芳草石药，其气剽悍，能助燥热也。

李梴曰：二阳者，手阳明大肠，主津液，足阳明胃，主血，津血不足，发为消渴。又有燥结者，肺与大肠为表里也。有气分渴者，因外感传里，或服食僭燥热，耗津液，喜饮冷水，当与寒凉渗剂，以清利其热，热去则阴生而渴自止矣。有血分渴者，因内伤劳役，精神耗散，胃气不升，或病后胃虚亡津，或余热在肺，口干作渴，喜饮热汤，当与甘温酸剂，以滋益其阴，阴生则燥除而渴自止矣。

喻昌曰：二阳者阳明也，手阳明大肠主津，病消则目黄口干，是津不足也。足阳明胃主血，病热则消谷善饥，血中伏火，乃血不足也。结者津血不足，结而不行，皆燥之为病也。

张志聪注：二阳，阳明胃也。消，消渴也，盖阳明气结，则水谷之津液不生，以致消渴而为病也。

张璐曰：二阳者阳明也，手阳明大肠主津，病消则目黄口干，是津不足也。足阳明胃主血，热则消谷善饥，血中伏火，乃血不足也。结者津液不足，结而不润，皆燥热为病也。

黄元御曰：二阳者，手足阳明。手阳明以燥金主令，足阳明从令而化燥，足太阴以湿土主令，手太阴化气而为湿，湿济其燥，则肺胃清降而上不过饮。燥济其湿，则肝脾温升而下不多溲。阳明燥结于上脘，故相火燔蒸而善渴，太阴湿郁于下脘，故风木疏泄而善溺。

按：二阳结谓之消，是对消渴病的高度概括，常理解为邪气郁结于阳明，使胃肠俱热，继而耗伤气血津液。《内经》法于阴阳，源于《周易》，认为"二阳"不仅代表手阳明大肠经与足阳明胃经，结合"阴阳相互转化"理论，从阴阳的本源出发，在广义层面上论述了"二阳"是由阳转阴、阳热之势由盛转衰的起点，与"结""消"共同构成的三要素遥相呼应，意在指明消渴病是一种动态的进程，其病性随着疾病的进展由阳转阴。

《素问·阴阳别论》云：二阳之病发心脾，有不得隐曲，女子不月；其传为风消，其传为息责者，死不治。

译文： 因为胃肠道有病，就可以影响到心和脾的功能，病人往往会有难以告人的隐情，女子会出现闭经；病久则发生传变，或者出现形体逐渐消瘦的风消证，或者出现呼吸短促、气息上逆的息贲证，是不治的死证。

张子和曰： 风消者，二阳之病。二阳者，阳明也。阳明者，胃与大肠也。心受之，则血不流，故女子不月，脾受之，则味不化，故男子少精，皆不能成隐曲之事。

张志聪注： 二阳者，足阳明胃经也。夫人之精血，由胃府水谷之所资生，脾主为胃行其精液者也。二阳病，则中焦之汁竭，无以奉心神而化赤，则血虚矣。水谷之精，脾无转输于五脏，则肾无所藏而精虚矣。男子无精，有不得为隐曲之事，在女子无血，则月事不得以时下矣。此病本于二阳而发于心脾也，精血两虚，则热盛而生风，风热交炽，则津液愈消竭矣。

高士宗曰： 不得隐曲，女子不月，病在肾也。风消，肝木病也。息贲，病在肺也。二阳之病传发于五脏而死。

按： 二阳为阳明，阳明又分手阳明大肠经和足阳明胃经。因为人体经络手经短、足经长，足经可以统手经。所以在《黄帝内经》之中，不别手足经之时当指足经，或者是把手经统概于足经之中。如果特言手经，那就一定会提到手某经。所以，这里二阳之病，应该特指胃病。而胃有病，则出现不能饮食。对于不能饮食的原因，很多人是没有办法弄清楚的，所以这里就直接交代，二阳发病的原因在于心脾。出现心神拂郁，则致血流过缓，以至于不能濡润脾土，导致过思伤脾的病症。脾受伤，则胃不能腐熟食物，则食物不能转化为精以滋养五脏。对于男子尚没有明显的特点，对于女子就会出现闭经的症状。如果时间迁延日久，传为风消、息贲，就很难治好了。

《素问·脉要精微论》云：反四时者，有余为精，不足为消。应太过，不足为精，应不足，有余为消。阴阳不相应，病名曰关格。

译文： 脉气有的时候会和四时之主气相反，如相反的情况表现为有余时，是由于邪气战胜了正气；相反的情况表现为不足时，是由于人的血气已经有了消耗和损伤。按照时令来讲，脏气如果旺盛，脉气应是有余的表现，反而表现为不足的，这是邪气胜了正气；脉气本应不足，却反而出现有余的，这是正不胜邪，血气消损，而表现为邪气猖獗。这种阴阳气血不相顺从、邪正不相适应的情况，就会发生叫关格的疾病。

又译： 人如有与四季节不合之脉或面色出现时，如果呈现太过者必为精强，如果呈现不及状则为气消。正常时为稍有过强壮，而无不足状，此为精，代表健康。如果病人血虚时，应出现不足之色，反见有余之色，则必已大损矣。一旦人体中阴阳不容，互相抗争相隔时，此为死兆。

张志聪注： 视精明，亮音声，强筋骨，健形体，皆由精之所资，而脏腑之精气，与四时之气相反者也。盖脏为阴，腑为阳。秋冬为阴，春夏为阳。肾主冬令闭藏之气，而反中盛藏满，是有余者为肾脏之精。膀胱主太阳，夏盛之气，而反水泉下泄，是不足者为膀胱之消，是与四时相反者矣。若应太过而反不足为精，是肾脏之精，反泄于外矣。应不足而反有余为消，是膀胱之水反蓄于内矣。此脏腑阴阳之不相应，病名曰关格，关则不得小便也。此盖言州都之津，气化则出，而视精明，发音声，资神明，坚筋骨，皆由肾脏所藏之精，而气血亦由此精之所生化也。

按： 精明五色这类反四时者，其形成的过程是基于自身的系统运动的有余为精，不足为消。而这样的四时专气致柔之动的运动，在系统整体之动的意义是，应太过，不足为精；应不足，有余为消。这些精明之动的运动，是反者道之动的运动的过程，这就是四时走向的精明之动的太过的目的；其运动的形成基于的损不足以奉有余的、自身的、用其极的止于至善的运动的过程，而其太过的四时之变一旦形成，也就是精明五色之动的化变而成，走向的是有余以奉天下；所以孰能有余以奉天下唯有道者。也就是五脏的中之守，身之强的所在的意义，推动了应太过而奉有余，应不足而损有余而奉不足。

《素问·脉要精微论》云：风成为寒热，瘅成为消中，厥成为巅疾，久风为飧泄，脉风成为疠，病之变化，不可胜数。

译文：风邪造成疾病，表现为寒热；热邪造成疾病，表现为消中；气逆造成疾病，表现为癫痫；风邪在人体留滞日久，就会导致飧泄；风寒在脉中留滞不去，就会导致疠风。疾病的变化，不能一一说尽。

张志聪注：瘅，湿热病也。湿热已成则中土受伤，久则津液不生，变成中消之证。

《素问·通评虚实论》云：帝曰：消瘅虚实何如？岐伯曰：脉实大，病久可治；脉悬小坚，病久不可治。

译文：黄帝问：消渴病脉象的虚实是怎么样的？岐伯回答道：如果脉象出现实大，病程虽然很久了，但也是可以治愈的；如果脉象出现悬小，而且表现为坚的，病程久了，那就不好治疗了。

张志聪注：消瘅者，五脏之精气皆虚，转而为热，热则消肌肉，故为消瘅也。脉实大者，精血尚盛，故可治。脉悬小者，精气渐衰，故难治。

《素问·通评虚实论》云：凡治消瘅、仆击、偏枯、痿厥、气满发逆，甘肥贵人，则高粱之疾也。

译文：大凡诊治消瘅、中风仆倒、半身不遂、痿厥、气粗急发喘逆等病，如肥胖权贵之人患这种病，则是由于偏嗜肉食厚味所造成的疾病。

张志聪注：凡治消瘅，五脏之内虚也，仆击，癫痫之外实也，偏枯，邪气之在上也，痿厥，清气之在下也，气满发逆，浊气之在中也。贵人者形乐而肌肤盛重，在贵人则为高粱之浊溜于肠胃，以致气满而发逆也。隔塞闭绝，中焦人气不通也。上下不通，上下之气闭塞也。

《素问·气厥论》云：心移寒于肺，肺消，肺消者饮一溲二，死不治。

译文：心寒传于肺，则发为肺消病，肺消病的典型症状就是饮水一分，则要排出二分小便，出现这种情况，就属于无法治疗的死证。

张景岳云：门户失守，本元日竭，故死不能治。

张志聪注：肺受心邪，则不能通调水液，肺为金水之原，寒随心火消烁肺精，是以饮一溲二者，肺液并消，故为不治之死证。

张璐曰：君火失政，则阴火乘之，故肺金虽有客热消水，而下焦真阳失守，溲便反多，故死不治。

按："饮一溲二"，是指饮的少而尿的多。"肺消"，即上消，因心肺同居于上焦。由于心阳虚衰，不能温养肺金，则可致肺中虚寒；又因肺为水之上源，火衰则不能蒸腾气化津液，肺寒则不能布达水谷精微，不能通调水道，导致饮入之水不能生化成为津液，体内原有的水液也不能输布，下趋于膀胱，故出现饮少溲多之症。

《素问·刺热论》云：肾热病者，先腰痛骱酸，苦渴数饮，身热。

译文：肾脏如果发生热病，病人就会首先出现腰痛和小腿发酸的症状，而且会出现口渴得很厉害，从而频频饮水，还会出现全身发热。

张志聪注：腰者肾之腑，故先腰痛。肾主骨，故骭酸。肾为水脏，津液不能上资，故苦渴数饮也。

《素问·气厥论》云：心移热于肺，传为鬲消。

译文：心热传于肺中，日久则发为鬲消。"鬲"，即膈。"鬲消"，是指上消；由于心肺同居于膈上，故心热传入肺中，则可导致肺热，肺热则消灼津液，津液不得敷布，故而形成口渴而思饮的消渴病。

喻昌曰：张子和谓膈消犹未及于肺，至心移寒于肺，乃为肺消。如此泥文害意，非能读《内经》者也。岂有心移热于肺，肺传其热于膈，犹未及肺之理，必变经文为心移热于膈，传为肺消，乃不泥乎？要识心肺同居膈上，肺为娇脏，移寒、移热，总之易入。但寒邪入而外束，热邪入而外传，均一肺消，而治则有分矣。

张志聪注：心肺居于鬲上，火热淫于肺金，则金水之液涸矣。鬲消者，鬲上之津液耗竭而为消渴也。

刘完素云：心移寒于肺，肺消，饮少溲多，当补肺平心。死而可治，乃心肺为贼也。心移热于肺，名曰鬲消，二者心鬲有然，久则引饮为消渴耳。

张璐曰：鬲上烦渴，饮水多而善消，肺气不化，小便反少也。

《素问·气厥论》云：大肠移热于胃，善食而瘦人，谓之食亦。胃移热于胆，亦曰食亦。

译文：大肠之热，转移于胃，则可出现使人饮食明显增加，反而会出现体瘦而无力，此种疾病称作食亦。胃热转移到胆，发生的疾病叫作食亦。

张志聪注：胃主受纳水谷，大肠为传导之官，大肠热邪反逆乘于胃，是以胃热则消谷善食，阳明燥热，则荣卫津液不生，故虽能食而瘦。亦，解㑊也，谓虽能食而身体懈惰，故又谓之食㑊。胃移热于胆，亦曰食亦。五脏六腑之生气，皆取决于胆，胆气燥热，则生阳不升，故身体懈惰。胃气热则消谷善饥，故亦曰食亦。

张兆璜曰：足少阳之疟，令人身解㑊，今胃移热于少阳，故亦名曰食㑊。

张璐曰：食亦谓食移易而过，胃热不生肌肉，津液内烁而消见于外也。若胃移热于胆而食㑊，则有烦热口苦之患矣。

《素问·举痛论》云：热气留于小肠，肠中痛，瘅热焦渴，则坚干不得出，故痛而闭不通矣。

译文：热气蓄留于小肠，肠中要发生疼痛，并且发热干渴，大便坚硬不能排出，所以就会疼痛而大便闭结不通了。

张志聪注：热气者，寒气稽留而化热也。小肠为赤肠，乃心脏之腑，故感火气而化热。瘅，消瘅也。小肠主液，肠中热则液消而为瘅热矣。焦者火之气，感火热之气而为焦渴也。液消热燥，则受盛之物，坚干而不得出，故痛闭不通矣。

杨元如曰：此篇论寒气，而末结热气一条者，谓寒邪稽留不去，得阳热之气而能化热者也。

《素问·腹中论》云：帝曰：夫子数言热中、消中，不可服高粱芳草石药。石药发瘨，芳草发狂。夫热中、消中者，皆富贵人也，今禁高粱，是不合其心，禁芳草石药，是病不愈，愿闻其说。岐伯曰：夫芳草之气美，石药之气悍，二者其气急疾坚劲，故非缓心和人，不可以服此二者。

译文：黄帝说：先生多次说到得了热中、消中病的患者，就不能进食肥甘厚腻的食物，也不能服用芳香类草药及矿石类药物，是因为矿石类药物的特性能够使人发癫，芳香类草药能够使人发狂。况且，患了热中、消中病的人，大多数都是富贵之人，平时生活条件优越，现在如果禁止他们进食肥甘厚腻的食物，就不合乎他们的心愿，不使用芳香类草药和金石类药物，又无法治好他们的病，遇到这种情况我们该如何处理呢？我很想听听你的意见。岐伯说：芳草类药物气多香而易窜，矿石类药物，气多猛烈强悍，这两类药物的性能都是急猛、刚劲的，如果不是性情和缓之人，是不可以服用这两类药物的。

张志聪注：热中，谓脓血风邪，留中而为热也。消中，谓气虚血脱，而为消中之虚满也。高粱，厚味也。芳草，芳香之草。石药，金石之药也。芳草之气，升散为阳，故令人发狂。金石之药，沉重为阴，故令人发癫也。富贵之人，形乐而志苦，华食而纵淫，夫四体不劳，则血气留滞，心志烦苦，则中气内伤，高粱华食则脾胃有亏，放纵淫欲，则精血耗竭，是以热中消中，多生于富贵之人。如不丰美其食，是不合其心，留中之病，宜于上下分消，若禁芳草石药，故病不能愈。芳草者，其气急疾于馨散。石药者，其性坚劲于下沉，故非中心和缓之人，服之中气易于虚散也。

《素问·至真要大论》云：太阳司天，善噫，嗌干，甚则色炲，渴而欲饮。

译文：太阳司天之年，患病之人会出现善噫气、口干舌燥，面黑如同烟子，口渴想喝水等病症。

张子和曰：太阳司天，甚则渴而欲饮，水行凌火，火气郁故然。

张志聪注：此寒凌心火，逼其火气上炎也。

《素问·至真要大论》云：少阳之复，嗌络焦槁，渴饮水浆。

译文：少阳热气之复，就会出现咽部干燥，口渴而想喝水。

张子和曰：少阳之复，嗌络经槁，渴引水浆，色变黄赤。又伤寒五日，少阴受之，故口燥舌干而渴。肾热病者，苦渴数饮。此皆燥热之渴也。

张志聪注：嗌络焦槁，肺金伤也。渴饮水浆，阳明胃金燥也。

《黄帝内经·灵枢》

《灵枢·邪气脏腑病形》云：心脉微小为消瘅，滑甚为善渴。

译文：心脉微小者为消瘅，脉滑明显者特别口渴。

张志聪注：夫五脏，诸藏精者也，五脏之血气皆少，则津液枯竭，而为消瘅，消瘅者，三消之证，心肺主上消，脾胃主中消，肝肾主下消。滑则阳气盛而有热，盛于上则善渴。

《灵枢·邪气脏腑病形》云：肺脉微小为消瘅。

译文：肺脉微小者为消谷善饥的消瘅病。

张志聪注：肺脉微小则为消瘅，肺主精水之生原也。

《灵枢·邪气脏腑病形》云：肝脉小甚为多饮，微小为消瘅。

译文：肝脉小甚者出现多饮，肝脉微小者为消谷善饥的消瘅病。

张志聪注：小者血气皆少，少则木火盛，故多饮及为消瘅也。

《灵枢·邪气脏腑病形》云：脾脉微小为消瘅。

译文：脾脉微小者为消谷善饥的消瘅病。

张志聪注：脾虚而不能为胃行其津液，故为消瘅也。

《灵枢·邪气脏腑病形》云：肾脉微小为消瘅。

译文：肾脉微小者为消谷善饥的消瘅病。

张志聪注：精血不足则为消瘅。

马莳《素问注证发微》：五脏皆有消瘅之证，其间各有所指……

《灵枢·师传》云：岐伯曰：夫中热消瘅则便寒；寒中之属则便热。胃中热则消谷，令人悬心善饥。

译文：岐伯说：胃肠中热而患有消瘅病的人，治疗时适合用寒性的药物和治疗方法，而体内有寒邪的病人，则适合于用热性的药物和治疗方法。胃中有热，则饮食物消化得快，就会使人有心悬的感觉，时常会有饥饿感。

张志聪注：吴懋先曰：便者，所以更人之逆也。热者更之寒，寒者更之热也。热中寒中者，寒热之气，皆由中而发内而外也。

吴谦云：三消便硬若能食，脉大实强尚可医，不食舌白传肿泻，热多舌紫发痈疽。

《医宗金鉴》注：三消，饮水多不能食。若能食大便硬，脉大强实者，为胃实热，下之尚可医也。若不能食，湿多舌白滑者，病久则传变水肿泄泻。热多舌紫干者，病久则发痈疽而死也。

《灵枢·五变》云：黄帝问于少俞曰：余闻百疾之始期也，必生于风雨寒暑，循毫毛而入腠理，或复还，或留止，或为风肿汗出，或为消瘅，或为寒热，或为留痹，或为积聚。奇邪淫溢，不可胜数，愿闻其故。

译文：黄帝问少俞说：我听说百病在刚刚开始的时候，都是由于机体感受了风雨寒暑的变化，致使外邪循着毛孔而侵入腠理中间，有的则发生传变，有的留止在原地不动，有的则转化为风肿而出汗，有的则发展成为消瘅病，有的发展成了寒热疾病，有的发展成为久治不去的痹病，还有的则发展成为病邪长期留在体内的积聚之症。奇淫之邪任意在体内随意蔓延侵袭，引发的病症多的不可胜数，我很想了解其中的缘故。

张志聪注：马仲化曰：此言人之感邪同，而病否异者，非天之有私，而人有避不避之异也。

《灵枢·五变》云：人之善病消瘅者，何以候之？少俞答曰：五脏皆柔弱者，善病消瘅。黄帝曰：何以知五脏之柔弱也？少俞答曰：夫柔弱者，必有刚强，刚强多怒，柔者易伤也。黄帝曰：何以候柔弱之与刚强？少俞答曰：此人薄皮肤，而目坚固以深者，长衡直扬，其心刚，刚则多怒，怒则气上逆，胸中蓄积，血气逆留，髋皮充肌，血脉不行，转而为热，热消肌肤，故为消瘅。

译文：黄帝问道：容易发生消瘅病的患者，应该如何去诊察呢？少俞回答说：五脏功能都非常柔弱的人，就很容易患上消瘅病。黄帝问：那凭什么来判断五脏是否柔弱呢？少俞回答说：五脏的功能柔弱之人，性情表现的就一定是刚强的，性情越是刚强，越容易发怒，则功能本就柔弱的五脏，就更容易发生疾病。黄帝问道：那凭什么特征来确定这种脏腑功能柔弱，而性情又比较刚强的人呢？少俞回答说：这种脏腑功能柔弱，性情又比较刚强的人皮肤薄，目光看上去比较坚定，眼睛深陷在眼眶之中，眉毛较长，而且笔直，性情刚强之人就会易发怒，容易发怒就会使肝气上逆，积聚于胸中，从而导致气机逆乱而血液滞留，血行不畅则出现肌肉皮肤肿胀，血脉运行不得畅通，气血淤积而出现发热的症状，发热就会消耗人体津液而导致消瘦，因此称之为消瘅。

张志聪注：按本经有五脏之消瘅，有肌肉之消瘅。五脏之消瘅，津液内消而消渴也。肌肉之消瘅，肌肉外消而消瘦也。精血少则逆气反上奔，故曰柔弱者必有刚强，谓五脏之精质柔弱，而气反刚强。是柔者愈弱，而刚者愈强，刚柔之不和也。

李梴曰：消者，烧也，如火烹烧，物之理也。三消上中既平，不复传下，上轻中重下危，总皆肺被火邪，熏蒸日久，气血凝滞。故能食者，末传痈疽，水自溢也。不能食者，末传胀满，火自炎也。皆危。

《灵枢·本脏》云：心脆则善病消瘅热中。

译文：心脏脆弱，就会神气柔脆，易患消瘅和中焦热的病。

张志聪注：心脆则善病消瘅热中，按《邪气脏腑篇》五脏脉微小为消瘅，盖五脏主藏精者也。五脏脆弱，则津液微薄，故皆成消瘅。

《灵枢·本脏》云：肺脆则苦病消瘅易伤。

译文：肺脏脆弱的，气机不宣而化热，容易患消瘅病。

张志聪注：肺脆则苦病消瘅，而肺易伤也。

《灵枢·本脏》云：肝脆则善病消瘅易伤。

译文：肝脏脆弱的，容易患消瘅病。

《灵枢·本脏》云：脾脆则善病消瘅易伤。

译文：脾脏脆弱的，容易患消瘅病。

张志聪注：脾坚则藏安难伤，脾脆则善病消瘅而易伤也。

《灵枢·本脏》云：肾脆则善病消瘅易伤。

译文：肾脏脆弱的，容易患消瘅病。

张志聪注：肾坚则不病腰背痛，脆则苦病消瘅而易伤也。

按：在五脏虚弱中，古今医家更加强调肾虚在消渴病发病中的重要性，唐·王焘在《外台秘要》中指出："消渴者，原其发动，此则肾虚所致。"清·陈士铎云："消渴之证，虽分上中下，而肾虚以致渴，则无不同也。"宋·陈无择在《三因极一病证方论》中明确指出："消病有三，曰消渴，消中，消肾。消肾属肾，盛壮之时，不自谨惜，快情纵欲，极意房中，年长肾衰，多服丹石。"《圣济总录》把"房劳过度，精血虚竭"作为"肾消"的重要病因。说明古人认为肾脏功能的虚弱是导致消渴病发生的直接原因。现代临床研究证明，补肾的药物治疗不仅可以改善患者肾虚的临床症状，还可以刺激患者胰岛 β 细胞分泌胰岛素，促进胰岛 β 细胞功能恢复，从而降低血糖，还可以增强患者免疫功能，具有改善微循环的作用。

《灵枢·大惑论》云：黄帝曰：人之善饥而不嗜食者，何气使然？岐伯曰：精气并于脾，热气留于胃，胃热则消谷，谷消故善饥。胃气逆上，则胃脘塞，故不嗜食也。

译文：黄帝问：有人容易感觉饥饿而又不想进食食物，是什么气使他这样的呢？岐伯说：精气并合而聚于脾脏，阳热之气留在胃中，胃热太甚，谷物就消化得快。谷物消化得快，就易感觉饿；胃气逆而上行，就会导致胃脘壅塞不通，所以就不想吃东西。

张志聪注：脾主为胃行其津液者也。精气并于脾，则脾家实而不能为胃转输，则热气留于胃而消谷善饥矣。夫谷入于胃，五脏六腑，皆以受气，别出两行营卫之道，清者为营，浊者为卫。其大气之搏而不行者，积于上焦之胸中。胃气逆上者，谓之悍气上冲于头，而走空窍。盖脾不能为胃行其津液，则营卫大气，留而不行，胃之逆气，反上冲于头，而别走阳明矣。胃者，胃之上脘，大气不行，则上焦虚而胃脘寒，上焦虚寒，不能主纳，故不嗜食也。

按：一般情况下，人感受到饥饿就应思食，此则知饥而不想进食。饮食物的消化在胃，运化在脾，不思饮食故而胃纳欠佳，造成胃纳不佳的原因有许多种，一般知饥不思食，则多与脾阴虚或胃阴虚有关，因脾阴虚则腹中有明显饥饿感，但胃阴虚则运化功能受阻，故又不思饮食。

《伤寒论》（汉·张仲景）

《伤寒论·辨太阳病脉证并治》云：太阳病，发汗后，大汗出，胃中干，烦躁不得眠，欲得饮水者，少少与饮之，令胃气和则愈。若脉浮，小便不利，微热，消渴者，五苓散主之。

译文：病在太阳经者，用发汗解表治疗后，会大量出汗，因津液受损，患者会出现胃中干燥，进而会出现烦躁且不得眠，特别想喝水的情况，这时可以给予少少进水，这样可以使胃气调和而疾病痊愈。如果出现脉浮，小便不畅，微微发热，并伴有消渴症状者，说明表邪未解，就用五苓散治疗。

《医宗金鉴》注：太阳病，发汗后，或大汗出，皆令人津液内竭，胃中干，烦躁不得眠，欲得饮水，当少少与之，以滋胃燥，令胃气和，则可愈也。倘与之饮，胃仍不和，若脉浮，小便不利，微热消渴者，则是太阳表邪未罢，膀胱里饮已成也。经曰：膀胱者，津液之府，气化则能出矣。今邪热熏灼，燥其现有之津，饮水不化，绝其未生之液，津液告匮，求水自救，所以水入即消，渴而不止也。用五苓散者，以其能外解表热，内输水府，则气化津生，热渴止而小便利矣。

张志聪注：此言发汗后不但胃燥烦渴，而更有虚其心气、肺气、胃腑之真气者，首尾皆言胃气，伤寒以胃气为本也。太阳病，发汗后，大汗出者，竭中焦水谷之津，故胃中干；津液不能滋溉于上，则烦躁；胃不和，则不得眠也。欲得饮水者，不可恣其所欲，须少少与之，盖阳明乃燥热之气，水乃阴寒之质，令阴阳合而胃气和则愈，使胃气不能自和，必因脾气之并虚矣。若脉浮者，浮则为虚，脾虚不能为胃行其津液，故小便不利也；身微热者，脾气虚而身热也；消渴者，津液不输而消渴也。五苓散主之，白术助脾土之上输，苓、泽运水道之升已而降，桂枝助三焦之气以温肌肉，用散者取其四散之意，多饮暖水汗出者，助水津之四布也。

按：此篇论蓄水证的病因、证治及其和胃津不足证的鉴别。太阳病治当发汗，若过汗则出现烦躁、欲饮，其治疗应少少与饮之。若汗后表邪不解，出现脉浮、微热等症状，循经入腑，致膀胱气化失司，就会引起太阳蓄水证，而出现口渴多饮，小便不利等症。

张兼善曰：白虎治表证已解，邪传里而烦渴者。今脉浮身有微热而渴，乃表邪未得全解，故用五苓。藉桂枝之辛散，和肌表以解微热也。术、泽、二苓之淡渗，化水生津以止燥渴也。

程应旄曰："微热"字对下条"发热"字看，彼以发热在表，则知犯本未深，故邪热蓄而拒水。此曰微热，则表热犯本已深，故热邪结而耗液。所以不惟与水与五苓主治有别，而前五苓、后五苓主治亦俱有别也。

熊曼琪曰：太阳病而使用汗法，总以遍身微汗为佳，如桂枝汤方后云："遍身微似有汗者益佳，不可令如水流漓，病必不除。"麻黄汤方后云"覆微似汗"，如此则玄府宣达，腠理和畅，自必汗出邪解。今发汗而大汗出，非其法也，唯其如此，本条记述了大汗出后的两种情况：其一，随大汗出，表病虽不复存在，然则汗多伤，而胃为水谷之海，主津液所生病，故汗后胃中津液不足，自然之理也。足阳明经脉上通于心，在胃液不足者，则燥热之气，上扰心神，故有燥热不得眠等，即是胃不和，则卧不安。胃中虚燥，故口渴饮水，所幸液伤不重，燥热尚轻，更无结实之象，故只需少量频饮汤水，补其不足，滋其干燥，并借助机体阴阳自和能力，以臻于康复。此时若因患者所欲，而大量予水，无所节制，则有矫枉过正、饮停不化之忧。盖以邪微而液虚尚轻者，欲速则不达也。其二，大汗出后，仍见脉浮、发热知表证未尽，仍在太阳。然则太阳表证，无小便不利、消渴之证，揆其机制，乃未尽之邪，兼入太阳之里，膀胱者，太阳之里也。《素问·灵兰秘典论》曰："膀胱者，州都之官，津液藏焉，气化则能出矣。"唯其如此，则深入膀胱之邪，妨碍其气化功能，既无以通利小便，亦不能水津四布，五津并行，故有小便不利、消渴等，谓之蓄水证，用五苓散化气行水，兼解外邪。

《伤寒论·辨太阳病脉证并治》云：中风发热，六七日不解而烦，有表里证。渴欲饮水，水入则吐者，名曰水逆，五苓散主之。

译文：太阳中风病出现发热症状，经过六七天不见好转，并伴有烦躁症状，是有表里证候。口渴而特别想喝水，喝水后就出现呕吐症状的，称之为水逆症，就用五苓散治疗。

《医宗金鉴》注：中风发热，六七日不解而烦者，是有表证也。渴欲饮水，水入则吐者，是有里证也。若渴欲饮水，水入即消，如前条之胃干，少少与饮，令胃和则愈。今渴欲饮水，水入不消，上逆而吐，故名曰水逆。原其所以吐之之由，则因邪热入里，与饮相持，三焦失其蒸化，而不能通调水道，下输膀胱，以致饮热相格于上，水无去路于下，故水入则吐。小便必不利也，宜五苓散辛甘淡渗之品，外解内利。多服暖水，令其汗出尿通，则表里两解矣。

张志聪注：此言不因发汗，若欲作再经而烦渴者，亦主五苓散。中风发热，至六七不解，夫六日一周，七日来复而不解，将值阳明主气之期。烦渴者，胃络不上通于心则烦，风热交炽于内则渴。发热不解，表证也；渴欲饮水而烦，里证也；水入则吐者，胃气之不舒，名曰水逆。夫胃既不能游溢精气上输于脾，仍藉脾气之散精，通调输布，五苓散主之，是其义也。

《伤寒论宗印》言：风木之邪，贼伤中土，土令不行，则水逆于中矣。宜五苓散助土气以上输，行水逆以四布，土气胜而水令行，则风木之余邪自解矣。按五苓散治水逆，乃输布之剂，非治胃中干燥也明矣。

《伤寒来苏集》曰：表热不解，内复烦渴者，因于发汗过多。反不受水者，是其人心下有水气。因离中之真水不足，则膻中之火用不宣。邪水凝结于内，水饮拒绝于外，既不能外输于玄府，又不能上输于口舌，亦不能下输于膀胱，此水逆所由名也。

《伤寒论·辨可发汗病脉证并治》云：脉浮，小便不利，微热消渴者，与五苓散。

译文：如果出现浮脉，小便不通畅，微微发热，并伴有消渴症状的患者，就使用五苓散治疗。

《医宗金鉴》按：此条谓有表里证者，非发热有汗，口干烦渴，水入则消，小便自利，太阳、阳明之表里证也。乃发热无汗，口润烦渴，水入则吐，小便不利，太阳、膀胱之表里证也。此病虽未发明无汗小便不利之证，若汗出小便利，则渴饮之水得从外越下出，必无水逆之证。仲景用五苓散，多服暖水令汗出愈，其意在利水发汗，故知必有无汗小便不利之证也。

《伤寒论后条辨》曰：太阳为标，膀胱为本。中风发热，标受邪也。六七日不解，标邪转入膀胱矣。是谓犯本。五苓散与麻黄、桂枝二汤，虽同为太阳经之药，一则解肌而治表，一则利小便而治里，表与本所主各有别矣。

按："脉浮"，为阴虚导致的阳气浮越，不是表证，表证必有恶寒，只有脉浮而没有恶寒的，不能确定为表证，五苓散证并不必见恶寒，五苓散的运用也不以有表证为根据。

"小便不利、消渴"，为津伤化源不足，前面只是胃津伤，故只表现为渴欲饮水，现在已经伤及了全身的津液，故影响了小便的生成，同时，胃津伤也较前加重，表现为消渴，即喝水很多，饮不解渴。

"微热",不是表证的发热,表证的发热必须和恶寒并见。这里的发热是津伤导致的阴虚,阴虚导致阳亢。

《伤寒论辨证广注》曰:若发汗后,脉尚浮者,表未尽解也,欲得饮水而小便不利,此是寒饮荡涤胃中之热,下流而入于膀胱。膀胱热结,故不利也。微热消渴者,其人外则微热,而表不解,内又消渴而饮水多,是太阳之经与腑俱病也。与五苓散以和表里,下水热。

《伤寒贯珠集》曰:伤寒之邪,有离太阳之经而入阳明之腑者,有离太阳之标,而入膀胱之本者。发汗后,汗出胃干,烦躁饮水者,病去表入里,为阳明腑热证也。脉浮,小便不利、微热消渴者,病去标而入本,为膀胱腑热证也。在阳明者,热能消水,与水即所以和胃;在膀胱者,水与热结,利水即所以去热。多服暖水汗出者,以其脉浮而身有微热,故以此兼散其表,昔人谓五苓散为表里双解之剂,非以此耶。

《医宗金鉴》:君泽泻之咸寒,咸走水府,寒胜热邪;佐二苓之淡渗,通调水道,下输膀胱,则水热并泻也;用白术之燥湿,健脾助土,为之堤防以制水也;用桂枝之辛温,宣通阳气,蒸化三焦以行水也。泽泻得二苓下降,利水之功倍,则小便利,而水不蓄矣。白术借桂上升,通阳之效捷,则气腾津化,渴自止也。

现代研究:五苓散的作用应该是促进水在胃中的吸收,迅速补充人体的津液,使化源充足,人体能够正常出汗和小便,从原来的津伤化源不足的小便不利,变成有了正常的小便,这就是临床所见的利尿作用。因为五苓散的服法是"以白饮和服方寸匕,日三服。多饮暖水,汗出愈",这就是用白饮和服五苓散后,多饮暖水,促进水在胃的吸收,补充血容量,使肾的血流量增加,增加尿量。

《伤寒论·辨太阳病脉证并治》云:病在阳,应以汗解之,反以冷水潠之,若灌之,其热被劫不得去,弥更益烦,肉上粟起,意欲饮水,反不渴者,服文蛤散;若不差者,与五苓散。

译文:病在太阳皮毛之间者,应当以解表发汗的方法治疗,现今却给予冷水喷脸的方法治疗,这样使用凉水浇人的方法,就会使邪不得外出,郁于肌表而化热,更加令患者出现烦躁不安,身上出皮疹等症状,此时患者出现想喝水的想法,但此种想喝水不是里热证的口渴欲饮,出现这种情况时,要使用文蛤散进行治疗,如果治疗后,还不见好转者,则给予五苓散治疗。

《医宗金鉴》注:病在阳,谓病发于阳而身热也。此应以汗解之,而反以冷水噀之灌之,则身热虽被劫而暂却,然终不得去,故热烦益甚也。水寒外束,肤热乍凝,故肉生肤粟,热入不深,故意欲饮水反不甚渴也,故以文蛤散内疏肤热。若不差,与五苓散外解水寒。

《伤寒论·辨太阳病脉证并治》云:发汗已,脉浮数,烦渴者,五苓散主之。

译文:太阳病经发汗治疗后,若出现脉象浮数,口燥而烦渴者,则用五苓散治疗。

《医宗金鉴》按:脉浮数之下当有"小便不利"四字,若无此四字,则为阳明内热口燥之烦渴,白虎汤证也。以其有小便不利烦渴,则为太阳水热瘀结之烦渴,五苓散证也。况无小便不利证而用五苓散,则犯重竭津液之禁矣。

《医宗金鉴》注:发汗已,为太阳病已发过汗也。脉浮数,知邪仍在表也。若小便利而烦渴者,是初入阳明胃热,白虎汤证也。今小便不利而烦渴,是太阳腑病,膀胱水畜,五苓证也。故用五苓散,如法服之,外疏内利,表里均得解矣。

张志聪注: 不但脾气微小，小便不利者五苓散主之，即脉浮数而证烦渴者，亦五苓散主之。盖发汗而渴，津液竭于胃，必藉脾气之转输而后能四布也。

《伤寒论·辨太阳病脉证并治》云: 伤寒汗出而渴者，五苓散主之；不渴者，茯苓甘草汤主之。

译文: 太阳伤寒病若出现出汗而且口渴症状的，给予五苓散进行治疗，汗出但无口渴症状的，则给予茯苓甘草汤治疗。

《医宗金鉴》注: 此申上条或渴而不烦，或烦而不渴者，以别其治也。伤寒发汗后，脉浮数，汗出烦渴，小便不利者，五苓散主之，今惟曰汗出者，省文也。渴而不烦，是饮盛于热，故亦以五苓散主之，利水以化津也。若不烦且不渴者，是里无热也。惟脉浮数汗出，小便不利，是荣卫不和也，故主以茯苓甘草汤和表以利水也。

张志聪注: 夫汗出而渴者，乃津液之不能上输，用五苓散主之以助脾。不渴者，津液犹能上达，但调和中胃可也，茯苓甘草汤主之。方中四味主调和中胃而通利三焦。

《伤寒论集注》曰: 夫汗出而渴者，乃津液不能上输，用五苓散以助脾；不渴者，津液犹能上达，但调和胃中可也，茯苓甘草汤主之，方中四味，主调中和胃而通利三焦。

《伤寒论今释》曰: 此条以汗出而渴、不渴，辨五苓散、茯苓甘草汤之异，二方之证皆不具，茯苓甘草汤证，则必有阙文矣，《厥阴篇》云:"伤寒厥而心下悸，宜先治水，当服茯苓甘草汤，却治其厥，不尔，水渍入胃，必作利也。"据此，知茯苓甘草证不具。

《伤寒论·辨太阳病脉证并治》云: 伤寒，若吐若下后，七八日不解，热结在里，表里俱热，时时恶风，大渴，舌上干燥而烦，欲饮水数升者，白虎加人参汤主之。

译文: 太阳伤寒病，如果使用吐法和下法治疗后，七八天仍不见好转，则是邪热壅结在里、表里皆热的表现，这时，患者还会出现经常感到怕风，因热邪伤津而出现口渴明显，舌干燥而心烦，只有通过大量饮水才可以缓解症状，如果出现这些症状者，就用白虎加人参汤进行治疗。

《医宗金鉴》曰: 伤寒二字，当有"若汗"二字，盖发汗较吐下更伤津液为多也。时时恶风，当是时汗恶风，若非汗字，则时时恶风，是表不解，白虎汤在所禁也。论中谓发热无汗，表不解者，不可与白虎汤；渴欲饮水，无表证者，白虎加人参汤主之。读者细玩经文自知。伤寒，若汗、若下后，七八日不解，以致热结表里，时汗恶风者，结热在表未解也；大渴舌上干燥而烦，欲饮水数升者，结热在里已彰也。故曰表里俱热，宜白虎加人参汤主之。以白虎能外解肌热，内清里热也。加人参者，因汗、吐、下后，津亡气弱，藉此以益气生津也。

张志聪注: 伤寒若吐、若下后，则虚其中焦之津液矣。七八日乃太阳、阳明主气之期，至此不解则热结在里。结，交结也。太阳、阳明火热交结在里，故表里俱热，太阳主表，阳明主里；时时恶风者，阳气内结，表气微虚也；大渴，舌上干燥而内烦，欲饮水数升者，病阳明火燥热之气也，故以白虎加人参汤主之。知母性寒凉而味甘辛，色黄白而外皮毛，秋金之凉品也；石膏质重以入里，纹理疏而似肌，味辛甘而发散，主清阳明之热，直从里而达肌，粳米土谷秋成，佐人参、甘草资生津液，以解阳明之火燥。白虎者，西方白虎七宿，能化炎蒸而清肃，故以名之。

喻昌曰: 此条本文，热结在里，表里俱热，已自酌量，惟热结在里，所以表热不除，况加大渴饮水，安得不以清热为急耶！

程知曰: 表热者，身热也；里热者，内热也。以汗、吐、下后不解，故邪气乘虚结为里热；惟结热在里，所以表热不除，有恶风证也。大渴引饮，里热炽盛，安得不以白虎急解之。石膏辛寒，能清里热，兼散表热也；惟其在汗、吐、下后，故必加人参以顾其正气也。

《伤寒论辩证广注》曰：里者，腑也。表者，经也。热结在里者，谓腑热甚于经也。表里俱热者，表热，则阳明经肌肉间热。时时恶风者，仍热极汗多，不能收摄，腠理疏，以故时时恶风也。里热，则胃腑中燥热，以故大渴，舌上干燥而烦，欲饮水数升。此因吐下之后，胃气虚，内亡津液，以故燥渴甚极也。与白虎加人参汤，扶正气以分解内外之邪热，要之，此汤惟正气虚而邪气微者宜之；若邪气甚者，不敢轻加人参也。

《伤寒论·辨太阳病脉证并治》云：伤寒，无大热，口燥渴，心烦，背微恶寒者，白虎加人参汤主之。

译文：太阳伤寒证，如果出现无明显发热，口干燥渴，并伴有心情烦闷，后背部有怕冷感觉者，就用白虎加人参汤进行治疗。

《医宗金鉴》：伤寒身无大热，不烦不渴，口中和，背恶寒，附子汤主之者，属少阴病也。今伤寒身无大热，知热渐去表入里也。口燥渴心烦，知热已入阳明也。虽有背微恶寒一证，似乎少阴，但少阴证，口中和，今口燥渴，是口中不和也。背恶寒，非阳虚恶寒，乃阳明内热熏蒸于背，汗出肌疏，故微恶之也。主白虎汤，以直走阳明，大清其热；加人参者，盖有意以顾肌疏也。

喻昌曰：此条辨证最细。脉必滑而带浮，浑身无大热，又不恶寒，但背间微觉恶寒，是表邪已将罢。其人口燥渴心烦，是里热已大炽；更不可姑待，而当急为清解，恐迟则热深津竭，无济于事矣。

《伤寒论·辨太阳病脉证并治》云：服桂枝汤，大汗出后，大烦渴不解，脉洪大者，白虎加人参汤主之。

译文：太阳病服用桂枝汤进行治疗，在大量出汗后，口烦渴仍然得不到缓解，而且脉象洪大的，就用白虎加人参汤治疗。

《医宗金鉴》注：大烦渴，阳明证也。洪大，阳明脉也。中风之邪，服桂枝汤，大汗出后不解，大烦渴脉洪大者，是邪已入阳明，津液为大汗所伤，胃中干燥故也。宜与白虎加人参汤，清热生津，而烦渴自除矣。

张志聪注：此言太阳之气，入于肌腠之中而与阳相合也。服桂枝汤大汗出者，阳气盛于肌表，汗出必解。若大汗出后，复大烦渴不解而脉仍洪大者，此病气交于阳明，非关肌表，故宜白虎加人参汤主之。

张璐曰：白虎汤，实解内蒸之热，非治外经之热也。昔人以石膏辛凉，能解利阳明风热，若不佐以麻、葛之品，何以走外？此说似是而实非。盖阳明在经之邪，纵使有大热而不烦渴，自有葛根汤、桂枝加葛根汤等治法，并无借于石膏也。

《伤寒论注》曰：石膏辛寒，辛能解肌热，寒能胜胃火，寒能沉内，辛能走外，此味两擅内外之能，故以为君；知母苦润，苦以泻火，润以滋燥，故用为臣；甘草、粳米调和于中宫，且能土中泻火，稼穑作甘，寒剂得之缓其寒，苦剂得之平其苦，使二味为佐，庶大寒大苦之品，无伤损脾胃之虑也。煮汤入胃，输脾归肺，水精四布，大烦大渴可除矣。白虎为西方金神，取以名汤，秋金得令，而炎暑自解。方中更加人参者，亦补中益气而生津也。用以协和甘草、粳米之补，承制石膏、知母之寒，泻火而土不伤，乃操万全之术者也。

《伤寒恒论》云：吐下后而表不解，盖吐则亡阳，下则亡阴，阴阳两虚，更不能俾邪外出，故不解。

以致表邪趋入阳明地界，遂随阳明之气化，而转为热邪，故现一切症形，全是白虎汤对症之法。至饮水多者，是由下而津液大伤，故乞水以为援也。主以白虎加人参，以救欲亡之阴，实的确不易之法也。伤寒吐下后，津液被夺，以致表邪趋入阳明地界，转为热结在里之证。里热大盛，所以表里俱热，时时恶风，舌上干燥而烦，欲饮水以自救。此为阳明经证伤津，法当清泄里热，兼生津液。

张志聪曰：知母性寒凉而味甘辛，色黄白而外皮毛，秋金之凉品也；石膏质重以入里，纹理疏而似肌，味辛甘而发散，主清阳明之热，直从里而达肌，粳米土谷秋成，佐人参、甘草资生津液，以解阳明之火燥。白虎者，西方白虎七宿，能化炎蒸而清肃，故以名之。

《伤寒论·辨阳明病脉证并治》云：阳明病，若渴欲饮水，口干舌燥者，白虎加人参汤主之。若脉浮发热，渴欲饮水，小便不利者，猪苓汤主之。阳明病，汗出多而渴者，不可与猪苓汤，以汗多胃中燥，猪苓汤复利其小便故也。

译文：阳明病患者，如果出现口干渴而想喝水，伴有口干舌燥症状的，用白虎加人参汤进行治疗。如果表现为脉象浮而发热，口干渴而想喝水，伴有小便不利的，用猪苓汤进行治疗。阳明病，如果有出汗多并伴有口渴症状者，不可以用猪苓汤治疗，因为，大量出汗损伤津液，因而出现胃中干燥，因为猪苓汤有利小便的作用，若使用猪苓汤进行治疗，就会使津液损伤更加加重。

《医宗金鉴》注：阳明病，若脉浮不紧，证无懊侬，惟发热，渴欲饮水，口干舌燥者，为太阳表邪已衰，阳明燥热正甚，宜白虎加人参汤，滋液以生津。若发热渴欲饮水，小便不利者，是阳明饮热并盛，宜猪苓汤利水以滋干。然阳明病，法当多汗，因汗出多，致小便少而渴者，不可与猪苓汤。盖以汗多胃燥，无水不能下行，乃水涸之小便少，非水蓄之小便不利也，恐猪苓汤更利其小便，则益竭津液而助燥矣。

张志聪注：若渴欲饮水，口干舌燥而属于阳明之虚热者，白虎加人参汤主之。盖火热上乘于心，则心中懊侬而为栀子豉汤证；若火热入于阳明之胃络，则为白虎加人参证。若脉浮发热，亦渴欲饮水而小便不利者，则以猪苓汤主之。夫脉浮发热，乃心肺之阳热外浮；小便不利乃脾胃之水津不化。泽泻、猪苓助脾土之水津以上行，滑石、茯苓导胃腑之阳热以下降，阿胶乃阿井之济水煎驴皮而成胶，夫心合济水，肺主皮毛，能解心肺之热气以和于阴。夫心气和则脉浮可愈，肺气和则发热自除，水津上行而渴止，阳热下降而小便利也。病属阳明汗出多而渴者，乃津液外注，胃中燥竭而渴，非如上文之阳热浮而水津不化，故不可与猪苓汤。所以然者，以猪苓汤复利其小便故也。

喻昌曰：阳明病，若脉浮发热，渴欲饮水，更加小便不利，则宜以猪苓汤，以导热滋干也。其汗多而渴，不可与猪苓汤者，以热邪传入阳明，必先耗其津液；加以汗多复夺之于外，又利小便更夺之于下，则津液有立亡之患，故示戒也。

《伤寒论注》曰：阳明邪从热化，故不恶寒而恶热；热蒸外越，故热汗出，热烁胃中，故渴欲饮水；邪盛而实，故脉滑，然犹在经，故兼浮也。盖阳明属胃，外主肌肉，虽内外大热而未实，终非苦寒之味所宜也。

程应旄曰：热在上焦，故用栀子豉汤；热在中焦，故用白虎加人参汤；热在下焦，故用猪苓汤。

张志聪曰：泽泻、猪苓助脾土之水津以上行，滑石、茯苓导胃腑之阳热以下降，阿胶乃阿井之济水煎驴皮而成胶，夫心合济水，肺主皮毛，能解心肺之热气以和于阴。

《伤寒论·辨阳明病脉证并治》云：太阳病，渴欲饮水者，少少与之，但以法救之。渴者，宜五苓散。

译文：得了太阳病的患者，口干渴而想喝水者，可以稍微给点水喝，用这样的方法可以达到救治的目的。如果患者口渴，可以给予五苓散治疗。

张志聪注：若津液不行而渴欲饮水者，须少少与之以滋阴液；但以法救之者，或滋其燥渴，或行其津液；夫五苓散既行津液，复滋燥渴，故又曰渴者，宜五苓散。

《伤寒论·辨阳明病脉证并治》云：诸虚者，不可下，下之则大渴，求水者易愈，恶水者剧。

译文：所有一切患有虚损性疾病的患者，不能采用下法进行治疗，如果用下法治疗后就会出现明显口渴症状，想喝水的患者容易治愈，而不想喝水的患者就会出现病情加重的情况。

《医宗金鉴》注：虚者下之，是为重虚，阴津消亡，自然大渴。其求水者，阳气犹存，故易愈；若恶水者，阳气已绝，则难愈矣。

《伤寒论·辨少阴病脉证并治》云：少阴病，欲吐不吐，心烦，但欲寐，五六日，自利而渴者，属少阴也。虚故引水自救，若小便色白者，少阴病形悉具。小便白者，以下焦虚，有寒，不能制水，故令色白也。

译文：患了少阴病，想吐而吐不出，心情烦闷，很想睡觉，过了五六天后，小便通畅而口干渴者，属于少阴水火不济的病。肾气内虚所以引外水而自救，如果出现小便颜色白的，则是少阴病无火热之候的具体表现。小便颜色白，是因为下焦虚寒而不能制水所引起，所以才会出现小便颜色白的情况。

《医宗金鉴》注：少阴病欲吐不吐，心中烦，但欲寐，五六日，自利而渴者，此属少阴传邪，寒热俱有之证也。若是少阴热而燥干，引水之渴，小便必色赤，乃少阴燥不能生津，下焦有热也。今为少阴虚，而引水自救之渴，故小便则色白，是少阴虚冷，不能化液，下焦有寒也。于此可知少阴病形悉具，而渴者有寒热二端之别也。

张志聪注：此言少阴标本水火之为病也。少阴病欲吐不吐者，病少阴寒水之气则欲吐，得少阴君火之气则不吐；心烦者，水不济其火也；但欲寐者，神气逆于阴也；若至五日，当少阴主气之期，病在少阴不复更传阴矣，故五六日自利而渴者，属少阴水火之为病也；夫自利者，水寒；渴者，火热；然由肾气内虚，故引外水以自救。

林澜曰：欲吐不吐，心烦，阳虚格越于上。但欲寐，自利，小便白，里之真寒已深。要知此渴，与口燥舌干之渴不同。若兼腹满、便闭、谵语诸证，自当作阳邪传里治之。既里虚自利小便白，其为虚寒明甚。特曰下焦者，足见阴既盛于下，阳必格于上，岂可以烦渴而误攻其热哉！

《伤寒论·辨厥阴病脉证并治》云：厥阴之为病，消渴，气上撞心，心中疼热，饥而不欲食，食则吐蛔，下之利不止。

译文：厥阴病所表现的症状，饮水多而渴仍不解，有逆气上冲撞心，心里感到疼热，虽然觉得饥饿，而又不想吃东西，如勉强吃了，会引起呕吐蛔虫。假使误用攻下，就会发生腹泻不止。

《医宗金鉴》按：此条是《伤寒论》厥阴经正病，与杂病消渴之义不同，必是错简。

《医宗金鉴》注：此条总言厥阴为病之大纲也。厥阴者，为阴尽阳生之脏，邪至其经，从阴化寒，从阳化热，故其为病，阴阳错杂，寒热混淆也。消渴者，饮水多而小便少，乃厥阴热化而耗水也。厥阴之脉，起足大指，循股内入阴中，环阴器抵少腹，贯心膈。其注肺热邪，循经上逆膈中，故气上撞心，心中疼热也。饥而不欲食者，非不食也，因食则动蛔而吐，故虽饥而不欲食，食则吐蛔也。夫消渴多饮，饥不能食，则胃中所有者，但水与热耳！若更以厥阴热气，挟蛔撞疼，误认为转属阳明之实痛而下之，则胃愈虚，必下利不止矣。

张志聪注：厥阴者，阴之极也。夫两阴交尽，是为厥阴，阴极而阳生，故厥阴不从标本，从中见少阳之气化也。厥阴之为病，消渴者，经云：厥阴之上，风气主之。所谓本也，病干本气，故风消而渴也。气上撞心，下焦之气不和也；心中疼热，中焦之气不和也；饥而不欲食，上焦之气不和也。夫三焦者，少阳也。经云：本之下，中之见也。厥阴中见少阳，故三焦之病也。食则吐蛔，下之利不止者，乃厥阴标阴为病。经云：见之下，气之标也。厥阴以阴寒为标，蛔乃阴类，不得阳热之化则顿生而吐，下之则阴极而阳不生，故利不止。愚按：此节乃厥阴为病之总纲。

徐忠可曰：仲景云：厥阴之为病，消渴，气上冲心，心中疼热，饥而不欲食，食即吐蛔，下之利不止。夫厥阴之为病消渴七字，乃消渴之大原，然或单渴不止，或善食而渴，或渴而小便反多，后人乃有上中下之分，不知上中下似不同，其病原总属厥阴。厥阴者，风木之脏也，与风相得，故凡中风，必先中肝。然风善行而数变，故在经络，在血脉，在肌肉，各个不同。而又有郁于本脏者，则肝得邪而实。因而乘其所胜。阳明受之，乘其所生，少阴受之，于是上中下或有偏胜，现症稍殊，皆为消渴，皆由厥阴风郁火燔，故曰厥阴之为病消渴。《内经》亦有风消二字，消必兼风言之，亦此意也。

按：本条是厥阴病上热下寒证的提纲，是寒热错杂证。厥阴病是六经传变最后的一个阶段，也是患者出生入死、危急存亡的关头。古文献称厥阴为三阴之尽头，阴之尽头，则是阳之初生，且厥阴与少阳相为表里，禀风木之性而内与相火相应，下则连于寒水，属乙癸同源，则是其本；上接少阴君火，成子母相应，则是其标。由此可见，它的本身就是一个阴阳寒热俱备的经藏，所以厥阴病大多寒热错杂。然而它的证候，尽管错综复杂，但归纳起来，主要不外以下两种类型：一是厥与热的互相胜复。正气如能胜邪，则厥冷变为发热；若正气衰退，不能战胜病邪，则又转为厥冷。这是阴阳消长，正邪相互进退的表现。另一类型是上热下寒。既有热证，又有寒证，这是病邪深入，阴阳错乱，失却了下焦的调节所致。《巢氏病源》曰："阳并于上则卫热，阴并于下则下冷。"本条中所说的症状就是属于后一种类型。如消渴病，出现气上撞心，心中就会有疼热的症状，这就是上有热邪的表现；患者有饥饿感，但又不想进食，一旦进食就会出现吐蛔虫，运用下法治疗后出现利不止，就是下有寒邪的表现。消渴是因为水亏不足以涵木，木火燔炽，津液被其消耗，时欲引水自救，则出现消渴不已。胃中空虚，蛔虫闻食臭则蠕动而上出于口，所以进食以后则吐蛔虫。临床上如果我们把消渴、气逆、心中疼热等症状，当作实证，加以治疗，而误用苦寒攻下之法，就会使上热不但不能因下而消除，反而会使中气受到损伤，下焦虚寒病证更加加重，因而出现下利不止的变证。许叔微《伤寒九十论》医案选录云："治中表病，渴甚饮水不止，胸中热痛，气冲心下，八九日矣。或作中暍（中暑、热），或作奔豚。予诊之日，证似厥阴，曾吐蛔否？曰：昨曾吐蛔。予曰：审如是，厥阴证也。可喜者脉来沉而缓迟耳。"仲景云：厥阴为病，消渴，气上撞心，饥不欲食，食则吐蛔。又曰：厥阴病渴欲饮水者，少少与之愈。今病人饮水过多，乃以茯苓甘草白术桂枝汤治之。得止后，投以乌梅，数日愈。本案例正与厥阴提纲症状吻合，似可直投乌梅丸来治疗。但许叔微先生却先用苓桂术甘汤，由此可以理解到此证饮水太多，当时必然有水饮内停，小便不利的症状，所以先用苓桂术甘汤温阳化饮，以治其标。饮化渴减，然后继投乌梅以治厥阴的本证。足厥阴肝和手厥阴心包都属于厥阴，"心中疼热"，反映阳气来复，郁极乃发。这是厥阴的热证。它的病理，就是肝的木火之气、相火之气由下向上发作。脾胃虚寒，没有腐熟水谷的能力，所以饥而不欲食。勉强吃就会"食则吐"。这个人如果肚子里有蛔虫，连那个虫子都能吐出来，就是"食则吐蛔"，这是厥阴的寒证，中焦脾胃虚寒之证。下之，利不止，本来就是肠胃比较寒了，如果攻下，就下利不止了，就更危险了。厥阴证，所谓"厥"，意思就是：阴的尽头，阴之尽，厥阴。我们正常的人，阴和阳是相辅相成的，阴阳要不断地循环，才能达到阴阳平衡。厥，代表阴的尽头，阴的尽头代表阳的初始了，应该要有阳气的这是正常，不能说阴到了尽头，越来越累积越多，结果累积在里面越来越多的时候就变成实证了——阴实证。阳就虚了，再后来阳就没有了，那就出大事情了。

《伤寒论·辨厥阴病脉证并治》云：厥阴病，渴欲饮水者，少少与之，愈。

译文：疾病传到厥阴经，就会出现口渴而特别想喝水，让其稍微喝点水，就会慢慢好转。

《医宗金鉴》注：厥阴病，渴欲饮水者，乃阳回欲和，求水自滋，作解之兆，当少少与之，以和其胃，胃和汗出，自可愈也。若多与之，则水反停渍入胃，必致厥利矣。

张志聪注：渴欲饮水乃少阳火热之气盛，厥阴得火热之气，故少少与之而能愈也。

《伤寒论宗印》言：厥阴病，欲饮水者，阴病而得热化矣，少少与之，微和润其热燥则愈。

张璐曰：阳气将复，故欲饮水。而少少与之者，盖阴邪方欲解散，阳气尚未归复，若恣饮不消，反有停蓄之患矣。

汪琥曰：厥阴有消渴一证，不言自愈者，盖热甚而津液消烁，虽饮水不能胜其燥烈，乃邪气深入未愈之征也。而此条之渴欲饮水与之愈者，盖其热非消渴之比，乃邪气向外欲解之机也，两者自是不同。

《伤寒论·辨温病脉证并治》云：太阳病，发热而渴，不恶寒者，为温病。

译文：得了太阳病，如果出现发热而且口渴想喝水，没有怕冷症状者，就是温病。

《医宗金鉴》注：发热不渴，恶寒者，太阳证也。发热而渴，不恶寒者，阳明证也。今太阳病始得之，不俟寒邪变热，转属阳明，而即热渴不恶寒者，知非太阳伤寒，乃太阳温病也。由于膏粱之人冬不藏精，辛苦之人冬伤于寒，内阴已亏，外阳被郁，周身经络，早成温化，所以至春一遇外邪，即从内应。感寒邪者，则无汗，名曰温病，当以河间法用水解散，审其表里以解之。

程知曰：温病热自内出，故发热而渴不恶寒。风温内外交热，加之自汗，故有身重多眠诸证，有轻重死生之分。医者当以有汗、无汗为辨别之大要，亦即以可汗、不可汗为救治之微权。又曰：仲景之青龙、白虎神矣！得此意而推广之，可以应用于不穷。盖温病宜于发散中重加清凉，风温不可于清凉中重加发散也。

《伤寒论·辨痉湿暍病脉证并治》云：湿家，以丹田有热，胸中有寒，渴欲得水，而不能饮，口燥烦也。

译文：体内有寒湿的患者，因为水气迫于上，而热反隔于下，表现为丹田部位有热，而胸中有寒，口干欲饮，但水气上逆而不能饮水，所以口干舌燥心烦难以解除。

《医宗金鉴》注：丹田有热，故口燥渴。欲得水而不能饮，由胸中有寒湿故也。

张志聪注：此言湿伤太阳分部之肌腠而为三焦不和之证也。湿家，以丹田有热者，言下焦丹田有热而致舌上如苔也；胸中有寒者，言上下皆热而中胃虚寒也。上下皆热故渴欲饮水，胸中有寒故不能饮，而止见口燥心烦之证也。

程应旄曰：虽渴欲得水似热，而不能饮可辨，则只是口燥烦，而实非胸中燥烦可知，证同病别也。

《伤寒论·辨痉湿暍病脉证并治》云：太阳中热者，暍是也。其人汗出恶寒，身热而渴也。

译文：暑热之邪伤于人，由太阳之表侵入，就是所谓的中暑之病。患了暑热病的人，临床上会出现出汗多而怕冷，身体发热而口干渴等症状。

张志聪注：暍者，暑也。暑为热邪，故云：太阳中热者，暍是也。不曰伤而曰中者，夏月皮毛开发，热邪入于肌腠，故曰中也。其人汗出者，邪入于肌，肌腠虚也；太阳之气以寒为本，以热为标，恶寒者，病太阳之本气也；身热者，病太阳之标气也；暑为热邪，标本皆病而汗出故渴也。《要略》主人参白虎汤。

方有执曰：蒸热谓之暑，伤暑谓之暍。汗出恶寒者，太阳表不固也。身热者，暑邪伤阳也。渴者，亡津液而内燥也。

程知曰：此辨暑热脉证也。太阳中热者，谓是太阳表证而属中热也。均是太阳表病，汗出恶寒，身热而不渴者，为中风；汗出身热而渴，不恶寒者，为温病。今汗出恶寒，身热而渴，则是中暍。暍者，暑热之气也。不言暍而言热，以其胃热为独重也。里有热，故身热而渴，暑伤气，故汗出恶寒。

吴人驹曰：不可因恶寒而用辛温，又不可因汗出而固表，惟宜甘寒以解其暑热可也。

《伤寒论·平脉法》云：寸口脉微而涩，微者卫气不行，涩者荣气不逮，荣卫不能相将，三焦无所仰，身体痹不仁，荣气不足，则烦疼口难言，卫气虚，则恶寒数欠，三焦不归其部，上焦不归者，噫而酢吞；中焦不归者，不能消谷引食；下焦不归者，则遗溲。

译文：寸口脉表现为微脉和涩脉，出现微脉者为脉外之气通行不利的表现，出现涩脉者则是脉中之气通行不畅，行于脉中和脉外之气不能相互配合而通行，就会使三焦失去仰赖，而出现身体麻痹不仁之症状，行于脉中之气不足，就会出现身体烦痛而口难言语，行于脉外之气出现亏虚，则表现为怕冷，经常出现打哈欠、伸懒腰等症状，三焦失去其正常的生理功能，上焦功能失常，使浊气不能下降，就会出现噫气和吞酸的症状；中焦失去其正常生理功能，就会使升降失职，不能促使水谷化为食糜；下焦失去其正常生理功能，就会使清气不能上升，出现约束不利，表现为遗尿和小便频数等症状。

《医宗金鉴》注：凡经脉内外，荣卫也；脏腑内外，三焦也。故经曰：荣行脉中，卫行脉外。上焦心肺主之，中焦脾胃主之，下焦肝肾主之。分而言之，荣也，卫也，三焦也；合而言之，皆本乎一气之流行，随其所在而得名也。脉微而涩，荣卫不足，不足则荣卫不能相将而行，三焦无所仰赖，故身体周痹不仁。荣气不足，故身烦疼，口难言语；卫气不足，故恶寒数欠也。上焦司降，降者，清中之浊。下焦司升，升者，浊中之清。中焦司升降，清者令其上升，浊者令其下降。今荣卫不相将而行，三焦无所仰赖，故不能各归其部，而失其职矣。上焦不归，则浊气不降，噫气而吞酸；中焦不归，则升降相违，故不能消谷引食；下焦不归，则清气不升，故不能约束而遗溲也。

《伤寒论宗印》言：三焦者，元气之别使，与荣俱行阴而行阳，荣卫之气微弱，不能相将而行，则三焦无所依仰，亦不得游行于上下之间矣。是以上焦不归其上部者，则上寒而酸吞。中焦不归其中部者，则中虚而不能主化。下焦不归其下部者，则决渎之官不能主司开阖，而失其守矣。卫气有所凝而不行，故其肉有不仁。荣血虚而不能濡其经脉，故烦疼而口难言。卫气微虚于外，故恶寒。卫气不得行于阳，故数欠也。

《伤寒论·平脉法》云：趺阳脉沉而数，沉为实，数消谷。紧者，病难治。

译文：把趺阳脉的时候，出现沉脉和数脉表现者，沉脉为里实证的表现，数脉为里热消谷的表现，如果出现脉紧者，则是胃气受伤的表现，出现这种情况，病就很难治疗了。

《医宗金鉴》注：胃脉沉而数，沉主里，数主热，沉数为里实热，则能消谷。凡里病得此脉者，皆易治也。若不沉数而沉紧，沉紧为里寒，则为残伤胃气之诊，故曰难治也。

张志聪注：此言三焦内合中土而游行出入也。趺阳脉沉而数，沉则土气不虚，故沉为实；数则火气有余，故消谷。数消谷是中焦内归中土。然三焦之气贵乎游行出入，若阴阳相持而脉紧，则入而不出，故又言：紧者，病难治。此三焦内归中土以消谷，尤贵游行出入者如此。

方有执曰：沉以候里，故在脾胃为土实，谷气实也。数为热，阳也；紧为寒，阴也。言趺阳主脾胃，脾胃主谷，谷气实。若脉见数而阳热胜，阳能化谷，虽病不足为害；若脉得紧而阴寒胜，阴不化谷，故为难治。

程知曰：言趺阳沉数为消谷之病也。沉为实，沉主里也；数消谷，数为热也。紧盛为邪胜，故为难治也。

《金匮要略》（汉·张仲景）

《金匮要略·肺痿肺痈咳嗽上气病脉证并治》云：肺痿之病，何从得之？师曰：或从汗出，或从呕吐，或从消渴，小便利数，或从便难，又被快药下利，重亡津液，故得之。

译文：肺痿病到底为什么会发生呢？老师回答说：或从汗出而津亡于表，或从呕吐而津亡于里，或从消渴便数而津亡于前，或从胃燥便难，津液原亏，又被快药下利，重亡津液而津亡于后，故得之也。

子恒试注：肺痿病因多由于误用汗、吐、下、利等法导致大汗出、剧烈吐、过分利、大量泻，从而出现津液亡失，肺叶干痿。

《金匮要略心典》注：此设为问答，以辨肺痿、肺痈之异。热在上焦二句，见《五脏风寒积聚》篇，盖师有是语，而因之以为问也。汗出、呕吐、消渴、二便下多，皆足以亡津液而生燥热，肺虚且热，则为痿矣。

《医宗金鉴》注：热在上焦，不咳，不病肺痿也，因热病咳，则为肺痿。肺热致痿之由，非止一端，或从汗出，或从呕吐，或从消渴，小便数利，或从便难，又被快药下之，重亡津液，故令肺热干痿也。

张志聪注：夫肺者，土之子，水之母也。饮入于胃，游溢精气，上输于脾，脾气散精，上归于肺，通调水道，下输膀胱。金水之津，中土之所生也。如汗出呕吐，消渴便利妄下，皆伤中胃以亡津液，水谷之津，无从上输，以致热在上焦，因咳而为痿，此所得之因也。

清·沈明宗注：此肺痿肺痈之辨也。心肺居上，肾水不足，心火刑金，为热在上焦，肺阴日消，气逆则咳，故致肺痿。然本经明其始病之因，或从病后阴虚，过汗伤液，呕吐伤津，消渴血虚津竭，或利小便数而伤阴，或便难反被快药下利，而重亡津液，以肺津枯燥。

《金匮要略·肺痿肺痈咳嗽上气病脉证并治》云：肺痿吐涎沫而不咳者，其人不渴，必遗尿，小便数，所以然者，以上虚不能制下故也。此为肺中冷，必眩，多涎唾，甘草干姜汤以温之。若服汤已渴者，属消渴。

译文：得了肺痿而表现为口吐大量痰涎、唾液，而无咳嗽症状的患者，表现为口渴症状不明显，此患者必然出现遗尿、小便频数等症状，之所以这么说，是因为上焦阳气虚而不能制约下焦之阴水，失去统摄所致。这是肺中有冷饮的表现，患者还会出现眩晕症状，伴有口吐大量痰涎、唾液，就用甘草干姜汤以温肺化饮治疗。如果服药后出现口干渴症状的，就是消渴病的表现。

《医宗金鉴》注：咳而不吐涎沫者，肺燥咳也；咳而吐涎沫者，肺热痿也。若似肺痿之吐涎沫而不咳者，此为肺中有冷饮，非为肺中成热痿也。肺中冷，则其人必不渴，遗尿小便数，头眩多涎唾。所以然者，以上焦阳虚，不能约制下焦阴水，下焦之水泛上而唾涎沫，用甘草干姜汤以温散肺之寒饮也。如服汤已渴者，属消渴。谓始先不渴，服温药即转渴者，不但非肺中热，亦非肺中冷，乃胃中热也，则不当以属肺中冷寒饮治之，当以属胃中热消渴治之也。

张志聪注：盖所生者先天，所主者后天，上下先后，互相生化也。夫肺属乾金而主天，帅辖周身之气，气不施化，则小便为闭为癃。气不能制，则又为遗为数。是先天生气之原，又借后天之气化也。肺痿吐涎沫而不咳者，乃肺中因冷而痿，不能通调水液，非热在上焦之为肺痿也。其人不渴者，又非重亡津液之所致也，此因肺中冷而气虚，必致遗尿而小便频数，所以然者，以上虚不能制下故也。夫气不能上充而必眩，不能下制而必遗，不能中化而诞唾。上下中焦，靡不由气之煦化也。宜甘草、干姜，温补其中，虚则补其母也。若服汤已渴者，属消渴，此又虚寒在下，以致小便遗数。

《金匮要略·痰饮咳嗽病脉证并治》云：夫病人饮水多，必暴喘满。凡食少饮多，水停心下，甚者则悸，微者短气。脉双弦者，寒也。皆大下后里虚，脉偏弦者，饮也。

译文：如果患者喝水多，就会突然出现气喘、胀满的症状。凡是吃的少而喝的水多，就会出现水饮停留于心下，严重的就会出现心悸的症状，较轻的会出现气短的症状。双侧脉象均为弦脉者，是阳气虚寒的表现，是由于大下之后，身体虚弱所致；如果单侧脉象为弦脉者，则是饮停心下的表现。

张志聪注：胃之精气，游溢于脾肺者，别有蹊径，非支络也。病人者，有病之人也。饮水多，脾病而不能转输，则暴满；肺病而不能通调，则暴喘。此借病人之喘满，以明入胃之水，由胃而脾，由脾而肺，从别径以上通，非支络也。夫食气入胃，浊气归心，食少，则食气减而支络虚，饮多，则水乘虚而内入。

程林曰：饮水多者，则水气停泛于胸膈之间，必病暴喘满也。凡人食少饮多，则致胃土不能游溢精气，甚者饮必停于心下而为悸。微者则阻于胸膈而为短气也。

《金匮要略·痰饮咳嗽病脉证并治》云：呕家本渴，渴者为欲解，今反不渴，心下有支饮故也，小半夏汤主之。

译文：呕吐的人会出现口干渴的症状，如果出现口干渴是病证好转的表现，现如今患者反而无口渴表现者，主要原因是痰饮留聚于心下所造成的，出现这种情况，就用小半夏汤治疗。

张志聪注：此论饮留于肺胃之支络，而不从呕解者，又宜小半夏汤主之。夫呕，则在胃之饮液竭矣。胃虚，则支流之液，当反归于胃矣。津液无以上输，肺气无从调化，是当渴矣。渴者，支络之液，从呕而出，故有支饮者，为欲解矣。今反不渴者，心下有支饮，留而不去故也。宜小半夏汤，宣发其中胃之气，以疏通其经络焉。胃中之留饮，复填塞于经中，故当泄其胃实。此言胃中已虚，而支络之饮不动，故当宣发其胃气，以行经邪。

李彣曰：此专以治呕，言呕家渴者，为欲解，以胃气复而津液生也。若心下素有支饮，则不燥自当不渴，泛溢而呕也。半夏、生姜温能和胃气，辛能散逆气，为呕家圣药。

《金匮要略·痰饮咳嗽病脉证并治》云：先渴后呕，为水停心下，此属饮家，小半夏茯苓汤主之。

译文：患者如果先出现口渴，饮水后又出现呕吐症状者，是因为水饮停聚在心下的缘故，这是属于痰饮为病，就用小半夏茯苓汤进行治疗。

《医宗金鉴》注：水停心下，中焦部也，中焦属胃，故不止病悸、短气，而亦病呕也。病悸、短气者，是水停胃外，从膈下而上干于胸也。病呕者，是水停胃内，从胃中而上越于口也。然必先渴饮水多而后作呕者，方属饮家呕病也。主小半夏汤者，以止呕也；加茯苓者，以饮水多而病呕，故兼利水也。

张志聪注：夫饮留于支络，则经脉阻塞，入胃水谷之精，不能淫散资溢，故必先渴，饮溢于经，则反归于胃，故后呕也，此属饮家之支饮。非若水脏之饮，饮去而渴，饮留而渴反止也。饮在脾胃之上通于心者，为支饮，饮在脾转输于肺者，虽为支饮，然系别经，故以心络结之。夫饮食于胃，散精于心肺，皆由脾家之转输，故曰此属饮家，盖在心脾之间也。

尤怡曰：先渴后呕者，本无呕病，因渴饮水，水多不下而反上逆也，故曰此属饮家。小半夏止呕降逆，加茯苓去其停水。

《金匮要略·消渴小便利淋病脉证并治》云：厥阴之为病，消渴，气上冲心，心中疼热，饥而不欲食，食即吐，下之不肯止。

译文：厥阴病的典型证候特点是：口干渴，饮水不能缓解口渴，自己感觉逆气上冲于心胸，并出现心中疼痛并伴有灼热感，有饥饿感但又不想吃东西，进食后就会出现呕吐蛔虫的现象。如果用泻下的方法进行治疗，就会出现下利不止的情况。

张志聪注：此论外因之消渴也。厥阴之为病者，邪病厥阴之气也。厥阴者，两阴交尽，阴之极也。阴极而阳生，得少阳相火之化，故经曰：厥阴不从标本，从乎中也，从中者，以中气为化也。又为风水主气，是厥阴之为病，有风火之气化，故为消渴。气上冲心者，木生火而从其化也。风火交炽，故心中疼热。其有余于胃，故饥。木邪伤土，故不欲食，而食即吐也。肝主疏泄，木土之气皆伤，若下之则利不肯止矣。（眉批：《伤寒论》曰：下之利不止，本篇无"利"字而曰"不肯止"。盖木火之邪独借胃府之津液以上济，若再下之则消渴诸证不肯止矣。食气入胃，散精于肝，肝病故食即吐。）

《金匮要略·消渴小便利淋病脉证并治》云：寸口脉浮而迟，浮即为虚，迟即为劳；虚则卫气不足，劳则荣气竭。

译文：患者寸口脉象表现为浮且迟，浮脉是虚证的表现，迟脉是过度劳累的表现，虚证是卫气不足所造成的，劳则是营气衰竭所导致的。

《医宗金鉴》注：寸口，通指左右三部而言也。浮而有力为风，浮而无力为虚，按之兼迟，即为虚劳之让，故主卫外荣内虚竭也。

张志聪注：此论内伤之消渴也。夫烦劳，则外伤阳气而脉浮，故浮即为虚；内伤精液而脉迟，故迟即为劳也。盖烦劳则精绝，阳气生于精水之中，生阳气微，故脉迟也。夫少阴之气，上与阳明相合，化水谷之精微。而后生此荣气，故曰荣出中焦。是以阳虚，则卫气不足；劳伤其精，则荣气竭也。

《金匮要略·消渴小便利淋病脉证并治》云：趺阳脉浮而数，浮即为气，数即消谷而大坚；气盛则溲数，溲数即坚，坚数相搏，即为消渴。

译文：趺阳脉呈现浮数之象，浮脉是因为胃气盛，数脉说明胃中有热，这时候就会表现为消谷善饥而大便坚硬难下，胃气充盛就会出现小便频数，小便频数，则体内津液大量渗下到膀胱，导致肠道内津液不足而使大便坚硬，大便坚硬和小便频数的症状同时存在，就为消渴病的典型症状。

《医宗金鉴》按："而大坚"句不成文，"大"字之下必有"便"字，必是传写之遗。

《医宗金鉴》注：趺阳，胃脉也。胃脉浮盛，按之而数，为胃气热，故善消谷也。火盛消谷，则大便必坚，气盛消水，则小便必数，故溲数即坚也，坚数相持，即为消谷消渴之病。

张志聪注：阳明之气，不得阴气以和之，而阳明之气独盛，故趺阳脉浮而数也。浮则胃气强，故浮则为气；数则胃气盛，故善消谷而大便坚也；气盛则水行，故溲数；溲数，则津液不能还入胃中，故即坚。坚数相搏，则津液消而成渴矣。（后批：大肠主津液，坚则津液亦竭）。

《金匮要略·消渴小便利淋病脉证并治》云：趺阳脉数，胃中有热，即消谷引食，大便必坚，小便即数。

译文：趺阳脉如果呈现浮之象，是因为胃中有热，这种病症就会出现消谷善饥，需多进食才能有所缓解，大便坚硬难下，还会有小便频数的症状出现。

《医宗金鉴》注：此复申上条大便坚、小便数之义也。

张志聪注：此论肾中热而小便数也。夫入之饮，上布皮毛而为汗，下输膀胱而为溺。胃中热则消谷善饥，而水饮燥涸，饮渴则大便坚而小便短数矣。脉数者，胃中热而数也，胃热则饮涸而小便短数矣。盖小便利者，即溲数之小便多而成消渴也。

《金匮要略·消渴小便利淋病脉证并治》云：男子消渴，小便反多，以饮一斗，小便一斗，肾气丸主之。

译文：男子得了消渴病，小便明显增多，如果形成"饮水一斗，小便也有一斗"的症状，就用肾气丸进行治疗。

张志聪注：夫男子多烦劳而气盛，故曰"男子"。劳则伤肾，肾伤则精绝矣。夫生之来谓之精，天乙生水也。一阳之气生于精水之中，坎中之满也。少阴之气，上与阳明相合，而后化后天水谷之精微。是以饮入于胃，游溢精气，上输于脾，脾气上输于肺，肺气通调，下输膀胱，是地气升而为云，天气降而为雨也。如劳伤则精绝，精绝，则生气不升。阳明阳盛之府，不得阴气以和之，则阳气独盛，气盛则溲数，是以饮一斗，则小便一斗，盖惟下降而无升令故也。故宜肾气丸，补肾脏之精气，精益气升，则胃府之津液生而消渴解矣。（眉批：少阴阴精之气循经而上与阳明相合，阴中之生阳行于脉外而为阳明釜底之然。）

《金匮要略·消渴小便利淋病脉证并治》云：脉浮，小便不利，微热消渴者，宜利小便，发汗，五苓散主之。

译文：如果患者出现脉象浮，小便不利，微微发热，伴有消渴症状的，治疗上应该给予利小便和发汗的方法，就用五苓散进行治疗。

《医宗金鉴》注：脉浮，病生于外也；脉浮微热，热在表也；小便不利，水停中也；水停则不化津液，故消渴也。发表利水止渴生津之剂，惟五苓散能之，故以五苓散主之也。于此推之，曰脉浮，可知上条脉沉也；曰微热，可知上条无热也。且可知凡脉沉无热之消渴，皆当用肾气丸方也。

张志聪注：此论气虚而不能输布水液，因成消渴也，浮即为虚，虚则中气不足。盖气化则水行，气虚则水不布散矣。夫饮入于胃，由脾气则输精于上，借肺气而布散于五经。如地气不升，则天气不降，水津不布，是以微热而消渴矣。宜五苓散，助土气以上升，输水津而四布，小便利而汗出漐漐，津液周而消渴解矣。

《金匮要略·消渴小便利淋病脉证并治》云：渴欲饮水，水入则吐者，名曰水逆，五苓散主之。

译文：患者如果出现口渴想喝水，但水喝进去后就出现呕吐症状的，我们称为水逆证，就用五苓散进行治疗。

《医宗金鉴》注：渴欲饮水，水入即吐，名水逆者，是里热微而水邪盛也，故以五苓散利水止吐也。

张志聪注：此论水逆于中而为渴也。水入即吐者，水逆于中也，亦宜五苓散以输散之。

《金匮要略广注》曰：内有积水，故水入则拒格而上吐，名水逆也。五苓散利水，故主之。

《金匮要略·消渴小便利淋病脉证并治》云：脉浮发热，渴欲饮水，小便不利者，猪苓汤主之。

译文：如果患者表现为脉象浮伴发热，口干渴想喝水，同时伴有小便不利的症状，就给予猪苓汤进行治疗。

《医宗金鉴》注：此与上条文同义异。文同者，脉浮小便不利，发热、微热、渴欲饮水、消渴也。而义异者，一以五苓散利水发汗，一以猪苓汤利水滋干也。审其所以义异之意，必在有汗、无汗之间也。何以知之？一以发汗为主，其因无汗可知；一以滋干为主，其因有汗可知。故文同而义异，病同而治别也。仲景之书，言外寓意处甚多，在学者以意会之自识也。

张志聪注：脉浮发热者，热邪在表也。渴欲饮水者，热迫所生也。小便不利者，经气并热，而不得施化也。此盖因表阳之热以迫经，经气热而小便秘，故当利其小便，小便利而经气之热，咸从下而泄矣。热在上之气分，气不施化，故小便不利也。

《金匮要略·消渴小便利淋病脉证并治》云：渴欲饮水不止者，文蛤散主之。

译文：如果出现口渴想喝水，但喝水后不能缓解口渴症状的，就用文蛤散进行治疗。

《医宗金鉴》注：渴欲饮水，水入则吐，小便不利者，五苓散证也；渴欲饮水，水入则消，口干舌燥者，白虎人参汤证也。渴欲饮水而不吐水，非水邪盛也；不口干舌燥，非热邪盛也。惟引饮不止，故以文蛤一味，不寒不温，不清不利，专意于生津止渴也。或云：文蛤即今吴人所食花蛤，性寒味咸，利水胜热，然屡试而不效。尝考五倍子亦名文蛤，按法制之名百药煎，大能生津止渴，故尝用之，屡试屡验也。

张志聪注：此论水逆于皮肤之间而为渴也。夫渴欲饮水而水入则吐者，水逆于内也；渴欲饮水不止者，水逆于外也。水逆于外，则表气不化，气不化，则水液不行，故渴欲饮水也。蛤乃蚌属，水之化生，外刚内柔，而为离象，火生于水也，故用坚燥之壳为散，以制散其水焉。水散则气行，气化则水津布而渴自解矣。夫先圣立法，各有意存。水逆于内者，用五苓散从内而升散于外；水逆于外者，用文蛤散，盖取在外之壳，以治形身之躯壳也。《伤寒论》曰：病在阳，应以汗解之；反以冷水潠之，若灌之，其热被却不得去，弥更益烦，肉上粟起，意欲饮水。反不渴者，服文蛤散。

善文蛤散，乃治水逆于皮肤之间也。津液行于经脉而始不渴。此亦表气虚而水气不化也，蛤壳亦能助表阳。

《金匮要略·消渴小便利淋病脉证并治》云：渴欲饮水，口干舌燥者，白虎加人参汤主之。

译文：口渴而想喝水，伴有口干舌燥症状的人，就用白虎加人参汤治疗。

《医宗金鉴》注：消渴则渴欲饮水，水入即消，而仍口干舌燥者，是热邪盛也，故以白虎加人参汤，清热生津也。

张志聪注：此复论外因之小便不利也。渴欲饮水，口干舌燥者，热在中上之经络也。知母内色白而外皮毛，味甘平而性寒冷，秋金之凉剂、宣剂也。石膏色质似金，辛甘发散，能导里热以外出，亦阳明之凉剂、宣剂也。阳明肺金，并主脉而属秋令，配参、草、粳米，资中土以生津，助秋金而通脉，津液生而经络通，邪热清而燥渴解矣。盖言热在上之经络，止燥渴而不涉于小便也，热在上之气分者，气不化而小便不利也。

张志聪注：知母内色白而外皮毛，味甘平而性寒冷，秋金之凉剂、宣剂也。石膏色质似金，辛甘发散，能导里热以外出，亦阳明之凉剂、宣剂也。

《金匮要略·消渴小便利淋病脉证并治》云：小便不利者，有水气，其人苦渴，栝楼瞿麦丸主之。

译文：患者如果出现小便不通畅的症状，是因为体内有水饮停留，表现为极度口渴，出现这种情况，就可以用瓜蒌瞿麦丸来进行治疗。

《医宗金鉴》注：小便不利，水蓄于膀胱也，其人苦渴，水不化生津液也。以薯蓣、花粉之润燥生津，而苦渴自止；以茯苓、瞿麦之渗泄利水，而小便自利；更加炮附宣通阳气，上蒸津液，下行水气，亦肾气丸之变制也。然其人必脉沉无热，始合法也。

张志聪注：此论有水气则小便不利也。夫生阳血液，不能上行，则水寒之邪反上逆。水气上逆，则气不化而经络壅，是以小便不利也。其人若渴，直上逆于中上二焦矣。

张志聪注：栝楼，蔓草，根名天花瑞雪，能通经络，资阴液以上行，有若地气升而为云、为雪也。麦得阴中之阳而生，遇阳中之阴而死，能通阴中之生阳者也。瞿麦茎直中通，茎穗子实，性味生成皆同麰麦，更能通达，故命名瞿，用通阴中之生气。佐附子，助下焦之生阳，以温散水寒之气。配茯苓、薯蓣，以交通中上二焦。三焦通而正气行，寒邪散而小便利矣。

《伤寒论集解》曰：此方与五苓散同为利水津之剂。此用薯蓣即五苓用白术之义也。但五苓兼外有微热，故用桂枝走表；此内惟水气，故用附子温下也。

《金匮要略·水气病脉证并治》云：问曰：病下利后渴饮水，小便不利，腹满阴肿者，何也？答曰：此法当病水，若小便自利及汗出者，自当愈。

译文：问道：下利病后出现口渴欲饮，小便不能通畅，并出现腹部胀满，外阴部水肿等表现，是什么原因造成的呢？回答道：发生这种情况的主要原因还是由于水液代谢异常所致，如果小便通利而汗出，就会使所停水液运行如常，所有病证都会自然消除。

《医宗金鉴》注：病下利则虚，其土伤其津也，土虚则水易妄行，津伤则必欲饮水。若小便自利及汗出者，则水精输布，何水病之有？惟小便不利，则水无所从出，故必病水。病水者脾必虚，不能制水，故腹满也；肾必虚，不能主水，故阴肿也。于此推之，凡病后伤津，渴欲饮水，不便不利者，皆当防病水也。

张志聪注：此论经脉虚而水病在气也。病下利后，肠胃经脉皆虚矣。经气虚而不能游溢精气、四布于五经，以致渴而小便不利，水反留于腹之气分，故满而肿也。因经脉虚而不能输布于五经，以致渴欲饮水，而腹肿，水在气分，故可从小便汗出而解。夫少阴之水入于经则为病水，入胃之饮，不能输布于经亦为病水，是以复设问答，以申明之。

《伤寒论集注》曰：病下利，则脾土衰而津液竭，故渴引饮；而土又不能制水，故小便不利；脾恶湿，故腹满；肾主水，故阴肿。此为病水无疑。若小便利则水行，汗出则水散，虽不药而亦自愈矣。

《金匮要略·水气病脉证并治》云：夫水病人，目下有卧蚕，而目鲜泽，脉伏，其人消渴。病水腹大，小便不利，其脉沉绝者，有水可下之。

译文：凡是有水液代谢异常所造成的疾病，就会表现为以下四个方面的症状：一是眼袋很大，就好像眼睛目眶下有卧蚕；二是面色看上去很鲜艳，皮肤有光泽，因为有水在内；三是患者的脉象是伏的；四是患者表现为口干渴欲饮的症状，多喝水而渴不止。有水液代谢异常疾病的患者，还会出现腹部胀满膨大，小便不能畅通，脉象表现为沉绝，出现上述症状，说明体内有水液停聚，可以使用下利的方法进行治疗。

《医宗金鉴》按："其人消渴"之下，古本有"病水腹大，小便不利，其脉沉绝者，有水可下之"四句，与上文义不属，当另分为一条，在本门五条之次，始合里水脉证。

《医宗金鉴》注：目下窠，太阴也。目下微肿，水也。惟土不能制水，则水泛溢为病，故水始病必先见微肿于目下也。有卧蚕状，水病证也，面目鲜泽，水病色也；沉甚脉伏，水病脉也；消渴引饮，水病因也；此皆水病先见之征也。

张志聪注：此言病少阴之水而在经者可下之。盖阳气、经脉，皆资生于足少阴之水脏，是以病少阴之水有在气而亦有在经也。目者，宗脉之所聚，上液之道也。水入于经，是以目下有卧蚕。水主润泽故面目鲜泽也。水伤经脉，故脉不惟沉而更伏。经脉阻塞，津液不能上资，故其人消渴。水止在下，故病水腹大也。肾开窍于二阴，膀胱为津液之府，经气不通，故小便不利也。其脉沉绝者，经脉逆而气亦不升也，可下之而解。盖经脉内连脏腑，水在经脉，故可下之也。（眉批：故太阳病，水止在气分而不涉经。涉经者，行于皮腠而转入也。气不升，故沉。经脉逆，故伏。当知脉沉，病在气；脉伏，病在经也。本经凡有形之邪在经者，皆可下之。）

沈明宗曰：水外走则泛溢于皮肤肌肉，内逆则浸淫于脏腑肠胃，相随胃脉上注于面，目下如卧蚕之状；水主明亮而光润，故面鲜泽，为水病之验也。然水病因阳微阴盛，经隧不利，所以脉伏。而胃中津液水饮，外溢皮肤肌肉，不溉喉舌，故作消渴，诚非真消渴也。

《金匮要略·惊悸吐衄下血胸满瘀血病脉证治》云：病人胸满唇痿，舌青口燥，但欲漱水不欲咽，无寒热、脉微大来迟，腹不满，其人言我满，为有瘀血。

译文：如果患者表现为胸部胀满不适，口唇干瘪萎缩，舌质青紫，口唇干燥，想喝水，但表现只是用水湿润一下干燥的嘴唇，不想把水咽下去，没有恶寒发热的表现，脉象表现为微大而来迟，如果患者表现出胸部胀闷，上腹部并不胀满，患者本人可能会感觉到自己腹部饱满，出现这种情况通常是由于瘀血而导致的胸满，而不是真正的腹部胀满。

张志聪注：此论瘀血在腹之气分也。腹者，肠之空郭，足太阴之部署也。中央黄色，入通于脾，开窍于口，病在舌本，华于唇四白。经曰：胸气有街，腹气有街。街者，气之径路也，络绝则径通，此血随气而走于别径，故瘀在腹之气分也。腹气上通于胸，故胸满。病在太阴，故唇、舌青、口燥也。口燥，故欲漱水；非经脉之燥热，故不渴而不欲咽也。病不在经，故无往来相乘之寒热。瘀在气，故脉微大；气伤，故来迟也。此瘀血在腹而非气胀，故病者自觉其腹满，而外视之不满也。

《金匮要略·惊悸吐衄下血胸满瘀血病脉证治》云：病者如热状，烦满，口干燥而渴，其脉反无热，此为阴伏，是瘀血也，当下之。

译文：患者好像有发热的症状，同时伴有心烦、胸部胀满，口咽部干燥而且口干渴，其脉象反而没有热证的表现，发生这种情况，是因为热邪伏藏于阴分，是体内有瘀血而导致的病证，这时，应当使用攻下的方法来除体内的瘀血。

《医宗金鉴》注：此承上文互详证脉，以明其治也。如热状，即所谓心烦胸满，口干燥渴之热证也。其人当得数大之阳脉，今反见沉伏之阴脉，是为热伏于阴，乃瘀血也。血瘀者当下之，宜桃核承气、抵当汤丸之类也。

张志聪注：此论瘀血之在经也。病者，经脉有瘀，则阴阳不和矣，阳不得阴液以和之，故如热状，非若气病之发热也。心主脉，故烦满。血液不周，故口干燥而渴也。阳不得阴液之和，如热状在阳，而所病之经脉，反无热也。此因在经脉之阴，而为此病状，是瘀血也。当下之，盖经脉之瘀，当从肠胃而出也。

《金匮要略广注》曰：血瘀内无实热，故外证但如热状，而其脉不数疾，反无热也。烦满者，血瘀经气不舒；燥渴者，血瘀津液不布。血属阴，瘀则脉伏于内，故为阴伏。当下之，以去瘀生新也。

《金匮要略·呕吐哕下利病脉证治》云：先呕却渴者，此为欲解；先渴却呕者，为水停心下，此属饮家。呕家本渴，今反不渴者，以心下有支饮故也，此属支饮。

译文：先出现呕吐而后出现口干渴症状的，这是体内积饮将去，津液不足的表现，先出现口干渴，后有呕吐症状者，是因为水液停聚在心下，属于水液代谢异常的病证。患者呕吐后本来因为津液不足，就会出现口渴的症状，现在反而表现为口不渴，是因为心下有水液停聚，这种情况属于支饮。

张志聪注：此论呕证之病在支络也。夫饮入于胃，上输于脾肺，四布于五经。先呕却渴者，盖因饮而呕，因呕而竭其经络之津液，故先呕而却渴也。设有饮在支别者，皆从呕而出，故为欲解也。如先渴却呕者，为水停心下。盖水停而不能输布于五经，故渴；水逆于中，故使呕也。此属饮留脾家，不能转输于上故也。夫呕家本渴，今反不渴者，此心下有支饮，故呕；饮不在脾肺之支别，而水液自能输布，故不渴。此属支饮也。

《中藏经》（汉·华佗）

肝病之脉……微大，则消瘅。

心病之脉……微大，则消瘅。

脾病之脉……微大，则消瘅。

肾病之脉……微大，则消瘅。

消渴之疾久不愈，令人患水气。其水临时发散，归于五脏六腑，则生为病也。消渴者，因冒风冲热，饥饱失节，饮酒过量，嗜欲伤频，或饵金石，久而积成，使之然也。

《针灸甲乙经》（晋·皇甫谧）

黄瘅刺脊中。黄瘅善欠，胁下满欲吐，身重不欲动，脾俞主之。消渴身热，面目黄，意舍主之。消渴嗜卧，四肢不欲动摇，身体黄，灸手五里，左取右，右取左。消渴，腕骨主之。黄瘅，热中善渴，太冲主之。身黄，时有微热，不嗜食，膝内廉内踝前痛，少气，身体重，中封主之。消瘅善喘，气走喉咽而不能言，手足清，溺黄，大便难，嗌中肿痛，唾血，口中热，唾如胶，太溪主之。消渴黄瘅，足一寒一热，舌纵烦满，然谷主之。阴气不足，热中，消谷善饥，腹热身烦，狂言，三里主之。

《脉经》（西晋·王叔和）

师曰：厥阴之为病，消渴，气上冲心，心中疼热，饥而不欲食，食即吐，下之不肯止。

寸口脉浮而迟，浮则为虚，迟则为劳。虚则卫气不足，迟则荣气竭。趺阳脉浮而数，浮则为气，数则消谷而紧（《要略》紧作大坚），气盛则溲数，溲数则紧（《要略》作坚）。紧数相搏，则为消渴。

《诸病源候论》（隋·巢元方）

消渴候

夫消渴者，渴不止，小便多是也。由少服五石诸丸散，积经年岁，石势结于肾中，使人下焦虚热。及至年衰，血气减少，不复能制于石。石势独盛，则肾为之燥，故引水而不小便也。其病变多发痈疽，此系热气留于经络不引，血气壅涩，故成痈脓。

诊其脉，数大者生，细小浮者死。又沉小者生，实牢大者死。

厥阴之病，消渴重，心中疼，饥而不欲食，甚则欲吐蛔。其汤熨针石，别有正方，补养宣导，今附于后。

养生法云：人睡卧，勿张口，久成消渴及失血色。

渴病候

五脏六腑，皆有津液。若脏腑因虚实而生热者，热气在内，则津液竭少，故渴也。夫渴数饮，其人必眩，背寒而呕者，因利虚故也。诊其脉，心脉滑甚，为善渴。其久病变，或发痈疽，或成水疾。

大渴后虚乏候

夫人渴病者，皆由脏腑不和，经络虚竭所为。故病虽瘥，血气未复，仍虚乏也。

渴利候

渴利者，随饮小便故也。由少时服乳石，石热盛时，房室过度，致令肾气虚耗，下焦生热。

热则肾燥，燥则渴，肾虚又不得传制水液，故随饮小便。以其传变，多发痈疽。以其内热，小便利故也，小便利，则津液竭，津液竭，则经络涩，经络涩则荣卫不行，荣卫不行，则热气留滞，故成痈脓。

《外台秘要》（唐·王焘）

病源夫消渴者，渴而不小便是也。由少服五石诸丸散，积久经年，石势结于肾中，使人下焦虚热。及至年衰，血气减少，不能制于石。石势独盛，则肾为之燥，故引水而不小便也。其病变者，多发痈疽。此坐热气留于经络，经络不利，血气壅涩，故成痈脓也。诊其脉数大者生，细小浮者死。又沉小者生，实牢大者死。有病口甘名为何，何以得之？此五气之溢也，名曰脾瘅。夫五味入于口，藏于胃。脾为之行其精气，溢在于脾，令人口甘。

此肥美之所发也。此人必数食甘美而多肥，肥令人内热，甘者令人中满，故其气上溢为病消渴也。厥阴之为病消渴，气上冲，心中疼热，饥不欲食，甚者则欲吐下之不肯止。

《太平圣惠方》（宋·王怀隐）

论曰：三痟者，本起肾虚，或食肥美之所发也。肾为少阴，膀胱为太阳。膀胱者，津液之府，宣行阳气，上蒸入肺，流化水液，液达五脏，调养骨髓，其次为脂肤，为血肉，上余为涕泪。经循五脏百脉，下余为小便。黄者血之余也。躁者五脏之气，咸者润下之味也。腰肾冷者，阳气已衰，不能蒸上谷气，尽下而为小便，阴阳阻隔，气不相荣，故阳阻阴而不降，阴无阳而不升，上下不交，故成病矣。夫三痟者，一名痟渴，二名痟中，三名痟肾，此盖由少年服乳石热药，耽嗜酒肉荤辛，热面炙煿，荒淫色欲，不能将理，致使精液耗竭，元气衰虚，热毒积聚于心肺，腥膻并伤于胃腑。脾中受热，水脏干枯，四体尫羸，精神恍惚，口苦舌干，日加燥渴。一则饮水多而小便少者，痟渴也。二则吃食多而饮水少，小便少而赤黄者，痟中也。三则饮水随饮便下，小便味甘而白浊，腰腿消瘦者，痟肾也。斯皆五脏精液枯竭，经络血涩，荣卫不行，热气留滞，遂成斯疾也。

夫痟渴者，为虽渴而不小便是也。由少年服五石诸圆，积经年岁，石势结于肾中，使人下焦虚热，及至年衰，血气减少，不复能制于石，石势独盛，则肾为之燥，故引水而小便少也。其病变者多发痈疽。此由滞于血气，留于经络，不能通行，血气壅涩，故成痈脓也。诊其脉，数大者生，细小浮者死。又沉小者生，实大者死。病有口甘者，名之为何？何以得之？此五气之溢也，名曰脾瘅。夫五味入于口，藏于胃，脾之所为，行其气液，在于脾令人口甘，此肥美之所发，此人必数食甘美，上溢为痟渴也。

夫痟中病者，由渴少而饮食多是也。此由脾脏积热，故使消谷也。亦有服五石之药，热结于肾内，石性归肾，肾得石则实，实则生热，热则消水，故小便少也。又有脏腑虚冷，小便利多，津液枯竭，则不得润养五脏，而生诸疾，皆由劳伤过度，爱欲恣情，致使脾肾气虚，石势孤盛，则作痟中，故渴少食多，而小便赤黄也。

夫痟渴之病，常饮水而小便少也。若因虚而生热者，则津液少，故渴也。是以心气通于舌，脾气通于口，热气在内，乘于心脾，津液枯竭，故令口舌干燥也。

夫痟渴饮水过度者，由肾虚心热，三焦不和，上热下冷故也。凡人好食热酒炙肉，或服乳石壅滞之药，热毒在内，不得宣通，关膝闭塞，血脉不行，热气蒸于脏腑，津液枯竭，则令心肺烦热，咽喉干燥，故令渴不止而饮水过度也。

夫痛渴饮水腹胀者，由水气流行，在于脾胃。脾得湿气，不能消谷复过，经络否涩，气血行则水不得宣通，停聚流溢于膀胱之间，故令胀满也。

夫五脏六腑皆有津液也。若五脏因虚而生热者，热气在内，则津液竭少，故为渴也。夫渴者数饮水，其人必头目眩，背寒而呕，皆因利虚故也。诊其心脉滑甚者，为喜渴也。

夫暴渴者，由心热也。心主于便汗，便汗出多，则肾中虚燥，故令渴也。凡夏月渴而汗出多，则小便少，冬月不汗，故小便多，此皆是平人之候，名曰暴渴也。

夫渴利者，为随饮即小便也。由少时服乳石，乳石热盛，房室过度，致令肾气虚耗，下焦生热，热则肾燥则渴也。令肾气已虚，又不得制于水液，故随饮即小便也。以其病变，但发痈疽。以其内热，故小便利，小便利则津液竭，津液竭则经络涩，经络涩则荣卫不行，荣卫不行则热气留滞，故成痈疽也。

夫渴利之病，随饮即小便也。谓服石药之人，房室过度，肾气虚耗故也。下焦既虚，虚则生热，热则肾燥，肾燥则渴，渴则饮水。肾气既虚，又不能制水，故小便利也。其渴利虽差，热犹未尽，发于皮肤，皮肤先有风湿，湿热相搏，所以生疮也。

夫五脏六腑皆有津液，若脏腑因虚而生热气，则津液竭，故渴也。夫渴数饮水，其人必眩，背寒而呕者，因利虚故也。诊其脉滑甚，为喜渴，其病变成痈疽，或为水病也。

夫渴病者，皆由腑脏不和，经络虚竭所为故也。病虽新差，血气未复，仍虚乏也。

《普济本事方》（宋·许叔微）

《千金》云：消渴病所慎有三，一饮酒，二房室，三咸食及面。能忌此，虽不服药亦自可愈。消渴之人，愈与未愈，常须虑患大痈，必于骨节间忽发痈疽而卒。予亲见友人邵任道患渴数年，果以痈疽而死。唐祠部李郎中论消渴者肾虚所致，每发则小便甜。医者多不知其疾，故古今亦阙而不言。《易》于否卦，乾上坤下，阳无阴而不降，阴无阳而不升，上下不交，故成否也。譬如釜中有水，以火暖之，其釜若以板覆之，则暖气上腾，故板能润也；若无火力，水气则不能上，此板则终不得润也。火力者，则是腰肾强盛也。常须暖补肾气，饮食得火力，则润上而易消，亦免干渴也。故张仲景云："宜服肾气八味丸。"此疾与脚气虽同为肾虚所致，其脚气始发于二、三月，盛于五、六月，衰于七、八月。凡消渴始发于七、八月，盛于十一、十二月，衰于二、三月。其何故也？夫脚气，壅疾也，消渴宣疾也，春夏阳气上，故壅疾发则宣疾愈，秋冬阳气下，故宣疾发，则壅疾愈也。审此二者，疾可理也。犹如善为政者，宽以济猛，猛以济宽，随事制度尔。仲景云："足太阳者，是膀胱之经也，膀胱者，肾之腑。小便数，此为气盛，气盛则消谷，大便硬，衰则为消渴也。

《三因极一病证方论》（宋·陈无择）

消渴叙论

夫消渴，皆由精血走耗，津液枯乏，引饮既多，小便必利，寝衰微，肌肉脱剥，指脉不荣，精髓内竭。推其所因，涉内外与不内外。古方不原病本，但出禁忌，似属不内外因。药中乃用麻黄、远志，得非内外兼并？况心虚烦闷，最能发渴，风寒暑湿，病冷作热，入于肾经，引水自救，皆明文也。不知其因，施治错谬，医之大患，不可不知。

三消脉证

渴病有三，曰消渴、消中、消肾。消渴属心，故烦心，致心火散蔓，渴而引饮。经云：脉软散者，当病消渴，诸脉软散，皆气实血虚也。消中属脾，瘅热成，则为消中。消中复有三，有寒中、热中、强中。寒中，阴胜阳郁，久必为热中。经云：脉洪大，阴不足，阳有余，则为热中；多食数溲，为消中；阴狂兴盛，不交精泄，则为强中。三消病至强中，不亦危矣。消肾属肾，盛壮之时，不自谨惜，快情纵欲，极意房中，年长肾衰，多服丹石，其气既丧，石气孤立，唇口干焦，精溢自泄，不饮而利。经云：肾实则消。不渴而小便自利，名曰消肾。亦曰内消。

或云，渴无外所因，且伤寒脉浮而渴属太阳。有汗而渴属阳明。自利而渴属少阴；及阳毒伤寒，倍重燥盛而渴甚者，有中暑伏热，累取不差而渴者，有瘴毒气染，寒热而渴者，得非外因？治法如《伤寒论》中，不复繁引。酒煮黄连丸，治中暑热渴最妙。又有妇人产褥，去血过多而渴者，名曰血渴，非三消类，不可不审。

《严氏济生方》（宋·严用和）

消渴之疾，皆起于肾，盛壮之时，不自保养，快情纵欲，饮酒无度，喜食脯炙醯醢，或服丹石，遂使肾水枯竭，心火燔炽，三焦猛烈，五脏干燥，由是消渴生焉。医经所载，有消渴、内消、强中三证。消渴者，多渴而利；内消者，由热中所作，小便多，于所饮食物皆消作小便，而反不渴，令人虚极短气；强中者，茎长兴盛，不交精液自出，皆当审处，施以治法。大抵消渴之人，愈与未愈，常防患痈疾。其所慎者有三：一饮酒，二房劳，三咸食及面。能慎此者，虽不服药而自可愈。不如此者，纵有金丹，亦不可救，深思慎之。

《圣济总录》（宋·宋徽宗敕撰）

论曰：消瘅者，膏粱之疾也。肥美之过，积为脾瘅，瘅病既成，乃为消中，皆单阳无阴，邪热偏胜故也。养生之士，全真练气，济其水火，底于适平，若乃以欲竭其精，以耗散其真，所受乎天一者，既已微矣。复饮肥甘，或醉醇醴，贪饵金石以补益，引温热以自救，使热气熏蒸，虚阳暴悍，肾水燥涸，无以上润于心肺，故内外消铄，饮食不能滋荣，原其本则一，推其标有三。一曰消渴，以渴而不利，引饮过甚言之；二曰消中，以不渴而利，热气内消言之；三曰肾消，以渴而复利，肾燥不能制约言之。此久不愈，能为水肿痈疽之病，慎此者，服药之外，当以绝嗜欲薄滋味为本。

《卫生家宝方》（宋·朱端章）

夫消渴者，日夜饮水百盏，尚恐不足，若饮酒则愈渴，三消之疾。自风毒气酒色，所伤于上焦，久则其病变为小便频数，其色如浓油，上有浮膜，味甘甜如蜜，淹浸之久，诸虫聚食，是恶候也，此名消渴。中消得此病，谓之脾消，气食倍常，往往加三两倍，只好饮冷，入口甚美，早夜小便频数，腰膝无力，小便如泔，日渐瘦弱，此名消中也。下焦得此病，谓之肾消。肾宫日耗，饮水不多，吃食渐少，腰脚细瘦，遗沥散尽，手足久如竹形，其疾已牢矣。如此不见瘥期，疾久之，或变为水肿，或发背疮，或足膝发恶疮漏疮，至死不救。

《扁鹊心书》（宋·窦材）

消渴虽有上中下之分，总由于损耗津液所致。盖肾为津液之源。脾为津液之本，本源亏而消渴之证从此致矣。上消者，《素问》谓之鬲消，渴而多饮，小便频数；中消者，《素问》谓之消中，消谷善饥，身体消瘦；下消者，《素问》谓之肺消，渴而便数，有膏，饮一溲二，后人又谓之肾消。肾消之证，则已重矣。若脉微而涩，或细小，身体瘦瘁溺出味甘者，皆不治之证也。大法以救津液，壮水火为主。

此病由心肺气虚，多食生冷，冰脱肺气，或色欲过度，重伤于肾，致津不得上荣，而成消渴。盖肾脉贯咽喉系舌本，若肾水枯涸，不能上荣于口，令人多饮而小便反少，方书作热治之，损其肾元，误人甚多，正书，春灸气海三百壮，秋灸关元二百壮，日服延寿丹十九，二月之后，肾气复生，若服降火药，暂时有效，日久肺气渐损，肾气渐衰，变成虚劳而死矣。此证大忌酒色，生冷硬物。若脾气有余，肾气不足，则成消中病，脾实有火，故善食而消，肾气不足，故下部少力，或小便如痟，孙思邈作三焦积热而用凉药，损人不少。盖脾虽有热而凉药泻之，热未去而脾先伤败。正法先灸关元二百壮，服金液丹一斤而愈。

《仁斋直指》（宋·杨士瀛）

消渴

水包天地，前辈尝有是说矣。然则中天地而为人，水亦可以包润五脏乎？曰天一生水，肾实主之。膀胱为津液之府，所以宣行肾水，上润与肺。故识者以肺为津液之藏，自上而下，三焦脏腑皆圆乎天一真水之中，《素问》以水之本在肾，末在肺者此也。真水不竭，安有所谓渴哉！人惟淫欲恣情，酒面无节，酷嗜炙煿糟藏、咸酸酢醢、甘肥腥膻之属，复以丹砂五石济其私，于是炎火上熏，脏腑生热，燥气炽盛，津液干焦，渴引水浆而不能自禁矣。渴之为病有三：曰消渴，曰消中，曰消肾，分上中下三焦而应焉。热气上腾，心虚受之，心火散漫，不能收敛，胸中烦躁，舌赤唇红，此渴引饮常多，小便数而少，病属上焦，谓之消渴。热蓄于中，脾虚受之，伏阳蒸胃，消谷善饥，饮食倍常，不生肌肉，此渴亦不甚烦，但欲饮冷，小便数而甜，病属中焦，谓之消中。热伏于下，肾虚受之，腿膝枯细，骨节酸痛，精走髓虚，引水自救，此渴水饮不多，随即溺下，小便多而浊，病属下焦，谓之消肾。自消肾而析之，又有五石过度之人，真气既尽，石气独留，而肾为之石，阳道兴强，不交精泄，谓之强中。消渴轻也，消中甚焉，消肾又甚焉，若强中则其毙可立待也。虽然，真水不充，日从事于杯勺之水，其间小便或油腻，或赤黄，或泔白，或渴而且利，或渴而不利，或不渴而利，但所食之物，皆从小便出焉。甚而水气浸渍，溢于肌肤，则胀为肿满，猛火自炎，留于肌肉，则发为痈疽，此又病之深而证之变者也。总前数者，其何以为执剂乎？吁！此虚阳炎上之热也。叔和有言：虚热不可大攻，热去则寒起，请援此以为治法。又曰：消渴证候，人皆知其心火上炎，肾水下泄，小便愈多，津液愈涸，饮食滋味，皆从小便消焉。是水火不交济然尔，孰知脾土不能制肾水，而心肾二者皆取气于胃乎？治法总要当服真料参苓白术散，可以养脾，自生津液。兼用好粳米煮粥，以膂肉碎细，入盐醋油酒，葱椒茴香调和，少顷粥熟而后入，以此养肾，则水有所司。又用净黄连湿锉，入雄猪肚中密扎，于斗米上蒸烂，添些蒸饭，臼中杵粘，丸如桐子。每服百粒，食后米饮下，可以清心止渴。

针灸法

脾俞二穴（在十一椎下，各开寸半），中脘一穴（在脐上四寸），治饮不止渴。三里二穴（在膝下三寸，大胫骨外廉两筋间，举足取之），治食不充饥。太溪二穴（在足内踝后跟骨上动脉陷中），治房劳肾消。

《河间六书》（金·刘完素）

消渴

消渴之疾，三焦受病也，有上消中消肾消。上消者，上焦受病，又谓之膈消病也，多饮水而少食，大便如常，或小便清利，知其燥在上焦也。治宜流湿润燥。中消者，胃也。渴而饮食多，小便黄，经曰：热能消谷。知热在中，法云宜下之，至不欲饮食则愈。肾消者病在下焦，初发为膏，淋下如膏油之状，至病成而面色鬐黑，形瘦而耳焦，小便浊而有脂。治法宜养血以肃清，分其清浊而自愈也。法曰：燥上而渴，辛甘而祛，用润肺，故可用蜜煎生姜汤大器顿之，时时呷之。法云：心肺之病，莫厌频而少饮，内经曰：补上治上宜以缓。又曰，辛以润之，开腠理，致津液通。则肺气下流，故气下火降而燥衰，其渴乃止。又经曰：二阳结为消。王注曰：二阳结于胃及大肠俱热也。肠胃藏热，则善消水谷，可用甘辛降火之剂，黄连末一斤，生地黄自然汁，白莲花藕自然汁，牛乳汁各一斤，熬成膏子，加黄连末为丸，如梧桐子大，每服三十九，少呷温水送下，日进十服渴病立止。

治上焦膈消而不欲多食，小便清利，宜小柴胡汤，或加白虎汤，或钱氏方中地骨皮散内加芍药、黄芪、石膏、黄芩、桔梗之类是也。

又如胃膈瘅热烦满，饥不欲食，或瘅成消中，善食而瘦，或燥热郁甚而成消渴，多饮而数小便，狂阳心火燥，其三焦肠胃燥涩怫郁，而水液不能宣行，则周身不得润泽，故瘦悴黄黑而燥热消渴，然虽多饮,其水液亦不能浸润于肠胃之外。渴不能止,而便注为小便多出,俗未明,妄为下焦虚冷,误人多矣。

《兰室秘藏》(金·李东垣)

消渴论

《阴阳别论》云:二阳结谓之消。《脉要精微论》云:瘅成为消中。夫二阳者,阳明也。手阳明大肠主津,病消则目黄口干,是津不足也;足阳明胃主血,热则消谷善饥,血中伏火,乃血不足也。结者,津液不足,结而不润,皆燥热为病也。此因数食甘美而多肥,故其气上溢,转为消渴,治之以兰,除陈气也,不可服膏粱芳草石药,其气慓悍,能助燥热也。越人云:邪在六腑,则阳脉不和,阳脉不和,则气留之,气留之则阳脉盛矣,阳脉大盛,则阴气不得营也,故皮肤肌肉消削是也。经云:凡治消瘅、仆击、偏枯、痿厥、气满发逆,肥贵人则膏粱之疾也。岐伯曰:脉实病久可治,脉弦小病久不可治。后分为三消。高消者,舌上赤裂,大渴引饮,《逆调论》云心移热于肺,传为膈消者是也,以白虎加人参汤治之;中消者,善食而瘦,自汗,大便硬,小便数,叔和云口干饶饮水,多食亦饥,虚瘅成消中者是也,以调胃承气、三黄丸治之;下消者,烦躁引饮,耳轮焦干,小便如膏,叔和云焦烦水易亏,此肾消也,以六味地黄丸治之。《总录》所谓末传能食者,必发脑疽背疮,不能食者,必传中满鼓胀,皆谓不治之证。洁古老人分而治之,能食而渴者,白虎加人参汤;不能食而渴者,钱氏方白术散倍加葛根治之。上中既平,不复传下消矣。前人用药厥有旨哉!或曰:末传疮疽者何也?此火邪胜也,其疮痛甚而不溃,或赤水者是也。经云:有形而不痛,阳之类也,急攻其阳,无攻其阴,治在下焦,元气得强者生,失强者死。末传中满者何也?以寒治热,虽方士不能废其绳墨而更其道也。然脏腑有远近,心肺位近,宜制小其服;肾肝位远,宜制大其服,皆适其至所为故。如过与不及,皆诛罚无过之地也。如高消、中消,制之大急,速过病所,久而成中满之病,正谓上热未除,中寒复生者也。非药之罪,失其缓急之制也,处方之制,宜加意焉。

《伤寒明理论》(金·成无己)

伤寒渴证

伤寒渴者,何以明之?渴者,里有热也。伤寒之邪,自表传至里,则必有名证,随其邪浅深而见焉。虽曰一日在皮,二日在肤,三日在肌,四日在胸,五日在腹,六日入胃,其传经者,又有证形焉。太阳主气而先受邪,当一二日发,头项痛而腰脊强者是矣。太阳传阳明,则二三日发,身热、目疼、鼻干、不得卧也。阳明传少阳,则三四日发,胸胁痛而耳聋。此三阳皆受病,为邪在表而犹未作热,故不言渴。至四五日,少阳传太阴经,邪气渐入里,寒邪渐成热,当是时也,津液耗少,故腹满而嗌干。至五六日,太阴传少阴,是里热又渐深也,当此之时,则津液为热所搏,渐耗而干,故口燥舌干而渴。及至六七日,则少阴之邪传于厥阴,厥阴之为病消渴,为里热已极矣。所谓消渴者，饮水多而小便少者是矣。谓其热能消水也。所以伤寒病至六七日而渴欲饮水，为欲愈之病，以其传经尽故也。是以厥阴病云：渴欲饮水，少少与之愈者是也，邪气初传入里，热气散漫，未收敛成热，熏蒸焦膈，搏耗津液，遂成渴也。病人虽渴欲得饮水，又不可多与之。若饮水过多，热少不能消，故复为停饮诸疾。经曰：凡得时气病，至五六日而渴欲饮水，饮不能多，勿多与也。何者？以腹中热尚少，不能消之，便更与人作病也。若大渴欲饮水，犹当依证与之，与之常令不足，勿极意也。言能饮一斗，与五升。又曰：渴欲饮水，少少与之，但以法救之。渴者宜五苓散，至于大渴欲饮水数升者，白虎加人参汤主之，皆欲润其燥而生津液也。凡得病反能饮水，此为欲愈之病，其不晓病者，但闻病饮水自差，小渴者，乃强与饮之，因成大祸，不可复救。然则悸动也，支结也，喘咳噎哕，干呕肿满，下利，小便不利，数者，皆是饮水过伤，而诊病之工，当须识此，勿令误也。

《活法机要》（元·朱震亨）

消渴证

消渴之疾，三焦受病也，有上消，有消中，有消肾。上消者，肺也，多饮水而少食，大便如常，小便清利，知其燥在上焦也，治宜流湿以润其燥。消中者，胃也，渴而饮食多，小便赤黄，热能消谷，知其热在中焦也，宜下之。消肾者，初发为膏淋，谓淋下如膏油之状，至病成而面目黧黑，形瘦而耳焦，小便浊而有脂液，治法宜养血以肃清，分其清浊而自愈也。

《儒门事亲》（金·张子和）

三消之说当从火断。八卦之中，离能烜物；五行之中，惟火能焚物；六气之中，惟火能消物。故火之为用，燔木则消而为炭，焚土则消而为伏龙肝，炼金则消而为汁，煅石则消而为灰，煮水则消而汤，煎海则消而为盐，干汞则消而为粉，熬锡则消而为丹。故泽中之潦，涸于炎晖，鼎中之水，干于壮火。盖五脏心为君火正化，肾为君火对化；三焦为相火正化，胆为相火对化。得其平，则烹炼饮食，糟粕去焉；不得其平，则燔灼脏腑，而津液竭焉。故入水之物，无物不长，入火之物，无物不消。夫一身之心火，甚于上，为膈膜之消；甚于中，为肠胃之消；甚于下，为膏液之消；甚于外，为肌肉之消，上甚不已，则消及于肺；中甚而不已，则消及于脾；下甚而不已，则消及于肝、肾，外甚而不已，则消及于筋骨；四脏皆消尽，则心始自焚而死矣。故《素问》有消瘅、消中、消渴、风消、膈消、肺消之说。消之证不同，归之火则一也。故消瘅者，众消之总名，消中者，善饥之通称，消渴者，善饮之同谓。惟风消、膈消、肺消，此三说不可不分。风消者，二阳之病。二阳者，阳明也。阳明者，胃与大肠也。心受之，则血不流，故女子不月，脾受之，则味不化，故男子少精，皆不能成隐曲之事。火伏于内，久而不已，为风所鼓，消渴肠胃，其状口干，虽饮水而不咽，此风热格拒于贲门也。口者，病之上源，故病如是。又经曰：二阳结谓之消，此消乃肠胃之消也。其善食而瘦者，名曰食㑊，此消乃肌肉之消也。膈消者，心移热于肺，传为膈消。王太仆云：心肺两间，中有斜膈膜，下际内连横膈膜。故心移热于肺，久久传化，内为膈热。

消渴多而饮者，此虽肺金受心火之邪，然止是膈消，未及于肺也，故饮水至斗亦不能止。其渴也，其状多饮而数溲，或不数溲，变为水肿者，皆是也。此消乃膈膜之消也。肺消者，心移寒于肺，肺主气，经曰：饮食入胃，游溢精气，上输于脾，脾之精气，上归于肺，通调水道，下输膀胱，水精四布，五经并行，以为常也。《灵枢》亦曰：上焦如雾，中焦如沤，下焦如渎。今心为阳火，先受阳邪，阳火内郁，火郁内传，肺金受制，火与寒邪皆来乘肺，肺外为寒所薄，气不得施，内为火所燥。亢极水复，故皮肤索泽而辟著，溲溺积湿而频并，上饮半升，下行十合，故曰：饮一溲二者，死。膈消不为寒所薄，阳气得宣散于外，故可治；肺消为寒所薄，阳气自溃于中，故不可治。此消乃消及于肺脏者也。又若脾风传之肾，名曰疝瘕。少腹冤热而痛，出白液，名曰蛊。王太仆云：消烁脂肉，如虫之蚀，日渐损削，此消乃膏液之消也。故后人论三焦，指以为肾消，此犹可治，久则变瘦，不救必死。此消乃消及于肾脏者也。夫消者必渴，渴亦有三，有甘之渴，有石之渴，有火燥之渴。肥者令人内热，甘者令人中满，其气上溢，转为消渴。经又曰：味厚者发热。《灵枢》亦曰：咸走血，多食之，令人渴。咸入于胃中，其气上走中焦，注于肺，则血气走之。血与咸相得，则凝干而善渴。血脉者，中焦之道也。此皆肥甘之渴。夫石药之气悍，适足滋热，与热气相遇，必内伤脾，此药石之渴也。阳明司天，四之气，嗌干引饮，此心火为寒水所郁故然焉。少阳司天，三之气，炎暑至，民病渴；太阳司天，甚则渴而欲饮，水行凌火，火气郁故然。少阴之复，渴而欲饮，少阳之复，嗌络经槁，渴引水浆，色变黄赤。又伤寒五日，少阴受之，故口燥舌干而渴。肾热病者，苦渴数饮。此皆燥热之渴也。故膏粱之人，多肥甘之渴、石药之渴；藜藿奔走之人，多燥热之渴。二者虽殊，其实一也。故火在上者，善渴；火在中者，消谷善饥；火在上中者，善渴多饮而数溲；火在中下者，不渴而溲白液；火偏上中下者，饮多而数溲，此其别也。

后人断消渴为肾虚，水不胜火则是也。其药则非也，何哉？以八味丸治渴，水未能生而火反助也。此等本不知书，妄用王太仆之注：益火之源，以消阴翳；壮水之主，以制阳光。但益心之阳，寒热通行；强肾之阴，热之犹可。岂知王太仆之意，以寒热而行之也。肾本恶燥，又益之以火可乎？

《东垣十书》（元·李杲）

辨内外伤

外感风寒之邪。三日已外，谷消水去，邪气传里，始有渴也。内伤饮食失节，劳役久病者，必不渴。是邪气在血脉中，有余故也。初劳役形质。饮食失节，伤之重者必有渴。以其心火炽上，魁于肺金，故渴也，又当以此辨之，虽渴欲饮冷水者，当徐徐少与之，不可纵意而饮，恐水多峻下，则胃气愈弱，轻则为胀，重则传变诸疾，必反复闷乱，百脉不安，夜加增剧. 不得安卧，不可不豫度也。

治法

发热恶热而渴，但目赤者，病脏也，手太阴肺不足，不能管领阳气也，宜以枸杞、生地黄、熟地黄之类主之。

脉洪大，甚则呕血，先有形也。

上焦渴，小便自利，白虎汤。

中焦渴，大小便不利，调胃承气汤。

下焦渴，小便赤涩，大便不利，大承气汤。

有六经发渴，各随经药治之。

表热恶热而渴者，白虎汤。

《丹溪心法》（元·朱震亨）

消渴，养肺、降火、生血、为主，分上中下治。三消皆禁用半夏，血虚亦忌用。口干咽痛，肠燥，大便难者，亦不宜用。汗多者不可用。不得已必用姜监制。消渴，若泄泻，先用白术、白芍药炒为末，调服后却服前药诸汁膏。内伤病退后，燥渴不解，此有余热在肺经，可用参、苓、甘草少许，生姜汁调，冷服。或以茶匙挑姜汁与之。虚者可用人参汤。天花粉，乃消渴神药也。上消者，肺也，多饮水而少食，大小便如常；中消者，胃也，多饮水而小便赤黄；下消者，肾也，小便浊淋如膏之状，面黑而瘦。

又若强中消渴，其毙可立待也，治法总要，当以白术散养脾，自生津液，兼用好粳米煮粥，以臀肉碎细，煮服以养肾，则水有所司。又用净黄连湿剉，入雄猪肚中密扎，于斗米上蒸烂，添些蒸饮，臼中杵，黏丸如桐子，服一百丸，食后米饮下，可以清心止渴。东垣曰：膈消者，以白虎加人参汤治之；中消者，以调胃承气汤、三黄丸治之；下消者，以六味地黄丸治之。

《卫生宝鉴》（元·罗天益）

辨六经渴并治法

太阳渴，脉浮无汗者，五苓、滑石之类。

阳明渴，脉长有汗者，白虎、凉膈之类。

少阳渴，脉弦而呕者，小柴胡加栝楼根也。

太阴渴，脉细不欲饮水，纵饮惟思汤不思水，四君子、理中汤之类。

少阴渴，脉沉自利者，猪苓汤、三黄汤之类。

厥阴渴，脉微引饮者，当少少与之滑石。

滑石治渴，本为窍不利而用之，以其燥而能亡津液也。天令湿气太过当用之，若无湿而用之，是为犯禁。

假令小便不利，或渴或不渴，知内有湿热也；小便自利而渴，知内有燥也。湿宜渗泄之，燥宜润之，则可矣。

杂证有汗而渴者，以辛润之；无汗而渴者，以苦坚之。

伤寒食少而渴者，当以和胃药止之，不可用凉药，恐损胃气，愈不能食，白术、茯苓是也。

太阳无汗而渴者，不宜白虎；汗后脉洪大而渴者，方可与之矣。

阳明有汗而渴者，不宜五苓；若小便不利，汗少脉浮而渴者，宜与之。

若人病心肺热而不渴者，知不在太阴少阴之本，只在标也，在标则不渴矣；若渴者，是在本也。

《卫生易简方》（明·胡濙）

夫二焦为无形之火热内烁，致津液枯乏，脏腑焦腐，饮有形之水以浇沃，欲其润泽也。若热气上腾，心虚受之，火气散漫而不收敛，胸中烦躁，舌赤如血，唇红如坯，渴饮水浆，小便频数，名曰消渴，属于上焦，病在标也。若热蓄于中，脾虚受之，伏阳蒸内，消谷善饥，食饥倍常，不生肌肉，好饮冷水，小便频数，色如白泔，味甜如蜜，名曰消中，又曰脾消，属于中焦，病在水谷之海也。若热伏于下焦，肾虚受之，致精髓枯竭，引水自救而不能消，饮水一斗，小便反倍，味甘而气不臊，阴强而精自走，腿膝枯细，渐渐无力，名曰消肾，又曰急消，属于下焦，病在本也。

无形之火热日炽，有形之水饮日加，五脏乃伤，气血俱败。水气内胜，溢于皮肤，则传为蹲肿。火热内胜，留于分肉之间，必为痈肿，疮疡。此皆病之深而多致不疗，良可悯哉。

《证治要诀》（明·戴思恭）

消渴

三消得之，气之实血之虚也，久久不治，气极虚。则无能为力矣。有一僧专用黄芪饮加减，其论盖详。以益血为主，三消小便去多。上消消心，心火炎上，大渴而小便多。中消消脾，脾气热燥，饮食倍常，皆消为小便。下消消肾，肾衰不能摄水，故小便虽多而不渴。然小便既多，津液必竭，久而未有不渴者，谓之全不渴。诸消不宜用燥烈峻补之剂，惟当滋养，除消脾外，心肾二消。宜用黄芪饮。吞八味丸或元菟丹或小菟丝子丸。又竹龙散皆可用。又六神饮亦治肾消，惟脾消则加当归去黄芪。三消小便既多，大便必秘。宜常服四物汤，润其大肠，如加人参木瓜花粉在内，仍煮四皓粥食之，糯米泔渐二，亦可冷进。

三消人而小便不臭，反作甜气，在溺桶中滚涌，其病为重。更有浮在撼面如猪脂，溅在桶边如柏烛泪，此精不禁，真元竭矣。

上消中消心脾既如此热，小便涩少而反无禁，盖燥热在上，虚冷在下，阴阳不交，所以成消渴。

《医学纲目》（明·楼英）

上消者，经谓之膈消，膈消者，渴而多饮是也。中消者，经谓之消中，消中者，渴而饮食俱多，或不渴而独饮是也。下消者，经谓之肾消，肾消者，饮一溲二，其溲如膏油，即膈消消中之传变。王注谓，肺脏消铄，气无所持是也。盖肺藏气，肺无病则气能管摄津液，而津液之精微者，收养筋骨血脉，余者为溲，肺病则津液无气管摄，而精微者亦随溲下，故饮一溲二，而溲如膏油也。筋骨血脉，无津液以养之，故其病渐成，形瘦焦干也，然肺病本于肾虚，肾虚则心寡于畏。妄行凌肺，而移寒与之，然后肺病消。故仲景治渴而小便反多，用肾气丸补肾救肺，后人因名之肾消及下消也。

饮食不节，劳倦所伤，以致脾胃虚弱，乃血所生病。主口中津液不行。故口干咽干。病人自以为渴，医以五苓散治之，反加渴燥，乃重竭津液，以致危亡。经云：虚则补其母，当于心与小肠中补之。乃脾胃之根蒂也，以甘温之药为之主，以苦寒为之使，以酸为之臣，佐以辛。心苦缓，急食酸以收之。心火旺则肺金受邪，金虚则以酸补之，次以甘温及甘寒之剂。于脾胃中泻心火之亢盛，是治其本也。

《医学入门》（明·李梴）

经曰：二阳结谓之消渴。二阳者，手阳明大肠，主津液，足阳明胃，主血，津血不足，发为消渴。又有燥结者，肺与大肠为表里也。有气分渴者，因外感传里，或服食燥热，耗伤津液，喜饮冷水，当与寒凉渗剂，以清利其热，热去则阴生而渴自止矣。有血分渴者，因内伤劳役，精神耗散，胃气不升，或病后胃虚亡津，或余热在肺，口干作渴，喜饮热汤，当与甘温酸剂，以滋益其阴，阴生则燥除而渴自止矣。

消者，烧也，如火烹烧，物之理也。三消上中既平，不复传下，上轻中重下危，总皆肺被火邪，熏蒸日久，气血凝滞。故能食者，末传痈疽，水自溢也。不能食者，末传胀满，火自炎也。皆危。

有五石过度之人，真气既尽，石气独留，阳道兴强，不交精泄者，谓之强中，小便或如油腻，或赤黄，或泔白，或渴而且利，或渴而不利，或不渴而利，饮食滋味，入腹如汤浇雪，随小便而出，落于沟中，结如白脂，肌肤日瘦者，无治法。

治渴初宜养肺降心，久则滋肾养脾，盖本在肾，标在肺，肾暖则气上升而肺润，肾冷则气不升而肺焦，故肾气丸为消渴良方也。然心肾皆通乎脾。养脾则津液自生，参苓白术散是也。三消通用单文蛤为末，水调服，回津止渴。单栝蒌根丸，消渴神药。大忌半夏燥剂。

《医贯》（明·赵献可）

消渴论

上消者，舌上赤裂，大渴引饮。逆调论云：心移热于肺，传为膈消者是也。以白虎汤加人参治之。中消者，善食而瘦，自汗大便硬，小便数，叔和云：口干饮水，多食肌肤瘦，成消中者是也。以调胃承气汤治之。下消者，烦躁引饮，耳轮焦干，小便如膏，叔和云：焦烦水易亏，此肾消也。六味丸治之。古人治三消之法，详别如此，余又有一说焉。人之水火得其平，气血得其养。何消之有？其间摄养失宜，水火偏胜，津液枯槁，以致龙雷之火上炎。熬煎既久，肠胃合消，五脏干燥，令人四肢瘦削，精神倦怠。故治消之法，无分上中下，先治肾为急。惟六味、八味及加减八味丸，随证而服。降其心火，滋其肾水，则渴自止矣。白虎与承气，皆非所治也。

《东医宝鉴》（朝鲜·许浚）

消渴之源，内经曰：二阳结，谓之消。注曰：二阳结谓胃及大肠俱热结也，肠胃藏热则喜消水谷也。手阳明大肠主津液所生，病热则目黄口干，是津液不足也。足阳明胃主血所生病热则消谷善饥，血中伏火是血不足也。结者津液不足，结而不润皆燥热为病也。消者烧也，如火烧物理者也。

心移寒于肺为肺消，肺消者饮一溲二，死不治。注曰金受火邪，肺藏消烁，气无所持，故饮一而溲二也。心移热于肺，传为膈消，注曰：心肺两间中有斜膈膜，膈膜下际内连于横膈膜，故心热入肺，久久传化，内为膈热消渴而多饮也。瘅成为消中，注曰瘅谓消热病也，多饮数溲，谓之热中，多食数溲，谓之消中。凡消瘅肥贵人则膏粱之疾也，此人因数食甘美而多肥，故其气上溢，转为消渴。注曰：食肥则腠理密而阳气不得外泄，故肥令人内热，甘者性气和缓而发散逆，故甘令人中满，然内热则阳气炎上，炎上则欲饮而嗌干，中满则阳气有余，有余则脾气上溢，故转为消渴。喜渴者由心热也，心主便汗，便汗出多则肾中虚燥，故令渴。凡夏月渴而汗出多则小便少，冬月不汗故小便多，皆平人之常也。

《明医指掌》（明·皇甫中）

夫天一生水，肾实主之。膀胱为津液之腑，能宣行肾水，上润于肺，故肺为津液之脏。自上而下，三焦脏腑，皆围于天一真水之中，如水包天地也。经云：水之本在肾，末在肺，然真水不竭，何渴之有？人惟酒色是耽，嗜食辛辣厚味，或饵丹石药，于是火炎上熏，腑脏热炽，津液干枯而三消之病生焉。热气上腾，心受之，故烦渴引饮，小便频数而多，曰消渴。热蓄于中，脾受之，伏阳蒸胃，消谷善饥，能食肌瘦，不甚渴，便数，曰消中。热伏于下，肾受之，腿膝枯细，骨节酸疼，精竭髓枯，引水自救，饮而随溺，稠浊如膏，曰肾消。善治者，补肾水真阴之虚，泻心火燔灼之势，除肠胃燥热之甚，济心中津液之衰，使道路散而不结，津液生而不枯，气血利而不涩，则渴证自已矣"

消渴，热在上也，丹溪人乳膏、麦门冬饮子。消中，热在胃也，白虎汤、麦门冬饮。便结，调胃承气汤。肾消，热在下也，大补阴丸。肾虚，六味地黄丸。肾消小便白如膏，清心莲子饮。大便秘结，大承气汤。

《寿世保元》（明·龚廷贤）

消渴

消渴脉数大者活，虚小病深厄难脱。

夫消渴者，由壮盛之时，不自保养，任情纵欲，饮酒无度，善食脍炙，或服丹石，遂使肾水枯竭，心火大燔炽，三焦猛烈，五脏干燥，由是渴、利生焉。口烦渴、口燥渴、口强中三证者，消渴也。

多渴而利，燥渴者，由热中所作。但饮食皆作小便，自利不渴。

令人虚极短气。强中者，阳具不交而精溢自出。凡消渴之人，当防患痈疽。所怕者，一饮酒，二房劳，三咸食及面，俱可忌也，大抵脉大者易治，细小者难医也。

《普济方》（明·朱棣）

治烦中渴，穴商丘；治消渴，身热面目黄，穴意舍；治消渴嗜饮，穴然谷；治饮渴，穴隐白；治苦渴食不下，穴劳宫；治寒热渴，穴曲池；治嗌善渴，穴太冲、行间；治小便黄，舌干消渴，穴兑端；治肾虚消渴，汗不出，腰脊不得俯仰，腹胀胁痛，穴中膂俞、意舍；治舌纵，烦满消渴，穴然谷；治消渴，饮水无度，穴水沟；治消渴，穴阳纲；治消渴嗜饮，穴承浆、意舍、关冲、然谷；治消渴饮病，兼身体疼痛，穴隐白；治消渴，咽喉干，灸胃脘下俞三穴，各百壮，穴在背第八椎下，横三寸间灸之，又灸胸膛五十壮，足太阳五十壮；治消渴口干，不可忍者，灸小肠俞百壮；治消渴咳逆，灸手厥阴，随年壮；治消渴，口干烦闷，灸足厥阴百壮又灸阳池十壮。

治消渴，小便数，灸两手小指头，及两足指头，并灸项椎佳。又灸当脊梁中央解间一处，与腰眼上两处，凡三处。又灸背上脾俞下四寸，当夹脊梁灸之两处，皆随年壮。又灸肾俞三处。又灸腰目在肾俞下三寸，亦夹脊骨两旁各一寸半左右，以指按取关元一处。又两旁各二寸二处，阴市二处，在膝上当伏兔上行三寸，临膝取之，或三二列灸相去一寸，名曰肾系者（黄帝内经云：伏兔下一寸）。曲泉、阴谷、阴陵泉、复溜，此诸穴断小便最佳。不损阳气，亦云治遗尿也。太溪、中封、然谷、太白、大都、跌阳、行间、大敦、隐白、涌泉，凡此诸穴，各一百壮。腹背两脚，凡四十七处。其肾俞、腰目、关元、水道，此可灸三十壮，五日一报之，各得一百五十壮佳。涌泉一处，可灸十壮。大敦、隐白、行间此处可灸三壮，余者悉七壮，皆五日一报之，满三灸止。若灸诸阴而不愈，宜灸诸阳。在脚表，并灸肺俞募，按流注孔穴壮数，如灸阴家法。

治男子妇人血结胸，面赤大燥，口干消渴，胸中疼痛不可忍者，刺足厥阴经之期门二穴，次针任脉关元一穴。若妊娠，不得刺关元穴，若刺之，胎死不出，子母俱亡，切须慎之。

《慎斋遗书》（明·周慎斋）

口渴者系胃火。口干不渴，见于夜者，命门相火与心包络火熏于肺，肺少津液而干也。用黄芪三钱，归身三钱润之，连服必愈。见白虎汤则死。若口干身热，肺燥已甚，生黄芪八钱，归身四钱润之。内伤身热，口干渴，益气加炮姜二钱。

口渴多饮，消渴也。黄芪九钱，甘草三钱煎服。

上消百盂而不止渴，宜清肺，麦冬、五味、黄连煎服；条芩、杏仁、瓜蒌、栀子、元参、干姜各三钱，诃子、人参各五钱，丸服。专补脾阴之不足，用参苓白术散米糊丸服。中消数食而不充饥，或下脓浊，赤白如豆渣，病亦难愈。尽食多不饱，饮多不止渴，脾阴不足也，用山药、归身、茯苓、陈皮、甘草、苡仁；或清脾火，大黄、栀子、石膏、枯芩、连翘、乌梅各二钱，诃子、人参各五钱；或用黄连五分，入猪肚内煮熟食；或川连、白术等分，丸服。下消因色欲而玉茎不痿，宜清肾。黄柏、知母，或黄柏、知母、泽泻、栀子、生地、五味各二钱，诃子、人参各五钱。

《医学正传》（明·虞抟）

脉法

《脉经》曰：厥阴之为病，消渴气上冲心，心中疼热，饥而不欲食，食即吐，下之不肯止。（《伤寒厥阴篇》云：食则吐蚘，下之利不止）。寸口脉浮而迟，浮则为虚，迟则为劳，浮则卫气不足，迟则荣气竭。跌阳脉浮而数，浮则为气，数则消谷而紧（《要略》作消谷而大坚），气盛则溲数，溲数则紧（《要略》作坚），紧数相搏，则为消渴。男子消渴，小便反多，以饮一斗，小便一斗，肾气丸主之。心脉滑为渴（滑者阳气胜），心脉微小为消瘅。消瘅，脉实大病久可治，悬小坚急病久不可治。脉数大者生，沉小者生；实而坚大者死，细而浮短者死。

方法

丹溪曰：养肺降火生血为主，分上、中、下治。上消者，肺也，多饮水而少食，大小便如常；中消者，胃也，多饮食而小便赤黄；下消者，肾也，小便浊淋如膏之状。

《症因脉治》（明·秦景明）

三消总论

秦子曰：消者，消化失常之谓也。其症随饮而随渴，随食而随饥，随溺而随便。渴而数饮者，为上消；食过即饥者，为中消；时便膏沥者，为下消。

燥火三消

【燥火三消之症】 即风消也。多饮渴不止，唇口干裂，烦躁不宁，此燥火伤于肺，即上消症也。多食易饥，不为肌肉，此燥火伤于胃，即中消症也。小便频数，淋漓如膏如油，此燥火伤于小肠、膀胱，即下消之症也。

【燥火三消之因】 或赫羲之年，燥气从令，或干旱之岁，燥火行权，或秋令之月，燥气太过，燥火伤人，上则烦渴引饮，中则消谷易饥，下则小便频数。燥万物者，莫燥乎火，而三消之症作矣。

【燥火三消之脉】 寸脉浮数，燥伤于上；关脉洪数，燥伤于中；尺脉沉数，燥伤于下。燥伤于气，脉见大数；燥伤于血，脉见细数。

【燥火三消之治】 清燥为先，烦渴引饮，家秘用知母石膏汤，加干葛。多食易饥，人参白虎汤。小便频数，淋漓如膏，益元散、导赤各半汤。

知母石膏汤：知母、石膏、葛根、甘草。

人参白虎汤：人参、知母、石膏、葛根、甘草。

益元散：滑石、甘草，共为细末。人参汤下。

导赤各半汤：木通、生地、甘草、川黄连、麦门冬。

湿火三消

【湿火三消之症】 烦渴引饮，咳嗽面肿，此湿热伤肺，即上消症也。面黄身肿，消谷易饥，此湿热伤胃，即中消症也。小便频数，如膏如油，或如米泔，其味反咸为甘，此湿热伤于小肠、膀胱，即下消症也。

【湿火三消之因】 酒湿水饮之热，积于其内，时行湿热之气，蒸于其外，内外合受，郁久成热，湿热转燥，则三消乃作矣。

【湿火三消之脉】 多见数大，寸大上消，关大中消，尺大下消；三部皆大，三消之脉也。

【湿火三消之治】 宜流湿润燥，清肺饮，治上消也；加味清胃汤，治中消也；导赤各半汤、益元散，治下消也。

清肺饮即甘露饮子：石膏、桔梗、山栀、知母、连翘、甘草、川黄连、麦门冬、杏仁、枇杷叶。

加味清胃汤：川黄连、升麻、丹皮、山栀、甘草、干葛。

益元散：滑石、甘草，共为细末。人参汤下。

导赤各半汤：木通、生地、甘草、川黄连、麦门冬。

积热三消

【积热三消之症】 烦渴引饮，口臭消渴，上消症也。烦热多食，食下即饥，中消症也。小便频数，如膏如油，足心下部常热，下消症也。

【积热三消之因】 膏粱厚味，时积于中，积湿成热，熏于肺则成上消，伤于胃则成中消，流于下则成下消。

【积热三消之脉】 胃脉上朝于寸口，肺消也。气口滑大，胃消也。尺脉洪大，下消也。右脉数大，肠胃积热；左脉数大，肝胆积热。

【积热三消之治】 烦渴引饮，清肺饮。口臭易饥，清胃汤，加干葛。如肺胃积热，下流膀胱，八正散。若肝胆之热下流，龙胆泻肝丸。若肾之相火下流，而成下消，凉八味丸、文蛤散。

清肺饮：石膏、桔梗、山栀、知母、连翘、甘草、川黄连、麦门冬、杏仁、枇杷叶。

加味清胃汤：川黄连、升麻、丹皮、山栀、甘草、干葛。

八正散：瞿麦、萹蓄、滑石、山栀、甘草、车前子、木通、大黄。

龙胆泻肝汤：胆草、柴胡、黄芩、甘草、山栀、知母、天冬、麦冬、黄连、人参。

凉八味丸：熟地、山药、丹皮、泽泻、茯苓、山茱萸、黄柏、知母。

精虚三消

【精虚三消之症】 口干消渴，饮水不多，气怯喘咳，上消症也。时食时饥，饥不欲食，中消症也。小便频数，牵引作痛，如沥如膏，下消症也。

【精虚三消之因】 或悲哀伤肺，煎熬真阴；或思虑伤脾，脾阴伤损，或房劳伤肾，精日耗而亏损。此精虚三消之因也。

【精虚三消之脉】 右寸细数，肺燥液干；右关细数，脾经阴损；两尺细数，肾肝失精。

【精虚三消之治】 生脉散、人参固本丸，治上消也。地黄膏、琼玉膏，治中消也。三才封髓丹，治下消也。先见小便过多，随乃多渴，此真阳失守，下泄无度，上不能蒸动生津，金匮八味丸主之。

《景岳全书》（明·张介宾）

经义

《阴阳别论》曰：二阳之病发心脾，其传为风消。二阳结谓之消。

《气厥论》曰：心移寒于肺，肺消，肺消者饮一溲二，死不治。心移热于肺，传为鬲消。

《五变篇》曰：五脏皆柔弱者，善病消瘅。

《本脏篇》曰：五脏脆者，皆善病消瘅易伤。

《师传篇》曰：中热消瘅，则便寒。胃中热则消谷，令人悬心善饥。胃中热，肠中寒，则疾饥，小腹痛胀。

《脉要精微论》曰：瘅成为消中。

《玉机真脏论》曰：肝传之脾，病名曰脾风，发瘅，腹中热，烦心出黄。

《通评虚实论》曰：凡治消瘅仆击，偏枯痿厥，气满发逆，肥贵人，则高粱之疾也。帝曰：消瘅虚实何如？岐伯曰：脉实大，病久可治，脉悬小坚，病久不可治。

《邪气脏腑病形篇》曰：心脉、肺脉、肝脉、脾脉、肾脉微小，皆为消瘅。

《腹中论》帝曰：夫子数言热中，不可服高粱芳草石药，石药发瘨，芳草发狂。夫热中消中者，皆富贵人也，今禁高粱，是不合其心，禁芳草石药，是病不愈，愿闻其说。岐伯曰：夫芳草之气美，石药之气悍，二者其气急疾坚劲，故非缓心和人，不可以服此二者。夫热气剽悍，药气亦然，二者相遇，内恐伤脾，脾者土也，而恶木，服此药者，至甲乙日更论。

《奇病论》帝曰：有病口甘者，病名为何？何以得之？岐伯曰：此五气之溢也，名曰脾瘅。夫五味入口，藏于胃，脾为之行其精气，津液在脾，故令人口甘也。此肥美之所发也。肥者令人内热，甘者令人中满，故其气上溢，转为消渴。治之以兰，除陈气也。

《五邪篇》曰：邪在脾胃，则病肌肉痛。阳气有余，阴气不足，则热中善饥。

《医林绳墨》（明·方隅）

消渴之症有三。欲饮而无度者是也。盖水包天，先贤之说异矣，然则人身之水，亦可以包涵五脏乎，夫天一之水。肾实主之。膀胱为津液之府，所以宣行化令，而肾水上乘于肺，故识者以肺为津液之藏，通彻上下，随气升降，是以三焦脏腑，皆围乎真水之中，《素问》以水之本在于肾，末在于肺者。此也，真水不竭，安有所谓渴哉。人惟淫欲，恣情酒色是耽，好食炙爆辛辣动火之物，或多服升阳金石之剂，遂旋水火不能既济，火挟热而上行，脏腑枯涸而燥炽，津液上竭而欲水，日夜好饮而难禁，以成三消者也，然三消者何，彼多饮水而少食，大小便甚常，或数而频少，烦躁舌赤，此为上消，乃心火炎于肺也，宜当泻心火补肾水，使肺得清化之令，则渴自止，若饮水多而小便赤黄，善饥不烦，但肌肉消瘦者，乃为中消。此邪热留于胃也，宜当清胃火而益肾水，则脾得健运之机，水得清化之令，自然不渴者矣，若小便淋如膏糊，欲饮不多，随即溺下，面黑体瘦，骨节酸疼，是为下消，此邪积于肾也。宜当清膀胱之湿热，益肾水之本源，使健运之令有常，生化之机不失，渴自无矣。又有强中消渴其死可立而待也，此虚阳之火妄动于下，虽泄而不休，致使肾脏枯竭，欲得茶水相救，殊不知愈饮而愈渴也。元气衰弱水积不行，小腹胀满，小便疼而难出，有必死之理也。若夫治三消之法，当何以乎？宜以白术散养脾生津为主，或用五味、乌梅、参、麦、地黄、天花粉之类，上消者加山栀、黄芩，中消者加黄连、白术，下消者加黄柏、知母，切不可投大寒冷之药，而使脾阴愈伤也，治宜谨之。

愚按：河间曰："饮水多而小便多者，名曰消渴，饮食多而不甚渴，小便数而消瘦者，名曰消中，渴而饮水不绝，腿消瘦，而小便有脂液者，名曰肾消，此三者其燥热一也"，《内经》曰"二阳结谓之消"，正此之谓也。是故治此症者，补肾水阴寒之虚，而泻心火阳热之极，除肠胃燥热之胜，济阴中津液之衰，使阴阳和而不结，腑脏和而不枯，气血利而不涩，水火济而不滞，此治之之大法也。如消渴初起用人参白虎汤，久而生脉散，中消初发调胃承气汤，久则参苓白术散，肾消初起清心莲子饮，久而六味地黄丸。强中者谓小便强硬不能软，皆因虚阳之气安动下焦，不交自泄或泄而又欲交媾，动辄不已，痒麻难过，或精道妄来，如血如脂，肌肤日减，荣位空虚，谓之强中，毙不久矣，虽有荩芐丸，亦可回生，然亦未可尽待也，如望治之其初起者，可用归、芍、牛膝、枸杞子、五味、熟地、黄连、青皮之类，然须首绝房劳者可救，否则不治。

治法注意：消渴虽是燥热，不可太用苦寒，致使脾气不行，结成中满，不可又与香燥助热，内结痰喘，生疽生痈，至要绝欲以生津，饮水多不禁。

《秘传证治要诀及类方》（明·戴原礼）

渴

诸病中有渴，已各见本证。今特举其无病自渴与病瘥后渴者，参术散、四君子汤、缩脾汤，或七珍散加木瓜一钱，皆可选用。生料五苓散加人参一钱，名春泽汤；以五苓散和四君子汤，亦名春泽汤，尤是要药。更兼作四皓粥食之。

诸病久损，肾虚而渴，宜八味丸、黄芪饮、四物汤加人参、木瓜各半钱，或七珍饮、大补汤去术加木瓜如数。

诸失血及产妇蓐中渴者，名曰血渴，宜求益血之剂，已于血门吐血证中论之。

有无病忽然大渴，少顷又定，只宜蜜汤及缩脾汤之类，折二泔冷进数口亦可。

酒渴者，干葛调五苓散。

《杂病证治准绳》（明·王肯堂）

渴而多饮为上消（经谓膈消），消谷善饥为中消（经谓消中），渴而便数有膏为下消（经谓肾消）。刘河间曾著《三消论》谓：五脏六腑四肢，皆禀气于脾胃，行其津液，以濡润养之。然消渴之病，本湿寒之阴气极衰，燥热之阳气太盛故也。治当补肾水阴寒之虚，而泻心火阳热之实，除肠胃燥热之甚，济身中津液之衰。（因此，在治疗时，刘完素主张"补肾水阴寒之虚，而泻心火阳热之实，除肠胃燥热之甚，济一身津液之衰，使道路散而不结，津液生而不枯，气血利而不涩，则病自已矣"。强调了清除肠、胃、心诸脏腑之热而补肾水之衰，是主要治法。）使道路散而不结，津液生而不枯，气血和而不涩，则病自已矣。况消渴者，因饮食服饵之失宜，肠胃干涸，而气不得宣平，或精神过违其度而耗乱之，或因大病阴气损而血液衰，虚阳儃悍而燥热郁甚之所成也。若饮水多而小便多，曰消渴。若饮食多，不甚渴，小便数而消瘦者，名曰消中。若渴而饮水不绝，腿消瘦而小便有脂液者，名曰肾消。一皆以燥热太甚，三焦肠胃之腠理怫郁结滞，致密壅滞，复多饮于中，终不能浸润于外，荣养百骸。故渴不止，小便多出或数溲也。张戴人亦著三消之说，一从火断，谓火能消物，燔木则为炭；燔金则为液；燔石则为灰；煎海水则为盐；鼎水则干。人之心肾为君火，三焦胆为相火，得其平则烹炼饮食，糟粕去焉。不得其平，则燔灼脏腑而津液耗焉。夫心火甚于上为膈膜之消；甚于中为肠胃之消；甚于下为膏液之消；甚于外为肌肉之消。上甚不已则消及于肺，中甚不已则消及于脾，下甚不已则消及于肝肾，外甚不已则消及于筋骨，四脏皆消尽，则心始自焚而死矣。故治消渴一证，调之而不下，则小润小濡，固不能杀炎上之势。下之而不调，亦旋饮旋消，终不能沃膈膜之干。下之调之而不减滋味，不戒嗜欲，不节喜怒，则病已而复作。能从此三者，消渴亦不足忧矣。然而二公备引《内经》诸条言消渴者，表白三消所由来之病源，一皆燥热也。虽是心移寒于肺为肺消者，火与寒皆来乘肺，肺外为寒所薄，气不得施，内为火所烁故，然太阳寒水司天，甚则渴饮者，水行凌火，火气内郁，二者固属外之寒邪，则已郁成内之燥热也。或曰：夫寒与热反，若冰炭之不同炉。而今之燥热，由外寒所郁也。将用凉以治内热，必致外寒增而愈郁；用温以散外寒，必致内热增而愈渴。治之奈何？曰：先治其急，处方之要，备在《本经》，谓处方而治者，必明病之标本，达药之所能，通气之所宜，而无加害者，可以制其方也。所谓标本者，先病而为本，后病而为标，此为病之本末也。标本相传，先当救其急也。又六气为本，三阴三阳为标。假若胃热者，热为本，胃为标也。处方者，当除胃中之热，是治其本也。故六气乃以甚者为邪，衰者为正，法当泻甚补衰，以平为期。养正除邪，乃天之道也，为政之理也，捕贼之义也。即此观之，处方之要，殆尽此矣。若太阳司天，寒水之胜，心火受郁，内热已甚，即当治内热为急；内热未甚，即当散寒解郁为急。如《宣明论》立方，著《内经》诸证条下者，其治漏风而渴，用牡蛎、白术、防风，先治漏风为急也。若心移寒于肺为肺消者，则以心火乘肺伤其气血为急。所移之寒，非正当其邪也。故用黄芪、人参、熟地黄、五味子、桑白皮、麦门冬、枸杞子，先救气血之衰，故不用寒药泻内热也。若心移热于肺，传为膈消者，则以肺热为急，用麦门冬治肺中伏火止渴为君。天花粉、知母泻热为臣。甘草、五味子、生地黄、葛根、人参，生津益气为佐。然心火上炎于肺者，必由心有事焉，不得其正，以致其藏气血之虚，故厥阳之火上逆也。所以用茯神安心定志养精神，竹叶以凉之，用麦门冬之属以安其宅，则火有所归息矣。因是三条消渴之方，便见河间处方，酌量标本缓急轻重之宜，通藏腑切当之药者，如此可谓深得仲景处方之法者也。仲景云：男子消渴，小便反多，饮一斗而小便一斗，肾气丸主之。脉浮，小便不利，微热消渴者，与渴欲饮水，水入即吐者，皆以五苓散利之。脉浮发热，渴欲饮水，小便不利者，猪苓汤主之。兼口干舌燥者，白虎汤加人参主之。即此便见表里分经，因病用药，岂非万世之准则哉。

坎三，乾水也，气也，即小而井，大而海也。兑三，坤水也，形也，即微而露，大而雨也。一阳下陷于二阴为坎，坎以气潜行乎万物之中，为受命之根本，故润万物莫如水。一阴上彻于二阳为兑，兑以形普施于万物之上，为资生之利泽，故说万物者，莫说乎泽。明此二水，以悟消渴、消中、消肾三消之义治之，而兼明导引之说，又有水火者焉。三焦为无形之火，内热烁而津液枯，以五行有形之水制之者，兑泽也，权可也。吾身自有上池真水，亦气也，亦无形也，天一之所生也。以无形之水，沃无形之火，又常而可久者，是为真水火，升降既济，而自不渴矣。

上消者，上焦受病。《逆调论》云：心移热于肺，传为膈消是也。舌上赤裂，大渴引饮，少食，大便如常，小便清利，知其燥在上焦，治宣流湿润燥，以白虎加人参汤主之。能食而渴为实热，人参石膏汤，加减地骨皮散。不能食而渴为虚热，白术散、门冬饮子。有汗而渴者，以辛润之。无汗而渴者，以苦坚之。

太阳经渴，其脉浮无汗者，五苓散、滑石之类主之（太阳无汗而渴，不宜服白虎汤，若得汗后脉洪大而渴者，宜服之）。阳明经渴，其脉长有汗者，白虎汤、凉膈散之类主之。（阳明汗多而渴，不宜服五苓散。若小便不利，汗少，脉浮而渴者，宜服之）。少阳经渴，其脉弦而呕者，小柴胡汤加栝蒌之类主之。太阴经渴，其脉细不欲饮，纵饮恩汤不思水者，四君子、理中汤之类主之。二少阴经渴，其脉沉细，自利者，猪苓汤、三黄九之类主之。厥阴经渴，其脉微引饮者，宜少少与之。

　　小便不利而渴，知内有热也，五苓散、猪苓散泄之。小便自利而渴，知内有燥也，甘露饮、门冬饮润之。大便自利而渴，先用白芍、白术各炒为末调服，后随证用药。大便不利而渴，止渴润燥汤。上焦渴，小便自利，白虎汤。中焦渴，大小便俱不利，调胃承气汤。下焦渴，小便赤涩，大便不利，大承气汤。戴院使云：心消之病，往往因嗜欲过度，食啖辛热，以致烦渴，引饮既多，小便亦多，当抑心火使之下降，自然不渴，宜半夏泻心汤（半夏非所宜用），去干姜，加栝蒌、干葛如其数，吞猪肝丸，或酒煮黄连丸。仍佐独味黄连汤，多煎候冷，遇渴恣饮，久而自愈。若因用心过度，致心火炎上而渴者，宜黄芪六一汤，加莲肉、远志各一钱，吞玄兔丹。仍以大麦煎汤，间下灵砂丹。渴欲饮水不止，仲景以文蛤一味杵为散，沸汤和服方寸匕。经验方用大牡蛎，于腊月或端午日，黄泥裹煅通赤，放冷，取出为末，用鲫鱼煎汤下一钱匕。盖二药性收涩，最能回津。《纲目》以为咸软非也。《三因方》用糯谷（旋炒作爆）、桑根白皮（厚者切细），等分。每服一两，水一碗，煮至半碗，渴即饮之，夫水谷之气上蒸于肺而化为津，以溉一身，此金能生水之义，二药固肺药也，而又淡渗，故取之。《保命集》用蜜煎生姜汤，大器倾注，时时呷之。法曰：心肺之病，莫厌频而少饮。经云：补上治上宜以缓。又云：辛以润之。开腠理，致津液，肺气下流，故火气降而燥衰矣，有食韭苗而渴愈者，亦辛润之意也。丹溪云：消渴饮缲丝汤，能引清气上朝于口。子谓蚕与马同属午也，心也。作茧成蛹，退藏之际，故能抑心火而止渴焉。

　　饮多停积，有化水丹，又有神仙减水法。东垣治张芸夫病消渴，舌上赤裂，饮水无度，小便数，制方名曰生津甘露饮子。《内经》云：热淫所胜，佐以甘苦，以甘泻之。热则伤气，气伤则无润。折热补气，非甘寒之剂不能，故以石膏之甘寒为君。王太仆云：壮水之主，以制阳光，故以柏、连、栀子、知母之苦寒，泻热补水为臣。以当归、杏仁、麦门冬、全蝎、连翘、白葵花、兰香、甘草，甘寒和血润燥为佐。升麻、柴胡苦平，行阳明、少阳二经。荜澄茄、白豆蔻、木香、藿香反佐以取之。又用桔梗为舟楫，使浮而不下也。为末汤浸，蒸饼和成剂，晒干杵碎，如黄米大。每于掌内舐之，津液送下，不令药过病处也。

　　许学士治一卒病渴，日饮水三斗，不食已三月，心中烦闷，此心中有伏热。与火府丹，每服五十九，温水下，日三。次日渴止，又次日食进。此方本治淋，用以治渴效。信乎！药贵变通用之。

《名医类案》（明·江瓘）

消渴

　　莫君锡，不知何许人，大业中为太医丞。炀帝晚年沉迷酒色，方士进大丹，帝服之，荡思不可制，日夕御女数十人。入夏，帝烦躁，日引饮数百杯而渴不止。君锡奏曰：心脉烦盛，真元大虚，多饮则大疾生焉。因进剂治之，仍乞进冰盘于前，俾上日夕朝望之，亦解烦躁之一术也。

　　方勺（鲍廷博按：原本误张杲）治提点铸钱朝奉郎黄沔，久病渴极疲瘁。方每见，必劝服八味丸。

初不甚信，后累治不痊，漫服数两，遂安。或问：渴而以八味丸治之，何也？对曰：汉武帝渴，张仲景为处此方，盖渴多是肾之真水不足致然，若其势未至于消，但进此剂殊佳，且药性温平无害也。（《泊宅编》）

李东垣治顺德安抚张耘夫，年四十余，病消渴，舌上赤裂，饮水无度，小便数多。李曰：消之为病，燥热之气胜也。《内经》云：热淫所胜，佐以甘苦，以甘泻之。热则伤气，气伤则无润，折热补气，非甘寒之剂不能。故以人参、石膏各二钱半，甘草生炙各一钱，甘寒为君。启元子云：滋水之源，以镇阳光。故以黄连三分，酒黄柏、知母、山栀各二钱，苦寒泻热补水为臣。以当归、麦冬、白葵、兰香各五分，连翘、杏仁、白芷各一钱，全蝎一个，甘辛寒和血润燥为佐。以升麻二钱，柴胡三分，藿香二分，反佐以取之，桔梗三钱为舟楫，使浮而不下也。名之曰生津甘露饮子。为末，汤浸蒸饼和成剂，捻作饼子，晒半干，杵筛如米大，食后每服二钱，抄在掌内，以舌舐之，随津咽下，或白汤少许送下亦可，此治制之缓也。治之旬日，良愈。古人消渴，多传疮疡，以成不救之疾。此既效，亦不传疮疡，以寿考终。后以此方治消渴诸症，皆验。（《卫生宝鉴》）

《张氏医通》（清·张璐）

经云：二阳结，谓之消。二阳者阳明也，手阳明大肠主津，病消则目黄口干，是津不足也。足阳明胃主血，热则消谷善饥，血中伏火，乃血不足也。结者津液不足，结而不润，皆燥热为病也。瘅成为消中。心移热于肺，传为鬲消。鬲上烦渴，饮水多而善消，肺气不化，小便反少也。心移寒于肺，肺消，肺消者饮一溲二，死不治。君火失政，则阴火乘之，故肺金虽有客热消水，而下焦真阳失守，溲便反多，故死不治。大肠移热于胃，善食而瘦，谓之食㑊。食㑊谓食移易而过，胃热不生肌肉，津液内烁而消见于外也。若胃移热于胆而食㑊，则有烦热口苦之患矣。肾热病者，先腰痛胻酸，苦渴数饮身热。有口甘者，病名脾瘅，五味入口，藏于胃，脾为之行其精气，津液在脾，故令人口甘也，此人必数食甘美而多肥，肥者令人内热，甘者令人中满，故其气上溢，转为消渴，治之以兰，除陈气也。热中消中，不可服膏梁芳草石药，石药发癫，芳草发狂，芳草之气美，石药之气悍，二者其气急疾坚劲，非缓心和人，不可以服。热气留于小肠，肠中痛，瘅热焦渴，则坚干不得出，故痛而闭不通矣。消瘅脉实大，病久可治，脉悬小坚，病久不可治。

《医彻》（清·怀远）

闻之一毫窍中，皆有生气。所云生气者，则津液也。皮毛得之以润，肌肉得之以滑，筋骨得之以柔，血脉得之以和，其所以充周一身者，固无乎不至也。然以含而不露者为生气，出而不反者为死气，故东坡谓涕泪汗溺皆咸，而惟舌下廉泉则甘，故藏而不竭，以灌溉于五脏六腑，则何上中下三消之有。然从何而生，从何而发源乎。或曰肾主五液，则生之者肾也。上焦如雾，中焦如沤，下焦如渎，则发之者三焦也。而不知越人所谓肾间动气者，是乃五脏六腑之本，十二经脉之根，呼吸之门，三焦之原，一名守邪之神。是气之动，则上而蒸津液，肺得之而不渴，胃得之而不饥，膀胱得之而气化。惟真火衰而真水竭，则不能上输于肺，而肺反欲借救于水矣。不能中养于胃，而胃反欲借助于食矣。不能下调膀胱，而膀胱反欲扰动于精府矣。于是引饮无度，多食肌虚，小便如膏，皆水火之不能相济乃至此。将至自焚而死矣。故治之者，急宜壮水之主，以镇阳光，兼进生脉散，滋其化源，此大法也。而尤恐寒水不能上达，立斋以大料六味，内肉桂一两，益水中之火，使之蒸动而上布，所谓地气上为云，天气降为雨。而后甘霖沛遍，生气盈宇矣，又何必分肺消、膈消、肾消，纷纷求治为哉。总之，津液者人之所赖以生，一日而不可竭者。人亦何苦自焦自烦，百计以竭之。迨竭矣，而假资于药饵，又不窥其原本，譬之树之滋膏既竭，欲灌其枯萎而复生之。不亦难之难哉。

《医门法律》（清·喻昌）

续论

昌著消渴论，聊会《内经》大意，谓始于胃而极于肺肾，定为中、上、下之三消。其他膈消亦积食证，要亦中上之消耳。然未得《金匮》之实据，心恒不慊。越二岁，忽忆《内经》云：有所劳倦，形气衰少，谷气不盛，上焦不行，胃气热，热气熏胸中，故内热。恍然悟胸中受病消息，惟是胃中水谷之气，与胸中天真灌注环周，乃得清明在躬。若有所劳倦，伤其大气、宗气，则胸中之气衰少。胃中谷气因而不盛。谷气不盛，胸中所伤之气愈益难复，而不能以充行。于是谷气留于胃中，胃中郁而为热，热气熏入胸中，混合其衰少之气，变为内热，胸胃间不觉易其冲和之旧矣。求其不消不渴宁可得乎？透此一关，读《金匮》所不了了者，今始明之。其云：寸口脉浮而迟，浮即为虚，迟即为劳，虚则卫气不足，劳则营气竭。趺阳脉浮而数，浮则为气，数则消谷而大坚，气盛则溲数，溲数则坚，坚数相搏，即为消渴。举寸口以候胸中之气，举趺阳以候胃中之气，显然有脉之可循，显然有证之可察，然且难解其微焉。盖阴在内为阳之守，阳在外为阴之固，寸口脉浮，阴不内守，故外卫之阳浮，即为虚也。寸口脉迟，阳不外固，故内守之阴迟，即为劳也。总因劳伤营卫，致寸口脉虚而迟也。然营者水谷之精气，卫者水谷之悍气，虚而且迟，水谷之气不上充而内郁，已见膈虚胃热之一斑矣。更参以趺阳脉之浮数，浮则为气，即《内经》热气熏胸中之变文，数则消谷而大坚。昌前论中既如以水投石，水去而石自若，偶合胃中大坚，消谷不消水之象。可见火热本足消水也，水入本足救渴也。胃中坚燥，全不受水之浸润，转从火热之势，急奔膀胱，故溲数。溲去其内愈燥，所以坚数相搏，即为消渴，直引《内经》味过于苦，久从火化，脾气不濡，胃气乃厚之意，乃消渴之源，精矣微矣。晋唐以后代不乏贤，随其聪敏，揣摩《内经》，各自名家，卒皆不入仲景堂奥，其所得于《内经》者浅耳。使深则能随证比类，各出脉证方治，以昭成法，而《金匮》遗编，家传户诵之矣。即如消渴证，相沿谓中消者宜下之，共守一语，更无别商，岂一下可了其局乎？抑陆续徐下之乎？夫胃已大坚，不受膏沐，辄投承气，坚者不受，瑕者受之矣。膀胱不受，大肠受之矣。岂不乘其药势，传为痢下、鹜溏、中满、肿胀之证乎？《总录》谓：末传能食者，必发脑疽背疮；不能食者，必传中满鼓胀，皆为不治之证。诸家不亟亟于始传、中传，反于末传多方疗治，如忍冬蓝叶荸荠丸、散，及紫苏葶苈中满分消汤、丸，欲何为耶？《金匮》于小溲微觉不利，早用文蛤一味治之，方书从不录用。讵知软坚之品，非劫阴即伤阴，独此一种平善无过，兼可利水，诚足宝乎。洁古谓：能食而渴者，白虎加人参汤；不能食而渴者，钱氏白术散加葛根。末传疮疽者，火邪盛也，急攻其阳，无攻其阴。下焦元气，得强者生，失强者死，末传中满者高消，中消制之太过，速过病所。上热未除，中寒复起，非药之罪，用药时失其缓急之制也。洁古老人可谓空谷足音矣！所云无攻其阴，得强者生，失强者死，皆虑泉竭之微言，令人耸然起敬。于是追步后尘，徐商一语曰：三消总为火病，岂待末传疮疽，始为火邪胜耶？然火之在阳、在阴，分何脏腑？合何脏腑？宜升、宜降、宜折、宜伏，各个不同。从其性而治之，使不相扞格，乃为良法。若不治其火，但治其热，火无所归，热宁有止耶？如肾消阴病用六味丸，阳病用八味丸，此亦一法。若谓下消只此一法，其去中消宜下之说，能以寸哉！

《石室秘录》（清·陈士铎）

消渴证治

消渴之证，虽分上中下，而肾虚以致渴，则无不同也。故治消渴之法，以治肾为主，不必问其上、中、下之消也。吾有一方最奇，名合治汤，熟地三两，山茱萸、麦冬各二两，车前子五钱，元参一两，水煎服，日日饮之，三消自愈。此方补肾而加清火之味，似乎有肾火者宜之，不知消证非火不成也。吾补水而少去火，以分清水湿之气，则火从膀胱而出，而真气仍存，所以消证易平也，又何必加桂附之多事哉！惟久消之后，下身寒冷之甚者，本方加肉桂二钱，亦响应异常。倘不遵吾分两，妄意增减，亦速之死而已，安望其有生哉？

消渴之证，虽有上、中、下之分，其实皆肾水之不足也。倘用泻火止渴之药，愈消其阴，必至更助其火。有渴甚而死者矣。治法必须补肾中之水，水足而火自消，然而此火非实火也，实火可以寒消，虚火必须火引，又须补肾中之火，火温于命门，下热而上热自除矣。方名引火升阴汤，元参二两，肉桂、北五味各二钱，山茱萸四钱，熟地、麦冬各一两，巴戟天五钱，水煎服。此方大补肾中之水，兼温命门之火，引火归元，而火气自消，正不必止渴而渴自除，不必止消而消自愈也。

大渴之证，必用石膏，往往有一昼夜而用至斤许者。盖热之极，药不得不用之重，此时倘守定不可多与之言，必杀之矣。但此等证，乃万人中一有之，不可执之以治凡有胃火之人也。

《医学心悟》（清·程国彭）

消渴

问曰：消渴何以属厥阴热证？答曰：消渴者，热甚能消水也。邪传太阴，则嗌干，未甚渴也。至少阴，则口燥舌干而渴。至厥阴，则消渴矣。消渴者，饮水多而小便少，不知消归何所也？可见厥阴热甚，则大渴而能消水也。

又问曰：三阳经亦口渴，何也？答曰：太阳证，本无渴，其小便不利而渴者，太阳腑病也。外显太阳证，而又兼口渴，故用五苓散以分利之，俾小便通而渴自止矣。阳明经病亦无渴，不过唇焦漱水尔。其有渴者，则阳明腑病也。邪未结聚，热势散漫而口渴者，白虎汤；邪已结实，腹胀便闭而口渴者，承气汤。此阳明腑病之治法也。至于少阳，乃表里交界之所，在表为寒，在里为热，兼有口渴者，骎骎乎欲入里矣，故于小柴胡中去半夏加栝楼根以清其热，倍人参以生津液。此少阳经之治法也。至于太阴，虽嗌干，而渴犹未甚也。少阴则燥渴，渴渐甚矣。厥阴则消渴，渴之至而无复加者也。

又问曰：阳明腑病，口大渴，与厥阴消渴，何以别之？答曰：阳明居中，土也，万物所归也。三阳三阴之邪，皆得传之，今厥阴经消渴者，阳明胃中消之也，饮与食，皆入胃者也，胃热则消，胃寒则不能消也。阴邪热极盛，攻入胃腑，则消渴之证生。非厥阴肝经，另有一口而能饮能消也。因其有囊缩、烦满、厥逆诸症，故名曰厥阴。因其由厥阴证而发消渴，故以消渴属厥阴也。

又问曰：热甚亦有不渴者，何也？答曰：此热极神昏，不知渴也。其始极渴，其后则不知渴，口燥唇焦，身如槁木，势亦危矣。

又问曰：直中寒证亦有渴者，何也？答曰：此阴盛隔阳于上，渴欲饮水而不能饮，名曰假渴。其人烦躁，欲坐卧泥水之中，此内真寒而外假热也。又或因汗、下重亡津液，胃中干燥，致令思水，所饮常少而喜温。又少阴证，肾经虚寒，频饮热汤以自救，乃同气相求之理，但小便色白，而外见清谷、厥逆诸寒症。以上诸证，与厥阴囊缩而消渴者相隔千里，是不可以不辨。

《医学从众录》（清·陈修园）

消渴

伤寒大阳证消渴，小便不利，宜五苓散；厥阴证消渴，宜承气汤之类，与杂病之消渴，名同而病异，宜分别之。

经云：心移热于肺，传为膈消，昔医名为上消，以白虎汤加人参治之。又云：大肠移热于胃，善食而瘦，昔医谓为中消，以调胃承气汤下之。下消者，烦躁引饮耳轮焦干，小便如膏，或饮一升溺一升，饮一斗溺一斗，以肾气丸为主。

赵氏曰：治消之法，无分上中下，先治肾为急。惟六味、八味及加减八味丸随症而服，降其心火，滋其肾水，则渴自止矣。白虎、承气，皆非所治也。或曰：人有服地黄汤而渴仍不止者，何也？曰：此方士不能废其绳墨，而更其道也。盖心肺位近，宜制小其服，肝肾位远，宜制大其服，如上消中消，可以前丸缓而治之，若下消已极，大渴大燥，须加减大八味丸料一斤，纳肉桂一两，水煎六七碗，恣意冰冷饮之，睡熟而渴如失矣。处方之制，存乎人之变通耳。

或问下消无水，用六味丸以滋少阴肾水矣，又加附子、肉桂者何？盖因命门火衰，不能蒸腐水谷，水谷之气，不能熏蒸上润乎肺，如釜底无薪，锅盖干燥，故渴。至于肺亦无所禀，不能四布水精，并行五经，其所饮之水，未经火化，直入膀胱，正谓饮一升溺一升，饮一斗溺一斗。观其尿味甘而不咸可知矣，故用桂、附之辛热，壮其少阴之火，灶底加薪，枯笼蒸溽，槁苗得雨，生意维新，惟明者知之，昧者鲜不以为迂也。

张隐庵讳志聪，本朝人，著《本草崇原》并《侣山堂类辨》曰：有脾不能为胃行其津液，肺不能通调水道，而为消渴者。人但知以清凉药治消，而不知脾喜燥而肺恶寒。诚观泄污者必渴，此因水津不能上输而惟下泄故尔。以燥脾之药治之，水液上升，即不渴矣。故以凉润治渴，人皆知之，以燥热治渴，人所不知也。

《杂病源流犀烛》（清·沈金鳌）

消渴

三消，燥病也。三消之症，分上中下。上消者，舌赤裂，咽如烧，大渴引饮，日夜无度。中消者，多食易饥，肌肉燥，口干饮水，大便硬，小便如泔。下消者，烦躁引饮，耳轮焦，便溺不摄，或便如胶油。

三消之由：上消肺也，由肺家实火，或上焦热，或心火煅炼肺金。中消脾也，由脾家实火，或伏阳蒸胃。下消肾也，由肾阴虚，或火伏下焦。经曰：心移寒于肺，为肺消，肺消者，饮一溲二，死不治。又曰：心移热于肺，传为鬲消。又曰：奇病有消渴，皆上消也，多饮而渴不止者也。盖肺主气，其能通调水道而有制者，赖心君火，时与以温气而为之主，以润燥金，故肺之合皮，其主心也，若心火不足，不能温金，而反移以寒，寒与金化，则金冷气沉而不得升，犹下有沟渎，上无雨露，是以饮一溲二也，是肺气以下而枯索也，故曰肺消死不治，此因于寒者也。肺本燥金，心腹以热移之，为火燥相即，因而鬲上焦烦，饮水多而善消，此因于热者也。可见上消之由，有阴有阳，不可不辨。而多饮易消，火气炎郁，所以为奇病也。经又曰：瘅成为消中。又曰：胃中热则消谷，令人善饥。又曰：二阳结，谓之消，皆中消也。此盖结于本气，阳明气盛热壮，然以血多津守，未尝有所结，今言其结，则阳邪盛而伤阴，枯其津液，故结在中焦。阳明亢甚，故消谷善饥。又热亢能消，精液不荣肌肉，故名曰消也。经又曰：溲便频而膏浊不禁，肝肾主之，此下消也。盖缘肾水亏损，津液枯竭，水亏火旺，蒸烁肺金，肺被火邪，又不能生肾，故成下消也。赵献可言三消之症，总由煎熬既久，五脏燥烈，能食者必发胸疽背痈，不能食者必发中满鼓胀，治者不必分上下，概用清肺滋肾之药，上消小剂，中消中剂，下消大剂（宜概用六味丸加麦冬、五味子）。其或命门火衰，火不归元，游于肺为上消，游于胃为中消，必用引火归元之法，渴病若失矣宜八味丸，冷水服之。若过用寒凉，恐内热未除，中寒又起。献可此言诚能于消病中寻源讨流，但必切脉合症，确然审是命门火衰，然后可用桂附，若由热结所致，下咽立毙矣，慎之谨之。

大约善治三消者，必补肾水真阴之虚，泻心火燔灼之热，除肠胃燥热之邪，济心中津液之衰，使道路散而不结，津液生而不枯，气血利而不涩，则消症无不愈矣。夫三消之成，皆以水火不交，偏胜用事，燥热伤阴之所致，而要之五行之气相成，阳胜固能消阴，阴胜亦能消阳，如经言二阳之病，传为风消。二阳者，阳明也，阳明既病，木邪起而胜之，既胜，则精血不荣，肌肉风消也，故由燥阳伤阴，而气不化水固为消。由阴邪偏胜，而阳不帅阴，其水不化气亦为消，其消一也。总治三消，宜人参白术散、桑白皮汤、活血润燥生津饮、大黄甘草饮子。又有中消而口甘者，由脾热，中消而口苦者，由胆热，此二种《内经》谓之瘅症，与消病一类却非即消病。盖口甘者，脾瘅，肥美之所发。肥令人内热，甘令人中满，中满热郁，其气上溢，久亦转为消渴也。经则治之以兰草，除陈气也。兰性味甘寒，能利水道，其清气能生津止渴，除陈积蓄热也。口苦者，胆瘅。肝取决于胆，而数谋虑不决，胆气虚，其气上溢，而口为之苦，以胆之脉会于咽也。治法俱同三消，特各加引经药使归于肝脾。

至三消分治之方，可详举之：有烦渴能食者宜人参白虎汤。有消渴胸满心烦，无精神者宜人参宁神汤。有消渴便干，阴头短，舌白燥，口唇裂，眼涩而昏者宜止消润燥汤。有消渴后身肿者宜紫苏汤。有消渴面目足膝肿，小便少者宜瞿麦饮。有消渴咽干面赤烦躁者宜地黄饮。有消渴盛于夜者宜加减地黄丸。有消渴由心火上炎，肾水不济，烦渴引饮，气血日消者宜降心汤。有心火炽热，口干烦渴，小便赤涩者宜清心莲子饮。有消渴小便数，舌上赤脉，肌体枯瘦者宜和血益气汤。有消渴而上焦烦热，为膈消者宜人参石膏汤。有消渴不能食者宜麦门冬饮子。有老人虚人大渴者宜人参麦冬汤。以上皆上消之属。通治上消宜生津养血汤、黄芩汤。

有消中饮食多，不甚渴，小便数，肌肉瘦者宜加减白术散。有消谷善饥者宜加减白术散。有能食而瘦，口干自汗，便结溺数者宜清凉饮。有消中而瘦，二便秘者宜兰香饮子。有消中由胃热者宜藕汁膏。有消中而中焦燥热，肌肉瘦削，大便硬，小便数而黄赤者宜生津甘露饮。有消中后腿渐细，将成肾消者宜茯苓丸。以上皆中消之属，通治消中，宜调胃承气汤、加减三黄丸、黄连猪肚丸、顺气散。

有肾消大渴饮水，下部消瘦，小便如脂液者宜元菟丹。有肾虚水润燥渴者宜双补丸。有肾消大渴便数，腰膝疼者宜肾沥丸。有肾消尿浊如膏者宜人参茯苓散。有肾消口燥烦渴，两脚枯瘦者宜加减肾气丸。有肾虚消渴，小便无度者宜鹿茸丸。有肾消茎长而坚，精自出者，此孤阳无阴，即强中症也，最难治，盖此亦由耽好女色，或服丹石以恣欲，久则真气脱而热气盛，故饮食如汤沃雪，肌肤削，小便如膏油，阳易兴而精易泄也。宜六味丸、石子荠苨汤、黄连猪肝丸。以上皆下消之属。通治下消，宜补肾地黄丸、加减八味丸。

消症之不同如此。此外又有食㑊症。经曰：大肠移热于胃，善食而瘦，谓之食㑊。胃移热于胆，亦名食㑊。注云：㑊者，易也。饮食移易而过，不生肌肉也，治与消中同。而又有酒渴症，由平日好酒，热积于内，津液枯燥，烦渴引饮，专嗜冷物也，宜乌梅木瓜汤。而又有虫渴症，由虫在脏腑之间，耗其精液，而成消渴也，宜苦楝汤。而又有类消症，其人渴欲求饮，饮一二口即厌，不比消渴之无厌，此由中气虚寒，寒水泛上，逼出浮游之火于喉舌间，故上焦欲得水救，水到中焦，以水遇水，故厌也，宜理中汤送八味丸。

消渴原由证治

《本事》曰：消渴之证，全由坎水衰少。何也？肺为五脏华盖，若下有暖气蒸，则肺润。若下冷极，则阳不能升，故肺干而渴。譬如釜中有水，以火暖之，又以板覆，则暖气上腾，故板能润。若无火力，则水气不能上升，此板终不能润。火力者，腰肾强盛，常须暖补肾气，饮食得火力则润上而易消，亦免干渴之患，宜肾气丸。又曰：消渴者肾虚所致，每发则小便必甜。以物理推之，淋饧醋酒作脯法，须臾即甜，足明人之食后，滋味皆甜，流在膀胱。若脾肾气盛，则上蒸炎气，化成精气，下入骨髓，其次为脂膏，又其次为血肉，其余则为小便，故小便色黄，血之余也。五脏之气咸润者，则下味也。若腰肾既虚冷，则不能蒸化谷气，尽下为小便，故味甘不变，其色清冷，则肌肤枯槁也。《直指》曰：自肾消而析之，又有五石过度之人，真气既尽，石势独留，阳道兴强，不交精泄，名曰强中。消渴，轻也。消中，甚焉。消肾，又甚焉。若强中，则毙可立待。《类聚》曰：五脏六腑，皆有津液，热气在内，则津液竭少，故为渴。夫渴者，数饮水，其人必头目眩，背寒而呕，皆因里虚故也。《入门》曰：饮水而安者，实热也。饮水少顷即吐者，火邪假渴耳。丹溪曰：三消多属血虚不生津液，宜以四物汤为主。上消加人参、五味、麦冬、花粉煎，入藕汁、地黄汁、牛乳。酒客生葛根汁冲服。

中消加知母、石膏、寒水石、滑石。下消加黄柏、知母、熟地、五味子。又曰：养肺降火生血为主，分上中下治之。又曰：消渴症，小便反多，如饮水一斗，小便亦一斗，宜肾气丸。徐忠可曰：仲景云：厥阴之为病消渴，气上冲心，心中疼热，饥而不欲食，食即吐，下之不肯止。夫厥阴之为病消渴七字，乃消渴之大原，然或单渴不止，或善食而渴，或渴而小便反多，后人乃有上中下之分，不知上中下虽似不同，其病原总属厥阴。厥阴者，风木之脏也，与风相得，故凡中风，必先中肝。然风善行而数变，故在经络，在血脉，在肌肉，各个不同。而又有郁于本脏者，则肝得邪而实，因而乘其所胜。阳明受之，乘其所生，少阴受之，于是上中下或有偏胜，现证稍殊，皆为消渴，皆由厥阴风郁火燔，故曰厥阴之为病消渴。《内经》亦有风消二字，消必兼风言之，亦此意也。又曰：《内经》云，二阳结，谓之消。仲景独言厥阴，似乎互异，不知邪气浸淫，病深肠胃，气聚不散，故曰结，其使肠胃之气不能健运而成三消，则厥阴实为病之本。如果病专肠胃，则下之为中病，消渴宜无不止矣。然多食而饥不止为中消，此又云饥不欲食，则知消渴之病，亦有不欲食者，但能食而渴者，全重二阳论治。饮一溲二，重在肾虚论治。其不能食而气冲者，重在厥阴论治。此又临证时微细之辨乎。

消渴与脚气反

《本事》曰：消渴脚气，虽皆为肾虚所致，其为病则相反。脚气始发于二三月，盛于五六月，衰于七八月。消渴始发于七八月，盛于十一二月，衰于二三月。其故何也？盖脚气，壅疾也。消渴，宣疾也。春夏阳气上，故壅疾发，则宣疾愈。秋冬阳气下，故宣疾发，则壅疾愈。审此二者，疾可理也

消瘅

肝、心、肾三经之阴虚而生内热病也。即经所谓热中，与三消异。《灵枢经》言：五脏皆柔弱者，善病消瘅。夫皆柔弱者，天元形体不充也。其本大气不足，五脏气馁，阴虚生内热。自是内热不解，而外消肌肉，故五脏之脉，皆以微小者为消瘅，是五脏之气，不能充满于荣分，而内有郁热以烁之也。故法以脉实大者为顺，虽病可治。若脉悬小而坚，则精枯血槁，必不能耐久矣，是知消瘅之病，本起于不足，必以滋阴平肝清热为主也，宜生地黄饮子、玉泉丸。

《内经》注曰：瘅，谓消热病也。多饮数溲，谓之热中。多食数溲，谓之消中。《内经》曰：凡消瘅，肥贵人则膏粱之疾也。此人因数食甘美而多肥，故其气上溢，转为消渴。注曰：食肥则腠理密，而阳气不得外泄，故肥令人内热。甘者，性气和缓而发散逆，故甘令人中满。然内热则阳气炎上，炎上则欲饮而嗌干，中满则阳气有余，有余则脾气上溢，故转为消渴。《入门》曰：消者，烧也，如火烹烧物者也。

《临证指南医案》（清·叶桂）

三消一症，有上中下之分，其实不越阴亏阳亢，津涸热淫而已。考古治法，唯仲景之肾气丸助真火蒸化，上升津液，《本事方》之神效散取水中咸寒之物，遂其性而治之。二者可谓具通天手眼，万世准绳矣。他如《易简》之地黄引子，朱丹溪之消渴方，以及茯苓丸、黄芪汤、生津甘露饮，

皆错杂不一,毫无成法可遵。至先生则范于法而不囿于法。如病在中上者,膈膜之地而成燎原之场,即用景岳之玉女煎,六味之加二冬,龟甲、旱莲,一以清阳明之热以滋少阴,一以救心肺之阴而下顾真液。如元阳变动而为消烁者,即用河间之甘露饮,生津清热,润燥养阴,甘缓和阳是也。至于壮水以制阳光,则有六味之补三阴,而加车前、牛膝导引肝肾,斟酌变通,斯诚善矣。

口甘一症,《内经》谓之脾瘅。此甘非甘美之甘,瘅即热之谓也,人之饮食入胃,赖脾真以运之,命阳以腐之,譬犹造酒蒸酿者然,倘一有不和,肥甘之疾顿发,五液清华失其本来之真味,则淫淫之甜味上泛不已也,胸脘必痞,口舌必腻,不饥不食之由从此至矣。《内经》设一兰草汤,其味辛足以散结,其气清足以化浊,除陈解都,利水和营,为奇方之祖也。夹暑夹湿之候每兼是患,以此为君,参以苦辛之胜,配合泻心等法。又如胃虚谷少之人,亦有是症,又当宗大半夏汤及六君子法,远甘益辛可也。

脾瘅证,经言因数食甘肥所致。盖甘性缓,肥性腻,使脾气遏郁,致有口甘内热中满之患,故云治之以兰,除陈气也。陈气者,即甘肥酿成陈腐之气也。夫兰草即为佩兰,俗名为省头草,妇人插于鬓中,以辟发中油秽之气。其形似马兰而高大,其气香,其味辛,其性凉,亦与马兰相类,用以醒脾气、涤甘肥也。今二案中虽未曾用,然用人参以助正气,余用苦辛寒以开气泄热,枳实以理气滞,亦祖兰草之意,即所谓除陈气也。此证久延,即化燥热,转为消渴。故前贤有"膏粱无厌发痈疽,热燥所致;淡薄不堪生肿胀,寒湿而然"之论。余于甘肥生内热一证,悟出治胃寒之一法。若贫人淡薄茹素,不因外邪,亦非冷饮停滞,其本质有胃寒证者,人皆用良姜、丁香、荜茇、吴萸、干姜、附子等以温之,不知辛热刚燥能散气,徒使胃中阳气逼而外泄,故初用似效,继用则无功,莫若渐以甘肥投之,或稍佐咸温,或佐酸温,凝养胃阳,使胃脂胃气日厚,此所谓药补不如食补也。又有肾阳、胃阳兼虚者,曾见久服鹿角胶而愈,即此意也。未识高明者以为然否?

《医碥》(清·何梦瑶)

三消在河间、子和以为热证,而《金匮》谓,消渴,小便反多,饮一斗溲一斗,肾气丸主之。又《内经》谓心移寒于肺为肺消,饮一溲二者死不治,是三消固有寒证乎?曰:此虽亦名消渴,而实不当以消渴名者也。盖《金匮》所言,乃因其人命门火衰,不能蒸动肾水与脾胃中谷气,以上达于肺,故上焦失润而渴。其所饮之水,未经火化,直下膀胱,故饮一溲一,其味不咸。肾气丸即八味丸。用附、桂以壮其命门之火,如釜底加薪,则水谷之气上腾,蒸为润泽也。然此证因水不上滋而渴,非如盛火之焚灼,则其渴不甚,饮亦必不多,其谓饮一斗溲一斗者,乃合算之词,非言每饮必一斗也。其与热证之大渴引饮不止者,安得无殊哉?且肾热则小便如膏,肾寒则小便清白,又自有辨也。至若《内经》所言,心火衰微,反为水冷金寒之化,不特所饮之水无气以化,且并身中之津液亦无气提摄,相并下趋,而成饮一溲二之证,则肺气之消索已甚,尚何大渴大饮之有?此皆不当名消渴,致后人泾渭不分,动手即从温补,热证逢之。不死何待?此河间、子和二公所为大声疾呼,而痛诋其非也。河间谓:饮多而小便多者,非虚寒无火,不能制水,乃燥热太甚,肠胃三焦之膝理怫郁,结滞致密,壅塞水液,不能渗泄于外,如水沃石,过而不留。故溲多也。此消之又一义也。当除其燥热,济津液之衰,使道路散而不结,气血利而不涩。即前所谓以辛润之品,开通膝理也。又谓常有阳极似阴者,下部觉冷,两足如冰,乃心火不降,宜寒药下之三焦,则火降水升,寒化自退，其言可谓名通。子和谓：心为阳火，先受寒邪，火郁伤肺，火与寒皆来乘肺，肺外为寒所薄，阳气不得泄，内为火所燥，故皮肤消瘦，溲溺与积湿频并，饮一溲二。膈消不为寒所薄，阳得宣散，故可治，肺消为寒所薄，阳气自溃于中，故不治，亦一说也。

《证治汇补》（清·李用粹）

消渴大意

二阳结，谓之消渴。《内经》二阳者，手阳明大肠，主津液。足阳明胃，主血气。津血不足，发为消渴。

内因

水之本在肾，末在肺。《内经》真水不竭，何渴之有。人惟酒色是耽，辛热太过，或以甘肥煿炙适其口，或以丹砂玉石济其私，于是火炎上熏，津液干枯而病生焉。

外候

上消者，心也。多饮少食，大便如常，溺多而频。中消者，脾也。善渴善饥，能食而瘦，溺赤便闭。下消者，肾也。精枯髓竭，引水自救，随即溺下，稠浊如膏。

三消移热

上消于心，移热于肺。中消于脾，移热于胃。下消于肾，移热于膀胱。传染既久，肠胃合消，五藏干燥。《辨疑》故上轻，中重，下危。

三消传变

凡消病火炎日久，气血凝滞。能食者，末传脑疽背痈。不能食者，末传噎膈鼓胀，皆不治之症也。

死症

上消心火亢极，肺金受囚，饮一溲二者死。中消胃阳独旺，脾阴困败，下利而厥，食已善饥者死。下消肾阴枯涸，邪火煎熬，精溺时泄，如油如脂者死。

脉法

胃脉浮数者消谷。肺脉滑数者消渴。大率数大者生，细微者死。沉小者生，牢实者死。

治法

治宜补肾水，泻心火，除肠胃燥热，济身中津液。使道路散而不结，津液生而不枯，气血利而不涩，则病自己矣。

血分气分

气分渴者，因外感传里，或过食香燥；热耗津液，喜饮冷水，当与寒凉渗利以清其热，热去则阴生，而渴自止。血分渴者，因内伤劳役，精神耗散，胃气不升，或病后亡津，或余热在肺，口干作渴，喜饮热汤，当与甘温酸剂以滋其阴，阴生则燥除而渴自止。

治宜滋补

初起宜养肺清心，久病宜滋肾养脾。盖五脏之津液，皆本乎肾。故肾暖则气上升而肺润，肾冷则气不升而肺枯，故肾气丸为消渴良方也。又五脏之精华，悉运乎脾。脾旺则心肾相交，脾健而津液自化，故参苓白术散为收功神药也。

治无太峻

如上消、中消，治之太急，久成中满之症。所谓上热未除，中寒复起也。

用药

上消初起，人参竹叶汤；久则麦冬饮子。中消初起，加减甘露饮；久则钱氏白术散。下消初起，生地饮子；久则小八味丸。若心肾不交，水下火上，无以蒸气而消者，桂附八味丸。若脾胃虚衰，不能交媾水火，变化津液而渴者，参苓白术散。夏月伏暑心胞，患消渴者，香薷散主之。其他如缫丝汤、天花粉、芦根汁、淡竹叶、麦冬、知母、牛乳，皆消渴之神药也。不可不审。

《辨证录》（清·陈士铎）

消渴之病，有气喘痰嗽，面红虚浮，口舌腐烂，咽喉肿痛，得水则解，每日饮水约得斗，人以为上消之病也，谁知是肺消之症乎。夫肺属金，金宜清肃，何火炽如此？盖心火刑之也，肺为心火所刑，则肺金干燥，又因肾水之虚，欲下顾肾，肺气既燥，肺中津液自顾不遑，安得余津以下润夫肾乎。肺既无内水以润肾，乃索外水以济之。然救其本宫之火炎，而终不能益肾中之真水，肾又不受外水，而与膀胱为表里，即将外水传于膀胱，故饮水而即溲也。治法似宜泻心中之火，以救肺金之热矣。然而肺因火热发渴，日饮外水，则水停心下者有之。水日侵心，则心火留于肺而不归，心中已成虚寒之窟，是寒凉之药，反为心之所恶。且寒凉之药，不能上存，势必下趋于脾胃。夫肺火之盛而不解者，正苦于脾胃之虚，土不能生金之故。

《伤寒瘟疫条辨》（清·杨栗山）

凡伤寒发渴，或因热耗津液，或因汗下太过，当分六经而治。太阳热在表不渴，若热入膀胱之本，脉浮数，小便不利，微热发渴者，五苓散，切不可与白虎汤。阳明病脉长，标热不恶寒，无汗而渴者，葛根汤加黄芩、知母，减麻黄二钱。若阳明热传胃中，本热恶热，溅溅汗出而渴，脉洪大而数者，白虎汤，切不可与五苓散。若阳明本热内实，或蒸蒸而热，潮热烦渴，口燥咽干，大便实者，调胃承气汤，或大柴胡汤。少阳脉弦数，口苦咽干，发热而渴，及心烦喜呕而渴，或往来寒热而渴，并宜小柴胡汤去半夏加陈皮、知母、麦冬、天花粉。太阳自利则不渴，惟少阴则口渴饮水也。小便色白者此下虚有寒也，脉沉，附子汤。厥阴渴欲饮水者，少少与之愈。以其传经尽，欲饮水为欲愈之候也。若身寒厥逆，脉滑而口渴者，此里有热也，白虎加人参汤。凡明证，烦躁口渴不能饮水，此虚阳上迫而为假热，脉沉足冷者，四逆汤加人尿、猪胆汁冷饮之。若温病一发即烦渴引饮，以郁热自内而达外也。故《直格》曰：身热为热在表，引饮为热在里。温病本末身冷不渴，小便不赤，脉不洪数者，未之有也。轻则白虎汤加白僵蚕、蝉蜕、天花粉，重则增损三黄石膏汤加大黄。凡病忽欲饮水者为欲愈。盖肠胃燥，不能散邪，得水则和其胃气，汗出而解。若不与水则干燥无由作汗，遂至闷乱也。（伤寒温病，大渴欲饮凉水，而世医禁用，不解何故。——眉批）但当察邪热之轻重，宁少与之。若热少与多，不能渗化，则停蓄为支结，喘呕下利，肿满等证。《要诀》曰：亦有下利清谷，纯是阴证，而反见渴者，此阴在下格阳于上，兼因泻泄，津液既去，枯燥而渴，虽引饮自少，而常喜温，不可投寒剂，宜理中汤加附子、四逆汤加人参以温之。景岳曰：水为天一之精，凉能解热，甘可助阴，非苦寒份气者之比。如阳虚无火者，其不宜水无待言也。其有阴虚火旺者，元气既衰，精血又涸，则津液枯燥，多见鼻干唇裂，舌苔黑色，二便闭结，使非借天一之精，何以济燃眉之急。

《类证治裁》（清·林珮琴）

消分上中下三症，谓消渴、消谷、消肾也。皆水火不交，燥热伤阴所致。故经云二阳结谓之消。手阳明大肠主津，足阳明胃主液，二经燥结失润，故为消。上消主肺，肺热化燥，渴饮无度，是为消渴，经所谓心移热于肺，传为膈消也。中消主胃，胃热善饥，能食而瘦，是为消谷。经所谓瘅成为消中也。下消主肾，虚阳烁阴，引水自救，溺浊如膏，精髓枯竭，是为肾消。经所谓肾热病，苦渴数饮身热也。三消之症，上轻、中重、下危。然上中不甚，则不传下矣。故肾消者，乃上中消之传变，肺胃之热入肾，消烁肾脂，饮一溲二，溲如膏油。盖肺主气，肺病则不能管束津液，上朝咽嗌，而尽输于下，其精微亦随溲下也。且消之由于火盛者，阳消症也。亦有气血消乏而为阴消症者。如经曰：心移寒于肺，为肺消，饮一溲二，死不治。景岳以为元阳大衰，金寒水冷，水不化气，而气悉化为水也。

消渴脉实大，病久可治。脉悬小坚，病久不可治。《内经》趺阳脉数，胃中有热，即消谷引饮，大便必坚，小便即数。仲景消渴脉当紧实而数，反沉涩而微者死。心脉滑为渴，滑者阳气胜也。心脉微小为消瘅，凡消症脉数大者生，沉小者死。《脉经》真阴耗竭，肾气不升，肺脏枯燥，寸口数盛，为上消。竭力房室，服食剽悍，火土太强，恣情肥美，气口动滑为中消。虚阳不守，封藏不固，右尺数大，为下消。《张氏医通》消瘅诊论，宜参玩。

《黄氏医书八种》（清·黄元御）

消渴根源

消渴者，足厥阴之病也。厥阴风木与少阳相火，相为表里，风木之性，专欲疏泄，土湿脾陷，乙木遏抑，疏泄不遂，而强欲疏泄，则相火失其蛰藏。手少阳三焦以相火主令，足少阳胆从相火化气，手少阳陷于膀胱，故下病淋癃，足少阳逆于胸膈，故上病消渴。缘风火合邪，津血耗伤，是以燥渴也。

淋因肝脾之陷，消因胆胃之逆，脾陷而乙木不升，是以病淋，胃逆而甲木不降，是以病消。脾陷胃逆，二气不交，则消病于上而淋病于下。但是脾陷，则淋而不消，但是胃逆，则消而不淋。淋而不消者，水藏而木不能泄也消而不淋者，木泄而水不能藏也。木不能泄则肝气抑郁而生热，膀胱热涩，故溲便不通水不能藏，则肾阳泄露而生寒，肾脏寒滑，故水泉不止。

肝木生于肾水而胎心火，火之热者，木之温气所化，木之温者，水之阳根所发。水主蛰藏，木主疏泄，木虚则遏抑子气于母家，故疏泄不行，而病淋涩，木旺则盗泄母气于子家，故蛰藏失政，而善溲溺。

《素问·气厥论》：心移热于肺，肺消，肺消者，饮一溲二，死不治。此上下俱寒，上寒则少饮，下寒则多溲。饮一溲二，是精溺之各半也，是以必死。《金匮》云：男子消渴，小便反多，饮一斗，小便一斗。此下寒上热，下寒则善溲，上热则善饮。饮一溲一，是溺多而精少也，则犹可治。渴欲饮水，小便不利者，是消淋之兼病者也。

《金匮翼》（清·尤怡）

消渴病有三：一、渴而饮水多，小便数脂如麸片，甜者，是消渴也。二、吃食多，不甚渴，小便少，似有油而数者，是消中也。三、渴饮水不能多，但腿肿脚先瘦小，阴痿弱，数小便者，是肾消也。

消渴大禁有三：一饮酒，二房室，三咸食及面，能慎此者，虽不服药，自可无他。不知此者，纵有金丹，亦不可救，慎之，慎之。

河间云：心移热于肺为膈消。膈消者，心肺有热，胸满烦心，津液燥少，短气，久则引饮为消渴也。麦冬饮子主之。

消渴之人，愈与不愈，常须虑有大痈，以其内热而小便数故也。小便数则津液竭，津液竭则经络涩。经络涩则营卫不行，营卫不行则热气留滞，必于大骨节间发痈疽而卒。当预备此药，除肠胃实热，兼服消渴方。

《重庆堂随笔》（清·王秉衡）

善食形瘦曰消，善饮口燥曰渴，《宣明论》列消渴于燥病，盖此证有燥无湿也。《易》云：火就燥，风自火出。《内经》云：其传为风消，正如暑月南风，赤地千里。病由阴虚火炽，热极生风者，乃劳证之未传，或由膏粱石药积热所发者，亦无异乎误药以成劳。析而言之：饮不解渴曰上消，即《内经》之膈消，《难经》之上损，以肺居膈上，而金受火刑，故成渴病；食不充饥曰中消，亦曰消中，《伤寒论》谓之除中，以胃位中枢，而土为火烁，故成消病，胃阳发越则为除中；小溲如膏曰下消，即强中证，亦谓之肾消，以肾处下极，而精被火灼，故成枯病。统名之曰三消者，谓其肌肉消瘦也。万物得水则丰腴，得火则干瘪。善饮善食而干瘦，岂非火燔其液，风耗其津乎？

饮多溲多，其常也，不可谓之病，必其朋渐瘦削，始于消溜。雄自幼至今，非酷暑不一饮茶汤，惟侵晨必以淖糜为早膳，而昼夜小溲五六行，既清且长，较一日之所饮，奚止倍出哉！体气虚寒则固然，设泥移寒之说，何以至今无恙乎？三复《医碥》，服其卓见。

《杂症会心录》（清·汪文绮）

消渴一症，责在于下，肾水亏虚，则龙火无所留恋，而游行于中上，在胃则善食易饥，在肺则口渴喜饮，亦有渴而不善食者，亦有善食而不渴者，亦有渴而亦善食者，火空则发是也。若火灼在下，耳轮焦而面黑，身半以下，肌肉尽削，小便所出，白浊如膏，较之上、中二消为尤甚。亦有上、中二消，而及于下消者，勿泥着也。治法壮水生津，制火保元，而尤惓惓于救脾胃。盖水壮则火熄，土旺则精生，真火归原，在上则肺不渴矣，在中则胃不饥矣，在下则肉不消矣。倘补阴之法不应，正治之法不效，不得不从反佐之法，益火之源，以消阴翳，而投八味救脾胃之药，亦不可缺也，但白术宜慎用耳。

张景岳专以救肾为主，而进八味丸，谓枯禾得雨，生气归巅，必须肾中元气熏蒸，津液生而精血旺，三消之症，方可渐愈。不然徒用白虎之方，暂解一时，多服寒凉，反能助火，真火自焚，五脏灼枯，肌肉受敌，络脉不通，荣气不从，逆于肉理，疽发而病不救矣。若其人壮实，脉洪有力，人参白虎，亦未尝不可投，但在临症者，神明变化耳！

培养元气，俾熏蒸以生津液精血，愈三消之法，莫善于此，与古法用寒凉者，奚啻霄壤之隔。若实火在胃，第患口渴，即进茶汤，亦可解免，以此思消症，岂白虎所能治者哉！

《医学实在易》（清·陈修园）

消渴证，医者喜用龟板、鳖甲、玄参、枸杞子、天门冬、麦门冬、天花粉、五味子、生地黄、玉竹、女贞子、石斛、蛤蜊、牡蛎之类。开口便云戒用苦寒，急生津液，药品惟取中和，求效勿期旦夕。斯语也，近情近理，谁敢也道其非者。而不知似是之言，最为误事。治病如治国，国中不患有真小人，惟患有伪君子也。盖彼既以津液为重，亦知津液本吾身之真水乎！水不自生，一由气化，一由火致。黄芪六一汤取气化为水之义也，崔氏肾气丸取火能致水之义也。七味白术散，方中有藿木之香燥，而《金匮翼》谓其香能生津。理中汤方中有干姜之辛热，而《侣山堂》谓其上升水液，此理甚微，非浅学者所能解。若以滋润甘寒为生津养液，实所以涸精液之源，而速其死也。

《侣山堂类辩》（清·张志聪）

能食而肌肉消瘦辩云：胃乃受纳之腑，脾为转运之官，故水谷入胃，得脾气之转输，而后能充实于四肢，资养于肌肉。胃为阳，脾为阴，脾与胃以膜相连，阴阳相交。如能食而瘦者，阳与阴绝也。夫阳明不从标本，从太阴中见之化。阳明乃燥热之腑，不得太阴之湿化，则悍热之气更盛；脾不得禀水谷之气，则太阴之气愈虚。是以胃中热则消谷善饥，脾气虚则肌肉日瘦，盛者愈盛而虚者愈虚，渐至五有余而二不足，则死不治矣。夫人参、甘草、半夏、橘皮、生姜之类，乃助胃之品也；白术、苍术、山药、黄芪、厚朴、茯苓、干姜、大枣之类，乃助脾之品也；枳实，黄连、大黄、石膏、麻仁、芍药之类，乃抑胃之药也。经言强者抑之，弱者扶之。不知药性之所主，不分强弱之资抑，是以强者仍强，而弱者仍弱矣。《阳明篇》曰：胃气生热，其阳则绝。又曰：浮则胃气强，其脾为约，麻仁丸主之。此阳与阴绝，而用抑强之法也。

消渴论云：病阳明之燥热而消渴者，白虎汤主之。此外因之渴也。胃气弱而津液不生者，人参汤主之。此内因之渴也。有脾不能为胃行其津液，肺不能通调水道，而为消渴者，人但知以凉润之药治渴，不知脾喜燥而肺恶寒。试观泄泻者必渴，此因水津不能上输，而惟下泄故尔。以燥脾之药治之，水液上升，即不渴矣。故以凉润治渴，人皆知之，以燥热治渴，人所不知也。

《类证普济本事方释义》（清·叶天士）

《古方验录》论消渴有三种，一者渴而饮水多，小便数，脂似麸片甜者，消渴病也。二者吃食多，不甚渴，小便少，似有油而数者，消中病也。按：消中，宋本作中消。三者渴饮水不能多，便腿肿按：宋本便作但，脚先瘦小，阴痿弱，小便数，此肾消病也。特忌房劳。《千金方》云：消渴病所忌者有三：一饮酒，二房室，三咸食及面。能忌此，便不服药亦自可。消渴之人愈与未愈，常须虑患大痈，必于骨节间忽发痈疽而卒。予亲见友人邵任道患渴数年，果以疽而死。唐祠部李郎中论：消渴者，肾虚所致。每发则小便甜。医者多不知其疾，故古今亦阙而不言。《洪范》言：稼穑作甘。以物理推之，淋饧醋酒作脯法，须臾即皆能甜也。足明人食之后，滋味皆甜，流在膀胱。若腰肾气盛，则上蒸精气。精气则下入骨髓，其次以为脂膏，其次以为血肉也，其余则为小便。故小便色黄，血之余也。臊气者，五脏之气。咸润者，则下味也。腰肾既虚冷，则不能蒸于谷气，则尽下为小便。故味甘不变其色，清冷则肌肤枯槁也。由如乳母谷气上泄，皆为乳汁。消渴病者，下泄为小便，皆精气不实于内，则小便数，瘦弱也。又肺为五脏华盖，若下有暖气蒸则肺润。若下冷极，则阳气不能升，故肺干则渴，易于否卦乾上坤下，阳无阴而不降，阴无阳而不升，上下不交，故成否也。譬如釜中有水，以火暖之，其釜若以板覆之，则暖气上腾，故板能润也。若无火力，水气不能上，此板则终不得润也。火力者，则是腰肾强盛也。常须暖补肾气，饮食得火力则润上而易消，亦免干渴也。故张仲景云：宜服肾气八味圆。此疾与脚气虽同为肾虚所致，其脚气始发于二、三月，盛于五、六月，衰于七、八月。凡消渴，始终发于七、八月，盛于十一月、十二月，衰于二、三月。其故何也？夫脚气，壅疾也。消渴，宣疾也。春夏阳气上，故壅疾发则宣疾愈。秋冬阳气下，故宣疾发则壅疾愈也。审此二者，疾可理也。犹如善为政者，宽以济猛，猛以济宽，随事制度尔。仲景云：足太阳者，是膀胱之经也。膀胱者，肾之腑。小便数，此为气盛，气盛则消谷，大便硬。衰则为消渴也。男子消渴，饮一斗，小便亦得一斗，宜八味肾气圆。

《医学传灯》（清·陈歧）

三消

《内经》曰：二阳结谓之消。东垣曰：二阳者，阳明也。手阳明大肠主津液，若热则目黄口渴，乃津液不足也。足阳明胃主血，若热则消谷善饥，血中伏火，乃血不足也。结谓热结也。虽有三消之分，其原皆本于胃。土者，万物所归，无所不有。凡煎炒炙煿，过饮醇酒，助其胃火，耗竭津液，传于气分，则为上消。传于血分，则为下消。若房事樽节，阴气未损者，燥热只在胃经，但见消谷善饥而已。上消其病在肺，舌上赤裂，大渴引饮。此因胃火先传于肺，心复继之。经云：心移热于肺，传为膈消。举其最重者而言，其实先由胃火而起也。中消其病在胃，善食而饥，自汗时出，大便坚硬，小便频数，亦有口干饮水者，较之上消下消为少耳。

《医法圆通》（清·郑钦安）

问曰：三消症起于何因？

答曰：消症生于厥阴，风木主气，盖以厥阴下木而上火，风火相煽，故生消渴诸症。消者化之速，如风前之烛，易于化烬。诸书称渴而多饮者为上消，为心包之火挟肝风而上刑于肺，肺金受克，不能资其化源，海枯水涸，不能上升，欲乞外水为援，故渴而多饮，古人用人参白虎汤以救之。心包之火挟肝风而刑于胃，胃中风火相煽，食入犹如转轮，食而易饥，故为中消，以调胃承气汤治之。心包之火挟肝风而搅动海水，肾气不能收摄，遂饮一溲二而为下消，以大剂麦味地黄汤治之。此皆对症之方，法可遵从。更有先天真火浮游于上，而成上消，浮游于中，而成中消，浮游于下，而成下消，即以辨阳虚诀辨之，法宜导龙归海，如潜阳、封髓二丹，或四逆、白通皆可酌用。查此病缘因风、火为本，厥阴风木在下，厥阴心包在上，风借火势，火借风威，激上激下，而消症从此生矣。但治其火，火熄而风亦熄；治其风，风散而火亦亡。推其至极，风即是气，气即是火，以一火字统之便了，即以一风字括之亦可。风字宜活着，一年六气，即是六风，佛家以风轮主持大世界，人之一呼一吸，便是风，离风人即死，人活风犹鱼之活水，鱼离水顷刻即死，学者须知。

《履霜集》（清·藏达德）

经曰：二阳结，为之消。二阳者，阳明也。手阳明大肠主津液，消则目黄、口干，乃津液不足也。足阳明胃主血，热则消谷易饥，血中伏火，乃血不足也。结者，结而润，燥热而渴，皆真水消耗所致。宜分三消而治之。上消者，肺也，多饮水而少食，小便如常。治宜以肺胃为急，麦冬、花粉、生甘草、生地、干葛、人参之类；然必由心有事，以致虚火上攻，以茯神安心，竹叶清火。能食而渴为实热，人参石膏汤；不能食而渴为虚热，白术散。中消者，胃也，善食易饥，自汗，大便硬，小便数黄赤。治宜甘辛降火，地连丸或猪肚丸。下消者，肾也。人之有肾，犹木之有根。因色欲过度，肾水虚衰，足膝痿弱，面黑，形瘦，耳焦，小便频数，稠浊如膏，较诸病为重。治宜壮水之主，则渴饮不思，六味丸。若元阳衰败，宜兼益火之原，八味丸或加减八味丸，盖无阳无以生阴也。

《医贯》曰：治消之法，无分上、中、下，总是下焦命门火不归原，游于肺则为上消，游于胃则为中消；先治肾为急，其间摄养失宜，刺火偏胜，惟六味、八味、加减八味丸，逐症而服，降其心火，滋其肾水，则渴自止。渴病愈，多发脑疽、背痈，宜预先服忍冬膏，黄酒下，可免。

《罗氏会约医镜》（清·罗国纲）

上消者，渴证也，随饮随渴，上焦之津液枯涸，其病在肺，而心脾阳明之火，皆能熏蒸而然，故又谓之膈消。中消者,中焦脾胃病也,多食善饥,而身日瘦,又谓之消中。下消者,下焦肾经病也,小便黄赤,或为淋浊,或如膏脂,面黑体瘦,又谓之肾消。此三消者,属火证也。然有实火者,以邪热之有余也;有虚火者,以真阴之不足也。若不辨虚实治之,则未有不误者矣。

凡三焦之火,多有病本于肾,而无不由乎命门。夫命门为水火之腑,水亏者,固能为消为渴,此肾中之阴虚也,宜用六味。火甚加黄柏、知母,或再加麦冬、五味。壮水清金以制火,人固有知之者;谓阳虚无火,亦能为消、为渴,则人不信。不知水不得火,是无阳不化,有降无升,所以饮水直入膀胱。而饮一溲二,以致泉源不滋而枯涸为病者,是皆真阳不足,火亏于下之消证也。知用桂附于滋阴药中,则水得火而温,如釜底加薪,而氤氲上顶矣。此生杀之微权,若不详明,再用苦寒以伐生气,则消者日甚,不能止矣。凡内伤劳病,有火亏不能归源,泛游于外,而为假热证者,亦宜知此,而用之乃妙。阅者宜深思之,不得忽过。

《辨证冰鉴》(清·陈士铎)

人有消渴症,气喘痰嗽,面红虚浮,口舌烂,喉肿痛,得水则解,每日饮水约一斗,人以为上消也,谁知肺消症乎?夫肺属金,金宜清肃,何火炽如此?乃心火刑之也。心火刑肺亦常也,竟成消渴者,何故?因肺为心火所焚,肺金干燥,肺又因肾水之虚,欲下顾肾,然肺既燥,自顾不遑,安得余津下润于肾乎?肺既无内水润肾,又恐肾水之涸,乃索外水以济之,肺得外水,救其本宫之炎,终不能得肾中之真水,肾得外水不受,而肾与膀胱为表里,肾即将外水传入膀胱,故饮水即溲也。人有消渴症,大渴恣饮,一饮数十碗,始觉少快,否则胸中嘈杂,如虫上钻,易饥,得食则渴减,饥则渴尤甚,人以为中消也,谁知胃消症乎?此症成于膏粱者居多、燔炙之物,肥甘之味,过于食饕,酿成内热,津液干涸,不得不求济于外水,水入胃中,不能游溢精气,上输于肺,肺又因胃火之炽,不能通调水道,于是合内外之水,兼并而下,饮一溲二,不但外水难化,而且平日素韫精水,竭绝尽输于下,较暴注暴泄为尤甚,此竭泽之火,不尽不止也,使肾水未乏,尚可治火,无如膏粱之人,肾水未有不乏者,保火之不燥干足矣,安望肾水之援乎?内外无制,必求外水相济,食入胃中止可解火于须臾,终不能生水于旦夕,又不得不仍求水,以救渴矣。人有消渴症,小便甚多,饮一斗,溲一斗,口吐清痰,投水中立化为水,面热唇红,口舌不峭,人以为下消也。谁知乃肾水泛上作消乎?夫肾水泛上,升于喉舌之间,宜乎不渴,何以渴甚之至此也?盖肾下寒之极,逼其火于上焦故作渴耳。此乃肾中龙雷之火也,一发而不可制,宜引而不宜逐,宜水中引之,不可于水中逐之也,此等消渴,张仲景曰气喘不能卧,不大渴,渴时必饮水,饮后即化为白沫,人以为下消也,谁知乃肾火上沸之消症乎?夫肾火,乃水中之火也,火生于水中,亦藏于水中,火无水不养,亦无水不藏,明是水之制火也,然水之不足,必火之有余,火有余则反胜水,火欺水不能制,于是越出肾宫,而上升咽喉口齿之间,火水原不能离者也,火既上升,水必随之上升矣,水即不欲上升,而釜底火燃,安得不沸腾哉!惟水涸以至沸腾,而烈火日炽,自成焦釜,不以外水济之得乎?然焦釜,沃之以水,仍沸腾而上,故如蟹沫耳。治法不必泻火,只补其水,自足以制阳光之热也。

《研经言》（清·莫文泉）

古今诸家言消渴者不一，要当以《金匮》为正。《金匮》首列厥阴病一条，是渴而不消；次列脾约症一条，是消而不渴；次列肾气症一条，是消渴并作。其旨以饮溲相较，而分为三，最为简当，犹霍乱之分但吐、但泻、吐泻并作为三也。其言饮一溲一者，乃较其出入之多寡，以出诊法也。推详其意，似有可以饮多溲少，饮少溲多，饮溲相当为三者，亦即就前三者而引申之也。其兼及能食便难者，乃旁参他证以为出治法也，并非三消必定如是。

《医宗己任编》（清·杨乘六）

三消之中，上中可治，下消最难治。然饮一溲未二，犹可治；饮一溲二，不可治矣。又三消久而小便不臭，反作甘气，在溺桶中涌沸，其病为重。更有浮在溺面如猪脂油溅在桶边，如柏烛泪，此精不禁而真元竭矣。然何以甘气为重？大抵水在天地与人身，皆有甘有咸。甘为生气，而咸为死气。小便本咸而反甘，是生气泄也，是脾气下陷入于肾也。土克水，故死也。有一种渴而恶甘，但饮茶为快者，属肾消。赵邯郸云：治消之法，无分上中下，先治肾为急。惟以六味、八味及加减八味，降其心火，滋其肾水，则消自止。然三消俱宜戒厚味酒面房劳。不守禁忌，虽药无功，重生者其知之。

《病机汇论》（清·沈朗仲）

三消皆本乎肾，《袖珍方》云：人之有肾，犹木之有根。故肾脏受病，必先形容憔悴，虽加以滋养不能润泽。故患消渴者，皆是肾经为病，由壮盛之时，不自保养，快情恣欲，饮酒无度，食脯炙磐石等药，遂使肾水枯竭，心火燔盛，三焦猛烈，五脏竭燥，由是渴利圣薨。

愚按消渴之病，古有上消、中消、下消之名，而肺胃肾分主焉，曰：上消属肺，中消属胃，下消属肾，是虽有三者之分，而其端总属阳明。余从《内经》《金匮》证人，非臆说，亦非创说也，请悉陈之。《内经》云：二阳结谓之消。夫二阳，阳明也，主变化水谷，灌溉五脏者也。结者，坚结之谓，阳明之土，取其柔沃，则敷布畅遂，而成生化之功。若燥火太过，损伤津液，则其土为燥土，而非沃土，为坚土而非柔土矣。至坚燥之极，结硬如石，不受水浸润，嘉言先生所谓：以水投石，水去而石自若，此妙喻也。夫胃土既结，则机缄穷而气化阻，饮虽入胃，不归气化，直趋水道而下，所谓游溢精气，输脾归肺，水精四布，五经并行者，不可得之数矣。夫胃既不能以水自滋，又不能以水上潮乎肺，所以水入虽多，渴终不解，而上消之病成矣。仲景云：趺阳脉浮而数，浮则为气，数则消谷而大坚，气盛则溲数，溲数则坚，坚数相搏，即为消渴。夫趺阳胃脉也，胃热炽盛，故能消谷。然但能消谷而不能分布津液，谷入虽多仅足以益坚土之势耳。且热气既盛，其身中津液尽为火热所逼，直趋而下。所以溲数，溲数而胃益坚，愈坚愈数，数愈坚，而消渴之病遂成。然则上消虽属于肺，而距不关乎胃耶？至于肾者，肺之子也，胃者肾之所不胜也，肺既无以滋养其子，胃且以其热传其所胜，且或以七情房室，损伤真阴，水虚不能胜火，任其燔灼，肾中所藏脂液尽消而下，所以小便频数浑浊有膏，胫瘦肌削，而下消之病成矣。嘉言亦曰：三消之病始于微而成于著，始于胃而极于肺肾，斯言先得我心矣。

　　至于治法，亦以专滋阳明为亟，阳明受滋，不下凌其肾，而肾以安，可生养其肺，而肺以肃，且肺肃则肾赖以生，水足则火因以熄，渴病焉有不愈者乎？但其浸灌滋润，必非旦夕所可已也，亦非平易浅近所可致也。古人有用承气汤下之，是亦直达阳明之法。盖胃已大坚，借下之力，不足以破其坚凝之势，但不宜制之太急，凡药过病所，转伤正气，亦不宜制大其服，恐过下伤阴，而燥结愈甚，嘉言所谓：九蒸大黄与甘草同用，则缓急互调；与人参合用，则攻补兼施。斯诚见到之言，后学所宜宗也，既下之后，即以大剂甘寒峻补其阴以滋燥土，继乃以六味地黄丸，滋其肾水，降其心火，火降水升，土气以柔，金气以清，渴斯愈矣，最忌苦寒之品，多用渎用，致坚结未开而胃气转伤，传为中满，寒中者有之。《内经》云：热病未已，寒病复起，此之谓与！

《医学衷中参西录》（清·张锡纯）

　　方书消证，分上消、中消、下消。谓上消口干舌燥，饮水不能解渴，系心移热于肺，或肺金本体自热不能生水。当用人参白虎汤；中消多食犹饥，系脾胃蕴有实热，当用调胃承气汤下之；下消谓饮一斗溲亦一斗，系相火虚衰，肾关不固，宜用八味肾气丸。

　　尝因化学悟出治消渴之理。今试以壶贮凉水置炉上，壶外即凝有水珠，恒至下滴。迨壶热则其水珠即无。盖炉心必有氢气上升，与空气中之氧气合，即能化水，着于凉水壶上，即可成珠下滴。迨壶热则所着之水，旋着旋即涸去，故又不见水。人腹中之气化壮旺，清阳之气息息上升，其中必挟有氢气上升，与自肺吸进之氧气相合，亦能化水，着予肺胞之上，而为津液。津液充足，自能不渴。若其肺体有热，有如炉上壶热，所着之水旋即涸去，此渴之所由来也。当治以清热润肺之品，若因心火热而烁肺者，更当用清心之药；若肺体非热，因腹中气化不升，氢气即不能上达于肺，与吸进之氧气相合而生水者，当用升补之药，补其气化，而导之上升，此拙拟玉液汤之义也。然氢气必随清阳上升，而清阳实生于人身之热力，犹炉心有火，而炉心始有氢气上升也。故消渴之证，恒有因脾胃湿寒、真火衰微者，此肾气丸所以用桂、附，而后世治消渴，亦有用干姜、白术者。尝治一少年，咽喉常常发干，饮水连连不能解渴，诊其脉微弱迟濡。投以四君子汤，加干姜、桂枝尖，一剂而渴止矣。又有湿热郁于中焦作渴者，苍柏二妙散、丹溪越鞠丸，皆可酌用。

第二章　消渴病治疗古今医案

第一节　消渴病古代医案

蒋问斋《问斋医案》

经以二阳结谓之消。手足阳明胃与大肠俱病。胃为水谷之海，大肠为传道之官，二经热结，运纳倍常，传道失度。渴多消上，饥甚消中。介乎中上之间，白虎、三黄加减主治。不至外发痈疽为顺。生石膏，白知母，川黄连，川黄柏，黄芩，细滑石，大麦冬，秋梨汁。

张聿青《张聿青医案》

【案例】 左，频渴引饮溲多。湿热内蕴，清津被耗，为膈消重症。煨石膏四钱，甜桔梗一钱，杏仁泥三钱，黑大豆四钱，黑山栀一钱，栝楼皮三钱，川贝母四钱，炒竹茹一钱，枇杷叶二片。

王旭高《王旭高临证医案》治消渴医案

【案例】 刘某，壮年，患有阳亢阴亏之证，主要原因是水不能战胜五火之气，进而燔灼而成三消之症，上消者则口干渴，中消则饥饿感明显，下消则小便多。治法当壮水以制阳亢。用生地黄、茯苓、知母、川连、花粉、麦冬、生石膏、五味子、生甘草、牡蛎等。

董凯钧《肘后偶钞》

【案例】 邬，五九，初夏入山买竹，逾月方回，历夏秋肌肉消铄，肥体忽成瘦躯，兼之两足痹痛，行步艰难。多地求医治疗，要么辨证为虚，要么辨证为湿，口服中药数十剂，后出现两目昏花，病情逐渐加重。有邻居告知说，我能治疗此病，故来诊治。经号脉，其六脉皆为洪实脉，而略带弦脉，因患者素体偏胖，经详细询问病史，患者自诉：年初进山中买竹，当时天气初热，出现烦渴喜饮等症状，到现在仍感口干舌燥，需时时饮水方能缓解症状，饮水过一阵就得小便，小便中有明显泡沫。半年来身体明显消瘦，古人所谓饮一溲二者，称为消渴病下消证，主要原因是由于亢阳所致，并不适合给予大寒的药物，所以治疗不见明显好转。

现给予中药川连一钱，石膏一两，黄芩一钱五分，黄柏一钱五分，知母一钱五分，熟地四钱，生地三钱，天冬二钱，麦冬二钱，龟板二钱，白芍一钱五分，甘草四分。经上方服用四剂后，患者燥渴症状明显好转，小便之中泡沫也有所减少，视物模糊症状也有好转，后又给予丸剂常服，将近半年后，上述症状皆消失。

薛生白《也是山人医案》治消渴医案

【案例一】 顾（四〇），因肺胃热邪交炽，表现为右脉数，

消渴而善饥，辨证属于中上消症，其病位在肺和胃，拟给予甘寒治消方治疗。用鲜生地一两二钱，阿胶三钱，粳米三钱，生石膏五钱，麦冬三钱，生甘草三分，知母二钱。

【案例二】 叶（四八），肺胃交炽，频渴易饥，玉女煎加引。鲜生地一两，麦冬三钱，粳米三钱，生石膏五钱，牛膝三钱，生甘草三分，知母一钱五分。

费伯雄《费伯雄医案医话》治消渴医案

【案例一】 某，三阴亏损，虚火上升，内热口渴，神疲乏力，久成上消。育阴清降。南沙参，石斛，石决明，茯神，麦冬，知母，生草，生地，白芍，丹皮，象贝，杏仁，青皮，甘蔗。

【案例二】 某，肝风厥阴，上冲犯胃，为中消。石膏，知母，川石斛，花粉，生地，阿胶，生甘草，生白芍，枣仁，麦冬。

王燕昌《王氏医存》治消渴医案

【案例】 一老妇，温病初愈，食新麦蒸饼数日，但觉饥甚，口不绝食，腹仍饥也。每日食米二升，而无大便，惟呼食来也。诊得右关沉弦。此由病后新麦食早，积热于脾，成消食病。用石膏一两，白芍一两，知母、黄芩、生地、胡黄连、胆草各二钱，两剂愈。复用白虎汤数剂。

柳宝诒《柳选四家医案·评选环溪草堂医案三卷》治消渴医案

【案例】 患消渴有三消之分，上消者口渴，中消者饥，下消者则小便多，并见形体消瘦，常伴有怕热症状，如若年龄很小时就发病的，多是由于先天不足引起。可以给予如下方剂治疗：生地，麦冬，花粉，茯苓，五味子，北沙参，知母，石膏，甘草，牡蛎，川连。

贺季衡《贺季衡医案》治消渴医案

【案例一】 王男，去冬齿痛，今春渴饮无度，小水极多，大便秘结，入夜烧热，及晨甫退，多食善饥，脉沉细、重取弦疾，舌红苔浮。此肾阴大亏，热结于胃之据。徒恃清补，其热无由解化，先宜滋水凉胃，用玉女煎法主之。

大熟地五钱，肥知母一钱五分，大龟板八钱（先煎），北沙参四钱，生石膏五钱（先煎），云神四钱，川石斛四钱，大麦冬二钱，粉丹皮一钱五分，元参心四钱，东海夫人三钱。

二诊：迭进玉女煎加味，口渴大减，夜热亦清，小水渐少，大腑渐调，善饥亦折，舌质渐泽，脉数渐平。可见积热大退，惟肾阴未复耳。转以滋水生阴为事。

生熟地各五钱，北沙参四钱，大龟板八钱，先煎。大麦冬二钱，云神四钱，玉露霜三钱，川石斛四钱，肥知母一钱五分，粉丹皮一钱五分，女贞子四钱，玄参心四钱，东海夫人三钱。

【案例二】 张某，男性，患饮一溲二有半年多，辨证为下消，现出现身体日渐消瘦，饮食无明显变化，切脉表现为弦、数而沉，两关脉略带滑，左尺脉濡缓，口唇红舌淡红苔白。给予生熟地各六钱，川黄柏二钱（盐水炒），净萸肉二钱（盐水炒），泽泻二钱，知母二钱，川石斛三钱，茯神三钱，煅牡蛎六钱（先煎），沙苑子三钱（盐水炒），丹皮二钱（盐水炒），黑料豆五钱（盐水炒）。

二诊：按照王太补"壮水之主，以制阳光"的治疗方法，进行治疗后，患者症状明显减轻，拟给予膏方口服以善后。

用方如下：西洋参一两五钱，生熟地各三两，北沙参三两，潼沙苑子二两，黑料豆三两，大麦冬二两，粉丹皮二两，净萸肉二两（盐水炒），女贞子三两，川石斛三两，云茯神三两，川黄柏二两（盐水炒），煅牡蛎四两（先煎），菟丝子三两（盐水炒）。

鱼鳔胶二两烊化，再入白蜜半斤收膏。

三诊：口渴多饮症状明显减轻，患者体重有所恢复，守上方服用半年明显好转。

喻嘉言《续名医类案》治消渴医案

【案例】 喻嘉言曰：有一位好朋友患消渴病后，口渴不太明显，出现的症状是情绪急躁易怒，四肢乏困无力。给予白茯苓丸方治疗，具体用药如下：白茯苓、熟地、人参、覆盆子、栝楼根、元参各一两二钱，黄连、石斛、蛇床子各八钱，鸡胵二十具，微炒后研为末，做成蜜丸如梧桐子大，进食前用磁石汤冲下三十丸，内犀角。有其他医生问道：肾病以黄连和犀角治疗心，这不是会加重病情吗？我的回答是：肾是胃的关口，胃热可以下传到肾，则会引起关口大门敞开，心中阳热之火，就可以直降到肾，造成火热之邪灼肾，引起燥热之变。我使用犀角、黄连二味药，可以治疗下降之阳热之气，有什么不可以吗？服之果效。

任贤斗《瞻山医案》治消渴医案

【案例一】 蒋佳文，年四十余，消渴善饥，曾服寒凉泻火，数剂不效。观其面色暗滞，是血虚不华于色也；肌体平削，是津液不充于肉也：脉大五至，是火盛也，明是阴虚火盛之病。其人体色赤，性不饮酒，此阴由何致虚乎？细问其从前大汗泄否？有梦泄淋遗否？被云前两月起，每夜梦遗二三次不等，月余后，由此每下半夜口渴善饥。余曰：口渴者，上消属肺，善饥者，中消属脾，皆实火也，然上中二焦火盛，由于下焦之阴虚也，阴虚由遗精盗汗之所致也。予玉女煎，五剂渴饥减半，再服五剂不见大效，乃减寒凉，用甘纯养阴之品，投小营煎，得大效，十余剂诸症悉除。

【案例二】 李光南，口渴善饥，食已又饥，尿黄浊如膏，便尿时尿桶堆泡一二寸，臊腥不堪闻，四肢疲软，头低少神，年逾七旬。诸医皆云年老虚弱，投芪、术补药，病反剧，诊脉洪大，舌色如新瓦，余曰：此实火病也，病名三消，上消消渴，中消消谷，下消消肾。脉洪者，火盛之脉也；舌灰黑者，火盛成炭之象也；四肢疲软及头低者，火盛则筋软也；少神者，热盛神昏也。前进补药实大误矣，急宜泻南补北，或可挽回，乃用麦冬、石膏、石斛、生地、玄参之类。服三剂，尿略清，腥臊减，惟舌色未转，病者即欲更服补药，不思因前误补致伏火内炎。余曰清凉无效，何即更方，必待舌转红润，可进滋阴补肾之药，今舌未转红，乃火势尚未退，若弃清凉而用甘温，必致坏事。病者多疑少信，服至七八剂，舌亦略转红润，方才见效。适逢某医至，云此病大虚，病者信之，即用熟地、枣皮、附、桂等，服数剂而剧，复用余方始安。

薛立斋《薛立斋医案》治消渴医案

【案例一】 沈大尹，时不时出现发热症状，每天饮冰水好几碗，在外求医，医者给予寒性药剂二剂口服后，便出现发热口渴症状更加加重。形体日渐消瘦，号其脉尺脉洪大而数，时时会出现无力的表现。王太仆曾指出说：该发热之病却表现出不热的证候，主要原因是体内火热不足；该有寒的疾病却表现不出寒的证候，是因为体内水不足。又说出现寒热往来，也是无火的表现。出现时作时止的，也是水不足的表现。治疗方法应给予补肾，用加减八味丸进行治疗，用不了多长时间就会病愈。

【案例二】 一患者患病。出现小便色赤而频数，伴有口干口渴，咯吐痰液黏稠，号其脉，表现为右侧寸关脉数而有力。辨证此证属于脾肺积热，而热移于膀胱之病证，治疗用清肺饮调理脾肺，然后再给予滋肾丸、六味丸以滋肾水。过了十几天就痊愈了。

【案例三】 一男子，因明显口干渴，每天饮水好多碗，到冬天几个月也不见口渴减轻。求医于薛立斋，给予口服加减八味丸治疗后，明显见效。另一男子也患此类疾病，治疗也用以前的方法，因为肉桂性热，就给予加用知母、黄柏等药，治疗后却出现口干渴不见明显好转，却又出现背部发疽，最后导致早夭。又有一男子也是患这种疾病，身体出现日渐消瘦，给予同样的治疗方法，口干渴明显减轻，喝了不多时日的药物就好了，再服了几剂后身体又恢复到以前的壮实。所以说肉桂者，是肾经之主药。第一个患者是因为肾经虚火上炎，无法制约而发病，使用肉桂治疗可以起到引诸药下行以补益之，正所谓引火归原，所以治疗效果明显。又有一个男子脚面生疽，疽经治疗好转后，出现口干渴，给予加减八味丸去肉桂加减治疗后，好转。又有一位富商，身体明显肥胖，平素口干渴明显，每天饮水多碗，面部生了一个疥疮，在外求医，使用消毒药口服后出现疥疮破溃而不愈，号脉发现尺脉数，口干渴也不见好转。现在正值深秋时节，出现此类脉象，是因为火气旺盛而水液干涸之象也，治疗须口服加减八味丸，以起到补肾水而制心火的作用，才能免除发生疽毒的变证。这位患者不相信我所说的，到第二年夏天，果然脚上又发生疽疮，号脉见脉数，按之却涩而无力，足部竟然溃烂坏死，最终此患者死于此疾。

又有一男子身体特别壮实，却没有生育后代，经常口服附子等药物治疗，出现口干作渴，左侧足大趾出现疽疮，颜色暗紫却不痛，号脉发现脉数而伴涩，最终却因此疾而死亡。临床上出现背部生痈疽，若肿痛伴颜色色红，这是水不足而火旺盛的表现，这种情况尚可以医治。如果出现颜色黑或暗紫，是火邪极盛而似水之象也，这是由于肾水已耗竭，精气已衰惫的表现，所以就没有办法治愈了。《外科精要》云："凡病疽疾之人，多有既安之后，忽发渴疾而不救者，十有八九。疽疾将安，而渴疾已作，宜服加减八味丸。既安之后，而渴疾未见，宜先服之，以防其未然。"

尤怡《静香楼医案》治消渴医案

【案例一】 两尺软弱，根本不固，小便浑浊。病在肾藏，久久不愈，则成下消。六味丸加天冬、麦冬、枸杞子、五味子。

怡按：方法稳切。

【案例二】 身体壮实高大，号脉却细小而缓。临床上出现阳气向外发泄的人，看外表好像阳气有余，实际则表现为内有不足。具体为水谷之气，不能得到阳气的温运，导致酿湿邪，湿热下注而为化生浊病，已经有三四年的时间了。气虚下陷则采用宜升举阳气的办法，这就不能和少壮阴火自灼之病相提并论了。

处方如下：菟丝子、茯苓、黄连、车前子、韭子、蒺藜、覆盆子、蛇床子等药物，黄鱼骨捣丸，每服六钱。

怡按：此证当以脾土为主，但予温养下元，尚非节源清流之道。

刘子维《圣余医案诠解》治消渴医案

【案例】 治疗夏其的父亲，小便量多，不想进食，大便稀溏，次数增多，每天九至十一时，口渴症状明显加重，需要大量喝热水，只要水稍温饮下，就会出现心中不安、神疲乏力，舌苔呈黑黄色。

治疗给予：杜仲二两，制附片一两，破故纸四钱，枸杞子四钱，益智仁四钱，白术六钱，覆盆子四钱，五味子三钱，上桂二钱，金樱子四钱，菟丝子三钱，三付。

三付服毕，又方：干姜三钱，官桂二钱，熟地三钱，狗脊四钱，制附片一两，五味子三钱，白术二两，白芍五钱，沙参六钱，丹皮一钱，胡芦巴五钱。

五付服毕，此病愈七八分。

又方：西洋参二钱，阿胶四钱，黄芪二两，桂枝三钱，香附二钱，柏子仁三钱，沙蒺藜五钱，荔核四钱，砂仁二钱，生白术一两，枯芩二钱，黑豆一两。

三付，服此痊愈。

陆养愚《续名医类案》治消渴医案

【案例】 陆养愚治疗两广知府陈公，其已近古稀之年，而且有多位小妾，长期嗜酒成性，忽然出现口甘渴，喝茶水较多，并且喜欢喝热饮，伴见小便量多，夜尿频数，大便秘结，必须使用口服蜂蜜才能解下，每天数次，下半身软弱无力，饮食量明显减少，明显消瘦，多处求医，均给予生津润燥清凉的药物。号脉发现：轻按数大而空虚，沉按显得更无力，然后告知：此病证当以温补为法，不可过用清凉之剂。问道：消渴病本属于热病，而先生则用温补之法进行治疗，是什么道理？先生回答说：古代医学经典所谓脉至而从，按之不鼓，是诸阳皆没有的表现，现在您的脉象表现为数大而无力，正是所谓的从而不鼓，是没有阳脉的具体表现。从您的症状方面看，口干渴而喜欢喝热饮，便秘而又小便偏多，都是阳虚之盛的表现。问道：先生是要用理中汤、参附汤之类的方剂吗？回答说：我所说的温补是温补下焦，而不是中焦和上焦。古代文献所言："阳所从阴而起也。"又说："肾为气产生的根原。现在患病是因为肾水衰竭，失去了生化之原，导致阳气不生，则出现阴液不长。"津液匮乏而不能上蒸以出，故出现口干渴而多饮，下焦燥热而失去滋润，尿液则失去约束而出现频多的表现，大肠不能转输精微而便秘，饮食量明显减少，人则出现消瘦的症状，都是由于肾阳不足所造成的。您在没有患病时就出现痿弱之症，是肾气衰竭的具体表现。在痿弱症发病之后，虽然阳气欲竭而尚可以治疗。听我言后，他虽心情不悦，但还是相信我所说的，遂委托我为其诊治。然后我就给予八味丸加减治疗，加益智仁，煎人参膏后做成糊丸。每次口服五钱，用白开水送下，日服三次，过几天后小便明显减少，十几天后日小便竟和平日一样了。后告知其口渴仍明显，食之无味，大便尚干燥，给予升麻一钱五分，人参、黄芪各四钱，每日一次，煎汤送丸药口服。在口服数剂后，患者口渴顿止，吃东西也变得津津有味，又口服十几天后所有症状都消失了。

不用蜜导矣。

汪逢春《泊庐医案》治消渴医案

【案例】 许左，四十八岁，一月二十六日。陡然形瘦，面黄，口渴，舌本发木，夜间小溲频数，两腿酸软。病乃消渴，由浅入深，亟以《金匮》法加味。

党参五钱，枳壳一钱，白术三钱同炒，全栝楼五钱，麸炒白术三钱，焦麦芽四钱，南沙参三钱，块滑石五钱（布包），陈莱菔缨一两（布包），丝瓜络三钱，肥玉竹三钱，瞿麦穗三钱，肥知母五钱（盐水炒）。

猪胰子二个，用料酒洗净，煎汤代水。

二诊（一月二十八日）：药后小溲渐爽，渴饮不已；昨夜咳嗽颇剧，两耳鸣响，舌苔黄厚，口味作苦，两脉细数。消渴重症，治之非易，拟再以前法加味。

潞党参五钱，枳壳一钱，白术三钱同炒，全栝楼一两，瞿麦穗三钱，川贝母四钱，南沙参四钱，鲜枇杷叶三钱，冬瓜子皮各四钱，苦杏仁四钱（去皮尖），肥玉竹四钱（盐水炒），块滑石五钱（布包），陈莱菔缨三钱，新会皮一钱，赤苓皮四钱，丝瓜络三钱，嫩桑枝五钱。

猪胰二个，用料酒洗净，煎汤代水。

谢映庐《得心集医案》治消渴医案

【案例】 林寿之子，年三岁，素体脾胃素虚，今年夏天突发发热伴口干渴。所有为其医治的医生不知道发热的原因是脾虚而引起，错误地投用治疗外感的药物，使得其发热症状更加明显，口渴症状更加加重，并出现小便多，大便秘结，解大便困难。换了一位医生又不知道小便频数造成津液已泄、导致津液匮乏，出现大便艰涩难下的道理，又错误地给予破气润肠通便之药，等到泄泻数次以后，便出现肌肉消瘦明显，面色和口唇俱白，舌面光洁如镜，饮水更是没有节制，小便明显增多，甚至出现饮一溲二的情况，特别喜欢吃酸性的食物。紧急求我进行诊治。我诊疗后说：这是属于消渴病的证候，全身的肌肉血脉之中的津液，都从二便消耗排泄，而出现口明显干渴的症状，如果不治疗其消，根本无法治疗其口渴之症，而且还会出现多种并发症，最终导致阴阳两损，历代医家也无法医治，我又哪里能当此大任。好的一点是：患儿两目仍精彩有神，说话声音尚响亮，也许生机就在此。但不知道能否死马当作活马医，让我尽心医治。说：特别相信先生医治。于是就根据病情情况开具一方，此方有阴阳两补之意，并在其中加入涩精秘气之药，连续服用三十余剂后病愈。在这之后，数症皆逐渐好转，消渴病导致的泄泻，所有医生都习惯用滋火之方。但经过我的治疗，都是使用如此治疗方法进行加减治疗，都能使疾病痊愈。我用此方：熟地、人参、黄芪、枸杞、白术、牡蛎、五味子、菟丝、肉桂、龙骨、附子、桑螵蛸。

林佩琴《类证治裁》治消渴医案

【案例】 朱某，男，口干渴饮水多，白天黑夜无度，从夏天一直到冬天，查阅其所服用的方剂，寒性热性药都吃了，但没有一个是有效的。现如今表现为饮一泄一，口干渴并伴有饥饿感明显，胃中嘈杂，依此辨证为肾阴耗竭于下，虚火燔灼于上的证候，脉象表现为沉迟之脉。沉脉者为脏腑阴受损的表现，迟脉则是热极反有寒象的表现。考虑到壮火消耗损伤肾阴，肾阴之液即将干涸，身体必将饮水以自救。现已经成为下消之证，除了滋肾阴以生化源，就没有其他治疗方法了，我仿照易简地黄饮子进行加减治疗，方药给予生地黄、熟地黄、麦冬、石斛、人参、花粉、阿胶、甘草等药物，口服之后，明显起效。又让其口服六味地黄丸去泽泻、茯苓，加女贞子、枸杞子、猪脊髓、龟胶、五味子，得以恢复正常。

方耕霞《倚云轩医案医话集》治消渴医案

【案例一】 冯某，男，中年，症见：口干渴而多饮，小便浑浊如油脂，进食多而容易饥，根据患者表现，诊断为：消渴病，主要是因火不归元所引起。我使用《金匮》肾气汤去车前子，加麦冬和肉苁蓉进行治疗。

二诊：仍感口干明显，则用《金匮》肾气丸去泽泻、肉桂、车前子，加肉苁蓉、石斛、麦冬、葛根治疗。

三诊：病情较前好转，给予枸杞子，巴戟天，菟丝子，附子，炒熟地黄，肉桂，牛膝，五味子，山药，覆盆子等药物治疗。

【案例二】 丁，渴饮溺浑，三消已得其二。脉浮弱，故治肺胃。大生地，萸肉，山药，茯苓，知母，鲜沙参，丹皮，泽泻，黄芪，麦冬。

二诊：原消渴症之由于气化之不能上滋其肺耳。仲景故以肾气汤养水中之火，以助化气之源：姑遵其法。予肾气汤加麦冬、枸杞子。

三诊：进肾气汤养水中之火，使其气化上腾。略臻小效，且仍其法。附子，肉桂，山药，茯苓，枸杞子，麦冬，熟地，山萸肉，丹皮，牛膝，泽泻，知母。

沈鲁珍《沈氏医案》治消渴医案

【案例】 崇明沈尚其，三消之症不一，有火衰不能蒸其津液上腾，小便清白而味甘者。昔汉武帝患此，张仲景以八味地黄丸治之。今尚其正是此症，服药已稍愈，惟口内干燥，小便如膏，足痿乏力，乃虚火上炎，肺金受灼，《内经》所谓诸痿皆属于肺热。脉息虚大，理宜生脉散治水之上源，八味丸补火为要。

煎方：人参、五味子、麦冬、玉竹、黄芪、金石斛、生地、天冬、莲子。

丸方：熟地、山萸肉、山药、泽泻、茯苓、丹皮、天冬、麦冬、肉桂、附子。

齐秉慧《齐有堂医案》治消渴医案

【案例】 齐有堂曾经治疗一位贵人，患疟病还未完全康复，而出现口渴大作，一天需饮水好多升才能缓解口渴症状。我给予口服加减八味地黄汤治疗，好多医者都笑着说，这类药如果能止口渴，我们这一辈子将不再从医。他们治疗此类病证皆采用紫苏、木瓜、乌梅、茯苓等百药煎中的生津止渴之药治疗，治疗之后反而出现口干渴加重，给予口服若干剂之后，一点效果都没有，迫不得已就使用我提到的方剂，接连口服三天后口干渴就消失了。因为相信我的诊断就坚持服用一段时间后，口干渴的疾病就再未发作过。用这类药物治疗此病，并不是我自己的经验，其实是有本源薛氏家藏书中，多次使用都有很好的治疗效果，经常服用还能使人神清气爽，让人皮肤很有光泽，并且耳聪目明。方内所使用的五味子效果最为神奇，使用可以达到补肾水降心气的效果；其肉桂一味不能随意去了，如果去了肉桂，则服后就无那么明显的效果了。

李铎《医案偶存》治消渴医案

【案例】 高玉傅，余良友也。形肥嗜酒，患肾消三年，屡以八味地黄丸加减及白茯苓丸、燕窝之类，已获小愈。然每值冬腊烦劳忧煎，至春二三月必复发，发时头顶巅痛，形容憔悴，善饥脚软，年甚一年。余以病发于阴，是肾之真水不足，是以前方果效。惜愈后不慎调理，乙卯冬，复来就医。见其肌肉消削，深为骇虑，及诊其脉，洪数无伦，势成不治之证。勉宗《内经》热淫所胜，治以咸寒，佐以苦甘之旨，用参须、石膏、石斛、黄连、知母、麦冬、甘草等味，并告以此番病发于阳。发于阳者，非石膏、黄连、知母无以折其狂妄之火，非参、麦、石斛、甘草无以扶其元气而生津止渴，方虽寒凉，而其仍有维持之力，仅可多服，毋庸疑虑。服至三四十剂后，或觉太凉，则以五味、地黄易石膏、黄连，必臻其效。次年丙辰春，遭兵变，余避乱回里，居山三载，复出浒湾，知玉傅已死。晤其子兆魁，备述服君所定之方，幸延年两载，讵丁巳夏间病发，遍求良方，并无灵验。父在病中，日望公来，且尝疾呼：公来救我。临终时犹言：李某不来，吾命休矣。呜呼！承公相信之笃，怀旧之深，乃不及一面而永诀，殊可伤也。窃思下消之病，本属难治，余为三十载良友，研究病情，识其病发于阴，用药虽殊，用意则一耳。且同一证也，阴阳相反，如同水炭，如治不得法，能保共六年之久乎？人之寿算虽由数定，而病已轻重，业医者可不究心欤？

朱丹溪《丹溪心法》治消渴医案

【案例一】 一孕妇当盛夏渴思水，与四物汤加黄芩、陈皮、生甘草、木通数帖愈。白藕汁膏：黄连末、生地汁、牛乳汁、白莲藕汁（各一斤），上将诸汁，慢火熬膏，入连末和丸，每服二三十丸，温水下，日服数次。缫丝汤：天花粉、芦根汁、淡竹茹、麦门冬、知母、牛乳，皆消渴之要药也。

【案例二】 治一姓徐的患者，年龄四十余岁，出现口干、小便频数，春天快结束时发病，夏天来求我医治。诊其双手脉搏，左侧略涩，右侧略数而力量不足，重取则表现出大而稍有力，左侧稍沉略弱，涩滞之象多于右侧，两侧尺脉皆表现为力量不足，分析其产生的原因为长期饮食肥甘味厚而生热，正所谓痰热内生。禁止其服用肥甘厚味，并给予降火以清金、抑肝以补脾的治疗方法，给予口服三消丸十粒，左金和阿魏丸各五粒，以姜汤服下，一天服六次。又给予四物汤加人参、五味子、麦冬、白术、陈皮、生甘草，水煎服，一日服三次，于丸药间服。

过了一、二日后，患者自觉神清气爽，小便也减少了三分之二，口干明显减轻。

余听鸿《余听鸿医案》治消渴医案

【案例】 常熟南门大街衣店有某成衣，因暑湿痊愈后，经王简修专于温补，服鹿角、巴戟天、参、术、附、桂之类数十剂，又将前方加参、芪、枸杞子、杜仲等大剂膏滋药一料，胃气甚强，一日能啖饭十八九中碗，约米二三升，身体丰肥，面色黯黑，大便燥结，小便黄赤，临卧食饭三四碗，至明晨又饥，已有一年。就诊于余，问其病由，因述始末，为啖饭太多，欲胃纳减少耳。余曰：此乃胃热杀谷，痰火盘踞其中，当以大剂甘凉清肺胃、豁痰热。此病为缓证，当以缓剂治之。温补聚热而成消，故消而不渴也。不须服药，每日服梨汁，蔗浆三中碗，大约以一斤半为度。服三四日，腹即作泻，泻出红水甚多，且热甚。连服连泻十余日，胃纳少减，再减梨汁、蔗浆一碗。又服十余日，连泻十余日，啖饭只有十余碗矣。余曰：以每日三餐，约一餐三碗，可止服。至月余，所啖每日不过八九碗矣。所以甘凉缓治之法，虽轻而不伤胃气，此等处不可不知。余亦从费伯雄先生食参目盲案中悟出耳。

丁甘仁《丁甘仁医案》之消渴医案

【案例】 尹左，来诊时号其脉左侧三部皆弦而数，右侧三部俱滑而数，太溪脉表现为细弱，趺阳脉表现为濡数。现症见：饮食无进入后不能充实肌肉，伴神疲乏力、自汗、夜间盗汗、头眩、眼花等症状。辨证分析此证发生皆因阴液亏耗，导致水不能涵木，使肝阳上扰，使得心神不得安宁，继而出现虚阳逼迫津液外泄，表现为出汗多，消耗胃阴，使胃阴损耗则消谷易饥。头面部烘热，出汗后怕冷，是脉内之气虚失于内守，脉外之气虚而失于外护所引起的。治疗此病证则采用养肺阴而柔肝木，清胃阳而宁心神的方法，使得机体阴平阳秘，水升火降，水火既济，才能达到最好的治疗效果。用方如下：生地黄六钱、生白芍三钱，天花粉四钱，川贝母三钱，茯神二钱，潼蒺藜三钱，浮小麦三钱，煅牡蛎五钱，女贞子三钱，玉竹三钱，五味子一钱。

张锡纯《医学衷中参西录》治消渴医案

【案例】 李某某，年二十六岁，患中气下陷而兼消食之证。

病因： 二年前，患者时常出现呼吸短气的症状，未引起注意。后因为学校学习压力较大，劳伤心神而出现短气症状日益加重，并且感觉食量明显增加，因逐渐发展成为消食之证。

证候： 呼吸的过程中，自觉吸气容易，呼气时比较费力，每当夜间一点钟左右，就会感觉到气不能接续，必须披衣服坐起来后才能使症状缓解，稍休息一段时间后，呼吸就会稍感顺畅，才能再睡。一昼夜时间当中，需要进食四次，仍感觉饥饿，饥饿时如果不能及时进食，就会感觉到心慌气短。而且常常会感觉到心中发热，伴有大便干燥难以解出，小便色赤而量少，为其号脉表现为：脉象浮取无力，沉取则稍实，至数不齐，伴稍迟。

诊断： 引起这种疾病发生的原因主要是：胸中之大气下陷，伴有伏气化热而成为消食证。诊断为大气下陷者，是因为脉象浮取无力，诊断为伏气化热者，是因为其脉象沉取则稍实。如果胃中有热，就会表现为消化功能增强，此患者所患疾病为大气下陷之证，他的胃气也会随之发生下降，会出现多食的症状。如今患大气下陷之证，又兼伏气化热，热邪侵入胃中，所以每天进食四次仍感饥饿。治疗此病则采用升补其胸中之大气，再合用寒凉之品，以清其伏气所化之火，合并治疗，就会使气短难以接续之证和消食证同时治愈。

所用处方： 生黄芪二两，生石膏八钱，天花粉六钱，升麻二钱，柴胡二钱，知母四钱，玄参四钱，甘草一钱。共煎汤一大碗，分二次温服。

复诊： 以上药口服七剂，短气症状有明显好转，发热症状和消食也有所减轻，遂即给予原方稍作加减后再服七剂。

处方： 生黄芪一两二钱，天花粉六钱，知母六钱，葛根三钱、牡丹皮三钱，玄参五钱，萸肉三钱，升麻二钱，柴胡三钱，甘草二钱。共煎汤一大碗，分两次温服。

罗谦甫治消渴医案

【案例】 治疗韩姓患者，其年过六十有余，患消渴病，入冬后患者反而出现燥热难忍的症状，必须裸露后，用冰水喷其胸部及腋下才会感觉舒服。每天都要进食好几次的肉和面食，过一会就会感到特别饥饿，出现这种症状已经有好几个月了。罗谦甫为其号脉发现：脉象沉细而疾速，告知其将不久于人世。他的儿子即刻哭诉说：我父亲病情确实危重，希望先生能尽心救治，即便是不能治好，我父亲也死而无憾了。罗说：消渴致病，所叫的名称不一样，有的情况叫食㑊、有的情况叫消中、有的情况叫宜疾，这是因为长期进食肥甘厚味所造成的。阳明容易化生燥火，津液不能得到及时化生，就会出现自汗伴小便频数的症状，表现为饮进一份水，排出二份小便，胃中有热则消谷而容易产生饥饿感，进食量多，但人却明显消瘦。王叔和曾经说：进食多，仍然感到饥饿明显，是虚证的表现。他的这种病症，仲景所谓春夏剧，秋冬瘥，时制故也。你的父亲在本来好转之时却出现病情明显加重，这是肾水已经干涸，肾水不能制约心火，而独旺，称为真强，是孤阳绝阴者也。并且人的身体为主，天气的变化为客，像现在这样天气虽然大寒，但却不能制约其体内之热，更何况是药物呢。所以说给他治疗，只不过是徒劳而已。说完就回去了，没有过几天患者就去世了。

程从周治消渴医案

【案例】 汪姓患者，年近四十，平素身体偏瘦，面色发黄，正值家道中落，在家中任劳任怨，时常出现肝气郁结，导致内热而出现口干渴，每次都要饮冷水一二碗才能缓解，尽管是冬月严寒之日，从来没有间断过，多的时候要一次饮下好几碗。表现为身体日渐消瘦，饮食物逐渐减少，如果强制不让其喝水，则会表现为体内火热，甚至出现夜间发热明显加重。脉象表现为六脉或数或微，看上去表现为阴虚。我初次为其诊治，认为是血虚导致津液不足之症，就使用壮水之主，以镇阳光的方法，而滋养其化生之源，服用后却没有明显的效果。后来，我详细诊查，并认真分析，才发现此患者所患之证为脾胃亏虚，中气不足。正所谓："饮食入胃，游溢精气，上输于脾，脾气散精，上归于肺，通调水道，下输膀胱。"现今脾虚而不能运化水谷精微，脾土虚而不能生肺金，肺金亏虚亦不能生肾之水，内火燔灼，故需要引外水以自救耳。此患者虽然肾水不足，而产生这些的根本原因却在脾，如果治疗则用：人参、黄芪、茯苓、白术、五味子、当归、白芍、麦冬、炙草、陈皮，治疗一段时间后，患者各种症状均消失，而绝不思水矣。

第二节　近现代医案

孔伯华《孔伯华医案》

【案例一】 李某，男，九月初一日初诊。经西医检查诊断为糖尿病。阴虚肝热并重，口渴喜饮，小搜频短，脉象弦滑而数，宜清疏以滋化。

生石膏八钱（先煎），旋覆花三钱（布包），代赭石三钱，元参一两（秋后水炒），盐川柏三钱，炒丹皮二钱，鲜苇根二两，川草薢四钱，猪苓三钱，杜仲炭三钱，桑寄生六钱，泽泻三钱，莲子心二钱，竹茹四钱，藕二两。

二诊：九月初四日。连服前方药，口渴渐轻，大便秘，上方再加郁李仁二钱，栝楼一两，大生地一两，九节菖蒲二钱。

施今墨《施今墨临床经验集》

【案例一】 马某，男性，36岁。患有糖尿病4年，现症见：口干渴而多饮水，小便频数，易饥，近几年来形体逐渐消瘦，牙龈时常肿痛，并伴有牙龈出血，偶有化脓的情况，平日自觉手足心及周身发热；舌质暗红，少苔，脉沉细。辨证：根据患者有口干渴多饮、易饥、小便频数的症状，明确诊断为消渴病，三消俱有，治疗给予滋阴清热，兼活血化瘀之法。处方如下：

生熟地各15g，丹皮12g，石斛12g，麦冬10g，丹参20g，栝楼根20g，知母12g，生石膏30g（先煎），白蒺藜9g，沙蒺藜9g，淮山药20g，五味子9g。

二诊：上方连服7剂，诸症稍有减轻，烦热亦未现，现大便稍干燥，继续给予前方加减治疗。处方如下：

生黄芪30g，生熟地各12g，淮山药20g，石斛10g，白蒺藜10g，栝楼根20g，沙蒺藜10g，鸡内金15g，五味子10g，党参15g，生石膏30g（先煎）。

【案例二】 赵某某，男性，65岁，身体偏胖，平素精力充沛，近2个月以来，身体明显消瘦，体重减轻十余斤，自觉神疲乏力，口干多饮，每天半夜口干渴而醒，需大量饮水后才可安睡，尿量明显增多，夜间需起夜3~4次，稍一活动便出现大量出汗，食欲明显减退；舌质红苔干糙，脉虚数无力。辨证立法：根据患者临床表现，患者病属消渴病之下消，脾阳亏虚则易出汗，小便多、出汗多导致津液受损则口干渴多饮。患者年近古稀，脾胃功能明显减弱，饮食量少，致日渐消瘦，神疲乏力，脉象虚数无力，辨证属气阴两虚，治疗以益气养阴，生津止渴为法，兼助消化。处方如下：

生黄芪30g，党参15g，白术20g，鸡内金15g，炒麦芽各15g，天花粉15g，玄参10g，生石膏30g（先煎），佩兰叶10g，石斛8g，葛根20g，麦冬10g，五味子10g，生白果10枚。

服上方7剂后，患者症状明显减轻，继续守方服药一月余，患者明显好转。

【案例三】 马某，男性，62岁，患者于10余年前出现口干、多饮、多尿等症状，曾经在多地求医，均明确诊断为糖尿病，上述症状时好时重，近年来又出现血压明显增高，并伴有视物模糊等症状，大便干结难解，4~5日一行，尿糖检测为（+++）。舌质暗红，少苔，脉弦沉细。辨证：此患者患糖尿病时间已久，并伴有血压增高，辨证是属肾阴亏虚，日久引起肝阳上亢的表现，肝肾阴亏明显加重，久则及目，而出现视物模糊等症状。治疗方法给予：滋补肝肾之阴，兼平肝潜阳之法，给予宜明黄芪汤加味。处方如下：

五味子10g，党参15g，黄芪30g，天门冬10g，肉苁蓉10g，川牛膝10g，炒枳壳10g，白芍20g，生白术30g，菊花15g，干石斛10g，制何首乌10g，生地黄15g，火麻仁10g，天麻10g，麦冬10g，白蒺藜10g，谷精草10g。

二诊：经口服上述药物治疗7日，患者症状明显好转，因患者年岁已高，煎服不便，给予配置蜜丸长期调服，处方如下：

生地黄50g，黄芪60g，麦冬50g，紫河车50g，五味子30g，党参50g，肉苁蓉50g，制首乌50g，火麻仁30g，白芍50g，白术60g，白蒺藜40g，谷精草30g，川牛膝40g，炒枳壳40g，菊花50g，石斛30g。以上药物共研为细末，炼蜜为丸，每丸重9~10g，早晚各口服1丸，白开水送服。

三诊：上药口服2个月，多次检测尿糖均为阴性。血压也下降至正常，只觉稍有视物模糊、偶有便秘的症状。再给予丸方治疗。处方如下：

生黄芪60g，麦冬40g，大生地60g，全当归30g，白芍50g，枸杞40g，决明子50g，菊花40g，谷精草40g，石斛30g，白术50g，白蒺藜40g，肉苁蓉60g，鸡内金40g。以上药物共研为细末，炼蜜为丸，每丸重9~10g，早、晚各服1丸，白开水送服。

【案例四】 刘某某，男，45 岁。患者有糖尿病病史 7 年，到医院查空腹血糖 273mg%，尿糖（++++），诊断为糖尿病。现症见：口干渴、喝水多，小便频数，进食多，易饥，近期明显消瘦，自觉体倦乏力、头昏头晕、心慌胸闷，大便稍干，2~3 日一行，夜寐差，梦多，舌质红苔薄白，脉滑数。辨证：阴虚致生内热，热灼肺阴，则出现口干渴多饮；脾胃蕴热，消谷善饥；病久损伤肝阴，导致肝阴不足，则头昏、头晕；肾阴亏虚，则小便频多；心火上炎，则失眠多梦；结合患者症状综合分析，此患者辨证为：气阴两虚，精血不足。治疗应益气养阴，滋补肝肾，调理心脾。处方如下：

生黄芪 30g，生地黄 15g，玄参 10g，党参 15g，五味子 10g，麦冬 10g，淮山药 15g，乌梅肉 5g，花粉 15g，山萸肉 10g，桑螵蛸 10g，茯苓 10g，龙骨 30g（先煎），远志 10g，酸枣仁 10g，制何首乌 15g。

二诊：服上方 7 剂后，患者口干渴较前缓解，小便次数减少，心情明显好转，饮食正常，睡眠可。空腹时血糖下降至 148mg%，查尿糖（+），效不更方，上方再服用 14 剂后停药。

【案例五】 张某某，女性，45 岁。患消渴病半年，现症见：口干渴多饮，小便频数，上浮油脂，时觉面红耳赤，目赤肿痛，偶有牙龈肿痛，大便秘结，现已闭经，有阴部瘙痒感，查血糖 251mg%，尿糖（+++）。舌质红，苔薄黄，脉数。辨证：患者口干渴多饮，为燥热伤津引起；面红耳赤、目赤肿痛为血中伏火的表现。津枯失去濡润，则大便干结。热伤下焦肾阴，肾失封藏之功，则尿中有油脂。燥邪伤阴，导致气血双亏、冲任失调，过早闭经。辨证其证属于阴虚血燥、气血双亏。治宜益气滋阴，生津止渴，兼以养血。处方：

生熟地各 15g，生黄芪 30g，石斛 10g，淮山药 20g，麦冬 10g，丹皮 10g，菊花 15g，党参 15g，葛根 20g，天花粉 12g，当归 10g，玄参 10g，苦参 10g，五味子 10g。

二诊：服上药 14 剂，以上症状均有减轻，给予上方加味口服。用下方：

生熟地各 15g，当归 10g，川芎 10g，茺蔚子 10g，生黄芪 30g，党参 15g，淮山药 20g，丹参 20g，五味子 10g，玄参 10g，白蒺藜 10g，白术 30g。

【案例六】 米某，男性，32 岁。患者 4 年前出现口干、多饮等症状，检查血糖明显升高，诊断为糖尿病，目前注射胰岛素治疗。现症见：口干口渴，乏力，近 2 月患者体重明显减轻近 10 斤，头痛头晕，睡眠差，口舌生疮，夜间需小便 2~3 次，测空腹血糖 249mg%，尿糖（++），血压为 155/90mmHg。舌质红苔薄白，脉寸洪尺弱。辨证：根据患者临床表现，辨证为肝肾亏虚，心火偏亢。治疗以滋补肝肾之阴，兼清心安神。处方：

生黄芪 30g，生地黄 15g，淮山药 20g，丹皮 10g，麦冬 10g，莲子 10g，枸杞 12g，五味子 10g，怀牛膝 15g，天花粉 15g，玄参 15g，苍术 10g。

二诊：上方服 14 剂，患者口干口渴、头痛等症状较前好转，血压已降到 130/85mmHg，现仍睡眠差，给予下方调理：

生熟地各 15g，生黄芪 30g，玄参 10g，丹皮 10g，山萸肉 12g，山药 20g，苍术 10g，枸杞 15g，五味子 10g，夏枯草 10g，远志 10g，酸枣仁 10g，天花粉 10g。

三诊：上方连服用 14 剂，患者诸症均减，血压恢复正常。

按： 施老治本病主张通过补脾养胃为主，滋养化源，往往屡建奇功。具体而言，滋养脾胃又有偏于胃和偏于脾之异。其在胃者，主要是养胃生津，所以施老自拟经验方进行治疗，所选药物黄芪、西洋参、花粉、生地、麦冬、太子参、玄参、知母、山药、五味子、山萸肉、鸡内金、石斛、苍术等，均有良好的养胃生津作用，诸药合用，其力更佳。

祝谌予治消渴案

【案例一】 出自《新医药学杂志》1979年第5期。

叶某，男，54岁，干部。1977年10月21日初诊。

患者于1974年体检时发现血糖升高，后经确诊为糖尿病。1974年以来体重明显下降10余斤，伴有口干渴多饮，神疲乏力，多尿，尿中泡沫多，每日饮食量进行严格控制，每日400g左右，仍感饥饿，后背部皮肤常发瘙痒，空腹血糖14.1mmol/L，尿常规示：尿糖（+++），血压17.3/12kPa，舌质红，脉濡缓。辨证为气阴两虚，胃火炽盛，给予益气养阴，兼清胃泻火为法。处方：

生黄芪15g，生熟地黄各15g，元参10g，石斛10g，山药20g，苍术10g，太子参15g，花粉15g，麦冬10g，枸杞子12g，知母10g，黄柏10g，芡实10g。水煎服，每日1剂。

二诊：上方服7剂，患者症状较前减轻，饮水明显减少，下肢酸困无力。唇色暗红，舌质红苔薄白，脉缓。用前方去知母、黄柏，加牛膝12g、丹参20g、女贞子15g。

三诊：患者连服汤药21剂。所有症状明显好转，检测空腹血糖6.9mmol/L，尿糖为阴性。患者要求长期口服中药调理，治疗处方：生黄芪60g，生熟地黄各40g，五味子30g，金樱子30g，肉桂10g，元参40g，石斛40g，山药50g，太子参40g，花粉40g，麦冬40g，枸杞子40g。上药研末，山药打糊为丸，丸如梧桐子大，每日口服二次，早晚饭后服9g，温开水送服。

【案例二】 出自《北京中医学院学报》1986年第5期。

徐某，女，49岁，干部，1981年5月5日初诊。

患糖尿病8年，1981年4月27日查空腹血糖292mg%，尿糖（+++）。伴眼底视网膜病变Ⅱ期。现证见：口渴喜饮，头晕乏力，心烦易怒，视物不清，周身阵阵烘热，寐中易醒，肩臂疼痛，上肢不能抬举，两手麻木，大便略干，小便量多，经水失调，舌质淡暗，苔薄黄，脉沉弱细。证属气阴两亏，肝肾不足，血脉不畅。治以益气养阴，滋补肝肾，活血通络，方用活血降糖方加女贞子12g，枸杞子15g，菊花12g，青葙子10g，花粉30g。加服西药优降糖片，每次2.5mg，每日2次，服至1981年7月28日停服优降糖片。上方随证加减，共服药半年，查空腹血糖115mg%，24小时尿糖（-），诸症基本消失。

活血降糖方：生黄芪30g，山药15g，苍术15g，玄参30g，当归10g，赤芍10g，白芍10g，益母草30g，丹参30g，葛根15g，生熟地各15g，木香10g。

【案例三】 出自《新中医》1977年第11期。

谷某，男，53岁。患者素患冠心病，发现糖尿病2个多月，多饮（每日饮水11.5L），多尿（每日解小便14次），多食（每日进主食0.75kg还感饥饿）体重减轻17kg，专用西药治疗，限制食量每日150g，求治于中医，治疗前空腹血糖9.4~16.6mmol/L，空腹尿糖（++++），餐后尿糖（++++）。现症见：多饮，多尿，食纳亦多，伴见神疲乏力，胸部憋闷不适，偶有心慌，舌质暗红，舌下静脉迂曲，苔薄白，脉沉细涩。中医辨证：气阴两虚，兼瘀血阻络。治则：益气养阴，活血化瘀。方用补阳还五汤加味：

生黄芪50g，山药、苍术各15g，元参25g，桃仁、红花、当归、川芎、赤芍、地龙各10g，丹参、葛根、茯苓各 15g，五倍子 6g，生牡蛎 30g。水煎服，每日 1 剂。

服药 7 剂，饮水量减至每日 3 磅，尿量减至每日 4~5 次，食量增加到每日 300~350g，随症加减，治疗 1 个多月，服药 37 剂，"三多"症状明显减轻，胸闷、心慌均减，查空腹血糖 13.6mmol/L，空腹尿糖（＋），餐后尿糖（＋＋＋）。

【案例四】 卢某，女，52 岁，1987 年 5 月 23 日初诊。

患者于 5 年前出现口干渴，多饮，多食等症状，多地求医经检查诊断为糖尿病，给予口服苯乙双胍 2.5mg/ 次，每日 3 次治疗，现症见：口干渴、尿多、饮水多，四肢麻木，视物模糊，头昏头晕，失眠多梦。舌质淡红，苔白腻，脉弦。实验室检查：尿常规示：尿糖（＋＋），空腹血糖 11.5mmol/L，肝功能正常，血脂示：胆固醇 6.28mmol/L，甘油三酯 2.81mmol/L。

辨证：气阴两虚，肝阳上亢。

治法：益气养阴，平肝潜阳，清肝明目。

处方：生黄芪 30g，麦冬 10g，五味子 10g，玄参 10g，生地黄 15g，苍术 10g，天花粉 15g，天麻 10g，茯神 10g，葛根 20g，丹参 30g，党参 10g，茺蔚子 10g，远志 10g，菊花 10g，草决明 30g。每日 1 剂，水煎服。

经上述治疗 2 周后，患者口渴明显减轻，尿糖为（＋）。继续守方治疗 1 月后，患者"三多"症状均消失，检查空腹血糖为 8.88mmol/L，尿糖为（＋）或（±）；又守方继服 2 个月，复查空腹血糖为 6.05mmol/L，尿糖（－），胆固醇 5.2mmol/L，甘油三酯 1.58mmol/L，血压 140/90mmHg。

按：祝老在临床治疗糖尿病过程中十分强调辨证论治。1982 年祝氏通过长期大量糖尿病病人的治疗观察，提出了糖尿病中医辨证分型指标及治疗方案，在合并糖尿病肾病出现蛋白尿者加白花蛇舌草、黄芪、续断；合并视网膜病变，眼底出血加大小蓟、三七粉；合并高血压者加夏枯草、紫石英或三石汤（生石膏、石决明、代赭石）；合并脑血管病，气滞血瘀者用血府逐瘀汤加减，气虚血瘀者用补阳还五汤加减；合并周围神经炎加用四藤一仙汤；合并阳痿者加仙茅、仙灵脾、阳起石、蜈蚣；合并皮肤感染者加五味消毒饮或温清饮；合并肝炎加茵陈、蒲公英、土茯苓；出现黄疸加茵陈、黄芩；肝脾肿大加合欢皮、白蒺藜。

降糖对药方（《祝谌予经验集》）

组成：生黄芪 30~60g，生地黄 15~30g，葛根 15g，丹参 30g，苍术 15~30g，玄参 15~30g。

用法：水煎服。

功用：益气养阴，活血祛瘀。

主治：消渴，症见多饮、多食、多尿，神疲乏力，劳累后加重，自汗易感冒，腰膝酸软，肢体麻木，有蚁行感，舌质淡黯，脉细弱无力。

方解：祝老认为，糖尿病属于中医消渴病范畴，消渴病之机制为积热伤阴，阴虚火炎，耗损肺、脾（胃）、肾诸脏。然其虽有热伤肺、胃、肾之分，但其病理均为阴虚火旺，其本则在肾，肾藏精、主水，为人身阴液之根本。并据其临床观察，患者多具乏力倦怠、舌质淡黯，或舌红少苔之症，于是提出糖尿病之病理变化为"气阴两伤"，"燥热现象是由阴伤导致"之论说，创出治疗糖尿病之良方——降糖对药方。此方由三组对药组成，即黄芪配地黄、苍术配玄参、葛根配丹参。方中生黄芪与生地黄相配，黄芪补脾益气、升清阳、止下陷、固腠理，地黄滋阴凉血、补肾益精，二者相合，以补脾气滋肾阳，使水谷精微漏泄止而阴精藏，尿糖转阳，乃为方中主药。苍术配玄参为施今墨先生之经验，先生云："苍术治糖尿病是取其'敛脾精，止漏浊'的作用，苍术虽燥，但伍元参之润，可展其长而制其短。"即一燥一润，使健脾助运而不伤津，滋肾养阴而不伤阳，与主药黄芪、地黄相伍，芪、术补气健脾，升阳止漏。葛根配丹参，既可生津止渴，通脉活血，使气血流畅，又能助芪、术之升阳，地黄、玄参之填精，是以之为佐使。三组对药相合，可共同达到益气养阴治疗其本，活血祛瘀治疗其标，从而达降血糖之功效。

降糖对药方加减治疗典型病案

1. 消渴病合并痹症医案

范某，女，47岁，病历号492，1994年12月7日初诊。

1994年10月10日患者因多饮、易饥、消瘦、三力而在某医院就诊，确诊为2型糖尿病，予口服格列本脲、苯乙双胍各1片／次，每日3次。

现患者心慌、三力、汗出，全身刺痛，下肢尤甚，时皮肤作痒，头晕眠差，腰酸痛，易饥口渴，尿多，大便每日1行。查空腹血糖18.3mmol/L，尿糖（++++），舌质淡黯胖大有齿痕，苔薄白，脉弦细。

辨证：气阴两虚，寒湿痹阻。

治法：益气养阴，通络疗痹。

处方：生黄芪30g，生熟地黄各15g，丹参15g，玄参30g，苍术15g，葛根15g，海风藤10g，络石藤10g，钩藤10g，鸡血藤30g，威灵仙10g，羌独活各10g，桂枝10g，桑寄生20g。每日1剂，水煎服。

连服14剂，12月21日复诊，身刺痛明显减轻，口渴多饮，易饥乏力亦有好转，汗已止，腰酸痛亦不明显，舌淡黯胖大，苔薄白，脉弦细。守上方加减，坚持治疗又近2月。于1995年2月16日，查空腹血糖9.6mmol/L，尿糖（++）。但患者诉身痛痊愈，而今出现下肢麻木，两足发凉，左足踇趾及趾甲发黑，仍有乏力感，大便偏干，舌质淡黯胖大，苔薄白，脉细弦。

辨证：气阴两虚，寒凝血滞。

治法：益气养阴，温经通脉。

处方：生黄花30g，生熟地黄各15g，丹参30g，玄参30g，葛根15g，苍术15g，鸡血藤30g，桂枝10g，威灵仙15g，桑寄生20g，苏木10g，刘寄奴10g，益母草30g。每日1剂，水煎服。

连服14剂，3月3日复诊，诉下肢麻木减轻，足发凉亦好转，查空腹血糖9.2mmol/L，尿糖（+），舌质淡黯，苔薄白，脉细弦。守上方继续治疗80余天，于5月24日复诊，诉下肢麻木全消失，但面部及颈部呈现红疹发痒，查空腹血糖8.8mmol/L，尿糖（+）。于前方加白蒺藜10g、白鲜皮10g，服7剂后面部及颈部红疹消失，仍守上方加减，改配丸剂，坚持治疗，以巩固疗效。

2. 消渴病并发淋证医案

张某，女，55岁，病历号1163，1996年9月4日初诊。

患者2年前因多饮、多食、多尿、三力消瘦，血糖增高于某县医院住院确诊为2型糖尿病，给予口服格列本脲、苯乙双胍等西药治疗，出院后一直坚持治疗，病情尚稳定。1995年8月突然腹痛、呕吐、发热、黄疸又住院，被确诊为胆结石合并胆囊炎，经非手术治疗病愈出院。近3个月来，出现遗尿、尿频、夜尿 3~5 次，小腹坠胀，腰骶酸痛，饮水不多，面部及下肢无水肿。最近几天，又增尿痛、尿急，苦不堪言。舌质偏红苔薄黄腻，脉弦细数，查空腹血糖 6.88mmol/L，尿糖（±），血压 118/75mmHg，尿常规化验：白细胞（+++）、红细胞（++），体温 36.8℃。

辨证：气阴两伤，湿热下注。

治法：清热利湿，益气补阴。

处方：生黄芪30g，苍术15g，玄参30g，萆薢10g，乌药10g，石菖蒲10g，益智仁10g，白茅根30g，旱莲草10g，蒲公英15g，黄柏10g，川断15g，金钱草30g，石韦10g，炒枳壳10g，生白果10g。每日1剂，水煎服。

连服 14 剂。1996 年 9 月 19 日复诊。诉尿失禁好转，尿痛，尿急、尿频明显减轻，腰酸，乏力仍有，舌质淡黯，苔白腻，脉弦细。尿常规化验：白细胞（±）。红细胞（+），在空腹血糖为7.22mmol/L，尿糖（±）。守上方去枳壳、白果，加葛根15g、丹参15g，又服14剂。10月5日复诊，其精神大增，尿失禁等病痛减轻，尿常规化验皆为阴性，查空腹血糖为 6.55mmol/L，尿糖（±）。要求坚持中药治疗，考虑其糖尿病伴胆结石症、尿路感染等方面，乃守上方，去白茅根、旱莲草、石韦，加生熟地黄各15g、广郁金10g、炒枳壳10g，以益气阴、除湿热、利肝胆，巩固疗效。

吕仁和治消渴医案

【案例】 出自《中医杂志》1980年第2期。

张某，男，62 岁，干部。1991 年 4 月 23 日初诊。

患者于1990 年 11 月在体检时测空腹血糖为 8.5mmol/L，未引起重视，近日出现口干症状，为求诊治，来我院就诊。现症见：体型偏胖，性情易怒，口稍干，无多饮、多食等症状，尿颜色深黄，无多尿，时有头晕，大便干，3~4 日一行，舌质暗红，苔薄黄，脉弦滑。去年体检时测血压为 160/95mmHg，诊断为高血压，现口服牛黄降压丸进行治疗，血压控制在 140~130/80~90mmHg之间，今日测血压 140/90mmHg，身高 172cm，体重 83kg，今日查空腹血糖 8.9mmol/L，餐后 2h血糖 11.8mmol/L，糖化血红蛋白 7.4%，中医诊断：消渴病，眩晕。辨证：气阴虚，肝阳上亢。治疗给予饮食控制，配合中药治疗。中药以养阴柔肝为法。用药如下：

生地黄 20g，玄参 15g，制首乌 10g，泽泻 10g，当归 10g，草决明 15g，麦冬 10g，葛根 20g，白芍 20g，生知母 10g，生白术 20g，天花粉 30g，枳实 10g。每日 1 剂，水煎，分 2 次服。

陆观虎治消渴医案

【案例】 张某某，女性，55 岁。现证见：口干渴，多饮，尿频数，形体消瘦，伴见咳嗽少痰，乏力，时有腹胀，头部闷痛。舌质淡红，少苔，脉细数。根据患者表现辨证为上消。证型为肺燥伤津。治疗给予清热生津，润肺止渴为法。处方：

石斛 8g，生地黄 10g，麦冬 10g，煨益智仁 10g，菊花 15g，绿豆衣 10g，枳实 10g，大腹皮10g，生枇杷叶 10g，女贞子 6g，炙鳖甲 15g（先煎）。

李良治消渴医案

【案例一】 出自《糖尿病的中医治疗》。

李某，女，71 岁，农民。

患者近1个月来，出现口渴，多食，多尿，明显消瘦等症状。1983年7月13日经地区人民医院检查，空腹血糖18.5mmol/L，尿糖（++++），诊为糖尿病。于7月14日邀余医治。证见疲乏无力，肋下胀满，下肢酸软，视物昏花，口渴欲饮，口苦，大便干，小便频数，血压21.3/10.7kPa，脉弦数。舌质暗苔稍腻。此属肝郁化火，气阴两伤。治宜疏肝解郁，益气养阴。方药：

柴胡12g，白芍12g，当归12g，玉竹30g，黄芪50g，生山药60g，五味子6g，山萸肉20g，丹皮30g，栝蒌10g，玄参15g，生地30g，知母15g，生龙牡各15g。水煎服，每日1剂。

7月21日二诊：服上药5剂后，口渴、口苦、肋下胀满消失，余症均减。脉弦，舌质暗。宗上方继服。

7月28日三诊：继服前方5剂后，诸症减轻，查空腹血糖6.7mmol/L，尿糖阴性。舌质稍暗。脉弦。治宜益气补肾，滋阴清热。方药：

黄芪30g，五味子12g，熟地30g，生地30g，生山药30g，山萸肉20g，茯苓10g，五味子12g，丹皮20g，苍术10g，生龙牡各15g，玄参15g，细辛6g，蝉蜕12g。

8月4日四诊：服上药后自觉无所不适，多次尿糖阴性，脉双侧弦缓，舌质稍暗、苔薄，宜益气滋阴而善后。方药：

黄芪15g，知母12g，花粉15g，丹皮12g，生地12g，白术6g，五味子6g，山萸肉15g，生龙牡各12g，玄参15g，蝉蜕9g，乌梅肉6g，服上方6剂。3个月后追访，病情稳定。

【案例二】 马某，男，64岁，工人。

患者因阵发性胸闷胸痛半月余，加重4~5h入院。既往有糖尿病史8年，冠心病、高血压病史7年。入院时证见：胸闷胸痛，心前区压榨感，头晕，乏力，汗出，口干，心烦眠差，舌暗红，苔白厚少津，脉细滑。实验室检查：空腹血糖13.8mmol/L。心电图：V_1~V_5 ST段抬高，弓背向上，与直立的T波形成单向曲线，Ⅱ、Ⅲ、avf ST段压低，示急性心肌梗死。入院诊断：中医：消渴病，消渴病性心脏病（真心痛），证属气阴两虚，痰瘀痹阻。西医：冠心病，急性广泛前壁心肌梗死，糖尿病（2型）。治疗中西医结合，在心电监护下，静点极化液及中药丹参注射液、生脉液、口服降糖灵、优降糖、消心痛。中药拟清心化痰，理气活血。处方：

黄连6g，栝蒌10g，半夏10g，茯苓12g，太子参15g，丹参20g，赤芍15g，郁金10g，枳壳10g。每日1剂，水煎分2次服。

上方服3剂，胸闷痛、心烦减轻，仍感乏力、口干，大便偏干，舌苔黄少津。脉沉细滑。入院后第3天已停静点液体，改中药口服为主。拟清热化痰，滋阴生津。宗原方加生石膏30g，生地、玄参各20g，酒军10g。继服4剂。大便通畅，睡眠好，无胸闷憋气，口干不明显，仍感体倦乏力，舌质暗，苔白，脉沉细。入院1周后，心电图复查：V_1~V_3 ST段逐渐下降至等电线，T波倒置，V_4、V_5呈QS型，SGOT正常。治疗以中药为主，拟益气养阴，活血通脉治疗。处方：

党参15g，黄芪15g，麦冬10g，生地30g，丹参20g，赤芍15g，郁金20g，佛手10g，黄精20g，太子参15g，川芎10g，栝蒌10g，丹皮10g，水煎服，每日1剂。

上方服3周诸症基本消失，SGOT正常，心电图稳定，空腹血糖8.1mmol/L，尿糖（－）。病情稳定，出院门诊治疗。

【案例三】 王某，女，50岁，工人，初诊日期1982年2月9日。

患者于1976年7月出现多尿、多饮、多食。经某医院查空腹血糖15.7mmol/L，尿糖（++++），

曾服 D_{860}、降糖灵治疗，病情时轻时重。目前证见：口干，乏力，下肢沉重，稍有麻木感，视物模糊，腰部酸困，两胁肋肋隐隐作痛，头部、颈部、背部及上肢多处出现疖肿，小便频数，大便干燥。空腹血糖 14.9mmol/L，尿糖（＋＋＋），脉弦大，舌质暗，苔薄，此属气阴两虚，肝肾双亏，热毒内蕴之证。治宜益气养阴，滋补肝肾，清热解毒。方药：

黄芪 30g，生山药 30g，花粉 30g，玄参 30g，丹皮 15g，五味子 9g，枸杞子 30g，野菊花 15g，金银花 30g，桑叶 20g，蝉蜕 10g，郁金 12g，桑螵蛸 20g。水煎服，每日 1 剂。

服药 40 剂后，二便正常，疼痛逐渐减轻，已觉有力，疖肿反复出现，空腹血糖 7.2mmol/L，尿糖（＋），脉双弦，舌质稍暗。继宗前法，方药：

生黄芪 40g，生山药 30g，郁金 12g，枸杞子 30g，野菊花 12g，五味子 9g，山萸肉 20g，连翘 15g，柴胡 12g，天花粉 30g，蝉蜕 10g，鸡内金 12g（研末吞服），桑螵蛸 20g。水煎服。

服上药 14 剂，视物较前清明，疖肿痊愈，诸症悉除。空腹血糖 4.7mmol/L，尿糖（－），舌暗，脉弦。拟益气养阴，滋补肝肾以善其后。方药：

生黄芪 50g，知母 30g，花粉 30g，丹皮 20g，生地 30g，五味子 9g，山萸肉 20g，桑螵蛸 12g，鸡内金 10g（研末吞服），肉桂 3g。嘱其服 10 剂。

3 个月后随访，血糖正常，疖肿再未发。

【案例四】张某，女，31 岁，干部，1984 年 2 月 18 日初诊。患者 1983 年出现多尿、多饮、多食等症状，前往当地医院就诊，查空腹血糖为 15.1mmol/L，尿糖（＋＋＋），诊断为糖尿病。曾服 D_{860}、降糖灵、优降糖及中药，病情时轻时重。目前口干口苦，小便频数，大便干燥，全身皮肤瘙痒，阴部最甚，视物模糊，有时眩晕耳鸣，形体消瘦，月经提前，经期腹痛。空腹血糖 14.2mmol/L，尿糖（＋＋＋）。脉沉弦，舌暗苔薄。中医辨证属气阴两伤，肝肾不足兼有血瘀。治宜益气养阴，滋补肝肾，兼化瘀血。方药如下：

黄芪 40g，知母 20g，天花粉 15g，玄参 15g，丹皮 15g，生地黄 15g，生龙牡各 30g（先煎），五味子 10g，地肤子 10g，附子 10g（先煎），山萸肉 20g，蝉蜕 10g，鸡内金 15g，肉桂 3g。

服上药 50 余剂后，口渴口苦消除，皮肤不痒，二便正常，体重增加，月经正常，健如常人。复查空腹血糖 6.9mmol/，尿糖（－）。舌脉正常。嘱服六味地黄丸 2 个月，以巩固疗效。

【案例二】赵某，男，58 岁，农民，1984 年 2 月 23 日初诊。患者 1983 年 5 月出现口渴欲饮，善食易饥，小便频数。经县医院查空腹血糖 16.3mmol/L，尿糖（＋＋＋＋），诊断为糖尿病。曾服降糖灵、优降糖治疗，病情控制不理想。刻诊：多尿，多食，多饮，皮肤瘙痒难忍，下肢尤甚，疲乏无力。空腹血糖 14.6mmol/L，尿糖（＋＋＋），脉弦，舌暗胖。中医辨证：气阴两伤，肝肾双亏，血瘀生风。治宜益气养阴，滋补肝肾，活血祛风。方药如下：

黄芪 40g，生地黄 30g，玄参 20g，熟地黄 20g，生龙牡各 30g（先煎），山萸肉 15g，丹皮 15g，五味子 10g，紫草 10g，地肤子 15g，当归 10g，川芎 10g，苍术 10g，独活 10g。水煎服，每日 1 剂。

服上药 20 剂，皮肤瘙痒消失，"三多"症状明显减轻，体力有所恢复，空腹血糖 7.74mmol/L，尿糖（－）。舌嫩苔薄，脉弦细。仍拟益气养阴，滋补肝肾。方药：

黄芪 50g，知母 15g，天花粉 15g，山萸肉 15g，丹皮 15g，生地黄 15g，五味子 10g，蝉蜕 10g，桑螵蛸 10g，白蒺藜 10g，桑叶 10g，鸡内金 10g，生龙牡各 30g（先煎）。

上方加减服用 40 余剂, 症状基本消失, 空腹血糖 4.5mmol/L, 尿糖 (-), 嘱继服六味地黄丸 1 个月以巩固疗效。

刘仕昌治消渴医案

【**案例一**】 出自《新中医》1995年第1期。

颜某, 女, 67 岁, 1991 年 7 月 3 日入院。

患者 4 年前不明原因出现多饮、多食易饥、多尿等症状, 体重进行性下降, 在多地求医, 曾给予中药、西药治疗, 病情控制尚可, 于 1 月前上述症状明显加重, 并伴有头晕目眩、视物模糊、手足麻木等症状, 在家中自服西药治疗, 效果不明显, 故来诊。现症见: 口干多饮, 夜尿频多, 多食易饥, 视物模糊, 四肢麻木, 心情烦闷, 失眠多梦, 大便秘结, 4~5 日一行, 舌质淡红少苔, 脉细数, 来院查空腹血糖12.8mmol/L, 尿糖 (++)。目前口服优降糖7.5mg, 每日一次, 根据患者病情情况, 中医辨证属: 气阴两虚、胃津亏损, 给予益气养阴、养胃生津之法治疗。处方:

葛根、天花粉、鸡内金、生地黄、党参各15g, 淮山药20g, 白术30g, 五味子6g, 麦冬、天麻、当归、玄参、桑螵蛸各10g。文火煎煮20~30min, 分 2 次温服, 每日 1 剂。

上方连续调服 21 剂, 患者诸症逐渐消失, 复查空腹血糖 7.5mmol/L, 尿糖 (-), 调整优降糖至 5mg 继续治疗。

【**案例二**】 出自《中医杂志》1986年第6期。

郭某, 男, 49 岁, 1990 年 9 月 3 日初诊。

患者 1 年前出现口干渴症状, 前往医院就诊后明确诊断为糖尿病, 给予口服优降糖5mg, 每日一次, 控制血糖, 血糖控制不佳, 且近日出现消瘦、小便频数、尿中泡沫多等症状。为求进一步诊治, 来院就诊, 查空腹血糖9.7mmol/L, 尿糖 (++)。现症见: 口干渴略苦, 夜尿频多, 每夜 3~4 次, 肢倦乏力, 纳谷无味, 腰酸背困, 夜眠差, 大便时溏时干, 舌质淡红、苔白, 脉弦细。诊为消渴, 辨证属于脾肾气虚。治疗以益气健脾、滋阴补肾为主法。方用:

黄芪30g, 生地黄15g, 山药20g, 山萸肉10g, 党参25g, 麸炒白术15g, 玉米须20g, 花粉15g, 草薢15g, 葛根30g, 焦杜仲15g, 麦冬10g, 猪苓10g, 甘草6g。每日 1 剂, 水煎 2 次温服。

患者坚持口服中药治疗 2 月, 所有症状均明显好转。查空腹血糖降至 7.7mmol/L。

蒋天佑治消渴病医案

【**案例一**】 出自《黑龙江中医药》1983年第2期。

张某, 男, 47 岁, 干部。

患者渴而多尿且消瘦 1 个月。每日饭后必须饮水 500~1500ml, 每日尿量 2500ml, 体重下降5kg, 四肢无力, 舌质红, 苔薄白, 脉沉细。查空腹血糖12.3mmol/L, 尿糖 (++)。西医诊断: 糖尿病。中医辨证: 气阴两虚型。治则: 益气养阴。予黄芪汤合增液汤加减:

黄芪30g, 党参15g, 生地黄15g, 玄参10g, 山药20g, 枸杞12g, 葛根15g, 麦冬10g, 玉竹10g, 知母15g, 天花粉15g, 甘草6g。

服上方14剂后, 诸症减轻, 惟夜出汗多, 腿有麻木抽筋感。上方去天冬、知母、甘草, 增黄芪、麦冬、花粉至30g, 党参至15g, 熟地改生地15g, 再加苍术、五味子、五倍子各9g, 茯苓

15g，生牡蛎30g，连服39剂，症状全部消失，复查尿糖（－），空腹血糖5.88 mmol/L。

【案例二】　出自《黑龙江中医药》1982年第2期。

龚某，女，32岁，医生。

患者因多饮、多尿、多食伴消瘦乏力20天就诊。证见口渴多饮，小便量多色清，夜尿每晚3~4次，多食，大便先干后溏，体重减轻，舌质暗红，苔薄白，脉沉细。有糖尿病家族史。化验检查：空腹血糖8.4mmol/L，尿糖（＋）。西医诊断：糖尿病；中医辨证：肾虚不固。治以补肾温阳。予金匮肾气丸加味作汤剂服用：

熟地15g，山萸肉10g，附子6g（先煎），茯苓10g，山药20g，丹皮10g，泽泻10g，麦冬10g，肉桂10g，覆盆子15g，天花粉15g，葛根15g。水煎服，每日1剂。

服上方2剂，口渴减轻，小便每晚一次，大便正常。又服4剂，每天饮水量由3000ml减为1500ml，日食量由750g下降为400g。综上方加金樱子15g、女贞子15g，又服12剂，症状基本消失，复查血糖、尿糖均正常。

【案例三】　出自《黑龙江中医药》1982年第2期。

和某，女，59岁，市民。

患者口渴、多食、尿多8月余。经胰岛素治疗，症状改善不明显。刻诊：口渴多饮，消谷易饥，尿频且浊，大便干秘，咯黄黏痰，腰困腿痛，左颈肿块，白带量多，舌苔淡黄白厚腻，脉弦滑。查随机血糖23.6mmol/L，尿糖（＋＋＋）。西医诊断：糖尿病。中医诊断：消渴病。辨证为湿热阻气。予甘露消毒丹加减：

黄芪20g，白蔻仁10g，藿香10g，茵陈10g（后下），石菖蒲6g，滑石30g（打碎，先煎），木通10g，浙贝15g，射干6g，皂角刺10g，薄荷6g（后下），大黄6g（后下），知母10g。水煎服。

服8剂症状明显减轻，血糖下降为9.2mmol/L，尿糖（－）。又进16剂，症状进一步改善，血糖7.5mmol/L，尿糖（－）。后改为天花粉150g，猪胰2具，捣为丸，每丸重9g，每次1~2丸，每日服2次，调理而安。

郭玉英治消渴病医案

【案例一】　出自《中医杂志》1982年第7期。

尚某，女，55岁，退休工人。

患者出现多饮、多尿、多食1年余，现体重明显减轻，于1980年5月13日入院。查空腹血糖13.1mmol/L，餐后2h血糖20.3mmol/L，尿糖定性（＋＋），经服用糖尿病一号合剂，每日3次，每次60ml。1个月后病人症状明显消失，空腹血糖降至7.3mmol/L，餐后2h血糖降至10.1mmol/L，病情稳定出院。

【案例二】　杨某，男，58岁。

患者8年前出现口干、多饮症状，查血糖后明确诊断为糖尿病，2年前上述症状加重，未引起重视，后出现双下肢间断性水肿，就诊后诊断为糖尿病性肾病，慢性肾功能不全。1周前感受风寒后出现周身弥漫性浮肿，以颜面及双下肢水肿为著。化验检查：尿蛋白（＋＋＋＋），血肌酐287μmol/L，尿素氮36mmol/L。邀请郭老诊治。现症见：颜面浮肿，气短乏力，活动后明显加重，口干苦，小便量少，淋漓不尽，大便干结，5~6日一解，舌体胖大质黯淡、边有齿痕，苔白厚腻，脉沉细无力。结合患者病证辨病为消渴病，属肾阳虚衰、水湿内盛证。治疗宜补肾温阳，活血化瘀，利水消肿。处方：

制附片20g（先煎），桂枝10g，生地20g，益母草30g，车前子20g（包煎），山萸肉10g，山药10g，丹皮10g，生大黄10g（后下），草薢15g，益智仁10g，茯苓15g，丹参15g，泽兰15g。水煎服，每日1剂。

服上药14剂，患者水肿明显减轻。复查尿蛋白（++），血肌酐186μmol/L，尿素氮28mmol/L。仍以上方加减，服药30余剂后，改服金匮肾气丸口服。

汪履秋治消渴病医案

【案例一】 出自《中国现代名中医医案精华》。

患者刘某，男，58岁。

患者消渴病起三载，三消症状虽不显著，但血糖高达16.65mmol/L（300mg/dl），尿糖（++++），西医已用胰岛素治疗，每日20U。现症见：口干渴多饮，小便频多，体倦乏力，近一月体重减轻8斤，大便溏薄，日2~3次，舌淡红，舌体胖大，边有齿痕，脉细而缓。辨证：气阴两虚、湿阻中焦。治疗以益气养阴，健脾生津，用参苓白术散加减治疗。处方：

太子参20g，茯苓10g，白术20g，炒山药15g，石斛10g，麦冬10g，葛根15g，炒薏苡仁30g，炒扁豆12g，天花粉10g，乌梅10g，肉豆蔻10g，甘草6g。

服上方14剂，乏力明显好转，口干渴好转，大便转实，给予上方加肉豆蔻、白扁豆，加生地黄15g，五味子10g，继续巩固治疗。

【案例二】 出自《古今名医临证金鉴》。

陈某，男，47岁。

患者有糖尿病史1年余，轻度口干，胃纳较旺，小溲颇多，余无明显不适，查空腹血糖13.88mmol/L（250mg/dl）。治拟养肺胃，益肝肾，再参验方降糖之品。处方：

北沙参10g，麦冬10g，天花粉15g，生地黄15g，枸杞子10g，地骨皮15g，地锦草15g，青黛6g（冲服），苦参15g，僵蚕10g，泽泻15g，鬼箭羽15g。

守上方服用半年余，结合饮食控制，血糖降为7.21mmol/L（130mg/dl），临床症状基本消失。

程光照治消渴病医案

【案例一】 出自《山东中医药大学学报》1997年第5期。

患者，男，56岁，1993年8月12日初诊。

患者于4年前体检时查血糖后明确诊断为糖尿病，4年来未进行正规治疗。3个月前，患者出现口干、乏力，体重明显减轻，约12斤（6kg），伴有头晕、心慌、胸闷不适。后经住院治疗后好转，近日，患者上述症状再次加重，为求进一步诊治，遂来诊。现症见：口干渴，多尿，神疲乏力，夜间出汗，睡眠差，大便干，食纳可。舌质暗红有瘀点，舌下静脉迂曲，苔薄少津，脉沉细。查随机血糖17.1mmol/L，尿糖（+++）。辨证为气阴两虚，瘀血阻脉证。治以益气养阴，活血通脉。用麦味地黄汤合丹参饮加减，用药如下：

生地15g，山萸肉10g，茯苓10g，丹皮10g，泽泻30g，麦冬10g，五味子10g，当归10g，

丹参 30g，赤芍 15g，檀香 3g，砂仁 6g，葛根 30g，泽兰 10g，

水煎服，一日 2 次温服。

服上药 20 余剂，患者症状较前明显好转，后嘱其口服地奥心血康胶囊改善症状。

【案例二】 出自《山东中医药大学学报》1997年第5期。

患者，女，60 岁，1994 年 7 月 14 日初诊。

患者于 12 年前明确诊断为糖尿病，平时给予口服达美康 40mg，每日 2 次控制血糖；于 1 月前患者因感冒后出现面部浮肿，尤以晨起后明显，前往医院检查，尿中有蛋白，诊断为糖尿病性肾病，在多家医院求治，收效甚微，水肿症状时轻时重，为进一步诊治，遂来我院，现症见：口干、乏力、面部明显浮肿，以下眼睑较著，伴有双下肢轻度凹陷性水肿，食纳差，夜间尿液频多，腰膝酸软，大便溏、量少，舌质黯、苔白腻，舌下静脉迂曲，脉沉细涩。查空腹血糖 11.3mmol/L，尿糖（＋＋＋），蛋白质（＋＋＋）。辨证为脾肾阳虚，瘀血内停，水湿阻滞。治疗以温阳利水，补肾健脾，兼活血化瘀为法。用济生肾气汤合补阳还五汤加减治疗，用药如下：

黑附片 10g（先煎），桂枝 10g，生地黄 15g，山萸肉 15g，茯苓 10g，山药 15g，丹皮 10g，泽泻 20g，黄芪 30g，赤芍 10g，五味子 10g，当归 10g，川芎 10g，丹参 30g，白茅根 30g，车前子 15g（包煎）。

上方服用 20 余天后，患者水肿明显减轻，尿糖（－），尿蛋白（＋），空腹血糖 7.4mmol/L，继续以前方服用 10 余天后，口服济生肾气丸治疗。

肖燕倩治消渴病医案

【案例】 出自《上海中医药杂志》1998年第6期。

周某，男性，60 岁。1996 年 4 月来诊。

患者 8 年前无明显诱因出现口干、尿多等症状，前往当地医院就诊，经检查诊断为糖尿病，给予口服降糖药物治疗，效果不明显，血糖居高不下，给予胰岛素注射治疗。1 月前患者在此出现上述症状加重，伴有口渴欲饮，饥而少食，大便溏泄等症状，多处求医，效果不明显，为求进一步诊治，来院就诊，现症见：患者形体肥胖，口干喜饮，神疲乏力，头昏头晕，小便色黄，大便溏泄，舌质红偏胖，边有齿痕，苔黄腻，脉濡滑。测空腹血糖 9.7mmol/L。辨证为：湿热内蕴，脾失健运。给予清热化湿，生津健脾之法。处方：

党参 15g，苍术 10g，白术 20g，黄芪 30g，葛根 30g，黄连 4g，黄芩 15g，生薏苡仁 30g，石斛 15g，山药 15g，天花粉 15g，滑石 20g，玄参 10g，白蔻仁 6g。

服药 2 周后诸症明显改善。守前方加减治疗，去滑石、白蔻仁，苍术加用到 30g。

又治疗 1 个月，患者诸症悉除，随访半年，病情基本稳定。

董建华治消渴病医案

【案例】 出自《浙江中医杂志》1989年第8期。

赵某某，女，49 岁。

患者 10 年前无明显诱因出现口干、多尿等症状，在当地医院查血糖后诊断为糖尿病，给予口服药物控制血糖。近 3 个月来，患者病情较前加重，伴明显消瘦，体重减轻约 6 斤。现症见：

烦渴多饮，活动后心慌气短，神疲乏力，双目干涩，视物模糊，夜间腰痛，大便偏干，舌质红少津，脉弦细。检查：血糖226mg%，尿糖（++）。辨证为气阴两虚，治宜益气养阴，生津止渴，药物为：

黄芪30g，生地20g，天花粉20g，知母10g，五味子10g，麦冬10g，玄参10g，白芍15g，葛根30g，地骨皮10g，牛膝10g，女贞子20g，丹参20g，竹叶5g。

服上方14剂后，患者症状明显减轻，夜间腰痛好转，仍感双目干涩，上方加菊花10g、决明子15g，又服14剂，症状消失。

李妍怡治消渴病医案

【案例】 出自《中医杂志》1997年第4期。

姜某，女，57岁。

患者因多饮、多尿间作2年，伴头痛、左眼疼痛1周，于1993年3月21日收入院。患者于1991年4月无明显诱因出现多饮、多尿，在某院查血糖、尿糖均明显增高，诊断为糖尿病，给予饮食控制及口服优降糖治疗，病情时好时坏，血糖控制不佳。于1月前患者出现左侧头痛，继而左眼部疼痛，视物模糊。在当地医院给予治疗，效果不明显，为进一步诊治来我院就诊。现证见：口干，多饮，烦躁，易怒，左侧头痛，左眼疼痛，活动后心慌，出汗多，神疲乏力，大便干，2~3日一行，舌暗红，偏胖，苔薄白，脉沉细弦。辅助检查：空腹血糖11.8mmol/L，餐后2h血糖18.3mmol/L。中医辨证：气阴两虚，气滞血瘀。治则：益气养阴，活血化瘀。处方：

黄芪50g，太子参15g，生地黄20g，玄参20g，柴胡10g，葛根30g，赤芍10g，白芷10g，枳实10g，地龙10g，僵蚕10g，菊花15g，当归10g，蝉蜕10g，川芎10g。水煎服，每日1剂。针刺取穴：睛明、攒竹、阳白、瞳子髎、足三里、三阴交。平补平泻法，每日针刺1次。

经上述方法治疗7天，患者头痛、眼痛较前减轻，中药宗上方加丹参30g，桃仁10g，继续口服。又治疗3周，患者诸症皆消。

王宪珍治消渴案

【案例】 王某，女，63岁，农民。

患糖尿病4年，曾服中西药而效果不佳，于1988年9月11日求诊。证见口渴多饮，消谷善饥，小便频数量多，形瘦，疲乏无力，双膝关节肿痛，舌淡少苔，脉细数。查空腹血糖13.38mmol/L，尿糖（++++），尿酮体（+）。证属肺燥胃热毒阻络。治以清热养阴，解毒活络，方药：

知母25g，鸡血藤20g，忍冬藤20g，花粉15g，生石膏25g（先煎）。水煎服。

进药15剂，自觉症状明显好转，膝关节肿痛消失，去鸡血藤、忍冬藤，加太子参15g、当归10g，再服20剂，患者精神转佳，口已不渴，小便量减少，原方生石膏量渐减少至60g、知母量减至10g。共治疗2月，自觉症状消失，尿糖及空腹血糖正常，随访2年，未再复发。

王树元治消渴案

【案例】 刘某，女，27岁，1977年1月26日初诊。

患者1976年下半年开始口渴喜饮，小便频数，尿色淡黄，有甜味，全身疲乏无力，腰酸腿软。近1月来，病势加重，时感头昏脑涨，饮水量多，每日8000~10 000ml，排尿量也大增，饭量较前明显增加，每日进餐虽4~5次，每餐食250g主食，但仍常觉饥饿，且身体逐渐消瘦。曾在某医院诊断为糖尿病，经用 D_{860}、降糖灵等西药治疗，效果不显。体检：发育正常，形体消瘦，面容憔悴，肝脾未触及，胸透示心肺无异常。舌质红绛，苔黄燥干少津，脉细数。化验：空腹血糖 700mg%，尿糖（＋＋＋＋），尿酮体（－）。中医辨证属消渴病，上、中、下三消俱全，中消偏重。治宜清肺胃热为主，兼滋阴益肾。方用：

生地、葛根、麦冬、天花粉各 30g，黄芩、知母、玄参各 12g，石斛、竹叶各 9g，杞子、何首乌、生石膏各 15g。水煎 2 次，分 2 次温服，并嘱其饮食多以豆类和蔬菜为主，禁食高糖类饮食。

2 月 1 日二诊：服药 6 剂后，口渴多饮均减轻，尿糖减少，仍有腰酸，原方加黄芪 30g、党参 15g、五味子 9g。

2 月 8 日三诊：服上药 12 剂后，"三多"症明显减轻，头晕、体倦好转，血糖降至 240mg%，尿糖（＋＋＋），大便微溏。拟原方减滋阴药剂量，去黄芩、知母、石膏，加淮山药 30g，白术、云苓各 12g，砂仁 4.5g。

2 月 16 日四诊：服药 18 剂后，诸症消失，体重增加，血糖 120mg%，尿糖阴性，能参加轻体力劳动。再服药方加减 6 剂，以固疗效。随访多次，检查空腹血糖及尿糖均属正常。迄今 2 年，未见复发。

景录先治消渴案

【案例一】 黄某，女性，65 岁，工人。1985 年 11 月 18 日初诊。

患者主诉近 1 个月来，口干渴，多饮，多食，多尿，汗出，倦怠无力，眠差多梦，大便秘结，舌质红，苔黄偏干，脉滑数。化验检查：空腹血糖 17.9mmol/L，尿糖（＋＋＋），胆固醇 7.67mmol/L，三酰甘油 2.6mmol/L，β－脂蛋白 7.3g/L，诊断为非胰岛素依赖型糖尿病。中医诊断：消渴病。证属胃热炽盛型。给予清热止消丸治疗，每次 12g，每日 2 次，由温开水送服。

服药 3 个月后查：空腹血糖 8.4mmol/L，尿糖（＋），胆固醇 6.1mmol/L，三酰甘油 1.98 mmol/L，β－脂蛋白 6.5g/L。症状明显改善。又继服 2 个月，查空腹血糖 6.2mmol/L，尿糖（－），胆固醇 4.6mmol/L，三酰甘油 1.76mmol/L，β－脂蛋白 6.1g/L，临床症状基本消失。

【案例二】 刘某，女，58 岁，干部。初诊日期 1982 年 4 月 13 日。

患者 12 年前明确诊断为患高血压，近半年来，患者出现口干渴、多饮等症状，前往当地医院检查，空腹血糖 10.7mmol/L，尿糖（＋＋），给予门诊治疗，服用降糖灵患者症状无明显好转，为求中医药治疗，遂来院诊治。现症见：口干渴，多饮，头昏、头晕，胸闷、气短，活动后加重，神疲乏力，夜眠差，食纳少，大便干，小便清长，舌质红偏胖，边有齿痕，脉弦细。查体：血压 23.3/14.7kPa，空腹血糖 11.8mmol/L，尿糖（＋＋）。中医辨证：气阴两虚，肝风内动。治则：益气养阴，平肝潜阳，给予中药治疗方如下：

红参须 5g，麦冬 12g，牡蛎 15g，丹皮 10g，生地黄 12g，淮山药 10g，玄参 12g，花粉 12g，葛根 12g，钩藤 12g，白蒺藜 15g，菊花 10g。水煎服，每日 1 剂。

二诊，上方服 14 剂，患者饮水量明显减少，大便稍干，自觉腰困，舌质红偏胖，边有齿痕，脉弦细。查空腹血糖 8.1mmol/L，血压 21.7/13.3kPa，尿糖（＋）。继续给予上方去蒺藜、钩藤，加女贞子 15g、牛膝 10g、当归 10g。

三诊，上方续服 14 剂。患者症状明显好转，测空腹血糖 7.3mmol/L，嘱其再服 20 余剂，患者诸症消失，尿糖阴性，血糖、血压恢复正常。

【案例三】 李某，女，64岁，工人。

患者于1982年因乏力，下肢浮肿，心慌憋气，口干而就诊。经查血糖15.7mmol/L，尿糖（++++），血压26.7/13.3kPa，心电图：ST-T改变。诊断为：糖尿病、高血压、冠心病，双下肢水肿原因待查。经服中西药物，效果不甚明显，1984年4月来我院就诊。证见：胸胁胀满，口苦咽干，渴而不饮，全身无力，嗜睡，但睡而不实，头晕，心悸，下肢水肿，常有太息，易急善怒，大便时干时稀，纳谷不香。检查：形体肥胖，颜面虚浮，下肢可凹性水肿，舌质暗红，苔黄黏腻，脉沉弦滑。血压26.7/16kPa，血糖22.4mmol/L，尿糖（++++）。西医诊断同前，中医辨证：肝气郁滞，痰气互结，阻于中焦，致使清阳不升，浊阴不降。治疗原用的降糖降压药继服，中药拟疏肝解郁，理气化痰。处方：

柴胡10g，枳壳10g，厚朴10g，木香6g，陈皮10g，半夏10g，竹茹10g，茯苓15g，天花粉15g，丝瓜络10g，桂枝10g，葛根30g。每日1剂，水煎，分2次服。

二诊：上方服7剂，头晕、心悸好转，余症同前，苔薄黄而粗，为痰气交阻，郁而化热之势，宗原方去辛燥之桂枝、陈皮，加生地黄30g、石斛20g，以助滋阴。

三诊：服上方7剂，诸症减轻，仍乏力、头晕，舌暗红，苔薄黄，脉弦，宗上方减半夏、茯苓、木香，加柔肝养血之当归、白芍各10g。

四诊：服上药7剂，诸症消失，自觉精神体力好转，舌暗红，苔薄白，脉沉细。血糖9.4mmol/L，血压20/13.3kPa，尿糖（－），改服本院自制的益气止消丸。每次1丸，每日服2次；牛黄降脂丸，每次6g，每日服2次，巩固疗效，随访至今，病情稳定。

【案例四】 梁某，男，58岁，干部。

患者患糖尿病多年，常服D$_{860}$，近因视物模糊做眼科检查，被诊为左眼白内障。证见：口干多饮，神疲乏力，腰膝酸软，大便干，时心悸心烦，面色暗红，口唇色暗红，舌苔粗黄，脉弦细数。血压160/90mmHg，左眼白内障未成熟，视力：左0.03，右0.01。空腹血糖190mg%，尿糖（++）。诊断：糖尿病合并白内障。证属肝肾阴虚，燥热夹瘀。治宜清热止消，滋养肝肾，凉血活血（病属慢性，用丸药缓图）。处方：①牛黄清心丸，每日2次，每次1丸。②石斛夜光丸，每日2次，每次1丸。③丹七片，每日3次，每次3片。服1个月，虽别症不见好转，但视物模糊好转，已能看报，治疗中曾停服石斛夜光丸1周而视力又现模糊，再服药又能见效。现已坚持治疗5年，病情有所好转。近查空腹血糖150~200mg%，尿糖（＋）~（++），尿酮体（－）。视力：左0.04，右0.4。左眼白内障未发展，右眼也未出现白内障。

【案例五】 李某，女，58岁，干部。

患者患糖尿病15年，高血压，动脉硬化，脑血栓形成后遗左半身不遂1年。平日口服降糖灵、优降糖等药维持。1月前因双眼视物模糊来诊。检查见双眼视网膜病变，眼底出血，右眼较重。经治疗1月后，右眼病变继续发展直至失明。左眼视力下降，并伴有头晕目胀，口干舌燥，疲乏无力，左臂疼痛，脘腹胀闷，大便不畅，寐少梦多。检查：舌体胖，质暗红，苔粗黄腻，脉弦滑数。血压21.3/12kPa，空腹血糖7.28mmol/L，尿糖（＋）~（++），心电图：ST-T改变。诊断：糖尿病，糖尿病性视网膜病变，糖尿病性心脏病，糖尿病脑血栓后遗症。中医辨证属肝肾亏虚，气郁化火。治宜疏肝泻火，滋养肝肾，生津止渴。处方：

柴胡 10g，香附 10g，姜黄 10g，葛根 10g，花粉 20g，元参 20g，生地 20g，麦冬 10g，黄芩 10g，白芍 15g，当归 10g，牛膝 10g。每日 1 剂，水煎，分早晚服。

服上药 1 周后，除一般情况好转外，视物模糊没有明显改善，加服石斛夜光丸，每周 2 次，每次 1 丸。1 周后，视力开始好转。继服 2 周，左眼视物继续好转，右眼视野已恢复一半，可以看路行走，尿糖（－）。

丁惠敏治消渴案

【案例】　张某，男，54 岁。1992 年 6 月 7 日就诊。

患者自述烦渴多饮，多食易饥，尿多，体重明显下降，2 个月消瘦 10 余斤，盗汗，大便干，经检查确诊为糖尿病。先后在多家医院进行中西药治疗，时好时坏，近 1 月来上述症状加重。查：面色萎黄，精神欠佳，皮肤干燥，舌质红少津，苔薄白，脉细数。查空腹血糖 268mg%，尿糖（+++）。证属阴亏燥热。取滋阴清热法。处方：

黄芪、生地、天花粉各 20g，淮山药、茯苓、丹参各 15g，泽泻、丹皮、黄芩、葛根、玄参各 10g。10 剂，每日 1 剂，水煎 3 次，分 3 次服。

10 天后诸症大减，尿糖从（+++）下降到（++）。守上方再治疗 10 天后，诸症渐消，尿糖（+），空腹血糖 137mg%。上方去黄芩，加女贞子、玉竹、桑寄生各 15g，10 天后诸症消失，空腹血糖 118mg%，尿糖（－）。嘱其常服六味地黄丸巩固疗效，随访 3 年未见复发。

曹健生治消渴案

【案例一】　赵某，男，48 岁，干部。1984 年 5 月 15 日初诊。

患者近半年来口干，多饮，小便量多，多食易饥，形体消瘦，倦怠乏力，头晕，夜眠差，在西医院住院治疗，明确诊断为糖尿病，并给予注射胰岛素，口服 D_{860} 等药物治疗，治疗后血糖较前降低，为求进一步中医药治疗，故来院，查血糖 14.7mmol/L，尿糖（++++），血压 24/12.8kPa（180/96mmHg），脉沉细而弦数，舌质红苔黄厚。此乃肾水亏虚，胃火炽盛，水不涵木，肝阳上亢之证。治宜补水救火，平肝潜阳。处方：

生石膏 60g，知母 15g，干地黄 30g，山药 20g，山萸肉 10g，丹皮 12g，茯苓 15g，泽泻 15g，甘草 3g，夏枯草 30g，钩藤 10g。

该方用白虎汤以降胃火，六味地黄汤以补肾水，加夏枯草、钩藤意在平肝潜阳。同时嘱患者控制饮食，减少糖的摄入。

服药 10 剂后，头晕、烦躁好转，口渴减轻，饮食得到控制，血压 21.3/12.0kPa（160/90mmHg），血糖 11.1mmol/L（200mg/dl），尿糖（++++），脉细数，舌质红，苔薄白。上方去夏枯草、钩藤，加麦冬 15g、葛根 15g。嘱其若无大的变化，可持续服用。

2 个月后，各症状逐渐好转。血压 18.7/12kPa（140/90mmHg），血糖 8.66mmol/L（156mg/dl），尿糖（++），口渴不甚，烦躁全无，脉沉细，舌质淡红，苔薄白。处方：

干地黄 24g，山药 18g，山萸肉 18g，丹皮 9g，茯苓 9g，泽泻 9g，麦冬 15g，葛根 15g。

服上方 1 个月后，饮食正常，已不口渴，复查血糖 6.93mmol/L（125mg/dl），尿糖（+++），脉沉细，舌淡，苔薄白。嘱服用六味地黄丸以善其后。

【案例二】　李某，女，54 岁，工人。于 1986 年 3 月 20 日初诊。

患者8年前因口渴多饮，善食易饥，身体消瘦，在某医院检查血糖、尿糖均增高，诊为糖尿病。曾服 D₈₆₀、消渴丸等，症状得缓，但停药后症状仍然，如此反复发作。近1年来，又出现腰酸腿软，身困乏力，咽干口燥，大便秘结，烦躁不宁。查：六脉沉细而微数，舌红苔黄而干涸，血糖10.55mmol/L（190mg/dl），尿糖（+++）。证属肾阴亏损，真阴耗伤，水亏火旺。药用：

干地黄30g，山药20g，山萸肉20g，泽泻9g，麦冬15g，葛根15g。

上方连服15剂后，诸症减轻，精神明显好转，口不干渴，大便变软。血糖9.44mmol/L（170mg/dl），尿糖（+++），脉象同前，舌质淡红，苔黄白而薄。此为津液渐复，热势稍降，病有转机。药用：

干地黄24g，山药18g，山萸肉18g，丹皮9g，泽泻9g，茯苓9g。

1个月后复查，形体渐丰，精神亦佳，饮食正常，小便不多，脉沉细，舌质淡红，苔薄白。血糖8.04mmol/L（145mg/dl），尿糖消失，以巩固疗效。

8个月后随访，症状全无，已恢复工作，血糖7.33mmol（132mg/dl），尿糖微量，临床基本痊愈。

赵恩俭治消渴案

【案例】 王某，男，54岁。1986年9月6日初诊。

患者患糖尿病2年，有明显"三多"症状，消瘦，乏力，腰酸腿软，阳痿，多汗，头晕，气短，大便干燥，皮肤易起小疮疖。诊查：血糖11.1mmol/L（200mg%），24h尿糖定量20g，尿糖定性（++），脉象弦大略数，舌质红，苔黄而干。诊断消渴病（糖尿病）。辨证：证属上中消为主，下虚之证亦见。治法：标本兼治，益气化气止渴。处方：

生石膏30g，生黄芪20g，苍术20g，黄柏20g，丹皮10g，元参30g，生地黄10g，枸杞子10g，银花30g，山药20g，生晒参10g（先煎），知母20g，肉桂3g。

二诊：服上药2周后证候减轻，皮肤已不再生小疮疖。血糖降至9.44mmol/L（170mg%），尿糖（++），脉数象已蠲，舌苔渐润。处方：前方银花减至15g，加女贞子10g、桑寄生15g。此后随证候出入加减方药，但主药不变，如此服药3个月，血糖正常，尿糖阴性，予调理善后丸剂巩固疗效。处方：

银花100g，生黄芪200g，元参150g，知母100g，黄柏80g，生地黄80g，枸杞子100g，丹皮50g，肉桂20g，何首乌80g。炼蜜为丸，每丸重9g，每日服3丸，服毕停药。

治疗期间要求控制调整饮食营养，并按中医要求少食盐、少面食、禁酒、避免烦劳等。药后观察1年未复发，继续饮食生活上的节制以控制再发。

张继有治消渴案

【案例一】 邵某，男，52岁，干部。1980年7月29日初诊。主诉3个月来口渴多饮，尿频量多，色浑如脂，身体消瘦，舌苔白，干燥少津，脉沉无力。实验室检查：空腹血糖14.0mmol/L，尿糖（++++），诊断：糖尿病。证属气阴两虚。治宜益气养阴。处方：

党参10g，麦冬20g，五味子10g，天花粉25g，石斛15g，金樱子25g，覆盆子25g，白薇15g，生地20g，山药40g，草薢15g，竹叶15g，甘草10g。水煎服，每日1剂。

上方服8剂，于8月11日再诊，症状减轻，继服上方。

10月16日三诊：自诉疲乏无力，腰酸软，诊见舌质红，舌苔白，脉沉细数。查尿糖（++），酮体（+）。处方：

党参 15g，麦冬 20g，五味子 10g，天花粉 25g，石斛 20g，女贞子 25g，枸杞子 20g，生石膏 50g，知母 25g，生地 20g。水煎服，每日 1 剂。

上方服 4 剂，10 月 22 日查空腹血糖 7.0mmol/L，尿糖（－），酮体（－），共治疗 3 个月，服药 70 余剂，无明显"三多"症状，随访 7 个月，病情稳定，已恢复正常工作。

【案例二】 周某，女，45 岁，工人。1980 年 11 月 11 日初诊。患者主诉多饮、多食、多尿。素嗜肉食，体态素丰，病后体重减轻约 10kg，查空腹血糖 9.9mmol/L，尿糖（＋＋＋＋）。肝功能正常。诊断：糖尿病。予口服 D_{860} 治疗 3 个月未见明显好转，遂来诊治。诊见舌苔薄白，脉细数。处方：

党参 10g，麦冬 20g，五味子 10g，天花粉 25g，石斛 20g，生石膏 10g，生地 25g，白薇 20g，枸杞子 25g，女贞子 20g，萆薢 15g，茯苓 30g。水煎服，每日 1 剂。

上方 4 剂，口渴减轻，余症同前，前方加黄芪 50g、山药 25g，继服。

12 月 26 日再诊，口干舌燥，舌红，脉细数。尿糖（＋＋）。处方：

党参 15g，麦冬 25g，五味子 10g，天花粉 15g，生地 25g，白薇 20g，枸杞子 25g，知母 25g，生石膏 15g，甘草 10g。

再服 6 剂后，尿糖（＋），空腹血糖 9.2mmol/L，石膏加至 30g，续服。

1981 年 2 月 27 日，"三多"症状不明显，空腹血糖 7.8mmol/L，尿糖微量，已恢复轻工作。

王现图治消渴案

【案例一】 杨某，男，57 岁，工人。

患者 1979 年 4 月 21 日因高烧在某医院诊治，经化验透视诊为"肺炎"，经抗炎治疗，高热渐退，同时发现口干渴、尿多等症，经查空腹血糖 19.7mmol/L，尿糖（＋＋＋＋），诊为糖尿病。经服甲磺丁脲、降糖片治疗半月，血糖稍降，余症同前。后自行停药 8 日，诸症加重，邀余诊治。证见：口不甚渴，善食易饥，消瘦乏力，皮肤枯燥，双下肢剧痛，步履不能。约 30min 排尿 1 次，彻夜不眠，神疲，舌边红苔黄，脉弦而数。查空腹血糖 17.4mmol/L，尿糖（＋＋＋＋）。综观诸症，乃肺、脾两脏气阴俱虚，肾阴不足，燥热恋胃而成斯疾。治宜：益气养阴，清热生津。方用消渴方、白茯苓丸、肾气丸化裁。处方：

生黄芪 30g，太子参 30g，山药 30g，茯苓 15g，花粉 30g，石斛 30g，玄参 15g，枸杞子 20g，当归 10g，黄连 10g，生地 12g，山萸肉 15g。水煎服，每日 1 剂。

服药 1 周腿痛止，神疲乏力好转。服至 1 个月，查空腹血糖 9.5 mmol/L，尿糖（＋＋＋），诸症悉减。上方共服 63 剂，诸症尽除，血糖正常，尿糖转阴，体重增加，随访 2 年，患者病情一直稳定，已恢复正常工作。

【案例二】 孙某，女，49 岁，干部。1979 年 9 月 13 日初诊。

患者 1 年前曾患癔病，经治疗已愈。近半年无明显诱因出现多饮、多尿，经检查血糖、尿糖诊为糖尿病，服用 D_{860}、降糖灵，病情无明显好转。证见：口渴多饮，消谷善饥，多尿，体重减轻，头晕目眩，心悸气短，自汗，月经已闭，但白带不断。腰酸腿软，足胫微肿，眠差，大便秘结。舌淡红而无苔，脉虚数无力。血压 18.3/9.3kPa，血糖 15.7mmol/L，尿糖（＋＋＋＋）。中医辨证：脾肾气阴两虚，燥热津伤。治宜补益脾肾，生津止渴。方用麦门冬汤合麦味地黄汤加减：

麦门冬 20g，北沙参 20g，知母 15g，熟地 15g，生山药 30g，山萸肉 15g，五味子 15g，茯苓

15g，花粉 30g，生石膏 30g，石斛 20g，生黄芪 30g，西洋参 10g（另煎服）。水煎代茶饮，并配合饮食控制。上方服药 30 剂，口渴、多尿等症减轻，尿糖（++）。上方继服。

12 月 2 日复诊：口渴止，小便如常，精神恢复，白带减少，足肿消失，血压 14.7/10.7kPa，尿糖微量。仍感头晕、心慌、失眠。处方：

太子参 30g，生山药 30g，熟地 20g，五味子 15g，麦冬 15g，酸枣仁 20g，夜交藤 30g，当归 12g，白芍 15g，石斛 20g，知母 12g。

1981 年 1 月 15 日再诊，宗上方加减治疗，病情逐渐好转，诸症基本消失，血压 16/10.7kPa。后改服玉泉丸巩固治疗。

刘芳森治消渴案

【案例】 崔某，男，51 岁，干部。1983 年 6 月 15 日初诊。

患者自述 1982 年夏天不明原因出现口渴喜饮，多食易饥，尿量增多，有时呈米汤样，伴腰膝酸软，倦怠乏力，经检查血糖、尿糖，确诊为糖尿病。经饮食控制及服 D$_{860}$、玉泉丸等药物治疗，效果欠佳，且体重渐减，失眠烦躁。查体：心肺无异常，血压 21.3/12kPa，形体消瘦，舌红，苔白，脉细数。空腹血糖为 15.7mmol/L，尿糖定性（+++），改服人参降糖丸（主要成分：黄芪、麦冬、天花粉、熟地、地骨皮、山药、生石膏、玉米须、云苓、人参、知母、甘草等），每次 8 丸（每丸 0.5g，每日 3 次）。用药 1 个月后，自觉症状明显减轻，血糖降至 7.2mmol/L，尿糖（++）。又服药 1 个月，血糖 9.7mmol/L，尿糖（-），"三多"症状消失。服药 3 个月，血糖降至 6.4mmol/L，尿糖（-），自我感觉良好，体重逐渐增加。嘱其停药，劳逸适度，饮食控制，随访 1 年半，症状未复发，多次血、尿化验均正常。

姜生坤治消渴案

【案例】 杨某，男，52 岁，教师。

患者以夜尿多 2 年，膝、腕、四肢酸困感 4 个月为主诉；查：血糖 9.46mmol/L，尿糖（++）。X 线片报告：腰椎、膝关节骨质增生。舌淡苔白，脉沉细。辨证为气阴两虚，肾失固摄。治以益气养阴，固涩降糖。给予生脉胜甘汤：

辽沙参、玉竹、麦冬、五味子各 12~15g，生地 30~60g，生石膏 20~30g，知母、花粉各 15~30g，乌梅、山萸肉、桑螵蛸各 10~12g，黄连 12~15g，生黄芪 30~60g，每日 1 剂，水煎服。30 天为 1 疗程。

共服 31 剂，查尿糖 3 次均为（-），血糖 62.5mg% 而愈。

王玲玲治消渴案

【案例】 李某，男，41 岁。1992 年 10 月 3 日初诊。

患者以多饮、多尿、多食 4 年，在某医院诊为糖尿病。经饮食疗法及口服降血糖西药，效果不稳定。伴有乏力、自汗、腰酸、消瘦明显。舌红、苔薄黄，脉细数。空腹血糖 10.4mmol/L，尿糖（++++），血脂：CH8.9mmol/L，TG 1.72mmol/L，心电图正常。眼底检查：视网膜轻度硬化。证属肺胃热盛，气阴两虚，肾失封藏。治宜清热养阴，益气固涩。处方：

黄芪60g，陈皮、黄连、西洋参（另炖服）各10g，桑螵蛸、知母、金樱子各12g，葛根、熟地、生山药各30g，天花粉、山萸肉各18g，生石膏20g（先煎），覆盆子、枸杞子各15g，甘草6g。停用其他药物。

上药服30剂，诸症减轻，舌淡红，苔薄黄，脉沉细无力。空腹血糖8.6mmol/L，尿糖（++），上方去石膏，加五味子10g，继服30剂，诸症消失。空腹血糖5.3mmol/L，尿糖阴性，血脂恢复正常。继服20剂巩固疗效，改服玉泉丸。1年后随访未复发。

金美亚治消渴案

【案例】　患者，女，53岁。1991年8月17日初诊。

患者患糖尿病4年，长期服降糖西药血糖仍难以控制，近年空腹血糖波动在12.2mmol/L左右。1月前因事烦劳，渴饮、多尿、乏力等症状明显加重而转中医治疗。查尿糖（+++），血糖16.7mmol/L，血胆固醇7.28mmol/L，三酰甘油3.02mmol/L，患者伴肢麻，视物模糊，舌质暗红，苔灰薄而燥，六脉沉细。乃久病燥热损耗阴精，气阴两虚，络脉瘀阻。治当大滋肺肾，益气通络。予金水相生饮（由黄芪、沙参、山药、地骨皮各30g，苍术、知母、红花各10g，生地、玄参、山萸肉各20g，丹参、天冬、麦冬各15g组成）加杭菊10g，桑枝15g，蒸首乌、决明子各12g。

连服12剂，燥渴、多尿、乏力、肢麻显著减轻，视物渐转清晰，查尿糖（++），血糖13.8mmol/L，令减原服降糖西药的1/3剂量，再以上方去杭菊、桑枝。服15剂后，症状大减，尿糖(+)，血糖9.6mmol/L，血胆固醇5.95mmol/L，三酰甘油1.74mmol/L。再撤降糖西药的1/3剂量，宗原方服12剂后症平，尿糖、血糖检查3次均正常，血脂正常。撤除全部降糖西药，以金水相生饮原方隔日1剂，再服1个月，病情稳定，1年后随访，未见复发。

高辉远治消渴案

【案例一】　阎某，男，16岁。1992年7月10日初诊。

患者因多饮、多食3年，加重半月入院，西医诊断：糖尿病1型。高师会诊时，证见消瘦，口干口渴，多饮多尿，疲乏无力，体重下降5kg，心慌自汗。查尿糖（++++），24小时尿糖定量36.27g，空腹血糖18.89mmol/L，餐后2h血糖33.8mmol/L，糖化血红蛋白14.9%。观舌质暗淡，苔白，脉沉弦数。证属气阴两虚，燥热伤津之候。治拟益气养阴，清热生津之法。药用：

生黄芪15g，生地15g，山药10g，花粉10g，石斛10g，葛根10g，黄连8g，黄柏8g。依上方再配合小量胰岛素，治疗1月，复查尿糖阴性，空腹血糖6.32mmol/L，糖化血红蛋白11.56%，诸症基本消失，体重增加5kg。继守原方，并停用胰岛素，口服小量降糖西药，又治疗2月，复查尿糖阴性，空腹及餐后2h血糖正常，糖化血红蛋白5.76%，糖尿病基本控制，病情稳定，患者带药出院继续治疗。

【案例二】　胡某，男，45岁，干部。1988年7月13日初诊。

患者尿糖阳性5年余，双目胀痛2年。西医诊断为糖尿病（非胰岛素依赖型），青光眼。刻诊：口干多饮，双目胀痛，视物模糊，纳食、睡眠均可，二便尚调，舌质红，苔白，脉细数而沉。高师辨析为肾阴亏损、肝失涵养之证，治宜滋阴生津，清肝明目。药用：

生地15g，玉竹10g，花粉10g，石斛10g，黄连8g，玄参10g，白薇10g，决明子10g，青葙子 10g，蒺藜 10g，木贼草 10g。

服药 6 剂，视物较前清晰，目胀仍存，大便偏稀，每日行 2~3 次。尿糖（＋），舌质红，苔白腻，脉沉细。依原方加山药 10g，连进 16 剂，双目胀痛已瘥，惟感口渴，口干黏腻不爽，舌脉如前。再加五倍子 10g，继以服之。守原方稍有加减，间断服药 20 个月，尿糖持在（－）~（±），血糖在正常范围，目痛未再发作。1990 年春节期间停药 1 周，复因贪饮啤酒，饮食控制不佳，又感口渴，小便次数增多，复查尿糖（＋＋＋），遂服上方治疗，尿糖（±），症状又逐渐好转，直至消失。

郭谦亨治消渴案

【案例一】 姜某，女，32 岁。1984 年 4 月 17 日初诊。

患者多食、体瘦时近 1 个月。刻诊：食量倍增，只饥不饱，身体逐渐消瘦，心烦，手心发热，口渴而饮量中等，小便量较无病时增多但不显著，大便干。舌红，少津，脉象滑数。经查空腹血糖为 11.8mmol/L，尿糖晨起为（＋＋）。辨证：胃热津消，心肺失清。治法：清胃保津，兼清心肺。处方：

生地黄 30g，石膏 20g，知母 9g，麦冬 12g，山栀 6g，地骨皮 9g，葛根 4g，牛膝 6g。

上药用水 600ml，先煎石膏至 450ml，下诸药同煎至 150ml，滤出渣再加水 400ml，煎至 150ml，去渣，2 次药液合一处，分 3 次温服，每隔 4 小时服 1 次。

二诊：4 月 22 日。上方药连服 4 剂后，渴止烦除，手心不热，惟食量仍多。舌暗红，脉大，沉取滞涩。此心肺之热虽清而胃热未除，且有气血失畅之象。药改用：

川黄连 6g，地骨皮 9g，芦根 9g，葛根 5g，川楝子 5g，水煎服。

三诊：4 月 22 日。服上药 3 剂后，纳食量减，但比平时还多，每次约进 250g，只是食后不再思食易饥。尿糖为（＋），原方药继进 3 剂。

四诊：4 月 26 日。药后，食量日进 400g，已无饥饿感，只觉口下，饮水不多，体倦。舌转红，苔少，脉沉虚。血糖 6.5mmol/L，尿糖食后（－）。至此病已基本痊愈，为巩固疗效，以防复发，拟处方如下：

生地黄 30g，山药 30g，西洋参 9g，地骨皮 12g，山萸肉 12g，白芍 9g，沙参 15g，丹参 12g，麦冬 9g，玉竹 12g，葛根 5g，川楝子 7g。

水煎连服 10 剂后，停药。

【案例二】 万某，女，51 岁。1988 年 9 月 6 日初诊。

患者主诉小便量多已 2 年余。血糖常为 8.9~6.7mmol/L，尿糖为（＋＋＋＋）。近因他医给服荔枝核（每次 10 个，每日 3 次，研粉服用）10 余天而使病情加重。诊查：口渴不甚，不饥，惟尿多夜甚，身体较前消瘦，夜间自觉发烧。舌红，脉沉小而数。经查：血糖空腹为 9.99mmol/L，尿糖为（＋＋＋）。辨证：元阴不足，误为温燥所伤。治法：滋阴润燥，活血。处方：

生地黄 24g，山药 20g，地骨皮 12g，石斛 12g，茯苓 9g，玉竹 12g，山萸肉 12g，枸杞 12g，丹皮 9g，泽泻 9g。上药用水 500ml，煎至 200ml，滤出药液再加水 400ml，煎至 150ml，去渣，将 2 次药液合一处，分 2 次服，每间隔 6 小时服。

二诊：9 月 10 日。服药 3 剂后，燥热减，尿量亦减少，夜尿次数较前减少。此略见小效，可不更方，继进药 5 剂。

三诊：9 月 17 日。药后微觉头昏。血压 130/80mmHg。小便量继减，纳可。尿糖晨起为（－）。原方去茯苓，加葛根 5g，以升清气。

四诊：9 月 30 日。上方药连服 8 剂，饮少，纳正常，小便日三夜一，量不多，色清。查血糖 1 周均为（－）。阴复燥平，原方药继进 5 剂。

五诊：10 月 8 日。药后精神已复，形体较前略丰，尿糖一直转阴，查血糖为 135mg%。拟处以丸剂，常服以巩固疗效。

生地黄 90g，山药 70g，山萸肉 50g，丹皮 30g，泽泻 30g，地骨皮 50g，枸杞 50g，金石斛 50g，玉竹 50g，西洋参 30g，葛根 15g。猪胰 1 具（清水洗净，烘干）。

上药共为细面，蜜丸 12g 重，每服 1 丸，每日服 2 次，温开水送服。

1991 年 6 月 14 日，追访得知，服药后一直很健康，再未复发。

郭维一治消渴案

【案例一】 刘某，女，45 岁，工人。1981 年 9 月 22 日初诊。患者 3 年前无明显诱因始发多饮多尿，经本单位卫生所间断治疗，效果不显，亦未引起注意。近几天来，病情加重，口舌干燥，日夜饮水 3~4 暖瓶，喜食冷餐流食，小便量多，一昼夜排尿 2000~3000ml，全身疲惫，头晕气短，下肢麻困，手脚心热，曾用中西药（药物不详）治疗，效果不稳定，前来住院治疗。查血糖：10.82mmol/L（195mg/dl），尿糖（＋＋＋＋），血压 100/90mmHg，舌红少苔乏津，脉沉细而数。综观脉证，辨为阴虚于下，热蕴于中之消渴证。治当滋阴清热，生津润燥。药用：

生石膏 30g，知母 10g，天花粉 30g，山药 15g，天冬 10g，麦冬 15g，生地 15g，五味子 10g，青黛 3g（冲）。

药进 14 剂后，自觉症状明显减轻，查尿糖（＋），惟大便偏溏，继服原方去青黛，加桑椹子 30g、炒薏苡仁 15g、焦白术 10g。12 剂后，饮水、小便基本正常，精神较好，查血糖 7.04mmol/L（127mg/dl），尿糖阴性。效不更方，继服上方 10 剂后，诸症悉失，复查血糖 6.84mmol/L（123.4mg/dl），尿糖阴性，临床治愈。带原方 5 剂于 10 月 22 日出院。

张斌治消渴案

【案例】 贾某，男，67 岁。1991 年 6 月 19 日初诊。

患者主诉口渴，饥饿，全身乏力已半年余。半年来口燥津少但喜热恶凉，头昏发困。大便偏干，尿量时多时少，夜尿每晚 1~4 次。口渴、饥饿以夜间为重。掌心微热。咳嗽痰少。诊查：尺肤粗糙，指甲色暗。舌嫩红，苔白中裂，脉沉小而数。辨证：阴液亏耗，肺肾两虚，胃气偏旺。但有阴损及阳之象。治法：益气生津，润肺清胃，首当育阴。处方：

天麦冬各 12g，生熟地黄各 15g，石斛 15g，玉竹 12g，竹叶 9g，茵陈 12g，黄芩 12g，郁李仁 15g，黑芝麻 15g，芦根 30g，甘草 6g，炙杷叶 15g，枳壳 12g，杏仁 12g。

水煎服，6 剂。停服各种西药。

二诊：1991 年 6 月 26 日。药后全身乏力消除，精神好转。饥饿感已无，大便干燥减轻，尿量较前稍多。近日微有汗出，全身较前温润，掌心不热。眼睑微红，有时尚感口干。舌红苔少而剥，有裂纹，脉沉数，左小右大。属阴虚血分有热。处方：

生熟地黄各15g，天麦冬各15g，石斛15g，玉竹15g，黄芪18g，葛根12g，花粉12g，麻仁15g，郁李仁15g，茜草12g，丹皮9g，焦栀子9g，乌梅9g，桔梗9g，枳壳12g，生山药18g。水煎服，6剂。

三诊：1991年7月3日。精神良好，有时嗜睡，视力模糊。大便正常，小便较前量少。晨起咽部有燥痰难咯，口有甜味，饮水则润。舌质嫩红，苔白中厚根腻、裂纹多。脉沉稍数。治以生津养液，兼清肝明目。处方：

生熟地黄各15g，黄芩12g，桔梗9g，石决明18g，夜明砂9g，甘草6g，炙杷叶15g，茵陈15g，青葙子9g，密蒙花12g，柴胡15g，天麦冬各12g，枳壳12g，杏仁12g，谷精草15g，蝉衣9g。水煎服，6剂。

四诊：1991年7月10日。诸症皆除，舌微红，脉仍数。本人欲服成药巩固。以滋补肝肾调治。处方：杞菊地黄丸20丸，每日2次，每次1丸。麦味地黄丸20丸，每日2次，每次1丸。

张琪治消渴案

【案例一】 李某，男，48岁，干部。1982年6月10日初诊。

患者平素健康，近2个月来感疲乏倦怠、口干渴饮水多，在某医院检查血糖11.1mmol/L（200mg/dl），尿糖（+++）。用降糖乐及中药六味地黄片效果不明显。查血糖10.93mmol/L（197mg/dl），尿糖（+++），口渴咽干，全身乏力，舌尖红苔薄干，脉弦。诊为消渴（糖尿病），证属气阴两亏。宜益气滋阴，方用益气滋阴饮加减：

生黄芪30g，党参30g，玉竹20g，生山药20g，天花粉15g，枸杞子15g，菟丝子15g，知母15g，玄参20g，天冬20g，葛根15g。

二诊（6月17日）：服药12剂，症状进一步好转，血糖9.44mmol/L（170mg/dl），尿糖（+）～（++），脉弦，舌质转润，继用前方14剂。

三诊（7月15日）：血糖7.77mmol/L（140mg/dl），尿糖（+），舌润口和，继用前方。

四诊（8月10日）：又服前方20剂，血糖7.9mmol（143mg/dl），尿糖（±），脉小有弦象，舌润。嘱其继续控制饮食，定期检查。

【案例二】 徐某，男，55岁，干部。1980年6月30日初诊。

患者平素健康，于4个月前始感头昏、咽干，经某医院检查，血糖12.88mmol/L（232mg/dl），尿糖（+++），诊为糖尿病。用降糖片、玉泉丸，咽干减轻，但血糖、尿糖不减。病后体重下降10kg，刻下无明显症状，尿不多，口不渴，头略昏，手稍颤，舌尖赤苔薄，脉弦。查血糖12.77mmol/L（230mg/dl），尿糖（+++）。证属消渴，气阴两亏，治宜益气滋阴。药用：

黄芪30g，玉竹20g，生山药30g，天冬20g，菟丝子20g，生地30g，枸杞子20g，知母15g，牡丹皮15g，苍术15g，玄参20g，葛根15g。

二诊（7月23日）：服上方14剂，自觉全身有力，口不干，脉沉小有弦象，舌尖赤苔白。尿糖（+），血糖未查，已收效，继续用前方增减治疗：

黄芪30g，玉竹20g，生山药30g，天冬20g，菟丝子20g，生地30g，枸杞子20g，知母15g，牡丹皮15g，苍术15g，玄参20g，葛根15g，天花粉15g，沙参15g。

连服上方80剂，复查血糖7.77~8.10mmol/L（140~146mg/dl），尿糖（±），脉滑，无明显症状。

李宗士治消渴案

【案例】　冯某，女，54岁，工人。

患者多饮、多尿、多食反复发作2年，并伴有体重减轻，于1978年5月16日收入院。入院证见：多饮、多尿、多食善饥、乏力，舌质红、苔薄白，脉细数。查体：神态清楚，形体消瘦，心肺正常，肝脾未触及。空腹血糖为12.2mmol/L，尿糖（++++）。西医诊断：糖尿病。中医辨证：肾阴不足，燥热偏盛。治则：滋阴补肾，兼以清热。单纯服用中药治疗，以六味地黄汤加减：

女贞子10g，淮山药10g，丹皮10g，泽泻10g，茯苓15g，熟地10g，葛根30g，天花粉30g。每日1剂，水煎服。

经治10日后，尿糖降至（++）。治疗25日，空腹血糖降至7.8mmol/L，尿糖阴性，病情好转出院。

陈晓平治消渴案

【案例】　刘某，女，67岁，工人。初诊日期1982年3月1日。

患者患糖尿病15年，伴有高血压、高血脂、白内障。虽经服用口服降糖药治疗，血糖一直控制不满意，来中医科就诊。证见：眩晕心悸，低热盗汗，口干烦渴，多食易饥，小便频数，面颊潮红，手足麻木，视物模糊，舌红少津，脉细数。查血压22.7/14.7kPa，三酰甘油1.76mmol/L，空腹血糖13.4mmol/L，尿糖（++++）。中医辨证：肝肾精血不足，阴虚内热。治法：滋补肝肾，清热生津。方药：

桑叶12g，桃胶12g，山萸肉12g，黑芝麻15g，冬瓜子、冬瓜皮各10g，扁豆10g，荔枝核10g，丝瓜子10g，川黄柏10g，粉丹皮10g，蚕茧5只，带叶南瓜藤30g。水煎服，每日1剂。

上方共服60剂，"三多"症状基本消失，仍有头晕、低热、盗汗、视物模糊、手足麻木，舌红，脉细数。宗上方减桃胶、荔枝核，加龟板、鳖甲各10g，黄芪、生地、熟地各15g，枸杞子9g，再服40剂。诸症基本消失，空腹血糖6.7mmol/L，尿糖（－），随访半年，病情平稳。

徐曼丽治消渴案

【案例】　李某，男，40岁，干部。

患者因多饮、多尿、多食7个月，于1973年5月8日收住院。现症见：口干多饮，尿多，多食易饥，乏力，舌质红而干，苔白，脉弦细。入院时查：空腹血糖15.9mmol/L，尿糖（+++）。中医辨证：气阴两虚，热盛伤津。治疗以益气养阴、清热生津为法。方药：

黄芪30g，黄柏10g，茯苓12g，知母10g，生地黄20g，山药20g，泽泻10g，丹皮10g，玄参15g，麦冬12g，花粉12g，五味子10g。水煎服，每日1剂，分2次服。

服药3周，症状消失。血糖降至11.2mmol/L，尿糖（－），继服原方3个月，血糖降至6.1mmol/L，病情稳定出院，嘱继服知柏地黄丸巩固疗效。

叶永生治消渴案

【案例一】　温某，男，33岁。初诊日期1985年9月4日。

患者因身体逐渐消瘦、乏力，不能参加农活半年就诊。证见：形体虚弱，头发稀疏，少光泽，面色白，肌肤欠润泽，步履艰难，四肢倦怠，自汗，口微渴，易饥而食量不大，小便频，时清时浊，大便 20 日 1 行，舌淡红，苔中剥稍干，脉细数。化验检查：空腹血糖 10.98mmol/L，尿糖（+++）。西医诊断：糖尿病。中医辨证分析：脾主四肢肌肉，又为胃行其津液，脾气虚弱则形体消瘦，四肢倦怠；不能为胃行其津液则口微渴；饥而少食，大便干结，舌淡红，苔剥而干，脉细数为脾虚阴亏之征象。四诊合参，证属脾气虚弱，阴液亏耗。治宜健脾益气，滋阴养液。方用补中益气汤合玉液汤加减：

黄芪、太子参各 30g，花粉、怀山药各 15g，粉葛根 12g，当归、知母各 10g，炒白术、茯苓、生鸡内金、柴胡各 6g，升麻 3g，炙甘草 5g。水煎服。每日 1 剂。

服上方 10 剂，药后诸症减轻，查血糖 9mmol/L，尿糖（-）。上方去升麻、知母，另用糯稻根 20g。继服。1 年后随访，形体较前强壮，诸症明显好转，血糖恢复正常，尿糖（-）。

【案例二】 曾某，女，54 岁。初诊日期 1986 年 10 月 13 日。

患糖尿病数年，血糖高时达 18.2mmol/L，尿糖（+++）~（++++）。曾用口服降糖药、胰岛素、中药玉泉丸治疗，血糖一直未能满意控制，求中医诊治。证见：四肢倦怠乏力，气短懒言，纳少腹胀，尿少，大便溏薄，每日 2~3 次，下肢轻度浮肿，面色萎黄，舌淡胖有齿痕，苔白根腻，脉沉细。实验室检查：空腹血糖 11.4mmol/L，尿糖（++++），尿蛋白（+）。中医辨证分析：消渴病日久，脾虚运化失常，湿浊内阻，则倦怠乏力、纳少、腹胀、便溏、下肢浮肿，舌淡胖，苔微腻为脾虚湿阻征象。证属脾气虚弱、湿浊内阻。治则：健脾益气，化湿降浊。方用参苓白术散加味：

党参、黄芪、薏苡仁各 30g，苍术、白术、陈皮各 10g，淮山药、茯苓、益母草各 15g，白通草、白豆蔻各 3g，炒扁豆 12g，炙甘草 6g。水煎服，每日 1 剂。

用上方调治月余，诸症减轻，食量增加，水肿减轻，大便每日 1 行，但仍溏，血糖 8.7mmol/L，尿糖（+）。改服中成药健脾资生丸（杭州胡庆余堂），每次 10g，每日 2 次，同时配合食疗（猪胰 1 具，炖汤佐食），半年后随访，血糖稳定在 6.7~7.8mmol/L，尿糖阴性。

吴小玲治消渴案

【案例】 卓某，女，52 岁。

患者平素喜饮茶，于 2 个月前出现口干明显，日饮水量 2000~2500ml，伴进食量亦增加，但患者体重减轻了 4kg。在当地医院查空腹血糖 12.9mmol/L，诊断为糖尿病，给予饮食加运动控制。效果不明显，故今日来诊，现证见：口干渴多饮，多食易饥，神疲乏力，腰困痛，下腹部胀满不适，小便量多，大便稀薄，日行 2~3 次。体格检查：患者体型偏胖，心肺腹部未见明显阳性体征，舌体胖大，边有齿痕，色淡红，苔白厚，脉沉细缓。辅助检查示：空腹血糖 12.8mmol/L，餐后 2h 血糖 18.7mmol/L，尿糖（+++），血胆固醇 7.45mmol/L，三酰甘油 2.39mmol/L。西医诊断：糖尿病。中医诊断：消渴病，脾虚湿阻型。治则：健脾益气化湿，佐以生津止渴。方以七味白术散加减：

黄芪、葛根、淮山药各 30g，炒苍术 6g，炒白术 8g，玄参 15g，天花粉 60g，茯苓 20g。水煎服，每日 1 剂。

守方服药 2 个月，空腹血糖降至 6.6mmol/L，尿糖（-）。改服丸剂，继服半年。诸症基本消失，空腹血糖 6.3mmol/L，尿糖（-），随访 1 年，患者病情稳定。

程宜福治消渴案

【案例一】 孙某，男，22 岁，工人。

患者乏力、体重减轻 2 月余，伴食欲减退，查：空腹血糖 20.6mmol/L，尿糖（＋＋＋＋），诊为糖尿病。经降糖灵、D$_{860}$ 及饮食控制治疗 2 个月，临床症状无明显改善，空腹血糖持续在 10.6~11.8mmol/L，今日，为求进一步诊治，故来院就诊。现症见：口干，神疲乏力，腰部酸困，大便稀薄，日 1~2 次，尿量如常，舌质暗红，边有紫斑，舌下静脉稍迂曲，苔薄白，脉沉涩。中医诊断：消渴病，脾虚瘀滞型。治则：活血化瘀，健脾除滞。方药：

当归 15g，丹参 30g，川芎 10g，山药 20g，赤芍 15g，苍术 10g，泽兰 10g，白术 30g，枳实 10g，鸡内金 15g，莲子肉 10g，红花 6g。水煎服，每日 1 剂。

上方服药 30 剂，患者症状较前明显好转，查空腹血糖 7.6mmol/L，餐后 2 小时血糖 11.2mmol/L，体重逐渐增加，疗效较好。

【案例二】 李某，女，55 岁，工人。初诊日期 1990 年 11 月 20 日。

患者于 1989 年 8 月健康查体时发现糖尿病。当时空腹血糖 10.6mmol/L，餐后 2 小时血糖 13.2mmol/L。无明显多饮、多尿、多食症状，予单纯饮食控制 1 个月。复查空腹血糖 9.7mmol/L，餐后 2h 血糖 12.2mmol/L，予降糖灵 25mg，每日 3 次口服。因服降糖灵有胃肠道反应，患者自行停药，去市中医院间断服用中药治疗。病情无明显缓解。近 1 个月因工作紧张，患者极度疲乏，口干，多尿，来本院就诊。证见：口干欲饮，多尿，每日进主食 350g，无饥饿感，胸闷，四肢沉重，神疲体倦，大便每日 1 次，不成形，双下肢微肿，口唇紫暗，舌胖紫暗，有瘀斑、舌苔白微腻，脉沉细缓。空腹血糖 11.4mmol/L，餐后血糖 14.4mmol/L，心电图未见明显异常，血压 19.3/9.7kPa。西医诊断：糖尿病。中医诊断：消渴病，脾虚瘀滞。治则：健脾活血，佐以化湿。方药：

生黄芪 30g，山药 30g，薏苡仁 30g，猪茯苓各 20g，当归 10g，丹参 30g，泽泻 10g，益母草 30g，炒白术 15g，川芎 15g，苍术 10g，元参 12g。水煎服，每日 1 剂。

服上方 5 剂，神疲体倦较前好转，大便成形，双下肢水肿明显减轻。仍继服上方，连服 45 剂，诸症基本消失，复查空腹血糖 1.7mmol/L，餐后 2 小时血糖 10.4mmol/L。嘱其坚持饮食控制，定期门诊复查，随访 1 年，病情稳定。

【案例三】 王某，女，50 岁，干部。

患者多饮、多尿、多食 1 个月来诊。现症见：体型偏胖，口干多饮、头昏头晕、神疲乏力、腰膝酸软、畏寒肢冷，大便干，3~4 日一行，舌淡红苔薄白，脉沉细。化验检查：空腹血糖 11.9mmol/L，尿糖（＋＋＋）。西医诊断：糖尿病。中医诊断：消渴病，脾肾两虚型。治则：健脾补肾，佐以活血。方药：

熟地黄 15g，苍术 15g，白术 30g，山药 20g，山萸肉 15g，枸杞子 15g，女贞子 15g，巴戟天 10g，鸡内金 15g，丹参 30g，肉苁蓉 15g。水煎服，每日 1 剂。

上方服 14 剂，上述症状较前减轻，尿糖（±）。继续口服服 7 剂，并嘱其饮食控制，身体运动锻炼，查空腹血糖 9.3mmol/L，尿糖（－）。后给予原方作丸剂口服，以巩固疗效。

查玉明治消渴案

【案例】 刘某，男，52岁。

患者于4年前出现口干、多饮、消瘦等症状，前往当地医院查空腹血糖16.1mmol/L，尿糖（+++）。给予住院治疗，经用胰岛素注射治疗，每天注射30U，症状稍有好转。后患者自行停用胰岛素，1个月前患者饮酒后上述症状再次加重，经注射胰岛素治疗后，效果不明显，今日来诊。现症见：口干、多饮，神疲乏力，畏寒肢冷，腹部胀满，手足麻木，易感冒，出汗多，食纳少，腰膝酸软，夜尿多，大便稀溏，每日2~3次。舌质暗红，苔薄白，脉沉细。空腹血糖14.3mmol/L，尿糖（++++），尿酮体（++）。中医辨证分析：患者病久迁延不愈，导致脾肾两虚，脾虚则纳少、腹胀、便溏、肢体困倦；肾虚则腰膝酸软，夜尿频多。治则：健脾温肾。方用二仙汤合八味地黄汤加减：

生黄芪25g，山药25g，茯苓25g，五味子15g，熟地25g，山萸肉15g，泽泻15g，炙附子10g（先煎），桂枝10g，仙茅10g，仙灵脾15g。水煎服，每日1剂。

经口服上方14剂，患者症状较前好转，形寒肢凉减轻。仍宗上方略有加减，续服4周，胰岛素剂量逐渐减量，全身症状明显改善，空腹血糖降至7.4mmol/L，尿糖（−）。患者仍感乏力，易出汗，大便稀薄等症状，服用四君子合生脉散加减治疗：

党参20g，茯苓10g，白术15g，甘草6g，生黄芪30g，麦冬15g，五味子10g，牛膝10g，菟丝子15g，鸡内金15g，苍术15g，玉竹15g。经治疗2月后复查空腹血糖6.7mmol/L。所有症状均明显好转，病情基本控制。

杨友鹤治消渴案

【案例】 董某，男，60岁。初诊日期1986年11月8日。

患者3年前出现口渴多饮、多尿，在当地医院查血糖12.4mmol/L，尿糖（++），诊断为糖尿病。服中西药治疗，疗效不佳，求治于余。给中药汤剂及抗糖灵（药用人参、生黄芪、生山药、花粉、杞果等适量，共研细面，装入胶囊，每粒0.3g，每次5~7粒，每日3次饭前服）治疗，病情缓解而归。半年后因工作劳累，加之情感不畅，又出现口渴多饮、多尿，尿中夹有泡沫，混浊，伴腰膝酸软乏力。检查：面色无华，舌质淡，苔薄白，脉沉细。空腹血糖10.1mmol/L，尿糖（++）。中医辨证：患者年迈，肾气已虚，中州失于温养，脾肾两虚。治则：补肾健脾，阴阳并调。方药：

生山药30g，山萸肉20g，熟地20g，生地30g，枸杞20g，蒸首乌20g，桂枝10g，生杭芍30g。水煎服，每日1剂。同时配降糖灵治疗。

服药10余剂，口渴多尿明显减轻，前方加太子参20g、黄芪30g，继服18剂，诸症基本消失。复查空腹血糖6.2mmol/L，尿糖（−）。停服汤药，继服降糖灵以巩固疗效。随访1年余，病情未再复发。

彭金民治消渴案

【案例】 吉某某，男，57岁。初诊日期1984年9月5日。

患者于6年前无明显诱因出现口干渴多饮，多尿等症状，就诊于当地医院，诊断为糖尿病，给予口服药物治疗，平日血糖控制尚可，1月前患者出现上述症状明显加重，并伴有气短乏力，双下肢水肿，体重明显减轻，近 5kg；为求进一步诊治，故来院。现症见：口干多饮，喜热饮，小便频数，夜间尤甚，气短乏力，双下肢水肿，食纳差，舌淡红苔滑，脉沉细。空腹血糖 15.7mmol/L，尿糖（＋＋＋＋）、尿酮体（－）。中医辨证：中焦虚寒，气阴两伤。治宜：温中散寒，益气生津，方以理中汤加减：

附子 10g（先煎），干姜 10g，炒白术 20g，党参 15g，黄芪 30g，益智仁 10g，葛根 30g，补骨脂 15g，天花粉 15g，车前子 10g（包煎），泽兰 10g。水煎服，每日 1 剂。

上方服 14 剂，患者口干、多饮、双下肢水肿等症状好转，查空腹血糖 10.9mmol/L，尿糖（＋）。后给予金匮肾气汤加减治疗 2 个月，诸症基本消失，血糖 9.5mmol/L，尿糖（－），已上班工作，随访 1 年，血糖持续在 8.4~11.2mmol/L，尿糖（－）。

张汝伟治消渴案

【案例】 凌元琴，年四十三，病已年载有余，蜷缩床第之间，勉度残延之苦。主要之症是：畏寒怕风，胃纳不正常，时时有饥火中烧之象，但不能食米类之饭与粥，而能食多量之油肉。心中懊忱莫名，夜卧则盗汗如雨，面色青晦而消削。脉来细弦，苔布白腻。经过无数医治，不能见效。停药亦将一年，日前又加时行感冒，咳嗽多痰，胃气更呆，大便不通。经伟二方，标症已消，胃气亦醒，大便畅通。惟上列之症，依然如故，伟断为是壮火食气之消中症，只宜和胃调肝，或能见效。

焦白术、炒防风、炒川柏、炒枳壳、炒广皮、佛手花各钱半，春砂仁一钱，鸡内金、制女贞、肥知母、生芪皮各三钱，玫瑰花四朵。

二诊：上方共服廿多剂，畏寒较减，盗汗已止，胃纳可进米类，要求用长服之方，为处丸方二味：

归脾丸三两，资生丸三两。每日两丸相和，早晨与临卧各吞服三钱。用玫瑰花二朵、代代花五朵，泡水过服。

本证始末：凌同志，其父为银行家。本人高中毕业后，亦就职银行，在二十岁一年，患伤寒证，余热未清，误服大量补剂，以致转成此证。此次感冒，延伟诊视而愈，其方未录，已忘却。此方是治本病，当时立方用药之意，以为聊尽其责，无甚深入。但中间用川柏、女贞两味，特有用意。因凌同志年已四十三，乃是一个独身主义者，故特加入此二味，以熄其无形之相火也。不料药能对症，四两可拨千斤，竟然诸恙得减。服二丸至二个月后，特到余家拜谢，谓二十年中，重见天日。大暑中要穿一薄棉袄者，已二十年，今年棉袄脱去不算，要用扇子矣。今已在江西路人民银行服务。她尚有一祖母，今已九十有三，亦延伟诊过，精神尚健矣。

由昆治消渴案

【案例】 包某，男，45 岁。1957 年 3 月 10 日初诊。

患者主诉患糖尿病多年，多饮多尿，进食频多，全身倦怠，消瘦近 1 年，经人介绍求治。诊查：形瘦体倦，舌质红，苔腻白，脉濡滑数。尿糖（＋＋＋＋）。辨证：阴虚肾亏，中焦湿热不清。治法：滋阴补肾，清化湿热。处方：

苍术 9g，党参 9g，茯苓 9g，川黄连 1.5g，黄芩 6g，知母 9g，葛根 6g，天花粉 12g，天冬 12g，杜仲 9g，潼蒺藜 9g，狗脊 9g，鸡内金 6g，佩兰叶 9g，六味丸 12g（包煎）。10 剂，嘱停用西药。

二诊：1957年3月21日。尿频数、多饮减轻较明显，进食每天减少100g。尿糖（++）。上方去潼蒺藜，加白术9g、龟板9g、石斛9g、菟丝子9g。连服40剂，自觉症状消失，一般状况改善，尿糖（-）~（±）。随访20年未见复发。后有同村老中医也患该疾，服用上方药60余剂痊愈。

自评：糖尿病的治法多种多样，医家见仁见智。余治疗此病例之所以成功，主要在辨证准确，施药合理。除用滋阴药以解决其阴虚频饮后，还要兼顾其肾虚、气虚。夹湿者要佐以苦辛芳化之物。重要的是掌握好滋阴和化湿的比例，原则上应以滋阴为主，化湿为辅。滋阴不碍湿，化湿不伤阴。杜仲、狗脊等补肾之品，有助于气化，当利于化湿。

赵金铎治消渴案

【案例一】 芦某，男，39岁。1987年11月25日初诊。

患者主诉10余年来口渴咽干，烦渴引饮，每天饮水20L。曾去多家医院诊治，各项化验检查未见异常，亦从未间断治疗，服药无数。既往眠差多梦，胸闷心悸，喘促气短，纳呆，身困乏力，四肢发凉；大便溏泄，每日数次；小便清长。近年来腿浮肿，早泄。诊查：形体胖大，腹满；下肢浮肿，按之凹陷不起。脉弦数，右大于左。颜面略浮，口唇红，舌质红、有龟裂，苔白腻微黄。辨证：三焦气化失司，水饮内停，饮停气滞，日久则津液亏损，致大渴引饮。治法：先予清热祛湿，变通三仁汤投之。处方：

杏仁9g（炒，打），白蔻仁5g（打），薏苡仁20g，茯苓15g，车前草20g，六一散18g（包煎），厚朴花9g，藿佩梗各6g，石菖蒲9g，木瓜12g，甘草6g。

二诊：12月17日。服上方药近20剂，喘促气短及浮肿已消，衣带渐宽，体重减轻3.5kg，饮水亦减少1/3。苔薄黄。改为滋阴润燥、凉血清热并用。处方：

沙参15g，麦门冬12g，玉竹15g，石斛15g（先煎），元参15g，牡丹皮12g，赤芍12g，竹茹12g，莲子心9g，夜交藤20g，甘草6g。

三诊：1988年1月7日。又进药14剂，口渴明显减轻，饮水量再减，睡眠较佳，四肢发凉缓解，大便溏泄好转，大便每日1次、质稍软。脉弦稍数，苔薄白微黄少津。仍遵前法，去竹茹，加生地黄20g，知母9g，继服14剂，以巩固疗效。

【案例二】 陈某，男，46岁。

患者平素喜食肥甘，近3年因劳累过度，情志不舒，感肢体疲乏，烦渴喜饮，小溲频数量多，口中甜、腻、苦等杂味相兼，腹中饥饿，时作痞满，肠鸣辘辘，大便秘结，形体消瘦，腰膝酸软，耳鸣目涩，心悸失眠，语音低微，恶风，身常起瘙疹，舌苔白黄厚腻，脉滑细。查：尿糖（++++），尿酮体（++），血糖18.68mmol/L（336.6mg/dl）。诊为消渴，为上热下虚并重，兼有湿热郁阻之证。治以清上补下，渗湿泻热法。处方：

党参15g，黄芪30g，知母9g，生石膏30g，天冬9g，竹茹12g，茵陈15g，茯苓12g，山萸肉12g，金樱子15g，山药20g，地肤子9g。水煎服，每日1剂。

住院服上方2个月，尿糖、尿酮体均转阴，血糖7.6mmol/L（137mg/dl），诸症消失，继予丸药服之。处方：

生地40g，熟地40g，山萸肉40g，山药40g，茯苓30g，丹皮30g，麦冬30g，五味子20g，党参 30g，鹿角霜 30g。

上方药研为细末，水泛为丸如绿豆大，每次 5g，每日服 2 次，善后调理，巩固疗效。后随访年余，未发病。

徐千里治消渴案

【案例】　郑某，女，68 岁。

患者于 1991 年 2 月 14 日，因突然昏迷，右侧上下肢偏瘫，小便失禁，诊断为"中风"，收住入院。经治疗，神志转清，遗有言语不利，右侧偏瘫而出院。查：空腹血糖 232mg%，尿糖（++++），转本科门诊治疗。刻诊：患者神倦乏力，头晕，口渴引饮，喜食易饥，形体消瘦，语言不利，右上下肢偏瘫，小便清长，大便燥结。舌红，边有紫斑，苔薄，脉弦细数。证属气阴两虚，津液亏损，瘀血内生，脉络阻滞。拟养阴益气、清热润燥，佐以活血通络：

乌梅、寄生各 10g，花粉、丹参、麦冬各 12g，黄芪 30g，黄精 15g，黄连 3g。每日 1 剂。嘱停服其他降糖药物。

连服 10 剂，检尿糖转阴，空腹血糖 232mg%。口渴易饥、头晕、乏力消失，唯有肢体偏瘫、言语不利，继以调理加服华佗再造丸，以善其后。观察 3 个月，检尿糖持续阴性，空腹血糖均在正常范围之内。

李幼君治消渴案

【案例】　患者，女，57 岁，家属。1992 年 1 月 14 日初诊。

患者主诉患糖尿病 6 年余，曾用多种中西药物治疗，病情时轻时重，血糖一直在 10mmol/L 以上，尿糖在（++）～（++++）。近来因劳累、情志不畅而自觉病情加重，全身酸软不适，口干欲饮，两目干涩，少气懒言，形体消瘦，食欲不振，易饥，时出大汗，头晕失眠，四肢麻木，舌质淡暗，少苔，脉沉细数。空腹血糖 19.2mmol/L，尿糖（++++），血清三酰甘油 2.6mmol/L，胆固醇 7.8mmol/L，心电图正常，眼底动脉硬化。诊断：消渴（气阴两虚兼血瘀型），治以益气养阴，佐以活血祛瘀。处方：

玉竹 12g，麦冬 15g，沙参 15g，巴戟天 30g，太子参 24g，扁豆 20g，山药 20g，女贞子 25g，旱莲草 20g，党参 30g，白术 15g，云苓 15g，焦三仙各 30g，黄芪 30g，丹参 30g，水蛭 10g。睡前分早晚 2 次温服。嘱停用一切降糖药物，以食小米、豆类、蔬菜为佳。

服药 6 剂后复诊，诸症减轻。体力渐增，烦渴缓解，大汗止，饮食正常，继服 15 剂后诸症消失，体力恢复，空腹血糖达 6.8mmol/L，尿糖（-），血脂降至正常范围，巩固治疗 6 剂，追访 2 年病情未复发。

李毅治消渴案

【案例一】　华某，男，40 岁，干部。初诊日期 1981 年 7 月 21 日。

患者患糖尿病 8 年，1981 年 4 月 10 日查空腹血糖 8.5mmol/L，24h 尿糖微量。刻诊：易饥咽干，但饮水量不多，乏力，心慌，自汗，头晕，烦躁失眠，小便色黄有烧灼感，舌质淡暗，边有瘀斑，舌苔薄黄，脉沉细。中医辨证：气阴两伤，血瘀阻络。治则：益气养阴，活血通络。用祝湛予教授的降糖活血方加玉竹 9g、生熟地各 30g、茵陈 20g。水煎服，每日 1 剂，共服药 26 剂，诸症消失。

8月16日查空腹血糖4.9mmol/L，24小时尿糖阴性。就诊期间停服一切降糖西药。随访1年，血、尿糖均无异常。

【案例二】 王某，女，49岁，干部。初诊日期1981年5月5日。

患者患糖尿病5年。1981年4月27日查空腹血糖16.4mmol/L，尿糖（+++），伴眼底视网膜病变期。刻诊：口渴喜饮，头晕乏力，心烦易怒，视物不清，周身阵阵烘热，寝中易醒，肩臂疼痛，上肢不能抬举，两手麻木，大便略干，小便量多，经水失调，舌质淡暗，苔薄黄。脉沉细弦。中医辨证：气阴两虚，肝肾不足，血脉不活。治则：益气养阴，滋补肝肾，活血通络。方用降糖活血方加女贞子16g、枸杞子15g、菊花12g、青葙子10g、花粉30g。加服西药优降糖片，每次2.5mg，每日2次。服至1981年7月28日停服优降糖片。上方随症加减，其服药半年，查空腹血糖6.4mmol/L，24小时尿糖定量为零。诸症基本消失。以后常服北京协和医院配制的801片（成分：生黄芪、山药、苍术、玄参、生熟地、丹参、葛根）及802片（成分：广木香、当归、益母草、川芎、赤芍）。随访1年，血糖基本稳定在5.6~7.3mmol/L。

睦书魁治消渴案

【案例一】 张某，男，64岁，离休干部。初诊日期1987年12月7日。

患者3年前发现糖尿病，服用优降糖、降糖灵及清热养阴中药，血糖维持在6.2mmol/L左右，近半年来血糖波动在10.1~14mmol/L，服用中西药物效果不明显。现主食控制在每日350~400g，口渴不甚，小便每日20余次，倦怠乏力，自汗，失眠多梦，心慌气短，偶有胸痛，耳鸣耳聋，视物不清，下肢麻木疼痛，舌质紫暗，苔白，脉弦。血糖15.1mmol/L，24h尿糖定量96g。尿糖定性（++++）。心电图示：冠状动脉供血不足，化验：全血、血浆黏度增高。西医诊断：糖尿病（2型），冠心病，糖尿病视网膜病变，末梢神经炎。中医诊断：消渴病。证属气阴两虚夹瘀血。治则：益气养阴，活血化瘀。方药：

黄芪30g，生地20g，黄精20g，花粉15g，益母草20g，太子参15g，当归10g，赤芍10g，白芍20g，川芎10g，木香10g，虎杖10g，水煎服，每日1剂。

服药半月后血糖降至8.4mmol/L，继续守方治疗1个月，自觉症状消失，血糖6.6mmol/L，24小时尿糖定量1.5g，以上方加减巩固疗效，随访2年，病情稳定。

【案例二】 赵某，女，23岁，打字员。初诊日期1988年3月6日。

患者13岁时在北京协和医院诊断为胰岛素依赖型糖尿病，10年来胰岛素用量由24U/d增加到56U/d。近年来自觉症状加重，且常有低血糖出现。刻诊：五心烦热，口渴，失眠多梦，心烦易怒，口臭舌痛，常有牙龈出血，每日主食控制在300g。舌质暗红，边有齿痕，舌下静脉迂曲，少苔，脉象弦数。辅助检查示：空腹血糖14.1mmol/L，尿糖（++），全血、血浆黏度均高，红细胞压积增高。中医诊断：消渴病。辨证：阴虚热盛，兼有血瘀。治法：滋阴清热、兼活血化瘀。治疗方药：

生地黄30g，熟地黄30g，黄连6g，丹皮10g，天花粉15g，黄精10g，丹参20g，虎杖15g，赤芍15g，益母草20g，山萸肉10g，僵蚕10g。水煎服，每日1剂。

用药1周，胰岛素开始减量，治疗2个月，自觉症状基本消失，胰岛素减至38U/d，空腹血糖波动在5.6~7.3 mmol/L，尿糖（-），血液流变学检查均正常，无低血糖反应出现。

姚昌礼治消渴案

【案例一】 李某，男，57 岁。1988 年 10 月 5 日就诊。

患者主诉患糖尿病 15 年，原来在控制饮食的情况下，服用 D_{860}、降糖灵、优降糖等药，血糖与尿糖尚能控制在 6.0~6.5mmol/L 和（±）~（++）。但近半年病情加重，身倦乏力，头晕气短，四肢麻木，胸闷不适，口渴欲饮，小便增多，夜溲 4~7 次，大便秘，但稍有不慎即便溏，甚至泄泻无度。曾服达美康、g 尿糖等进口西药亦罔效。诊查：形瘦，面枯不荣，舌暗淡边有齿痕，苔薄少，脉弦细数。空腹血糖 15.5mmol/L，尿糖（++++），尿比重 1.030，尿酮体阴性，胆固醇 10.9mmol/L，脂蛋白 8.3mmol/L。心电图：心肌呈缺血型改变。血压 14.0/10.0kPa。辨证：气阴两虚，血瘀脉络。治法：益气养阴，活血通脉。处方：

生黄芪、太子参、苍术、花粉、冬虫夏草、黄精、生地黄、丹参、水蛭、三七、五倍子等 20 余味组成。通过浓缩及提取有效成分等现代工艺加工制成胶囊。服法：每次 8 粒，每日 3 次，饭前服，1 个月为 1 疗程。

二诊：服上方药 1 个月后，诸症消失，面色较前润泽。舌转淡红，脉细弦。空腹血糖 5.8mmol/L，尿糖（±），胆固醇 7.6mmol/L，β－脂蛋白 5.9mmol/L，心电图：正常。血压 130/96mmHg。嘱其服上方药维持量，每次 5 粒，每日服 3 次。

【案例二】 刘某，男，42 岁。1990 年 8 月 8 日初诊。

患者主诉 1 年前每于劳累后即口渴、多饮，未曾治疗。近 2 月加重，口渴多饮，日夜饮普通暖水瓶五六瓶水，多尿，约 2 小时 1 次，夜间尤频，夜尿最多达 10 余次，色白清长；消谷善饥，有吃不饱之感；日渐消瘦，2 个月体重减 20kg。神疲乏力，腰膝酸软，有时肢麻，大便秘结。曾服消渴丸、降糖灵、D_{860} 等药物，症状无明显改善而来诊。诊查：面憔不泽，皮肤粗糙。舌质暗红稍紫，苔薄黄乏津，脉弦数。空腹血糖、17.5mmol/L，尿糖（++++），尿比重 1.036，尿酮体阴性，胆固醇 12.5mmol/L，β－脂蛋白 8.3mmol/L。辨证：初为燥热耗津，继之气阴两伤，久之入络致瘀。治法：益气养阴，化瘀通脉。处方：g 糖平胶囊，每次 8 丸，每日 3 次。

二诊：9 月 9 日。服药 1 个月，诸症若失。空腹血糖 6.6 mmol/L，尿糖（-），临床治愈。嘱其服 g 糖平维持量，每次 5 粒，每日 3 次。

石书才治消渴病案

【案例】 米某，女，60 岁，工人。患者因多饮、多食、多尿 1 年，加重伴身体消瘦 8 个月收入院。

主要表现为口干渴多饮，消谷善饥，多尿，饮一瘦一。头晕耳鸣，夜梦多，腰膝酸软无力，手足心热，自汗盗汗，身体消瘦，大便软。舌暗红苔少，脉细数。查体：神志清楚，右侧面部发现一个 1.5cm×1.5cm×1cm 大小肿物，心、肺、腹检查未见异常。实验室检查：空腹血糖 15.7mmol/L，尿糖（++++），尿酮体强阳性，血钾 4.5mmol/L，血钠 134mmol/L，血氯化物 100mmol/L，COCP 23.3mmol/L。西医诊断：糖尿病酮症。中医证属上中下三消并见，肾阴亏虚，燥热偏盛，毒热内盛。治宜滋阴补肾，生津止渴，佐以清热解毒。方药：熟地、银花、连翘、山萸肉各 5g，山药、生地各 30g，花粉、泽泻、茯苓、元参、苍术各 10g，麦冬、丹皮、葛根、知母各 20g。同时嘱患者控制饮食。

服 3 剂后，尿酮体转为弱阳性，仍有口干，饥饿欲食，方中加石膏 30g 清胃热，止消渴，继服 3 剂，酮体转阴，诸症悉减。经上方略微加减治疗月余，反复查尿酮体均为阴性，空腹血糖9.4mmol/L，尿糖（++），诸症悉除而出院。

胡建华治消渴案

【案例】 1984年11月21日，曾治一男性患者，58岁，糖尿病4年余，空腹血糖曾达16.31mmol/L（294mg/dl），长期服用降血糖西药及中药治疗。刻诊："三多"症状不明显，但见神疲形瘦，腰酸，阳痿，头晕，口干，臀部有散在小疖、疼痛。舌质淡尖红，苔薄腻，脉细弱略数。空腹血糖9.65mmol/L（174mg/d）。现服D_{860} 0.5g，每日服2次，降糖灵25mg，每日服2次。先予滋肾温阳、活血化瘀法，药用生地、熟地、山萸肉、黄芪、益母草、赤芍、白芍、黄精、菟丝子、首乌、玉竹、天花粉、金银花、生山楂。服药7剂，各症见减，臀部小疖消退。续服7剂后，改用膏滋方以培益肝肾，平补阴阳，活血化瘀。除用生晒人参、黄芪、地黄、山萸肉、天花粉、菟丝子、锁阳、黄精、仙灵脾、首乌、潼蒺藜外，并投入当归、丹参、红花、赤芍、益母草、生山楂等活血化瘀之品。2个月后膏滋方服完，再用汤药调治3个月，西药全停，病情稳定。续服汤药4个月，于1985年10月8日复诊时，除略有口干、腰酸及视力较差外，其余症状均已消失，复查空腹血糖降至6.21mmol/L（112mg/dl）。4年余的消渴痼疾，治疗10月余，至此遂告痊愈。

任应秋治消渴病并发症案

【案例一】 金某，女，57岁，教师。

患者因多饮、多尿、多食7年，加重伴右侧肢体麻木1月，于1994年3月住院。1988年患者因口干、多食，前往医院就诊时发现空腹血糖10.1mmol/L，尿糖（+++），确诊为糖尿病。嘱患者严格饮食控制，并给予口服降糖药物治疗，给予降糖灵25mg，优降糖2.5mg，每日3次，后血糖控制可，治疗3个月后患者血糖及尿糖均恢复正常，后患者停止口服药物治疗，空腹血糖持续在9~11mmol/L之间。于1994年3月12日，无明显诱因，出现口干、多尿等症状加重，并伴有右侧肢体麻木，遂来院住院治疗。现症见：口干、多饮、多食、消瘦，右侧肢体麻木，不伴有运动障碍，倦怠乏力，少气懒言，口苦微黏，大便干，3~4日一行，舌质暗红，边有瘀点，舌下静脉迂曲，苔薄白，脉沉细。查体：R 19次/分，心率79次/分，律齐，血压20.6/11.3kPa。右侧肢体浅感觉稍减弱，肌力Ⅴ级，病理征未引出。头颅CT扫描提示：左侧基底节区腔隙性梗死。西医诊断：糖尿病，糖尿病合并脑梗死。中医诊断：消渴病，消渴病脑病。中医辨证：气阴两虚，血脉瘀阻。治则：益气活血，滋阴通络。予补阳还五汤加减，处方如下：

黄芪30g，桃仁10g，红花10g，川地龙30g，川芎15g，赤芍15g，当归5g，穿山甲*10g，皂角刺10g，元参20g，木瓜30g，片姜黄10g，酒大黄8g。水煎服，每日1剂，分2次服。同时配合丹参注射液40ml，每日1次静脉点滴；消渴丸10粒，每日3次，口服。

经治2月余，患者右半身麻木感觉明显好转，口干多饮症状减轻，出院时空腹血糖7.3mmol/L，尿糖（-）。

【案例二】 陈某，男，50岁，教师。初诊日期1993年2月24日。

患者有口干、口渴，多饮、多尿等病史2年。16天前睡觉晨起，发现身体不能自由翻动，伴

---

*现已禁用

有右侧手足运动不灵活、口角歪斜，说话发音不清，言语不利，手足左侧正常，前往当地医院治疗，经检查头颅 CT 诊断为"脑血栓形成"，给予住院治疗半月，效果不明显，出院后为求进一步中医药治疗，遂来我院就诊，经询问患者既往有高血压病史。现症见：口干苦，多饮多尿，胸闷心烦，咽干，大便稍干，小便色黄，舌质淡红，苔薄少津，得脉弦细数。诊断为消渴病，消渴病中风。中医辨证：气阴两虚，阴虚风动，瘀血阻滞经络。治则：益气养阴、镇肝息风，兼活血通络。予以下方药：

炙黄芪 50g，生地黄 20g，盐知母 10g，当归 10g，川芎 10g，牛膝 10g，郁金 9g，枸杞子 15g，炒赤芍 15g，龟板 10g（先煎），连翘 15g，菊花 15g，丹参 30g，栀子 6 g，天花粉 15g。水煎服，每日 1 剂。

服上药 7 剂，患者口干、胸中烦闷较前好转，口角歪斜稍有改善，仍言语不利，于原方减连翘、栀子，加地龙 10g、半夏 10g、僵蚕 10g、胆南星 10g，连服 28 剂，患者症状明显减轻，手足活动正常。

蔡春华治消渴病并发症案

【案例】 瞿某，男，67 岁，1990 年 10 月 15 日初诊。

患者 4 年前因口渴、多饮、多尿、多食，经某医院诊为糖尿病。最近因心情不畅，少量饮酒，又出现口渴多饮，食欲不振，时有头昏，尿多清长，左侧半身麻木重滞，舌质暗红苔白，脉弦细，BP 25/14kPa，尿糖（＋＋＋），空腹血糖 10.4mmol/L。心电图：T 波改变，提示：心肌缺血。血脂分析：三酰甘油 2.68mmol/L，胆固醇 8.71mmol/L。西医诊断：2 型糖尿病、脑血栓形成、高血压。中医诊断：消渴、中风。证属气阴两虚，血瘀阻络。治宜活血通络，以益气养阴。方药：

丹参 30g，鬼箭羽 10g，郁金 10g，党参 15g，当归 10g，水蛭 6 g，牛膝 10g，赤芍 15g，黄芪 50g，生地黄 20g，麦冬 15g。水煎服，每日 1 剂。

服药 12 剂后诸症缓解，继服 15 剂后，除肢体稍麻木重滞外，其他症状消失，并给服心痛定、复方罗布麻片，按说明服用。复查空腹血糖 7.8mmol/L，尿糖（＋），原方黄芪改为 30g，再服 30 剂，复查空腹血糖 6.5mmol/L，尿糖（－），血脂分析：三酰甘油 1.64mmol/L，胆固醇 4.87mmol/L，改服丹参片、心痛定、消渴丸以巩固疗效，停服中药，随访 1 年未见明显不适。

赵晶治消渴病并发症案

【案例一】 陈某，男，60 岁，工人。

患者于 1987 年无明显诱因出现口干、多饮、多尿、消瘦等症状，前往当地医院就诊，查空腹血糖 9.7mmol/L，尿糖（＋＋＋），诊断为糖尿病，后给予口服优降糖和降糖灵治疗，病情较为平稳。1991 年 6 月 14 日因疲劳，晨起出现口角歪斜，左侧肢体活动不利，病情逐渐加重，于 15 日来我院就诊，收住入院。诊时见：左侧口角下垂，左侧肢体活动不利，左上肢麻木，时有抽动，口干口渴，多饮，胸中不舒，咳痰黏稠，纳呆，小便色黄量多，大便干结，三日未行，伸舌右偏，舌质暗红，舌苔黄厚，根部黏腻，左脉沉滑有力，右脉沉弦而细。查体：37.2℃，R 18 次 / 分，P 86 次 / 分，律齐，BP 17.3/10.7kPa。神志清楚，被动体位，言语含糊，左中枢性舌面瘫，左上肢肌力Ⅲ级，左下肢肌力Ⅲ级，左上肢浅感觉减弱，左肱三头肌腱反射活跃，左巴氏征（＋），左查多 g 征（＋）。头颅 CT 扫描提示：右侧内囊、基底节区梗死灶。空腹血糖 11.5mmol/L，尿糖（＋＋＋）。西医诊断：糖尿病 2 型，糖尿病合并脑梗死。中医诊断：消渴病，消渴病脑病。中医辨证属风痰瘀血，阻痹脉络。治则：清热化痰息风，活血祛瘀通络，选用清开灵注射液，每日静脉点滴 1 次。配以中药化痰通络汤加减，应用方药如下：

法半夏 10g，生白术 10g，胆南星 6g，丹参 30g，香附 15g，酒军 5g，全瓜蒌 30g，枳实 10g。水煎服，每日 1 剂，分 2 次服。配用消渴丸 12 粒，每日 3 次，口服。

经治疗 2 周，患者病情稳定，瘫痪侧肢体肌力好转，大便已通，痰浊已去，仍有口渴，喜多饮，小便仍多，舌苔转为薄黄，脉象沉细弦。中医随症而治，予益气养阴、活血通络方药从本而治，药物组成如下：

太子参 15g，细生地 30g，元参 30g，枸杞子 10g，猪苓 10g，茯苓 10g，丹参 30g，川芎 10g，赤芍 10g，白芍 15g，地龙 6g。水煎服，每日 1 剂。改清开灵注射液为 40ml，每日静点 1 次。共调治 2 月余，患者自觉左上肢麻木消失，口干口渴症状缓解，左上肢肌力Ⅲ级，下肢肌力Ⅴ级。空腹血糖 7.4mmol/L，尿糖（+），病情显著好转出院。

【案例三】 孟某，女，50 岁，工人。

患者患消渴病 6 年。因疲劳于 1991 年 10 月 12 日凌晨 6 点自觉左上肢疼痛，以肩部为主。起床穿鞋时发现左手无力，但可扶物行走，伴有头晕乏力。10 月 13 日病情加重，左下肢行走不能，左上肢不能抬举，余症同前。遂来我院就诊。诊时证见：左侧肢体活动不利，左面部麻木不适，左上肢疼痛，头晕、心烦、眠差，神疲乏力，口干口苦多饮，尿多，经色发暗，大便稍干。舌质暗红，舌苔薄黄根稍腻，脉沉数，重按无力。检查：T 37.2℃，R 20 次 / 分，P 86 次 / 分，BP 18.7/11kPa。神志清楚，查体合作，被动卧位。双侧孔等大等圆，对光反射灵敏，左中枢性舌面瘫，左上肢肌力Ⅲ级，左下肢肌力Ⅴ级，双侧肢体肌张力及痛温觉均正常，左侧跟腱反射活跃，左霍夫曼征（+），左巴氏征（+），余病理反射未引出。空腹血糖 18.2mmol/L，尿糖（+++）。头颅 CT 扫描提示：右侧内囊区梗死灶。入院西医诊断：糖尿病 2 型，糖尿病合并脑血栓形成。中医诊断：消渴病，消渴病脑病。中医脉诊合参，证属气阴双亏，痰瘀阻络，治法：益气活血，化痰通络。选用针灸综合疗法，取穴如下：

双曲池、双合谷、双外关、左肩、手三里、环跳、阳陵泉、足三里、解溪、三阴交。手法：平补平泻，每日 1 次，留针 20 分钟。配用丹参注射液 40ml 静脉点滴，并服用优降糖 2.5mg，每日 3 次。

治疗半月，患者症状有所改善，仍觉口干，眠差，心烦不安，舌质暗红，舌苔转薄白，脉沉细无力。停用丹参注射液，改用中药汤剂，滋阴清虚热以治其本。方用知柏地黄丸加减，处方如下：

生地黄 15g，熟地黄 10g，山药 15g，山萸肉 10g，知母 12g，黄柏 6g，茯苓 20g，泽泻 20g，丹皮 10g，黄芪 30g，女贞子 6g。水煎服，每日 1 剂，分 2 次口服。并加用双侧百会、神庭、四神聪平补平泻以安神。诸法合用，共调治 2 月余，症状明显改善，上肢疼痛消失，口干多饮消失，左上肢肌力Ⅴ级，左下肌力Ⅴ级。空腹血糖控制在 6.7~7.8mmol/L，病情好转出院。

【案例四】 朱某，男，64 岁，工人。

患者于 6 年前无明显诱因出现多饮、烦渴、多尿等症状，前往医院就诊，经检查诊断为糖尿病，给予口服降糖药，并嘱其严格控制饮食，病情较前缓解。近 1 个月来，患者时觉右肢抬举无力，或右手持物不能或下肢突发瘫软无力，每经休息或服用活络丹等药可渐恢复。1988 年 8 月 20 日 7 时起上厕所时，自觉右下肢无力，站立不稳而摔倒，10 时右下肢无力缓解。急来我院就诊，既往无高血压病史。诊时证见：多饮多尿，口干渴，消食易饥，自觉右下肢乏力，走路不稳，手足发麻，视物模糊，头晕耳鸣，舌淡，苔薄白，脉沉细，双上肢肘以下、双下肢膝关节以下自觉麻木，伴有痛觉过敏。查空腹血糖 11.4mmol/L，尿糖（＋＋＋），头颅 CT 扫描提示：脑萎缩。西医诊断：糖尿病，糖尿病并发脑血管病变；糖尿病并发末梢神经炎。中医脉诊合参，诊断为消渴病、消渴病脑病。辨证属肝肾亏虚，血行不畅，血瘀脉络。治则：滋补肝肾，活血化瘀通络。投以血府逐瘀汤合六味地黄丸加减，所用方药如下：

生地黄 20g，桃仁 10g，当归 10g，红花 10g，赤芍 15g，山萸肉 15g，丹皮 10g，泽泻 15g，柴胡 12g，桔梗 10g，牛膝 10g，当归 10g，地龙 10g，茯苓 10g，山药 20g。水煎服，每日 1 剂，分 2 次口服。

服药 15 剂后，症状明显改善，视物清楚，头晕耳鸣消失。守上方加用麦冬 15g、五味子 10g，取其酸甘化阴、滋水涵木之效，继服 30 剂，各种症状均显著好转，服药期间未再出现肢体活动障碍症状，末梢神经炎亦明显好转。空腹血糖控制在 6.7mmol/L 左右，尿糖（－）。终以六味地黄丸调理而愈。

魏执真治消渴病并发症案

【案例一】　张某，男，56 岁，干部。

患者 8 年前出现口干、多饮等症状，前往当地医院检查血糖后明确诊断为糖尿病，近 1 年来患者常常出现心悸、气短、胸闷等症状，有时会出现心前区憋闷疼痛，经含服硝酸甘油或休息后可缓解。近 1 月来上述症状较前加重，心前区憋闷疼痛症状发作频繁，故来院就诊。现症见：口干、多饮，神疲乏力，心前区憋闷不适，心悸、气短，尤以活动后加重，夜眠差，大便偏干，小便不畅，舌暗红，舌下静脉迂曲，苔薄黄，脉沉弦数。辅助检查：空腹血糖 8.5mmol/L，尿糖（＋＋＋）；心电图示：ST 段改变，偶发房性早搏。西医诊断：糖尿病，糖尿病合并冠心病。中医诊断：消渴病、消渴病胸痹。辨证为气阴两虚，兼有血瘀。给予中药处方如下：

太子参 20g，麦冬 15g，五味子 10g（打），佛手 10g，香橼 10g，香附 10g，丹参 30g，川芎 15g，远志 10g。每日 1 剂，水煎，分 3 次服。

7 天后复诊，胸痛、气憋明显减轻。效不更方，原方再服 7 剂。

三诊：精神体力好，症状基本缓解。心电图复查正常。后仍间断服用上方病情稳定。

3 个月后因劳累，心绞痛发作，仍服上方，7 日后缓解。以后间断服药维持，病情稳定，精神、体力均好。

【案例二】　李某，女，50 岁，工人。

患者素体肥胖，确诊为糖尿病 5 年，血糖控制尚稳定。1 年来反复出现心悸气短，时有心痛，胸胁满，脘腹痞胀，二便秘结，纳谷不香，急躁易怒，易疲乏。舌胖质暗，苔薄白腻，脉弦滑。形体肥胖，血压正常，辅助检查示：空腹血糖 9.7mmoL/L，尿糖（＋＋＋）。心电图：ST-T 改变。西医诊断：糖尿病、糖尿病性心脏病、心绞痛。中医辨证：心气不足，痰气瘀阻。治疗以糖尿病基础治疗加服益气活血，解毒化瘀的中药汤剂。处方：

太子参 30g，川芎 10g，红花 10g，山楂 10g，香附 10g，苏梗 10g，乌药 10g，厚朴 10g，陈皮 10g，半夏 10g，草豆蔻 10g，白术 10g，茯苓 10g。每日 1 剂，水煎，分 2 次服。同时嘱患者少食肥甘厚味，适当运动，保持情绪稳定。

服药 14 剂，复诊时症状基本缓解。心电图正常。原方维复 14 剂，虚状消失。此后间断服药维持，至今已有 2 年有余，患者病情一直较稳定，心电图正常，精神体力好。

【案例三】 张某，女，60 岁，家庭妇女。

患者患糖尿病 20 年，1986 年 3 月 1 日初诊。口服降糖药，精控制尚可。近 1 年来，每因生气则心悸气短，神疲乏力，心烦意乱，口舌咽干，小便赤黄，大便溏。心电图示：ST-T 改变，频发室性早搏。常服慢心律、胺碘酮治疗，效果不显。诊见舌暗尖红，苔薄黄，脉促。西医诊断：糖尿病（2 型），糖尿病性心脏病，心律失常（频发室性早搏）。中医辨证为心气不足，瘀郁化热。治疗除用糖尿病基础治疗外加服益气通脉，理气凉血的中药汤剂。处方：

太子参 30g，麦冬 15g，五味子 10g（打），丹参 30g，川芎 15g，佛手 10g，香橼 10g，香附 10g，丹皮 15g，赤芍 20g，黄连 6g。每日 1 剂，水煎，分 2 次服。服药 7 剂症状明显好转，室性早搏由每分钟 6 次减为 1~2 次。继服上药 30 剂。室性早搏消失，随访 4 年病情稳定，早搏未再出现。

【案例四】 孙某，男，72 岁。初诊日期 1987 年 5 月 10 日。

患者患糖尿病 20 年并心动过缓 5 年，一直口服降糖药，病情控制较为理想。近 2 年来常有心悸气短，四肢沉重，时有酸痛，疲乏无力，胸闷憋气，脘腹胀痛，纳谷不香，汗出恶风，心率在 40 次 / 分左右，常服阿托品。舌胖色暗，苔白，脉沉细缓。西医诊断：糖尿病（2 型）伴心律失常（窦性心动过缓）。辨证为心脾两虚，痰瘀阻滞。治以养心健脾，化痰活血。给予以下中药处方：

太子参 20g，白术 30g，茯苓 15g，陈皮 10g，半夏 10g，羌活 15g，独活 10g，防风 10g，苏梗 10g，香附 10g，乌药 10g，厚朴 10g。水煎服，每日 1 剂。

上方服 7 剂，二诊时心率达 45 次 / 分，精神、体力好转。继服上方 1 个月，心率达 50 次 / 分以上。继服半年，心率达 60 次 / 分。此后间断服药维持，病情稳定。

【案例五】 李某，男，70 岁。初诊日期 1988 年 11 月 10 日。

患者患糖尿病 20 年并心力衰竭 1 年，服用利尿药、强心药效果不理想。初诊时见：下肢浮肿，心悸气短，行走时更甚，纳谷不香，咳逆不能平卧，寐不实，尿少，便秘。舌胖嫩，边有齿痕，苔薄白，脉细数。西医诊断：糖尿病（2 型），糖尿病性心脏病，心力衰竭 III 度，心功能 4 级。中医辨证为心气虚衰，水饮射肺。治以补气通脉，肃肺利水。处方：

生黄芪 30g，太子参 30g，麦冬 10g，五味子 10g，丹参 30g，川芎 15g，桑白皮 30g，泽泻 30g，车前子 30g，泽兰 20g。水煎服，每日 1 剂。服药 7 剂，尿量增加，水肿减轻，继服 14 剂后，咳喘缓解，能够平卧。

杨百茀治消渴病并发症案

【案例】 左某，男，39 岁。1989 年 10 月 10 日初诊。

患者主诉渴饮多尿伴眩晕乏力 1 年。因过度疲劳于 1988 年 10 月初出现口渴引饮，小便频数量多，一昼夜达 5000ml。伴头晕目眩，肢软之力。血压高达 21.3/17.3kPa（160/130mmHg）。同年 10 月 24 日住某医院检查治疗，曾做多项检查仍未能确诊。虽经治疗，未获显效。月余出院，更数医诊治，病情依然如故。现仍尿频尿多，每日十余行，量 4000~5000ml，口中干苦，大渴引饮，眩晕耳鸣，夜寐不安，神疲乏力，动则气短，大便干结。诊查：精神不振，身体虚羸。舌苔薄白，脉象细数。血压：21.3/17.3kPa。辨证：肾阴亏虚，固摄无权。治法：滋阴固肾摄精（停用西药）。处方：六味地黄丸加味。

生地黄12g，山萸肉10g，丹皮10g，泽泻10g，巴戟天10g，枸杞子10g，菟丝子10g，山药12g，茯苓12g，麦冬12g，五味子6g，川牛膝10g，肉苁蓉10g。每日1剂，水煎服。

二诊：服上方药5剂，渴饮多尿已减大半，惟头晕无明显好转。于原方去渗利之茯苓、泽泻，加滋阴补肾、平肝潜阳之女贞子10g、旱莲草10g、珍珠母30g。

三诊：服上方药25剂，小便如常，口渴已除。但眩晕仍存，午后面赤，少眠多梦，血压偏高。舌脉同前。此乃阴虚阳光之证也，拟滋阴潜阳息风方治之：

生地黄15g，白芍15g，当归15g，川芎10g，枸杞10g，五味子6g，茯苓10g，菊花10g，蔓荆子10g，刺蒺藜10g，僵蚕6g，钩藤12g，石决明15g。

上方随症加减，连服药40余剂，血压正常（18.7/12.0kPa以下），眩晕终愈，渴饮多尿未见复发，诸症悉除。继以六味地黄丸加麦冬、五味子、枸杞、女贞子、菟丝子、覆盆子以巩固疗效。

1991年12月追访，患者愈后2年来与初诊时判若两人。虽停止治疗，且工作量大，但精力充沛。剧烈运动，尚无倦意。连续讲4小时课，竟毫无渴感。小便一如常人，血压也未再升高。

程益春治消渴病并发症案

【案例一】 蒋某，男，62岁，干部。

患者患糖尿病15年，久治不愈。近2年来水肿反复出现，加重1个月。刻诊：颜面及双下肢水肿，尿量少，恶心欲呕，食纳差，大便溏薄，神疲乏力，畏寒肢冷，脘腹胀闷不适。舌质淡红偏胖，苔白滑，脉沉细弱。查：空腹血糖15mmol/L，血色素70g/L，尿素氮26.8mmol/L，尿糖（++++），尿蛋白（+++），血压20/13.3kPa。心电图正常。诊断：糖尿病肾病，慢性肾衰（尿毒症期）。中医辨证：脾肾阳虚，湿阻中焦。治宜温肾健脾，利水消肿，和胃降逆。方药如下：

黄芪30g，党参15g，白术12g，茯苓15g，猪苓15g，熟附子9g，肉桂6g，木香9g，砂仁9g，清半夏9g，陈皮9g，车前子9g。每日1剂，水煎分2次服。

服上药10剂后，恶心呕吐减轻，食欲增加，水肿减轻。宗上方加丹参15g，继服30剂，诸症基本消失。查：空腹血糖11.2mmol/L，血色素100g/L，尿素氮16.1mmol/L，尿糖（++）~（+++），尿蛋白（++），血压10/12kPa。2个月后随访病情稳定。

【案例二】 刘某，男，60岁，工人。

患者患糖尿病10年，近3个月出现头晕头痛，耳鸣，心烦失眠，腰膝酸软，心前区疼痛，下肢灼痛，口舌干燥。舌质红少苔，脉细数。实验室检查：空腹血糖14mmol/L，血色素100g/L，尿素氮12.5mmol/L，胆固醇9.1mmol/L，尿糖（+++），尿蛋白（++），血压22.7/13.3kPa。诊断为糖尿病性肾病，高血压性心脏病。中医辨证为：肝肾阴虚，虚阳上扰。治以滋阴潜阳，镇惊安神。方以杞菊地黄汤加减：

枸杞子12g，菊花10g，生地30g，山萸肉12g，五味子9g，山药15g，桑寄生15g，石决明30g，钩藤30g（后入），泽泻9g，知母12g，花粉9g，丹皮15g，丹参15g。

上方连服30剂，头晕头痛、心前区疼痛均明显减轻。上方加天麻9g。又服30剂后，临床症状明显减弱。查空腹血糖 11.2mmol/L，血色素 110g/L，尿素氮 8.93mmol/L，胆固醇 7.8mmol/L，尿糖（+++），尿蛋白（+）。

【案例三】 王某，女，65 岁，家庭妇女。

患者因多饮、多尿 10 年，双下肢水肿 2 年于 1991 年 2 月 1 日入院。证见：腰酸乏力，纳少，便干，面色白，颜面及双下肢浮肿，头晕，视物不清，双下肢麻木。舌胖暗苔白，脉沉细。查空腹血糖 20.9mmol/L，尿糖（++++），尿蛋白（++），24 小时尿蛋白定量 4.9g，肌酐 136umol/L，尿素氮 9.2mmol/L。眼底检查：双糖尿病性视网膜病变。ECG 示：ST-T 改变。中医诊断：消渴病、消渴病肾病（Ⅱ期）、消渴病眼病、消渴病心病。辨证为脾肾阳气亏虚，心脉瘀阻。西医诊断：糖尿病（2 型）、糖尿病性肾病、糖尿病性视网膜病变。治疗采用中西医结合治疗：①低盐优质低蛋白饮食。②皮下注射小剂量胰岛素控制血糖。③中药拟补肾健脾，益气养心，活血利水。处方：

山萸肉 10g，枸杞子 10g，白术 20g，猪苓 30g，太子参 15g。麦冬 10g，五味子 10g，酒大黄 10g，丹参 30g，益母草 30g，桑白皮 15g。每日 1 剂，水煎，分 2 次服。

上方服用 3 周，双下肢水肿、腰酸乏力较前明显减轻。但患者食欲不振，时有恶心欲吐。查：血钾、钠、氯正常，中药宗上方减山萸肉、枸杞子，加陈皮、半夏、竹茹各 10g，黄连 3g。继服 3 剂后食纳稍增，恶心欲吐症状消除，但患者自述夜间常有胸闷憋气，有时不能平卧，查心电图示：ST-T 改变，考虑为糖尿病性心衰所致。中药拟益气养心，滋阴固肾，肃肺利水。处方：

太子参 15g，黄精 30g，生黄芪 30g，麦冬 10g，五味子 10g，猪苓 30g，车前子 30g（包煎），大枣 7 枚，泽泻 15g，泽兰 15g，陈皮 10g，半夏 10g，佛手 10g。

服药近 3 周胸闷憋气、双下肢水肿消失，仍感腰酸乏力，视物较前清晰，双下肢麻木减轻。空腹血糖 7.4mmol/L，尿糖（+），尿蛋白（+），肌酐 129.8μmol/L，尿素氮 9.35mmol/L，电解质正常。出院门诊调治。

刘顺安治消渴病并发症案

【案例】 张某，男，60 岁，工人。初诊日期 1987 年 12 月 14 日。

患者素患糖尿病 6 年，近 1 月口干多饮加重，伴乏力腰痛，颜面及双下肢浮肿，视物不清，皮肤瘙痒，大便干结，小便量少。舌暗苔白厚，脉弦滑。查：空腹血糖 9.74mmol/L，尿糖（++），尿蛋白（+++），24 小时尿蛋白定量 3.45g，血色素 111g/L，尿素氮 8.10mmol/L。眼科检查：视力：右眼前手动，左眼 0.1。眼底：右玻璃体混浊，眼底看不进。左眼底乳头边界不清，乳头及附近网膜可见较多膜状组织，上有新生血管，后极部网膜及玻璃体内可见较多片状及条状深红色出血。诊断：糖尿病性肾病，糖尿病眼底病变，眼底出血。中医辨证属气血阴阳俱虚，脾肾阳虚，夹瘀血痰浊。治疗方法拟健脾温肾，利水消肿，佐以活血养阴化痰。处方：

生黄芪 20g，党参 10g，白术 10g，厚朴 6g，猪苓 20g，茯苓 20g，仙灵脾 15g，车前子 15g（包），天花粉 30g，丹参 30g，石斛 10g，半夏 10g，熟大黄 10g。每日 1 剂，水煎，分 2 次服。同时配合皮下注射胰岛素以控制血糖。

1 周后，患者水肿减轻，仍口干乏力，查空腹血糖 6.7 mmol/L，尿蛋白（++），上方去党参、仙灵脾，加太子参 20g，葛根 15g 以益气生津；加三七粉 3g（分冲）以增强活血之功。连续服药 45 天，浮肿全消，口干乏力好转。出院时空腹血糖 7.7mmol/L，尿糖（+），尿蛋白（+），24 小时尿蛋白定量 14g，血红蛋白 204g/L，肌酐 162.7μmol/L，尿素氮 8.7mmol/L。

任平治消渴病并发症案

【案例】 曹某某，女，53 岁。

患者于 11 年前无明显诱因出现口干、多饮、乏力等症状，前往当地医院就诊，经查空腹血糖及尿常规，诊断为消渴病，给予口服药物治疗，后患者自行停服药物，1 年前出现全身性水肿，在当地医院给予住院治疗，经检查诊断为：糖尿病性肾病，肾功能衰竭，氮质血症期，低蛋白血症，并给予透析治疗，1 年来患者病情时好时坏，近日因感冒后患者症状再次加重，为求中医药诊治，遂来诊。现症见：面部虚浮，颜面部及双下肢水肿，神疲乏力，畏寒肢冷，口干苦，尿少，尿中泡沫多，大便稍干，舌质暗红，苔黄厚腻，脉滑数。中医诊断：消渴病并发肾病。辨证为肾气虚损，浊毒内蕴。治则：补肾益气，化浊解毒。方药如下：

黄芪 30g，陈皮 15g，茯苓皮 30g，桑白皮 15g，大腹皮 15g，生姜皮 15g，冬瓜皮 15g，草薢 15g，益智仁 10g，葛根 30g，生大黄 5g（后下），益母草 30g，蒲公英 15g，白花蛇舌草 15g。水煎服，每日 1 剂，分 2 次服。

根据患者病情变化，上方加减服用 3 月后，患者全身水肿消退，肾功能逐渐好转。

董庆童治消渴病并发症案

【案例】 张某，男，53 岁。1992 年 3 月初诊。

患者患 2 型糖尿病 14 年，2 年前发现蛋白尿（＋）~（＋＋），并逐渐出现颜面、下肢水肿，纳差，恶心，头昏乏力，血压升高（21/13.5 kPa），入院前查血中尿素氮 12.5mmol/L，肌酐 416.5umol/L，24 小时尿蛋白定量 4.5g，血浆白蛋白 3.29g/L。入院后予饮食控制，口服糖适平、心痛定及低蛋白饮食等，另加用肾衰颗粒（生大黄 8g，生水蛭 5g，冬虫夏草 3g，全成分提取，真空干燥而成），每日 1 剂。3 个月后，患者症状明显改善，浮肿消退，血压正常（18/10kPa 左右），食欲、精神状态好转，复查血尿素氮 7.1mmol/L，肌酐 121.61umol/L，尿蛋白定量 1.5g/d，血浆白蛋白 4.1g/L。带药回家并予肾衰颗粒，每 3 日 1 剂。随访 4 年，现一般情况良好，血肌酐、尿素氮略高，生活自理，能胜任工作。

张呈样治消渴病并发症案

【案例】 李某，女，37 岁。

患者患糖尿病 10 年，合并肾病 4 年。入院前用胰岛素治疗，病情无明显好转。查体：BP 24/16 kPa，面色苍白，心肺正常，双下肢明显浮肿，血红蛋白 80g/L，尿糖（＋＋＋＋），尿蛋白（＋＋＋），24 小时尿蛋白定量 30.2g，血浆总蛋白 42.2g/L，白蛋白 24g/L，胆固醇 5.58g/L，血尿素氮 23.4mmol/L，血肌酐 245umol/L，二氧化碳结合力 14.8mmol/L，肝功正常。中医诊为消渴，根据中医辨证治疗采用强肾汤加减，具体方药如下：

熟地黄 20g，山药 15g，猪苓 15g，泽泻 15g，川芎 10g，山萸肉 15g，巴戟天 20g，丹参 30g，益母草 30g，红花 10g，夏枯草 20g，钩藤 15g，决明子 15g。水煎服，每日 1 剂。

服上药 14 天后，患者水肿较前消退，尿蛋白（＋），上方加车前子 15g（包煎）、草薢 20g，连服 20 余剂，症状明显消失，随访 1 年，全身症状改善，尿蛋白阴性。

北京东直门医院治消渴病并发症案

【案例一】 赵某，女，45 岁。初诊日期 1991 年 5 月 11 日。

患者患糖尿病 5 年，一直在北京某院服用西医降糖药治疗，先后服用优降糖、达美康等西药，血糖控制不佳，自觉下肢软弱无力，于 1991 年 5 月来本院门诊治疗。现症见：神疲乏力，视物模糊，腰膝酸软，双下肢麻木，口干，大便稍干，舌暗红、苔薄白，脉弦细。辅助检查：眼底荧光造影示双侧视网膜病变（Ⅲ 期）。心电图正常。血压：20/12kPa，实验室检查：空腹血糖 10.8mmol/L，糖化血红蛋白 8.6%，尿糖（++），尿蛋白（±），24 小时尿蛋白定量 0.8g、24 小时尿白蛋白定量 135mg，尿酮体（−），尿中无红白细胞，血流变学及甲皱微循环检查均正常。中医诊断：消渴病，消渴病肾病，消渴病眼病。中医辨证：肝肾气阴两虚，瘀血阻络。治宜滋补肝肾，兼以活血。处方：

太子参 15g，黄精 20g，生地 30g，玄参 30g，麦冬 10g，猪苓 20g，五味子 10g，花粉 30g，酒大黄 10g，桃仁 10g，川芎 15g，丹参 30g，当归 10g。山萸肉 10g。每日 1 剂，水煎，分 2 次服。

服上方 10 剂，患者口干、大便干明显好转，乏力较前减轻，自觉腰部酸困，舌暗红、苔薄白，脉沉细。宗原方去大黄，加牛膝 10g、女贞子 15g 继服，前后服药 40 余剂。诸症基本消失，复查空腹血糖 7.9mmol/L，糖化血红蛋白 6.8%，尿糖（−），尿蛋白（−）。

【案例二】 李某，女，56 岁，工人。1989 年 12 月 7 日入院。

患者患糖尿病 11 年，因双下肢水肿伴胸闷憋气 1 个月，经门诊收住入院。患者于 1978 年无明显诱因出现多饮、多尿、多食、消瘦乏力，查空腹血糖 8.86mmol/L，尿糖（++），诊断为糖尿病，经皮下注射胰岛素治疗，症状无明显改善。近 1 个月出现颜面及双下肢水肿，伴尿频尿急，胸闷憋气，双下肢麻木，双目视力减退，右眼失明。舌胖暗，苔白，脉沉细。空腹血糖 14.9mmol/L，尿糖（+++），尿蛋白（+），24 小时尿蛋白定量 0.78g。ECG 示：ST−T 改变。眼底检查见糖尿病性视网膜病变。肾功能检查各项正常。中医诊断：消渴病，消渴病肾病（Ⅱ 期），消渴病眼病，消渴病心病。证属肝肾气阴两虚。西医诊断：糖尿病，糖尿病性肾病，糖尿病性视网膜病变，糖尿病性心脏病。治疗以中药为主，益气养阴，兼以活血。处方：

太子参 15g，细生地 15g，玄参 20g，丹参 30g，葛根 15g，天花粉 30g，麦冬 10g，五味子 10g（打）。每日 1 剂，水煎，分 2 次服。

连服 42 天，水肿消退，尿频、尿急症状消失，查空腹糖 8.51mmol/L，尿糖（−），尿蛋白（±），24 小时尿蛋白定量 0.34g。好转出院，门诊随诊。

【案例三】 鲁某，男，61 岁，工人。1991 年 12 月 12 日初诊。

患者患糖尿病 12 年，一直采用饮食控制及口服降糖药治疗，病情时轻时重，血糖波动在 11.2mmol/L 左右，近 3 年双下肢间断水肿，近 1 个月双下肢麻木疼痛，夜间尤甚，故收入院。入院证见：口干，神疲乏力，腰膝酸软，时有心悸，视物模糊，双下肢微肿，每日主食 300g，无饥饿感。双下肢麻木疼痛，夜间尤甚，舌质暗淡、苔白，脉沉细，查：心肺、肝脾未见异常，双下肢微肿，双膝跳反射减弱，血压 20/11.7kPa。眼底：双视网膜病变（Ⅱ 期）。实验室检查：空腹血糖 14.7mmol/L，尿糖（+++），尿蛋白（++），24 小时尿蛋白定量 3.5g，血红蛋白 160g/L，血肌酐 97.3umol/L，尿素氮 6.9mmol/L，内生肌酐清除率 1.2ml/s。中医：消渴病，消渴病肾病，消渴病眼病，消渴病痿痹。中医辨证为气阴两虚，瘀血阻络。治疗：①小剂量胰岛素皮下注射控制血糖。②脉冲治疗，取穴双侧足三里、承山、委中、三阴交，每日 1 次。③中药拟益气养阴，滋补肝肾，活血化瘀。处方：

太子参 15g，黄精 25g，枸杞 10g，生地 30g，玄参 20g，麦冬 10g，天花粉 20g，葛根 10g，丹参 30g，益母草 30g，赤芍 15g，白芍各 15g。

上方服药 1 周，水肿消失，双下肢麻木减轻，夜尿多，腰酸，乏力，宗上方加山萸肉 10g、黄芪 30g、狗脊 15g。继服 5 周，诸症明显好转，复查空腹血糖 9.1mmol/L，尿糖（＋），尿蛋白（＋），24 小时尿蛋白定量 1.8g，血肌酐 53.1μmol/L，尿素氮 6.18mmol/L。

【案例四】 赵某，女，66 岁，家庭妇女。初诊日期 1990 年 10 月 11 日。

患者患糖尿病 13 年，一直口服降糖药治疗，病情时轻时重，血糖不稳定。近 3 年双下肢时有水肿，在某院服中药治疗，疗效不显著，近 1 周恶心呕吐，纳少、腹胀，来本院门诊。证见：腰膝酸软，神疲乏力，双下肢水肿，面色萎黄，畏寒肢冷，纳差腹胀，恶心呕吐时作，皮肤瘙痒，大便干，2~3 日一行，舌胖有齿痕，舌质淡暗，白微腻，脉细无力。查：贫血貌，两肺呼吸音清，心律 86 次 / 分、律齐，心尖部可闻及 II 级收缩期杂音，腹软，肝脾未触及，双下肢可凹性水肿。实验室检查：空腹血糖 5.8mmol/L，尿糖（＋＋＋），尿蛋白（＋＋），24 小时尿蛋白定量 2.5g，血肌酐 565.8μmol/L，尿素氮 17.1mmol/L，二氧化碳结合力 14.8g/L，血清钾 4.1mmol/L，钠 140mmol/L，氯化物 103mmol/L，钙 1.6mmol/L。眼底检查：双眼底视网膜病变。中医诊断：消渴病，消渴病肾病，消渴病眼病。中医辨证为气血阴阳俱虚，湿浊中阻。治疗：①低盐低脂优质低蛋白高热量饮食。②临时静脉补钙、纠酸。③中药拟益气养血，和胃降浊，利水消肿。处方：

生地黄 10g，当归 10g，猪苓 30g，茯苓 30g，陈皮 10g，半夏 10g，酒大黄 10g，厚朴 6g，枳实 10g，竹茹 10g，车前子 10g，焦三仙各 15g。每日 1 剂，水煎，分 2 次服。同时配合肾贫生血饮（本院自制中成药）每次 10 ml，每日 3 次。

服上药 3 周，水肿明显减轻，恶心呕吐基本消失，大便通畅，每日 1~2 次，神疲乏力亦较前好转，仍有腰膝酸软，怕冷。宗前方加狗脊 15g、木瓜 30g、仙茅 10g、仙灵脾 10g，继服 3 周，诸症基本缓解，后嘱每 2 日服药 1 剂，间断门诊静脉补钙、纠酸。随访 1 年，病情较稳定。1 年内复查血肌酐 4 次，分别为 576.8μmol/L、558.4μmol/L、539.2μmol/L、477.3μmol/L。

【案例五】 袁某，女，61 岁，教师。初诊日期 1991 年 3 月 19 日。

患者患糖尿病 2 年，高血压 15 年，曾因白内障先后行左右冷冻摘除术。此次就诊主诉视物不清 2 个月。查眼视网膜可见大片及小片出血，白色棉絮状渗出。视力：右 0.04，左 1.2，DS-0.15。诊断：双白内障术后，双糖尿病性视网膜病变（III 期），双动脉硬化性视网膜病变。口干乏力，动则气短，饮水多，饮食可，二便自调。舌淡苔薄，脉细。中医辨证属气虚血瘀，脉络受阻，血溢脉外。治以益气活血，通络明目为法。处方：

生黄芪 15g，茯苓 20g，白术 10g，甘草 10g，广地龙 10g，怀牛膝 10g，当归、赤芍各 10g，三七粉 3g（分冲）。

服药 30 天，自诉视物不清较前好转，查视力：右 +10.00 DS → 0.1，左 +10.00 DS → 0.2，双眼可见散在点状出血，渗出全部吸收。

【案例六】 张某，男，51 岁，麻醉师。初诊日期 1990 年 12 月 18 日。

患者因多饮多尿 4 年，加重伴视物不清半年入院。1986 年发现糖尿病，未经系统治疗。1990 年 8 月发现双眼糖尿病性视网膜病变，经中西药治疗，效果不佳。证见：神疲乏力，多饮多尿，夜尿频，大便干，双眼视物不清，性情急躁，口苦，眩晕耳鸣，腰膝酸软，双手麻木。舌暗淡，舌苔薄黄腻，脉弦细。查：空腹血糖12.88mmol/L，尿糖（+++）。眼底检查见"左眼视网膜脱离呈漏斗状，右眼鼻上方大量机化物，网膜上病灶已不能看清"。诊断：糖尿病，糖尿病性视网膜病变（左Ⅴ期，右Ⅴ期）。中医诊断：消渴病，消渴病眼病。辨证属气阴两虚，瘀血阻络；肝郁化火，灼伤目之血络。入院后采用中西医结合治疗，西药口服心痛定1mg，3次／日，控制血压；达美康80mg，3次／日，控制血糖，后因血糖控制不理想，改用胰岛素皮下注射以控制血糖。中医治疗以益气养阴，活血止血，柔肝疏肝，清火明目。处方：

太子参15g，生地20g，麦冬10g，玄参20g，花粉20g，葛根10g，菊花10g，陈皮10g，枸杞子10g，白芍20g，当归10g，枳壳实各10g，柴胡6g，黄芩10g，生炒蒲黄各10g，大黄6g（后下），三七粉3g（分冲），元明粉3g（分冲）。同时静滴丹参注射液40ml，每日1次，活血止血。

服药5天，大便通畅，情绪稳定，仍感视物模糊，头晕耳鸣，中药法拟滋补肝肾，活血止血。处方：

枸杞子10g，菊花10g，山萸肉15g，泽泻10g，丹皮10g，生炒蒲黄各10g（包煎），生地炭30g，当归6g，木香6g，麦冬10g，黄精30g，青葙子10g，芍药20g，甘草6g，三七粉6g（分冲），柴胡6g，枳壳10g。

服药20余天，右眼视力好转，1.5m距离可以数指，四次四段尿糖（-）～（+），仍口渴，大便干，上方去柴胡、枳壳，加生首乌15g以滋肝肾通便。服药10天，视力继续改，2m可见手动，10cm可认豆大字体，血糖基本稳定。再服药2周，右眼视力升至0.3，血糖、血压控制良好，眼底出血吸收，视力较前提高，出院门诊治疗。

【案例七】 刘某，男，61岁，干部。因右足红肿破溃1个月，于1989年8月10日收住入院。

患者患糖尿病11年，近1月来因右足外伤，继之足踝感染，右足破溃红肿，局部发黑，伴身热口干，舌质瘦淡红，苔少而干，脉弦细。查右足部色紫红，部分变黑，可见多处破溃。空腹血糖11.3mmol/L，尿糖（+++）。中医诊断：消渴，消渴病足病（气滞血瘀，热毒塞滞）。西医诊断：糖尿病性坏疽。采用中西医结合治疗，胰岛素控制血糖，中药清热解毒，活血通络。处方：

蒲公英15g，地丁15g，金银花15g，连翘15g，赤芍10g，丹参30g，防己10g，虎杖15g，土茯苓30g。每日1剂，水煎服。按伤口脓性分泌物培养及药敏结果，用新霉素软膏换药，每日1次。

10天后，右下肢伤口脓性分泌物明显减少，红肿消退，伤口处已有肉芽组织长出。中药上方加黄芪30g、党参10g以益气排毒，红花10g以活血通络。服药20天，换药时发现右足伤口又有新囊腔形成，趾缝伤口下有窦道，与囊腔相通，内有脓液。立即局部清洗伤口，填塞雷夫奴尔纱条。经查此次复发感染乃因血糖控制不好所致，空腹血糖11.6mmol/L，尿糖（++++），血白细胞11.3×10^9/L，中性0.7，淋巴0.3，局部脓性分泌物培养加药敏示"妥布霉素高敏"。以妥布霉素稀释液纱条填塞伤口，脓液明显减少，肿胀减轻，皮肤温度下降，足背黑色变浅，自觉有痒感。中药改以扶正消肿、养血生肌为法，组方如下：

生黄芪20g，党参15g，红花10g，当归10g，苍术10g，防己10g，牛膝15g，土茯苓30g，赤芍10g，丹参20g，升麻6g，威灵仙12g。

服药5周，脓性分泌物继续减少，疼痛减轻，中药加穿山甲10g（先下）以通络排脓。外加银杏煎水浸泡患足，3天后，甲床由苍白渐转红润，肿胀继续减轻。病情好转出院，门诊随诊。

【案例八】 张某，男，57岁，司机。因左足小趾坏1月于1990年12月4日收入院。

患者患糖尿病2年，入院时双足趾发凉，左足小趾木节形，干枯，双小腿皮肤干燥色暗，皮温正常。舌红苔薄黄腻，舌下静脉暗红，脉滑数。查空腹血糖9.9mmol/L，尿糖（+++），血脂高。中医诊断：消渴病，消渴病脱疽（阴虚内热，气虚血瘀）。西医诊断：糖尿病性坏疽。治疗采用中西医结合，用胰岛素控制血糖，中药滋阴益气活血，以黄芪内托散加减：

黄芪30g，当归10g，川芎10g，葛根30g，花粉15g，乌梅10g，山药10g，党参20g，丹参30g。水煎400ml，分2次口服，每日1剂。

5天后左足小趾末节脱落，无红肿及异常分泌物，自觉左小趾疼痛，双足发凉麻木。局部以C膏外涂以止痛，继服中药。

2周后，疼痛减轻，左下肢皮肤温度较前增高，效不更方。

1周后左小趾再度破溃，有少量脓性分泌物，肉芽尚新鲜。中药上方加乳香、没药各10g，金银花15g，知母10g以增强活血清热之力。服药期间伤口未扩大，脓性分泌物日渐减少。

又过8周，右足小趾伤口已结痂，但仍感疼痛，冷麻苍白同前，足背动脉轻微搏动。中医辨证，现热毒已解，见证以阴虚血瘀为主，上方去银花、知母，加赤白芍各15g以增强养阴活血化瘀之力，继续换药。

2周后左小趾结痂仍未脱落，无明显渗出物。考虑到伤口愈合慢，下肢冷麻，与该患者肾虚之本有关，故局部换药改用生肌玉红膏，中药加熟地、山药各10g以滋肾阴，附子6g、肉桂5g、山萸肉10g以温肾阳。服药2周，冷麻感明显减轻。效不更方，连服1周，巩固疗效，病情至今稳定。

【案例九】 朱某，男，42岁，工程师。初诊日期1989年10月11日。

患者患糖尿病5年，一直服西医降糖药治疗，血糖波动在11~13mmol/L之间。于1989年初自觉性欲减退，性生活常不能成功，阴茎软绵不能勃起，自以为工作紧张所致，未诊治。后阳痿逐渐加重，偶尔阴茎勃起，性生活不成功。后为解除工作紧张与疲劳，1989年8月曾去北戴河疗养1个月，但阳痿无明显好转，后服中成药五子衍宗丸、金匮肾气丸等治疗，疗效也不明显，来本院门诊治疗。症见：情志抑郁，失眠多梦，腰酸乏力，口干，大便偏干，舌质暗、苔白，脉沉弦细。空腹血糖10.1mmol/L，尿糖（++）。中医辨证：肝肾气阴两虚，气滞血瘀。治则：益气养阴，疏肝通脉。方药：

太子参15g，黄精30g，当归10g，柴胡10g，赤白芍各15g，生地30g，山萸肉10g，刺猬皮10g，蜈蚣1条，狗脊12g。水煎服。每日1剂。配合按摩关元、肾俞、三阴交、八髎。每日1次。

治疗2周，阴茎已能勃起，患者十分高兴，又治疗3周，性功能基本恢复，性生活多能成功。空腹血糖8.1mmol/L，嘱其再服药1个月，以固疗效。

【案例十】 王某，男，45岁，干部。初诊日期1990年3月15日。

患者患糖尿病7年，阴茎不能勃起1年余。曾经中西医治疗，现血糖较稳定，但阳痿无改善。现症见：形体肥胖，口干苦，体倦乏力，双下肢软弱无力，舌质暗、苔厚腻微黄，脉沉缓。空腹血糖8.4mmol/L，尿糖（+）。中医辨证：脾肾两虚，湿热蕴结。治则：清利湿热，健脾补肾。方药如下：

黄柏 10g，薏苡仁 30g，苍术 10g，牛膝 12g，穿山甲 10g，刺猬皮 10g，泽泻 12g。山萸肉 10g，茯苓 12g。水煎服，每日 1 剂。同时配服知柏地黄丸，每次 1 丸，每日 2 次。

治疗 4 周，阴茎偶尔勃起，舌苔薄白。上方减黄柏、苍术，加当归 10g、赤白芍各 15g、蜈蚣 1 条。继服 1 个月。阳痿较前好转，阴茎常能勃起，性生活有时可成功。后将上方配成丸药继服 3 个月，患者性功能较前明显好转，性生活多能成功。

【案例十一】 张某，男，45 岁，工人。初诊日期 1989 年 4 月 3 日。

患者因牙龈反复肿胀溢脓半年，在口腔科查尿糖（++++），转内科治疗。追问病史，于 1985 年夏季无明显诱因出现多饮、多尿，伴体重减轻，未引起注意，近半年来，牙龈肿痛，反复发作，牙齿松动，齿龈肿胀，出血，溢脓，在口腔科治疗，疗效不明显。刻诊：牙齿松动，齿龈显露，齿龈缘有少量溢脓及出血，口臭，便干，多饮，多尿，舌红，苔黄燥，脉滑数。实验室检查：空腹血糖 13.9mmol/L，餐后 2h 血糖 18.8mmol/L，尿糖（+++），心电图正常，血压 20/12kPa，眼底检查双侧糖尿病性视网膜病变（Ⅱ期）。西医诊断：糖尿病合并牙周炎，糖尿病性视网膜病变。中医辨证：胃热炽盛，治则：清胃泻热。处方：

生石膏 30g，知母 10g，生地 30g，丹皮 10g，黄连 6g，大黄 10g（后下），葛根 30g，花粉 20 元，牛膝 12g，枳实 10g。每日 1 剂，水煎，分 2 次服。外用黄芪 15g、生甘草 10g，水煎漱口，外擦冰硼散。

上方服用 8 剂，大便通畅、牙龈肿痛减轻，出血止，溢脓减少。宗上方减生大黄，继服 10 剂。口渴大减，牙龈肿痛消失，已无出血。上方生石膏、生地改为 20g，加黄芪 30g、山药 15g，继服 4 周。诸症基本消失，舌暗、苔白，脉沉弦细，牙龈肿痛消失，查空腹血糖 8.4mmol/L，餐后 2 小时血糖 11mmol/L，尿糖（+）～（++）。嘱其坚持饮食控制，保持刷牙漱口的良好卫生习惯，改清热止消丸服用以巩固疗效。随访 1 年，牙周炎未发作。

徐杰治消渴病并发症案

【案例】 李某，女，57 岁。

患者确诊为糖尿病 5 年，视物模糊 1 年。现"三多"症状不明显，疲乏无力，气短懒言，咽干口燥，五心烦热，自汗，头晕，大便干，肢体麻痛。舌淡暗体胖，苔薄白，舌有瘀斑，舌下静脉曲张，脉沉细。实验室检查：空腹血糖 12.3mmol/L，尿糖（++++），血清胆固醇 4.7mmol/L，三酰甘油 0.66mmol/L。血液流变学：全血黏度比 4.11，血浆黏度比 1.80，红细胞电泳 6s，血沉 4.5mm/h。眼科检查：视力：右指数 / 眼前，左 0.1。裂隙灯检查：双眼晶体皮质楔形混浊。眼底：右眼玻璃体积血（+++），眼底呈红色反光，结构窥不清，左眼视网膜静脉曲张，下方微血管瘤（++），视乳头侧软性渗出约 1/4PD，上方视网膜硬性渗出（++），下方视网膜片状出血约 1/3PD。西医诊断：糖尿病（非胰岛素依赖型），糖尿病性视网膜病变。中医辨证：气阴两虚，气滞血瘀，痰瘀互结。治则：益气养阴，活血化瘀，软坚散结。处方如下：

生黄芪 30g，生地黄 15g，元参 10g，丹参 30g，苍术 15g，葛根 30g，菊花 15g，谷精草 10g，昆布 10g，桃仁 10g，红花 8g，当归 10g，牛膝 10g，枳壳 10g，陈皮 10g，半夏 10g，茯苓 10g。每日 1 剂，水煎，分 2 次服。早、晚饭前 30 分种各服优降糖 5mg。

服药 20 剂后，诸症减轻，舌淡暗，苔薄，舌下瘀斑消失，脉沉细。空腹血糖 8.5mmol/L，尿糖（+++），右眼视力 0.03，左眼 0.1，右眼玻璃体出血大部分吸收，眼底模糊可见，乳头下方可见出血斑，黄斑区环形硬性渗出。左眼无变化。效不更方，上方随症加减，早、晚餐前 30 分钟各服优降糖 2.5mg。50 天后，诸症悉除，舌淡苔薄，脉沉细。空腹血糖 7.4mmol/L，尿糖（+）。视力：右 0.12，左 0.16，右眼玻璃体积血全部吸收，可见两处黑色点状混浊。眼底：视乳头下方出血斑全部吸收，黄斑区硬性渗出部分吸收，残留 3 个较大硬性渗出斑。左眼软性渗出仍在，颈下支出血灶已吸收。目前门诊继续治疗中。

王大干治消渴病并发症案

【案例】 患者，男，41 岁。

患者双眼视力下降 2 年，糖尿病史 8 年。口服拜糖平治疗，1 周前突然双目失明，只能见眼前手动。初诊时双眼玻璃体积血，全身消瘦，眼底窥不见。予口服丹七地黄汤：

三七粉 3g，生地 20g，赤芍 12g，丹皮 10g，炒蒲黄 15g，丹参 30g，石斛 15g，升麻 6g。每日 1 剂，水煎服。

服上药 7 天后，视力右眼 0.1，左眼 0.2，双眼玻璃体积血吸收，眼底部分血管可见。继服 1 周后，右眼视力 0.4，左眼 0.5。

1 年后随访，双眼视力保持在 0.3，眼底出血未再复发。

谢秋芳治消渴病并发症案

【案例】 黄某，女，63 岁。1995 年 12 月 3 日初诊。

患者患糖尿病 18 年，平时服用降糖药。近 1 年来双眼不适，视力下降。3 天前突然加重，视物模糊。舌红，苔少，舌边暗紫，脉细弦。查：空腹血糖 9.5mmol/L，尿糖（++）。双眼底后极部可见散在出血点。视力：左 4.3，右 4.1。诊为糖尿病并发视网膜出血。治疗：继续服用降药。中医辨证属瘀阻眼络，血溢络外。先治以滋阴养目，散瘀止血。方拟杞菊地黄汤加味：

枸杞子 15g，生地黄 15g，淮山药 15g，山萸肉 15g，菊花 15g，丹皮 10g，泽泻 10g，茯苓 10g，血余炭 10g，仙鹤草 20g，阿胶 10g（烊化冲服），田七粉 3g（冲）。水煎服，每日 1 剂。

上药连服 6 剂。检查双眼底后极部散在出血点，无新血渗出。此时治宜滋阴养血，活血化瘀。方拟杞菊地黄汤加味：

石决明 20g（先煎），枸杞子 15g，生地黄 15g，淮山药 15g，山萸肉 15g，菊花 15g，丹皮 10g，泽泻 10g，茯苓 10g，丹参 30g，赤芍 10g，牛膝 10g，当归 10g，三七粉 3g（冲）。水煎服，每日 1 剂。

守此方加减，前后治疗 1 个半月。检：空腹血糖 7.1mmol/L，尿糖少许，双眼底后极部散在出血点部分吸收，视力：左 4.4，右 4.3，视力提高，眼无不适，诸症减轻，病情稳定。

王景春治消渴病并发症案

【案例】 赵某，男，70 岁，工人。因左足溃疡 3 月余，于 1981 年 5 月 9 日初诊。

患者患糖尿病，冠心病 13 年，平嗜好抽烟饮酒。近 1 年左下肢发凉、麻木、皮色暗红，起泡溃烂，经服中西药治疗未见明显好转。初诊证见：口干欲饮，多食、尿频量多，左足蹈趾溃烂，伴周围红肿疼痛，夜间明显加重，彻夜不得眠，形体偏胖，面红，舌质暗红，苔黄，脉沉数。检查左足蹈趾溃疡 1cm×2cm，左踝部溃疡 3cm×4cm，皮色暗红，有少量脓性分泌物。足背动脉搏动微弱。右侧足部皮肤青紫，局部发凉，足背动脉细弱。空腹血糖 14.6mmol/L，尿糖（+++）。西医诊断：糖尿病（2型），糖尿病性坏疽。中医诊断：消渴病，消渴病脱疽。中医辨证阴虚血瘀，热毒内蕴。治以滋阴清热，凉血解毒，兼活血化瘀。具体方药如下：

玄参 30g，鸡血藤 30g，忍冬藤 30g，当归 10g，赤芍 20g，丹参 30g，花粉 10g，麦冬 10g、丹皮 10g，红花 10g。每日 1 剂，水煎服。局部外敷一效膏，每日换药 1 次。

治疗 1 周，疼痛减轻，局部脓性分泌物减少。2 周后溃疡面已有新鲜肉芽组织生长。上方共服 21 剂，患者足部溃疡将近愈合，仍感乏力、腰酸困，舌质淡红，脉沉细，原方减花粉，加牛膝 10g、黄芪 30g，继续治疗 3 月而愈。复查尿糖（-），空腹血糖 6.4mmol/L，随访至今溃疡未复发。

张香兰治消渴病并发症案

【案例】 杜某，女，60 岁。

患者 5 年前明确诊断为糖尿病，服优降糖、降糖灵及饮食控制，平日血糖控制不佳，于 3 年前患者出现双下肢麻木症状，前往当地医院就诊，查血糖、尿糖均异常，给予口服中药治疗，患者血糖、尿糖逐渐恢复正常，但双肢麻木有增无减，尤以足部麻木更明显，时有小腿疼痛，下肢酸软无力等症状，以夜间明显加重。今日为求进一步诊治遂来诊，现症见：口干苦、尿频数，双下肢酸软无力，如履海绵，双足部麻木，有蚁行感，偶有疼痛，夜间明显，大便稍干，舌暗红少津，脉细弱。查：空腹血糖 9.1mmol/L，尿糖（+），足踝部痛温觉减弱，膝、跟腱反射减弱。

中医诊断：消渴病周围神经病变。辨证为气阴两虚，兼有血瘀。治则：益气养阴，兼活血化瘀，通络止痛。方药如下：

生地黄 20g，山药 20g，黄芪 30g，丹参 30g，山萸肉 15g，天花粉 15g，川芎 10g，乌梅 15g，天冬 15g，当归 10g，鸡血藤 30g，海风藤 15g，桂枝 8g，络石藤 15g，威灵仙 10g。每日煎服 1 剂，并用药渣煎水浸泡双足，每次 30 分钟，每日 1 次。

经上方治疗 1 个月，患者症状明显好转，双足麻木感逐渐好转，已能平稳走路，复查血糖、尿糖均正常，守上方治疗 2 月后患者病愈。

孔炳耀治消渴病并发症案

【案例】 赵某，男，56 岁。

患者发现糖尿病 3 年，目前服达美康控制血糖。半年前无意间自觉汗出较多，活动后遍体汗湿，精神紧张则更明显，且以上身为甚。大便每日 2~4 次，质溏薄，小便淋漓不尽。近期血糖波动在 6.2~7.8mmol/L。平素易激动，常有失眠。形体消瘦，脉弦细，舌质暗少苔。中医辨证：肾虚脾弱，肝郁血滞。治则：益肾活血，疏肝理气。处方：

党参 30g，白芍 30g，白术 12g，菟丝子 15g，狗脊 10g，郁金 15g，当归 10g，佛手 10g，升麻 8g，山萸肉 15g，淮山药 20g。

上方服用 2 周后，大便成形，出汗明显改善。原方去升麻，加金樱子 15g，以黄芪易党参，再进半月，诸症均有明显改善，失眠也有好转。嘱继续服药巩固。

周龙治消渴病并发症案

【案例】 李某，男，42 岁，干部。1977 年 1 月 9 日初诊。

患者有糖尿病病史 2 年，近半年来经常在头面部发生肿，曾在某医院注射青、链霉素，口服红霉素，外敷鱼石脂膏等，虽能减轻，但疖肿仍不断发生。2 日前鼻唇沟处发生小米粒大肿一个，因用手挤压，次日颜面红肿、发热恶寒，查体：体温 38.8℃，白细胞 19.4×10⁹/L，中性 0.90，空腹血糖 16mmol/L，空腹尿糖（+++），舌质红，苔黄糙，脉洪数。处方如下：

金银花 30g，野菊花 20g，紫花地丁 20g，生地 15g，花粉 20g，玄参 20g，七叶一枝花 15g，栀子 10g，赤芍 15g，黄连 6g，乳香 10g，没药 10g，生甘草 6g。水煎服，每日 1 剂。并服优降糖、降糖灵各 1 片，每日 3 次。

服上述中药 5 剂后，疖肿消失，体温正常，白细胞 7.8×10⁹/L，中性粒细胞比 0.64。舌红少津，脉细数。处方如下：

生地黄 20g，山药 20g，金银花 30g，玄参 15g，玉竹 15g，黄精 15g，枸杞子 15g，野菊花 15g，赤芍 15g，佛手 9g。水煎服。

以后加减共服用 40 余剂，疖肿消失，随访 5 年，疖肿未发。

何世银治消渴病并发症案

【案例】 曾某，男，58 岁。

患者患糖尿病 2 年。近 3 天发热，午后尤重，体温可达 40.3℃，伴微恶风，汗出，头闷痛，渴不多饮，腹胀纳呆，大便成形，小便略黄。查体：急性病容，体温 39.8℃，呼吸 19 次/分，血压 16.5/8kPa。舌红苔厚略黄，脉滑数。神清，皮肤黏膜、浅表淋巴结、心、肺、肝、脾、四肢关节、神经反射等均无异常发现。实验室检查：白细胞计数 14.3×10⁹/L，中性粒细胞占比 0.89，淋巴细胞为 0.11。尿蛋白（−），尿糖（+++），血糖 21.3mmol/L。肥达反应（−）。血培养为不溶血性金黄色葡萄球菌生长，凝固酶试验（+）。西医诊断：糖尿病并发金黄色葡萄球菌败血症。中医诊断：消渴病、暑温。证属湿热交阻，药用黄芩滑石汤加减，加服紫雪散，每日 1 支，连服 3 天。西药以生理盐水、复方氯化钠溶液静点，按药敏结果滴注氨苄青霉素 6g/d、氯霉素 3g/d，并根据血糖值调整胰岛素滴入量，口服氯化钾与维生素 B。3 日后体温高峰仍为 39℃，且出现皮肤脓疱疮，并感胸痛、咳嗽，双肺湿啰音，胸片示两肺野广布小片状模糊影，报告为金黄色葡萄球菌肺炎。继续用原抗生素。根据患者腹胀甚，大便 8 日未解，脉转弦大而更方白虎汤加味，重用枳实、大黄各 15g，以通腑泄热。住院第 7 日，体温为 37.6℃，脓疱疮渐好转，肺部湿啰音渐消失。胰岛素改皮下注射。入院第 8 日病人感心悸，心率 106~112 次/分，频发早搏，心电图报告为多发多源性早搏，部分呈三联律。此时查血钠、钾、氯、钙均正常，临床诊断为中毒性心肌炎。维持原治疗，加用维生素。7 日后心率 78 次/分，心律渐规则，再 3 日复查心电图已正常。

入院第 13 日，患者咽痛，咽腭、颊黏膜处覆有白膜，取膜送检结果为霉菌。继续使用抗生素，以 1% 双氧水漱口，并根据患者纳呆脘痞、苔白厚等症状而改用平胃散加味，重用苍术 20g，加藿香、佩兰、射干、大贝母各 12g。5 日后咽痛好转，白膜消失。住院第 15 日，患者双小腿疼痛，双侧腓肠肌深部分别有 3cm×2cm 和 3cm×5cm 的包块，局部略隆起，皮色暗红，有明显压痛而无明显波动感，诊断为深部脓肿。中药改为黄连解毒汤合五味消毒饮加减，方药如下：

黄连6g，黄柏10g，黄芩10g，山栀子10g，大黄10g（后下），蒲公英20g，蚤休15g，紫花地丁15g，金银花30g，野菊花30g。

4日后疼痛减轻，再6日深部脓肿渐消失。

住院第20日，血培养已无细菌生长。但仍低热、咽干，夜间多汗、舌红少苔。复查胸片报告为右上肺浸润性肺结核。抗生素更换为链霉素肌注，每日1g，雷米封300mg/d。中药以养阴清热解毒为法，方药如下：

沙参15g，地骨皮15g，金银花15g，连翘15g，麦冬15g，青蒿10g，生地黄10g，五味子10g，生甘草6g。

10日后体温正常。但仍咽干，盗汗，舌红欠润，拟气阴双补，上方加党参15g，石斛、白芍各10g。7日后盗汗好转，但乏力、出汗仍明显，上方去银花、连翘，加黄芪30g、黄精20g、白术8g、防风6g、服5剂，共住院42天感染治愈出院。

魏庆兴治糖尿病合并肺结核案

【案例】 孙某，男，47岁。初诊日期1980年1月19日。

患者于3年前出现口干渴，多饮，多尿，消瘦等症状。在当地医院检查空腹血糖为11.7mmol/L，诊断为糖尿病。并给予口服降糖灵，配合饮食控制治疗，病情控制不佳。1年前患者又出现干咳、胸闷等症状。在医院经X线胸片检查，诊断为肺结核，并给予抗结核规范治疗。近1月来患者上述症状明显加重，经多处治疗不效，故来我院求得中医药医治。现症见：口干多饮，尿多，时时阵发性干咳，腰部酸困发冷，大便干，2~3日一行，舌暗红，脉寸关弱尺弦。辅助检查：空腹血糖14.1mmol/L，尿糖（+++）。西医诊断：糖尿病合并肺结核。中医诊断：消渴病合并肺痨。中医辨证：肺肾阴亏。治宜滋肾润肺，稍佐温阳。方药：

生地黄15g，熟地黄15g，丹皮10g，茯苓10g，百合10g，山萸肉12g，山药15g，玄参10g，泽泻10g，麦冬10g，白芍15g，当归10g，肉桂3g、炮附子6g（先煎），川贝10g，桔梗10g，甘草6g。水煎服，一日1剂。

服上药7剂后，患者口干、干咳等症状明显好转，腰部转温，仍感酸困，去肉桂、附子、桔梗、贝母，加菟丝子、牛膝。服40余剂，诸症消失。复查血糖、尿糖均恢复正常。

刘惠民治消渴病并发症案

【案例】 常某，男，42岁。初诊日期1963年5月24日。

患者于4年前无明显诱因出现口干口渴，夜尿增多等症状，有时伴头痛头晕、乏力，在当地医院就诊，测血糖明显升高，诊断为消渴病，并给予口服药物治疗，后患者未规律服药，病情时好时坏，于6月前，患者因感冒后出现咳嗽、乏力等症状，身体日渐消瘦。前往医院拍片后诊断为肺结核，当时患者血糖高，给予胰岛素治疗，并给予口服抗结核治疗，患者病情略有好转，但不稳定。近日查空腹血糖8.9mmol/L，尿糖（++），24小时尿糖定量38g。为求进一步中医药诊治，故来院就诊，现症见：口干、多饮，神疲乏力，偶有干咳，大便干，舌嫩红多裂纹，苔淡黄而厚，脉沉细。西医诊断：糖尿病合并肺结核。中医辨证：肺肾阴虚，胃经蕴热。治宜滋肾养阴，清润肺胃。方药：

炒枣仁 30g，丹皮 15g，山栀子 10g，枸杞子 15g，生地黄 20g，鸡内金 15g，菟丝子 15g，生石膏 30g，何首乌 10g，天花粉 15g，沙参 10g，夏枯草 15g，白及 10g，橘络 10g，白术 20g。水煎服，一日 1 剂。

服上药 14 剂后，患者自觉口干减轻，精神好转，较前有力。血糖基本正常，守上方加减治疗 1 月患者诸症皆消。

江陆芹治消渴病并发症案

【案例一】 季某，男，62 岁，工人。1960 年 1 月 14 日入院。

患者于 1955 年因口渴、多尿、易饥、消瘦，在上海某医院查血糖、尿糖，诊断为糖尿病。经控制饮食及用胰岛素、D_{860} 治疗，症状曾有改善。近 1 月来，经常咳嗽。1959 年 12 月 27 日突然气急，呛咳，痰少质黏，平卧困难，在上海某医院住院治疗，未做明确诊断。出院后气急虽减，但仍有剧烈咳嗽，咯吐脓痰，量多，伴有恶寒发热，气急加重而入本院。查体：体温 38.5℃，脉搏 120 次 / 分，血压 24/13.3kPa，身体消瘦，右眼视力丧失。左上下肺可闻及明显干湿啰音，右肺呼吸音增强，心率 120 次 / 分，律齐，无杂音。腹软，肝脾未及。舌红苔黄腻，脉滑数。实验室检查：血白细胞 32.2×10^9/L，中性 0.91，淋巴 0.08，单核 0.01，尿糖（＋），空腹血糖 10.6mmol/L，二氧化碳结合力 18.31mmoL/L。胸透提示两肺纹理增粗，尤以下肺较甚，左上肺见不均匀之片状影，有小透亮区。印象为浸润性肺结核，两下肺感染性炎症不除外。入院后经控制饮食及注射胰岛素治疗，症状无明显改善。刻诊：口干渴欲饮，多食善饥，小便频数，乏力，咳嗽气急，痰少色白，手足心热，视物模糊，盗汗，大便秘结，舌红有裂纹，舌苔黄腻，脉弦细数。中医诊断：消渴病并肺痨。证属下元素亏，虚火上炎，痰浊阻肺，肺失肃降。治宜：养阴生津，宣肺化痰，佐以固涩敛汗。处方：

山药 10g，天花粉 15g，石斛 10g，生地黄 15g，天冬 10g，麦冬 10g，知母 10g，黄柏 10g，杏仁 10g，金樱子 10g，覆盆子 10g，桃仁 15g，生甘草 6g，桔梗 10g。水煎服，一日 1 剂。

服上药 10 剂，后期加入杞菊地黄丸同服后，尿糖阴性。自汗止，口渴解，夜寐安，仍咳嗽，舌质红，苔黄腻，脉细数。仍守前法出入。前方去敛汗之品，加黄芪 30g、桑白皮 15g、冬花 9g、黄连 3g 以泄肺胃之热。

服约 10 剂，咯痰减少，尿糖阴性，黄苔巳化，舌质红，脉细数，治宜益气养阴，宣肺化痰，补肾固涩。处方：

北沙参 15g，天冬 10g，麦冬 10g，石斛 10g，天花粉 10g，玉竹 10g，知母 10g，杏仁 10g，冬花 10g，金樱子 10g，覆盆子 10g，生地黄 15g。另服杞菊地黄丸。

服上药 10 余剂，患者症状基本消失，尿糖阴性，饮食如常，体重增加。各项检查均正常，嘱其门诊治疗。

【案例二】 青某，男，42 岁，工人。入院日期 1960 年 2 月 6 日。

患者于 1956 年 6 月因多饮多尿、多食消瘦就医，发现糖尿病，用胰岛素治疗，但未严格控制饮食。1956 年冬发现肺结核，服异烟肼治疗。1958 年初出现腹泻，水样便，每日 5~10 次，不带脓血，偶有腹痛。刻诊：腹泻，多饮多，多食善饥，干咳少痰，腰膝酸软，视物模糊。查体：体温 36.5℃，脉搏 78 次 / 分，血压 21.3/13.3kPa。身体消瘦。左上肺可闻及水泡音并呼吸音减弱。

心率 78 次 / 分，律齐，未闻及杂音。腹软，肝脾未触及，肠鸣音亢进。舌红苔腻，脉细数。胸部 X 线片提示：两肺广泛密度不均，边缘模糊，有絮片状阴影，右侧膈肌约 1cm 幕状吊起，右侧胸膜增厚，两肺门影普遍模糊增强，纵隔向右侧移位。印象为两侧浸润性肺结核。实验室检查：血白细胞总数 $9.55 \times 10^9/L$，中性粒细胞必 0.78，淋巴细胞比 0.17，嗜酸粒细胞比 0.01，单核细胞比 0.04，血沉 5mm/h，空腹血糖 27.7mmol/L，二氧化碳结合力 23mmol/L；尿糖（++++），尿酮体（+），大便无异常。西医诊断：糖尿病合并浸润性肺结核，糖尿病性腹泻。中医诊断：消渴病，肺痿，泄泻。证属阴阳两虚，脾失健运。治宜益气健脾，温肾固涩，佐以育阴之品。用七味白术散（党参、白术、茯苓、甘草、藿香、葛根、木香）合消渴方（花粉、黄连、生地汁、藕汁）加减。另服补中益气丸、杞菊地黄丸。同时予饮食控制及胰岛素、抗结核药物治疗。

服药 10 剂，咳嗽、口渴、咽干已愈，尿糖（+）～（++），大便每日 2 次。继服上方 5 剂，查空腹血糖 16.5mmol/L。继服中药 60 剂，查空腹血糖 11.7mmol/L。患者体质较虚，饮食控制放宽，嘱其添加些副食。再进中药 30 剂，查空腹血糖 10.3mmol/L，尿糖（-）～（+）。大便每日 1 次，症状全部消失。X 线透视示：两肺广泛纤维索条影，并有散在硬结斑片阴影，气管右移，左下肺气肿。病情得到满意控制。

陈道隆治消渴病并发症案

【案例】 王某，男，34 岁。

患者主诉多食、多尿、多饮后体重下降，潮热，咳嗽，咯血，胸闷，烦热、腰酸，神疲，遗精滑泄。诊查：尿糖 24 小时定量 60.9g，血糖 15.4mmol/L，胸片示浸润型肺结核，痰液检查阳性。脉弦细，重按微弱，舌质淡红。辨证：肺肾阴虚。治法：补肺益肾，处方如下：

熟地黄 18g，粉丹皮 6g，蒸萸肉 9g，泽泻 9g，南北沙参各 9g，淮山药 12g，白茯苓 12g，麦冬 12g，蚕茧壳 15g，炙龟板 15g（先煎），左牡蛎 24g（先煎）。7 剂。

二诊：头尚昏眩，口渴咽干，心烦嘈杂，腰酸形瘦。肺热上炽，清肃失司，喉痒作咳，脉来弦细。瘦数沉淀，幸未见脂膏下泄。再当育阴填下、清滋肃上为要务。处方：

熟地黄 24g，左牡蛎 24g（先煎），粉丹皮 6g，肥知母 6g，川贝母 6g，淮山药 12g，石斛 12g，百合 12g，芡实 12g，茯苓 12g，黛蛤散 12g（包），蒸萸肉 9g，女贞子 9g，炙龟板 15g（先煎）。14 剂。

三诊：咳减痰稀，口渴较前减轻。心神已宁，夜能安寐。肾气渐摄，溺浊已清，唯劳动疲累，腰尚酸，此证大有转机。仍当六味汤为主宰。处方：

熟地黄 24g，左牡蛎 24g（先煎），蒸萸肉 9g，冬虫夏草 9g、泽泻 9g，淮山药 6g，茯苓 6g，南北沙参各 6g，天麦冬各 6g，粉丹皮 6g，肥知母 6g，川石斛 12g，炒杜仲 12g，蒺藜 12g，五味子 3g。30 剂。

服上药后患者症状明显好转。

沈凤阁治消渴病并发症案

【案例】 朱某，男，51 岁。1988 年 6 月 18 日初诊。

患者主诉 1988 年 2 月体检，发现右上肺空洞，左上肺也有浸润性病灶，住某院，治疗过程中发现糖尿病。现仍住院治疗，要求服中药。诊查：形体消瘦，面色黧黑；无咳嗽，小便较多，夜间起床四五次；口渴欲饮，心悸阵作，原有心动过速，食欲不香，或时嗳气，受凉后反酸；舌质红，苔中后部薄黄微腻，脉沉细而数。空腹血糖 12.2mmol/L，尿糖（+++）。辨证：心肾阴虚，胃气不和，湿热蕴阻。治法：滋养心肾，和降胃气，清利湿热。处方：

南北沙参各 12g，天冬 10g，麦冬 10g，玉竹 10g，生地黄 12g，玄参 20g，粉丹皮 10g，山萸肉 10g，淮山药 12g，川石斛 12g，陈皮 6g，茯苓 12g，芦根 30g，7 剂。

二诊：1988 年 6 月 25 日。偶有心悸，口渴较前减轻，小便仍多，不时嗳气，舌质偏红，苔中后部白黄微腻，脉沉细而数。空腹血糖 11.3mmol/L，尿糖（++）。阴液渐复，胃气未和，湿热未清。再遵前法。原方续进 7 剂。

三诊：1988 年 7 月 3 日。心悸未作，嗳气消失，口微渴；小便解减少，夜间 2 次。空腹血糖 8.49mmol/L，尿糖（+）~（++）。舌质略红，中后部腻苔已化。胃气和，湿邪化，但阴液未复。当滋阴生津续治。处方：

细生地 12g，山萸肉 10g，粉丹皮 10g，山药 12g，玄参 15g，天麦冬各 10g，南北沙参各 12g，玉竹 12g，川石斛 12g，7 剂。

上方药服完后，病者又连服药 7 剂，于 7 月 17 日来诊，自觉症状消失，空腹血糖 6.66mmol/L，尿糖（-）~（+）。此后每周服上方 5 剂，持续 2 月余，空腹血糖均在正常范围，肺结核病亦明显向愈，继续在医院住院治疗。

张振东治消渴病并发症案

【案例】 马某，男，45 岁。1990 年 8 月 15 日诊。

患者于 7 年前无明显诱因出现多尿、口干等症状，在当地医院查血糖及尿后诊断为糖尿病，并给予注射胰岛素治疗，血糖控制可。于 2 年前患者出现上述症状加重，并伴有口腔溃疡反复发作，在个体诊所给予口服维生素 B$_1$、维生素 C 等药物治疗，效果不明显，溃疡于夏秋季节频繁发作。近日患者再次出现上述症状加重，伴乏力、烦渴、食纳差等症状，为求进一步中医药治疗，遂来诊。现症见：口干，多尿，乏力，食纳差，口腔多发溃疡伴疼痛，大便干，舌红少苔，脉弦细。辅助检查：空腹血糖 10.3mmol/L，尿糖（++），诊断为糖尿病并发口疮。证属阴虚火旺，治则：滋阴降火，方药如下：

生地黄 15g，熟地黄 15g，山萸肉 20g，黄连 6g，黄柏 10g，知母 15g，山药 15g，麦冬 10g，花粉 10g。水煎服，每日 1 剂。

服用 32 剂后（并在双侧涌泉穴上外敷吴茱萸醋调剂），疮面愈合，尿糖（+），空腹血糖 8.0mmol/L。随访 1 年，糖尿病稳定，口疮再未复发。

贺庆华治消渴病并发症案

【案例】 李某，男，76 岁。1995 年 10 月 16 日因糖尿病合并肺部感染入院。

患者入院后经综合治疗，原发病好转，却发现口腔颊黏膜及上腭有散在乳白色薄膜覆盖，舌质嫩红，苔黄厚呈斑块样，进食稍热即舌面疼痛，伴纳差，倦怠乏力，口渴，脉细弱。口腔黏膜涂片查霉菌阳性。诊断为糖尿病并鹅口疮。辨证属脾胃虚弱、湿热蕴结中焦。治以益气健脾，和胃渗湿清热。方用参苓白术散加黄连、苍术各 15g，黄芩、苦参各 10g，守方服 7 剂，口腔黏膜覆盖之乳白色薄膜消退，舌质嫩红，进食稍热仍感疼痛，舌苔薄白。考虑湿热渐去，阴液已伤，守上方去黄芩加石斛 10g，继服 7 剂，诸症悉除。查舌淡红苔薄白，连续 3 次口腔涂片霉菌均为阴性。又投参苓白术散合保和丸化裁之方 10 剂以巩固疗效，随访 5 年未复发。

颜德馨治消渴病并发症案

【案例】 黄某，男，51 岁，工人。

患者因反复大量呕血、便血 1 月余，有时神志不清，胡言乱语而入院，既往有 20 年饮酒史，每天饮高粱酒二三两或黄酒半斤。近半年经常有牙龈出血。平时营养较差，有淋病史，无河水接触史。体格检查：营养差，神志清，无黄疸及皮疹，心脏未见异常，双肺底有少许湿啰音，腹部平坦，无静脉曲张，肝脾未触及，无移动性浊音，毛细血管搏动征（＋）。实验室检查：总蛋白59.5g/L，白蛋白 27.6g/L，球蛋白 32g/L，食道钡餐检查：食道下段及胃底静脉曲张。入院诊断：门脉性肝硬化伴上消化道出血。入院后经输血、补液、止血等抢救后，呕血、便血渐止，但患者数天内出现发热、浮肿、腹水等症状，并且迅速加剧，1 周后腹围明显增大。虽用保肝及抗菌治疗，依然无效，每 3~5 天即需注射利尿药或放腹水 1 次，否则即因腹胀而致呼吸困难，不得平卧。中医始投疏肝化瘀、利气逐水之法，腹水反大量增加，并连续 5 次出现神志不清之肝昏迷症状，体虚较著，后改用攻补兼施法而获好转，舌光少苔，脉沉细，拟通阳温中，泻肺利气。方药如下：

党参 15g，黄芪 30g，带皮茯苓 15g，芦巴子 15g，炙鳖甲 20g（先煎），甘遂 6g，禹余粮 12g（包），功劳子 6g，白术 15g，红枣 10 个，另吞琥珀、沉香粉各 1.5g。

药后小便有逐渐增加倾向，故原方不动，连取 20 余剂，腹水与浮肿渐退，精神食欲均有好转，肝功能亦见好转，但仍脉细无力，舌光少苔。证属阴浊初化，脾阳未振，以朱丹溪之小温中丸治脾虚不能运化之腹胀，处方如下：

党参 15g，生黄芪 30g，带皮茯苓 15g，芦巴子 15g，炙鳖甲 20g，陈皮 10g，枳壳 10g，小温中丸（包）15g，生白术 15g，陈葫芦瓢 30g，另吞琥珀粉 1.5g、沉香粉 1g、肉桂粉 0.5g（和匀）。

药后小便更多，连服 10 余剂后腹水完全消失，生活行动如常人。服用中药期间，除长期服用葡萄糖外，在偶尔感冒发烧时加用抗生素，未用其他药物。肝功能也见好转。4 个月后出现烦渴，多尿及轻度昏迷等临床症状，化验检查：血糖 14.1mmol/L，尿糖（＋＋＋），诊断为糖尿病，并伴轻度腹水。舌红苔薄，脉弦细。拟养阴清热，利水消肿。方药如下：

生黄芪 30g，生地黄 15g，茯苓 15g，党参 15g，白术 15g，葫芦瓢 30g，芦根 30g，冬瓜皮15g，玉竹 10g，天花粉 15g，泽泻 10g，陈皮 10g，琥珀粉 2g（另吞）。

药后即矢气，小便亦畅，以后常服六味地黄丸，控制饮食并加用胰岛素，症状好转，血糖5.6mmol/L，多次尿糖阴性，病情好转出院。

万文谟治消渴病并发症案

【案例一】 傅某，女，47 岁。1979 年 10 月 5 日初诊。

患者主诉 1963 年感染血吸虫病，经治疗好转。1977 年发现肝功能异常，诊断为血吸虫性肝硬化。1979 年又发现糖尿病及更年期综合征。诊查：眼睑微肿。舌苔薄黄，舌质尖红边紫。肝区疼痛，疲乏无力，口干少饮，纳食不佳，头晕目眩，夜寐多梦，烦躁不宁，大便时油时结，小便频数，月事超前现延后。腹部有块可扪及（肝脾肿大），下肢指压略有凹陷。尿糖（++）。空腹血糖 9.43mmol/L，肝功：黄疸指数 4U，麝香草酚浊度 17U，谷－丙转氨酶 82U（赖氏法）。B超提示：血吸虫性肝硬化。辨证：肝气不畅、脾运失常、湿热水毒侵袭于前，气血亏损、冲任失调、心神失养于后。治法：化湿热，调气血，补脾肾，养心神。处方：

生黄芪 20g，太子参 20g，山药 20g，夜交藤 20g，丹参 20g，白花蛇舌草 20g，花粉 15g，山萸肉 15g，益母草 I5g，连翘 15g，石斛 15g，淫羊藿 10g，沙苑子 10g，莲子心 10g。10 剂。

二诊：1979 年 10 月 20 日。口渴、多尿、胁痛减轻，睡眠仍差，舌脉如前。宗原法调治。处方：

太子参 30g，淮山药 30g，夜交藤 30g，丹参 30g，白花蛇舌草 30g，元参 10g，麦冬 10g，枣仁 15g，连翘 10g，山萸肉 10g，五味子 10g，淫羊藿 10g，陈皮 10g，鸡内金 10g。20 剂。

三诊：11 月 24 日。肝功、血糖正常，尿糖（－），眠食好转。舌脉如前。原方加黄芪、益母草、柴胡、当归、白术等出入调理。至今历时 10 年，月事已绝，偶觉肝区不适，精神欠佳，大便偶溏，依原方调理则安。多次复查肝功、血糖等未见异常。

【案例二】 张某，男，62 岁，工人。1973 年 3 月 10 日初诊。

患者于 1964 年发现黄性肝炎，经住院治疗好转，1973 年又诊断为肝硬化，同时发现糖尿病。证见：口渴多尿，纳食不振，疲乏无力，胁肋刺痛，腹胀气，大便微溏不爽。苔黄腻，舌红紫，边有齿印、腹部肋下两侧可触及痞块，质地较硬（肝、脾肿大）。检验：尿糖（+++），空腹血糖 15.54mmol/L（280mg/dl）。肝功：黄疸指数 6U，麝香草酚浊度 18U，碘试验（++），谷丙转氨酶 220U（金氏法）；总蛋白 52.4g/L（5.2g/dl），白球蛋白比为 0.921。诊断：积聚（肝硬化），消渴（糖尿病）。辨证：湿热久羁，肝血瘀阻，脾运失常，气阴两伤。拟法：清化湿热，调理肝脾，益养气阴。处方：

黄芪 15g，党参 15g，丹参 15g，天花粉 15g，石斛 15g，女贞子 15g，白花蛇舌草 15g，赤芍 10g，白芍 10g，黄柏 10g，陈皮 10g，五味子 10g，苍术 10g，玄参 10g。

上方连服 9 剂，口渴多尿稍减，大便较爽，仍见溏薄。拟法如前。处方：

黄芪 30g，山药 30g，丹参 30g，白花蛇舌草 30g，天花粉 15g，石斛 15g，益母草 15g，苍术 10g，玄参 10g，赤芍 10g，五味子 10g，败酱草 10g。

上方连进 12 剂，渴饮多尿已解，大便成形，复查肝功正常，空腹血糖 9.44mmol/L（150mg/dl）。原方加桃仁 10g，另以红参切片，每日含化 3g，再治 1 个月。于 6 月 2 日复查血糖正常，肝功未见反复。以后每月服原方 8~10 剂，观察 10 年未见病情反复。

江尚平治消渴病并发症案

【案例】 马某，女，49 岁，农民。

患者于 5 年前，出现口干渴、多尿等症状，尤以夜间尿量明显增多，可达到 7~8 次，经当地医院检查后诊断为糖尿病（2 型）。并给予口服降糖灵治疗，经治疗 3 个月，患者血糖平稳后，自行停药，症状时轻时重，再也未采取正规治疗，1 年前患者出现上述症状明显加重，并伴有肠鸣腹泻症状，每日 6~7 次，无腹痛，泻出稀水样便，曾多家医院求医，均效果不明显，为求进一步中医药诊治，故来诊。刻下症：精神差，面色苍白，畏寒肢冷，少气懒言，食纳差，口干渴欲饮，神疲乏力，右胁肋胀痛，双下肢凹陷性水肿，腹泻稀水样便，每日 7~8 次，无腹痛腹胀，小便量少，舌质淡红，苔少，舌边尖红，沉细弱。辅助检查：空腹血糖 8.1mmol/L，尿糖（＋），大便常规未见明显异常，血脂：三酰甘油 5.28mmol/L，胆固醇 6.24mmol/L，诊断为消渴病并发泄泻，辨证为脾肾虚寒，气血亏虚。治则：治宜温补脾肾，补气养血，涩肠止泻。具体方药如下：

熟地黄 20g，肉桂 6g，黄芪 30g，附片 10g（先煎），山药 20g，补骨脂 10g，黄连 5g，煨肉豆蔻 15g，苟子 10g，薏苡仁 30g，当归 10g，五味子 10g，吴茱萸 5g，茯苓 10g，车前子 15g。水煎服，每日 1 剂，分 2 次温服。

服上药 5 剂，患者腹泻次数稍有减轻，每日 4~5 次，胁肋疼痛较前好转，上方去黄连，加罂粟壳 15g，继续治疗。

连服上药 20 余剂，患者大便次数明显减少，大便已成形，口干、多饮症状明显改善，根据症状上方调整服用 1 月余，患者诸症皆除，随访观察再未出现类似病证。

吴春荣治消渴病并发症案

【案例一】 赫某，女，58 岁。

患者患糖尿病 35 年。经北京某医院诊为胰岛素依赖型糖尿病，一直用胰岛素维持治疗，血糖控制在 5~7mmol/L。近 3 个月因咳嗽痰黄稠，胸片示肺部感染而入院，入院时血糖 14mmol/L，经调整胰岛素用量及静脉点滴氨苄青霉素等对症处理，肺部感染痊愈。待出院时出现泄泻，每日 3~4 次，大便质稀，无腹痛。用黄连素、庆大霉素治疗无效。大便次数逐渐增至每日 20~30 次，呈水样便、完谷不化，小瘦短少，面色萎黄，苔白，脉细弱。钡餐透视有小肠吸收不良征象。中医辨证：消渴病，并发泄泻（脾气虚弱型）。西医诊断：胰岛素依赖型糖尿病并发肠病。治疗：①停用抗生素并禁食；②每日输入液体 3500ml，其中有 5% 葡萄糖盐水 500ml 加胰岛素 12U 静脉点滴，供给能量，维持水、电解质及酸碱平衡；③肌肉注射山莨菪碱 10mg、地西泮 10mg，每日 2 次；④白术粉 20g，水煎取 100ml，侧卧臀部垫高保留灌肠，每日 1 次。经治 24 小时后小便增加，大便减为每日 7 次。继续治疗 2 日，灌肠后安睡一夜，药物完全吸收，泄泻亦止。逐渐进饮食，液体逐渐减量，胰岛素改为皮下注射，继续白术粉灌肠调理 1 周，病情稳定，体质恢复。随访至今糖尿病肠病未复发。

【案例二】 齐某，女，48 岁。

患者 6 年前出现多饮、多尿伴消瘦乏力，经检查诊断为糖尿病，给予间断服用降糖灵、中药，肌注胰岛素。近 1 年来以上症状加重，并出现多食症状，每日主食量在 1200g 左右，每日饮水量亦多，在 2~3 暖瓶，并伴有便秘症状，每 4~5 日便需服用药物通便。现症见：面容憔悴，口干、多饮、多食，体质消瘦，皮肤干、弹性差，大便秘结 3~5 日一行，舌红少津边有瘀点，舌下静脉迂曲，苔白干，脉细数。查空腹血糖 16.7mmol/L，尿糖（＋＋＋），尿酮体（＋＋）。中医辨证：消渴病，并发便秘（肠燥津伤型）。西医诊断：非胰岛素依赖型糖尿病，并发肠病及酮症。治疗：①控制饮食，饥饿难耐时以蔬菜、豆类充饥；②每日生理盐水、5% 葡萄糖盐水各 500ml 加胰岛素 12U 静脉点滴；③中药麻子仁丸改汤加味，具体用药如下：

麻子仁 15g，白芍 30g，枳实 15g，厚朴 10g，丹参 30g，花粉 15g，大黄 10g（后下），王不留行 10g，玄参 15g，麦冬 10g，当归 10g，杏仁 10g。水煎 300~350ml，分早晚 2 次服，每日 1 剂。

经治 4 日，患者大便自行解下。查空腹血糖 10.8mmol/L，尿糖（＋），尿酮体（－），停止液体输入，据血糖及四段尿糖定性皮下注射胰岛素；中药去大黄加生地黄15g，继进5剂，大便质软成形，每2日1次，复查空腹血糖7.3mmol/L，要求带胰岛素回家调治。半月后复查空腹血糖为6.5mmol/L，嘱其逐渐减少胰岛素用量，代以自制降糖灵Ⅰ号（每袋含西洋参0.3g，黄芪、丹参、熟地、王不留行各6g，大黄0.6g，优降糖2.5mg）口服，每次1/2袋，每日3次。曾复查多次空腹血糖为正常水平，糖尿病肠病未复发。

杨甲三治消渴病并发症案

【案例】　戴某，女，42岁。1991年7月26日初诊。

患者主诉外阴瘙痒1月余，小便频且有灼热感。诊查：口渴喜饮，食可，头汗多，颈以下无汗，偶有心慌。尿糖（+++），空腹血糖9.4mmol/L，餐后2小时血糖22.3mmol/L。舌质淡红，苔黄，脉滑细而数。辨证：脾阴虚，胃阳燥。治法：益阴润燥。取穴：公孙，足三里，内庭，合谷，腕骨，百会，胰俞，脾俞，肾俞，小肠俞；刺法：足三里、内庭施泻法，余穴均以补法。留针20分钟，隔日1次。

复诊：1991年9月4日。外阴瘙痒已除，小便次数减少，汗出正常。尿糖于针灸治疗10次后由（+++）转为阴性。查空腹血糖为7.2mmol/L。嘱其继续治疗并配合饮食疗法。

王铢生治消渴病并发症案

【案例】　刘某，男，53岁，农民。

患者于7年前出现口干、多饮伴消瘦症状，2月内体重减轻4kg，前往当地医院就诊，诊断为糖尿病（2型），经住院治疗，给予注射胰岛素后，患者病情好转出院，出院后患者坚持注射胰岛素治疗，但血糖控制不理想，空腹血糖维持在11.3~13.5mmol/L之间，尿糖在（+）~（+++）之间，于3月前患者出现上述症状加重，并伴有腹泻症状，每日5~6次，质稀量中等，无黏液脓血便，进食后明显加重，体重再次减轻3kg，多地求医治疗，效果不明显，为求进一步中医药诊治，故来院。刻下症：面色无华，精神倦怠，口干，多饮，消瘦，乏力，腹泻肠鸣，小便短少，舌红少津，脉细弱。辅助检查：空腹血糖12.9mmol/L，尿糖（++），大便常规：正常。诊断为消渴病并发泄泻，辨证为脾气亏虚，湿邪偏盛。治则：健脾益气，祛湿止泻。具体方药如下：

党参15g，茯苓10g，甘草6g，白术30g，白扁豆15g，莲子10g（去芯），山药20g，生地黄10g，麦冬10g，砂仁8g，薏苡仁30g，苍术10g，苟子15g，肉豆蔻15g（去油）。水煎服，每日1剂，分2次温服。

并继续胰岛素治疗控制血糖，嘱其清淡饮食，口服黄连素片及维生素B₁片。

经上述治疗10天，患者腹泻次数较前减轻，仍感乏力腰膝酸困明显，偶有腹胀，舌红少苔，脉细涩。给予方药如下：

党参20g，茯苓10g，陈皮10g，半夏10g，甘草6g，白术30g，莲子10g（去芯），山药20g，葛根15g，生地黄10g，砂仁8g，大腹皮10g，薏苡仁30g，苟子10g，牛膝10g，女贞子15g。水煎服，每日1剂，分2次温服。

服上方20余剂，患者腹泻症状明显好转，每日1~2次，大便已成形，嘱其守上方服用1月后患者诸症皆除，空腹血糖8.3mmol/L，尿糖（-）。

王智明治消渴病并发症案

【案例】 郭某，女，62岁，农民。

患者10年前出现口干、多尿等症状，检查血糖及尿糖均明显高于正常，诊断为糖尿病，给予口服药物治疗，用双胍类及磺胺类药物，后患者因血糖控制不佳，于3年前给予注射胰岛素治疗，病情时好时坏，于3月前患者因洗脚时水温过高而导致左足小趾及四趾之间皮肤出现水泡，未引起重视，后症状明显加重，引起皮肤溃烂不结痂，并伴有明显疼痛，夜间加重，在当地医院进行清创换药等治疗，效果不明显，为求中医药诊治，故来诊。刻下症：口干，多尿，乏力，烦躁易怒，双下肢麻木疼痛，夜间明显加重，左足小趾内侧皮肤呈紫黑色，有白色脓液流出，伴恶臭，夜眠差，大便稍干，舌质暗红，苔薄白，舌下静脉迂曲，脉细涩。查体：血压135/80mmHg，心肺未见明显异常，左足第四趾及小趾明显肿胀，左足部有明显触压痛，皮温高于正常，左足背动脉搏动减弱。不能正常行走；辅助检查：空腹血糖11.9mmol/L，尿糖（+）。中医诊断为：消渴病并发足部坏疽，辨证为气阴两虚，瘀血阻络。治则：益气养阴，活血通络，消肿止痛。具体方药如下：

黄芪30g，党参15g，葛根30g，红花10g，桔梗10g，金银花15g，连翘15g，蒲公英15g，皂角刺10g，丹参30g，制乳香8g，制没药8g，生地黄15g，牛膝20g，土鳖虫10g，蜈蚣1条（冲服）。每日1剂，水煎服。

调制胰岛素剂量，尽量将血糖控制在正常范围之内，上方治疗14天后，患者疼痛较前减轻，夜能入睡，双下肢麻木较前减轻，口干、乏力等症状较前好转，左足小趾溃烂处已结痂，分泌物明显减少，皮肤颜色转为紫红色，夜间自觉双下肢冰凉，给予以下药物治疗：

黄芪30g，党参15g，当归10g，桂枝10g，鸡血藤30g，葛根30g，川芎10g，红花10g，桔梗10g，金银花15g，皂角刺15g，丹参30g，牛膝20g，土鳖虫10g，蜈蚣1条（冲服）。每日1剂，水煎服。

经治疗1月，患者上述症状基本消失，左足部小趾结痂已消退，局部皮肤稍青，查空腹血糖6.9mmol/L，嘱其继续注射胰岛素治疗，并密切监测血糖变化，洗脚时尽量控制水温，不可过高。

毛兆海治疗消渴病并发症案

【案例一】 赵某，女，61岁。

患者于7年前出现口干、多饮等症状，前往当地医院就诊，经检查后诊断为2型糖尿病，并给予口服药物治疗，血糖控制尚可。于2年前患者再次出现上述症状加重，并伴多食易饥、消瘦、乏力、恶心欲呕等症状，到本院就诊，经检查诊断为2型糖尿病并发酮症，并给予住院治疗，因患者口服药物血糖控制不佳，给予注射胰岛素治疗，后好转出院，出院后患者坚持饮食控制及注射胰岛素治疗。于10天前，患者右侧背部出现皮肤红肿疼痛，伴发热，全身酸痛等症状，在当地个体诊所给予输液治疗，效果不明显，近日患者右侧背部痈肿明显增大，并出现局部破溃，流脓，为求进一步诊治，故来院。刻下症：口干，多饮，发热，乏力，纳差，右侧背部有8cm×6cm痈肿，局部破溃流脓，皮温略高，大便干，小便量少，泡沫多，舌质暗红，苔白，脉弦涩。查体温38.2℃，腋窝下淋巴结肿大，辅助检查：血常规示：白细胞17.6×10⁹/L，中性粒细胞百分比87.2%，淋巴细胞百分比12.7%；空腹血糖13.1mmol/L；尿常规示：葡萄糖（++），蛋白质（+）。糖化血红蛋白8.1%。西医诊断：2型糖尿病并发背痈。中医辨证为：气阴两虚，瘀血阻络，热毒炽盛。

治则：益气养阴，活血化瘀，清热解毒。具体用药如下：

黄芪 30g，当归 10g，川芎 10g，生地黄 30g，天花粉 15g，金银花 15g，连翘 15g，蒲公英 30g，丹参 20g，皂角刺 15g，赤芍 15g，紫草 10g，白芷 10g，防风 10g，甘草 8g。水煎服，每日 1 剂，分 2 次温服。

配合西医静脉滴注青霉素及左氧氟沙星注射液，并局部切开引流，定期换药。

经上加减治疗 20 天，患者右背部痛肿明显好转，复查血常规白细胞 8.4×10⁹/L，中性粒细胞百分比71.3%，淋巴细胞百分比28.6%；空腹血糖 8.2mmol/L；尿常规示：葡萄糖（−），蛋白质（−）。随访观察 3 月，患者病情平稳。

【案例二】 张某，男，67 岁，农民。

患者于 16 年前出现口干、多尿、消瘦等症状，前往当地医院查血糖及尿常规后诊断为 2 型糖尿病，给予口服优降糖配合中药治疗，患者血糖控制可。于 4 年前患者自行停服药物，出现上述症状加重，并伴有视物模糊、手足麻木、乏力等症状，前往医院住院治疗，因口服药物血糖控制不佳，遂给予注射胰岛素治疗，出院后空腹血糖控制在 7.5~10.0mmol/L 之间。1 月前患者无明显诱因出现腹泻症状，泻下稀水样便，每日 7~8 次，进食后明显，在家中服用氟哌酸、藿香正气水及黄连素片等药物，效果不明显，今日为求进一步中医药诊治，故来诊。刻下症：面色㿠白，口干，多饮，乏力，纳差，视物模糊，手足麻木，畏寒肢冷，尿少色白，大便稀溏，每日 7~8 次，无腹痛，舌淡红，苔薄白，脉沉细。空腹血糖 9.4mmol/L，尿常规示：葡萄糖（＋），蛋白质（＋＋），大便常规示：未见明显异常。糖化血红蛋白 7.9%。西医诊断：2 型糖尿病并发肠病。中医诊断：消渴病泄泻。辨证属脾肾虚寒，阳虚泄泻。治当温肾健脾，固脱止泻。具体方药如下：

肉桂 6g，附片 10g（先煎），熟地黄 15g，黄芪 30g，葛根 15g，五味子 10g，太子参 15g，白术 30g，茯苓 10g，金樱子 15g，肉豆蔻 10g，芡实 15g，巴戟天 10g。水煎服，每日 1 剂，分 2 次温服。

继续注射胰岛素治疗，配合饮食控制，适量运动。

服上方 5 剂后，患者畏寒肢冷较前好转，大便次数较前减少，每日 4~5 次，仍感手足麻木症状明显，于上方加桂枝 10g、鸡血藤 30g、伸筋草 15g，继续服用 5 剂后，患者症状较前明显减轻，后根据患者症状加减服用 2 个月，患者诸症皆好转，血糖、尿糖均恢复正常。随访 1 年再未复发。

曹生有治消渴病及其并发症案

【案例一】 梁某，女，57 岁。

患者于 7 年前无明显诱因出现口干、多尿等症状，前往当地乡镇卫生院查空腹血糖为 13.7mmol/L。诊断为糖尿病，并给予口服消渴丸进行治疗。治疗 3 个月后，患者症状明显好转，血糖降至7.4mmol/L。后患者自行停药，病情时好时坏，于 1 年前患者再次出现上述症状加重，并伴有视物模糊、双下肢水肿等症状，来我院诊治。查空腹血糖 13.2mmol/L，尿常规示：蛋白质（＋＋），葡萄糖（＋＋＋），眼底检查示：糖尿病视网膜病变Ⅱ期，伴有少许陈旧性出血。给予住院治疗。住院后给予注射胰岛素治疗，配合饮食控制及运动，经过治疗后患者症状明显改善，血糖控制可。于 1 周前，患者因感冒再次出现视物模糊加重，颜面部及双下肢水肿，为求进一步诊治，遂来院就诊。刻诊：面容憔悴，面色萎黄，颜面部浮肿，畏寒肢冷，心悸气短，视物模糊，眼前有飞蚊，神疲乏力，口干，失眠多梦，食纳差，大便干，2~3 日一行，舌质暗红，舌干无苔，舌下静脉迂曲，脉细涩。实验室检查：空腹血糖：14.8mmol/L，血常规示：红细胞 $3.95×10^{12}$/L，血红蛋白102g/L；尿常规示：蛋白质（+++），葡萄糖（+++），酮体（-）；肾功示：尿素氮 9.5mmol/L，肌酐 123umol/L，24 小时尿蛋白定量：1.2g/L；血脂示：甘油三酯 3.21mmol/L，总胆固醇 7.13mmol/L。眼底检查示：糖尿病视网膜病变 II 期，伴少许陈旧性出血。西医诊断：2 型糖尿病并发肾病、并发视网膜病变。中医诊断：消渴病肾病，消渴病目病。辨证为：肝肾亏虚，阴阳两虚，伴有瘀血阻络。治则：滋补肝肾，温阳利水，活血通络，方药如下：

黄芪 30g，桂枝 10g，附子 10g（先煎），茯苓 10g，赤芍 15g，白术 15g，猪苓 10g，泽泻10g，花粉 15g，葛根 30g，熟地黄 30g，乌梅 30g，当归 10g，川芎 10g，菊花 15g，决明子 15g，蝉蜕 6g。水煎服，一日 1 剂。

服上方 14 剂，患者浮肿明显好转，口渴、心慌、气短等症状较前减轻，仍有乏力、纳差、视物模糊等症状，舌质暗红，少苔，舌下静脉迂曲，脉弦细涩。给予以下治疗：

黄芪 30g，党参 15g，赤芍 15g，白术 15g，泽泻 10g，花粉 15g，葛根 30g，萆薢 15g，生地黄 30g，当归 10g，川芎 10g，桃仁 10g，牛膝 10g，制首乌 15g，生山楂 15g，鸡内金 15g，菊花15g，决明子 15g，蝉蜕 6g。水煎服，一日 1 剂。

服上药 28 剂，患者症状明显好转，查空腹血糖 7.6mmol/L，餐后 2h 血糖 11.3mmol/L，尿常规示：蛋白质（-），葡萄糖（+）；肾功示：尿素氮 7.8mmol/L，肌酐 94μmol/L，血脂示：甘油三酯 2.13mmol/L，总胆固醇 5.58mmol/L。后又守方服用 1 月，患者症状明显改善。

【案例二】 马某，女，63 岁。

患者于 21 年前出现口干、多饮等症状，在当地医院检查诊断为 2 型糖尿病，开始用口服药物加饮食控制进行治疗。8 年前，患者口服药物治疗效果不佳，空腹血糖在 9.9~12.6mmol/L 之间，前往当地医院住院治疗，给予注射胰岛素治疗后空腹血糖可控制在 7.5~10.0mmol/L 之间。于1 月前患者出现上述症状明显加重，并伴有双下肢水肿，按之凹陷，经多家医院检查尿常规及肾功能异常，为求进一步诊治遂来诊。现症见：口干，神疲乏力，头昏闷不适，偶有恶心症状，食纳差，畏寒怕冷，小便清长，大便干，3~4 日一行，双下肢凹陷性水肿，舌质暗红，舌下静脉迂曲，舌苔白厚腻，脉沉弦细。辅助检查示：测血压 150/95mmHg，空腹血糖 10.7mmol/L；尿常规示：红细胞（+），蛋白质（++），葡萄糖（+）；肾功示：尿素氮 10.1mmol/L，肌酐 169umol/L，24 小时尿蛋白定量：1.68g/L；血脂示：总胆固醇 6.73mmol/L。西医诊断为：2 型糖尿病并发肾病。中医诊断：消渴病肾病。证属肾阳虚衰，湿浊停滞，瘀血阻络。拟给予济生肾气丸加减治疗，具体方药如下：

附片 15g（先煎），肉桂 5g，生地黄 20g，茯苓 15g，泽泻 10g，山药 15g，山萸肉 15g，天麻10g，黄芪 20g，萆薢 20g，益智仁 15g，决明子 15g，丹参 30g，生大黄 6g（后下）。水煎服，一日 1 剂。同时继续给予饮食控制及胰岛素治疗。

服上方 7 剂后，水肿、畏寒症状较前明显好转，头昏恶心症状仍较明显，测血压 140/90mmHg。用原方去附片，加竹茹 10g、法半夏 10g 继续治疗。

服用 7 剂后，患者上述症状明显改善，守方服用 30 余剂，患者诸症悉除，复查空腹血糖7.4mmol/L，餐后 2 小时血糖 10.5mmol/L，尿常规示：蛋白（-），葡萄糖（-），尿素氮降至 6.3mmol/L，肌酐 102μmol/L。嘱其服用六味地黄丸，并坚持注射胰岛素进行治疗。半年后随访，患者病情平稳。

【案例三】 李某，女，59 岁。

患者平素喜食肥甘厚味，于 4 年前出现口干渴、多饮、多尿等症状，在当地医院查血糖及尿常规后明确诊断为 2 型糖尿病，并给予口服降糖药物治疗。近 4 年来患者症状时轻时重，空腹血糖控制在 8.5~12.4mmol/L 之间。近日来，患者出现上述症状加重，口烦渴明显，每日饮水量在 2000~2600ml 之间，并伴有颜面部水肿、乏力等症状，为求进一步中医药诊治，遂来诊。现症见：口干渴，口中黏腻不爽，多饮，食纳可，颜面部水肿，小便浑浊，上浮油脂，大便黏滞不畅，舌质淡红少津，苔薄黄而干，脉细涩。辅助检查：血压 155/90mmHg，尿常规示：潜血（+），蛋白质（++），葡萄糖（++）；空腹血糖 12.7mmol/L，肾功示：尿素氮 12.8mmol/L，肌酐 151μmol/L；血脂示：甘油三酯 2.91mmol/L，总胆固醇 6.04mmol/L。肝功示：白蛋白 32.4g/L；血常规示：红细胞 3.71×10^{12}/L，血红蛋白 100g/L；24 小时尿蛋白定量 1.81g/L。西医诊断：2 型糖尿病并发肾病，并发目病。中医诊断：消渴病肾病，消渴病目病。辨证为：肾气亏虚，固摄失司。治则：益气补肾，固涩摄精。具体方药如下：

生黄芪 30g，太子参 20g，麦冬 15g，五味子 10g，熟地黄 20g，山药 20g，茯苓 10g，山萸肉 10g，牡丹皮 10g，芡实 15g，丹参 30g，生龙牡各 30g（先煎），覆盆子 10g，草薢 15g，益智仁 10g，石菖蒲 10g。每日 1 剂，水煎，分 2 次服。

服上方 10 剂，患者多饮、颜面部水肿、小便浑浊等症状较前缓解，仍感口渴、乏力明显，近日查空腹血糖在 8.5~9.6mmol/L 之间，舌质淡红，苔薄黄，脉细涩。给予方药如下：

麦冬 15g，五味子 10g，熟地黄 20g，泽泻 10g，山药 20g，茯苓 10g，山萸肉 10g，葛根 30g，花粉 15g，玉竹 10g，川芎 10g，芡实 15g，丹参 30g，覆盆子 10g，草薢 15g，益智仁 10g，石菖蒲 10g。每日 1 剂，水煎，分 2 次服。

服上方 1 月，患者症状明显减轻，复查空腹血糖 7.4mmol/L，血压 155/90mmHg，尿常规示：蛋白质（+），葡萄糖（-）；肾功示：尿素氮 9.1mmol/L，肌酐 87μmol/L；血脂示：甘油三酯 2.12mmol/L，总胆固醇 5.31mmol/L。嘱其严格控制饮食，坚持药物治疗，并加服中成药金匮肾气丸治疗。3 月后随访，患者各项检验指标均正常。

【案例四】 刘某，男，57 岁。

患者于 9 年前出现口干多饮等症状，未引起重视，后症状加重，并出现多食消瘦等症，遂前往当地医院检查，经查血糖及尿糖均明显升高，诊断为 2 型糖尿病，并给予注射胰岛素治疗。近年来患者病情控制尚可，5 月前，患者因工作劳累后出现双下肢针刺样疼痛，夜间疼痛明显，在当地医院就诊，给予口服维生素 B_{12} 和谷维素片，症状不见好转，曾在省内多家医院求医，用中药剂针灸治疗，患者症状时轻时重。近日患者出现双下肢酸胀麻木，刺痛感明显，为求进一步中医药诊治，遂来诊。辅助检查：空腹血糖 10.4mmol/L，尿常规示：葡萄糖（+）；下肢肌电图示：双下肢周围神经轻度病变。刻诊：口干，乏力，双下肢酸胀麻木，伴针刺样疼痛，夜间加重，小便无特殊，大便偏干，睡眠不佳。舌质暗红，稍胖有齿痕，舌下静脉迂曲，脉弦细滑。西医诊断：2 型糖尿病并发周围神经病变。中医诊断：消渴病痹症。辨证属气阴两虚，经脉失养，瘀血阻络。治疗以益气养阴，活血化瘀，通络止痛。方药如下：

生地黄 30g，白芍 15g，川芎 10g，当归 10g，地龙 10g，葛根 30g，元胡 10g，木瓜 10g，牛膝 10g，桃仁 10g，红花 10g，丹参 30g，乳香 8g，没药 8g。水煎服，每日 1 剂，分 2 次温服。

鸡血藤 30g，红花 10g，伸筋草 30g，透骨草 30g，威灵仙 15g，钩藤 15g，忍冬藤 30g，海风藤 30g，白芷 15g，木瓜 30g。水煎浴足，每日 1 次。

经上述治疗 14 天，患者双下肢麻木、疼痛较前有所减轻，仍感口干、乏力，舌质红，苔薄白，脉弦细。给予方药如下：

生地黄 30g，党参 15g，黄芪 30g，麦冬 10g，白芍 15g，川芎 10g，当归 10g，葛根 30g，桑枝 10g，木瓜 10g，山药 10g，牛膝 10g，桃仁 10g，桂枝 10g，丹参 30g。水煎服，每日 1 剂，分 2 次温服。

浴足方剂不变。

经上述治疗 20 余天，患者双下肢麻木刺痛等症状明显减轻，口干、乏力等症状消失，嘱其继续口服治疗 1 月后，患者诸症皆消，查空腹血糖 7.3mmol/L，尿常规：葡萄糖（－）。经随访观察，后再未出现。

【案例五】 张某，男，69 岁。

患者于 8 年前出现口干、夜尿频多等症状，在当地医院检查后诊断为 2 型糖尿病，给予口服降糖药治疗后，患者病情明显好转，平日坚持饮食控制及口服降糖药治疗，空腹血糖控制 8.5~12.0mmol/L，餐后血糖控制在 11~14mmol/L 之间。近 1 月来，患者出现上述症状加重，并伴有时时想解小便，但临厕则难以解出，伴随下腹部坠胀感，在家中自服治疗前列腺增生药物，但症状不见缓解，为求进一步中医药诊治，故来诊。刻下症：口干，尿频，夜间尤明显，食纳差，睡眠差，乏力，气短，活动后加重，下腹部坠胀不适，双下肢轻度凹陷性水肿，大便稍干，舌体胖大，舌质暗红，少苔，脉细弱。辅助检查：空腹血糖 8.9mmol/L，糖化血红蛋白 10.3%，尿常规示：葡萄糖（＋），蛋白质（＋）；泌尿系 B 超示：①前列腺增生。②排尿后膀胱残余尿液，充盈至耻骨联合上 7.4cm。西医诊断：2 型糖尿病性神经源性膀胱并尿潴留。中医诊断：消渴病并发淋症。辨证为脾肾气虚，膀胱气化不利。治则：健脾益气，升阳举陷，化气利水。方药如下：

黄芪 40g，白术 30g，当归 10g，陈皮 10g，党参 20g，茯苓 15g，滑石 30g，枳壳 15g，葛根 30g，泽泻 10g，车前子 15g（包煎），升麻 8g，柴胡 15g，桂枝 10g。水煎服，每日 1 剂，分 2 次温服。

嘱其继续口服降糖药物，并饮食控制，每日服药后进行膀胱区按摩 10~20min。

服上方 3 剂，患者自觉下腹部坠胀感较前减轻，小便量较前增加，仍感口干，乏力，腰酸困，调整中药治疗，具体如下：

黄芪 30g，白术 20g，天花粉 15g，茯苓 10g，当归 10g，川芎 10g，陈皮 10g，麦冬 10g，生地黄 15g，葛根 30g，泽泻 10g，牛膝 10g，车前子 15g（包煎），升麻 6g，柴胡 10g，女贞子 15g，桂枝 10g。水煎服，每日 1 剂，分 2 次温服。

服上方 10 剂，患者症状较前明显好转，守上方加减服用 1 月，患者诸症皆除，复查空腹血糖 7.1mmol/L，尿常规：葡萄糖（－）。蛋白质（－）。随访 3 月，患者无复发。

【案例六】 吕某，男，57 岁。

患者于 2 年前出现口干、多饮，乏力等症状，未引起重视，后症状加重，并出现头昏、头痛，眩晕等症状，遂前往当地医院就诊，经检查血糖、尿糖及血压，均明显高于正常，给予住院治疗，口服降糖、降压药物治疗，后患者病情好转出院。出院 1 年内患者坚持服药，血压、血糖控制可，后患者自行停药，于1月前患者再次出现上述症状加重，并伴有恶心欲呕等症状，遂自行服用之前口服的降糖、降压药物，但效果不明显，为求进一步诊治，故来诊。刻下症：面色暗红，口干，多饮，乏力，烦躁易怒，心烦失眠，头昏，头痛，头晕眼花，小便频数，尤以夜间明显，大便干，2~3日一行，舌质淡红，苔薄白，脉弦细。辅助检查：空腹血糖14.7mmol/L，尿常规示：葡萄糖（+++），酮体（+），蛋白质（+），糖化血红蛋白12.7%。心电图示：ptfv1阳性，ST-T改变。血压：165/100mmHg。西医诊断：2型糖尿病并发酮症，原发性高血压2级（极高危）。诊断：消渴病，眩晕；辨证为肝肾阴虚，肝阳上亢。治则：滋补肝肾，育阴潜阳。给予方药如下：

天麻10g，钩藤15g，生地黄20g，熟地20g，元参15g，石决明30g（先煎），白芍15g，知母10g，栀子6g，川牛膝10g，菊花15g，枸杞子15g，黄芩10g，天花粉20g。每日1剂，水煎服，分2次温服。嘱患者多饮水，继续口服降糖及降压药物治疗。

服上方14剂后，患者头昏、头痛、心烦等症状较前减轻，自觉手足心热，腰酸困。调整中药方剂，具体如下：

天麻10g，钩藤15g，生地黄20g，元参15g，石决明30g（先煎），白芍15g，知母10g，黄柏10g，川牛膝10g，女贞子15g，鳖甲30g（先煎），枸杞子15g，柴胡10g，天花粉20g，夜交藤15g。

经上方加减服用1月后，患者诸症消失。血压：135/85mmHg。复查空腹血糖6.8mmol/L，尿常规：尿糖（-），酮体（-），蛋白质（-）。

【案例七】 赵某，男，64岁。

患者于6年前出现多尿、多饮、多食等症状，在当地医院查血糖及尿常规，诊断为2型糖尿病，并给予口服药物治疗，后患者病情好转，血糖控制可。于2年前患者出现上述症状加重，并伴有腹胀、恶心等症状，前来我院就诊，经检查诊断为慢性乙型病毒性肝炎，肝硬化腹水，因患者肝功明显异常，给予停服口服降糖药，改用注射胰岛素治疗，后患者病情好转出院。2年来患者病情时还是坏，并多次住院治疗。于10天前患者再次出现上述症状明显加重，伴腹胀、恶心、呕吐等症状，在家中自服药物，效果不明显，故来诊。刻下症：面色晦暗，口苦，多饮，消瘦，乏力，腹部胀满不适，心悸，气短，食纳差，右胁肋疼痛，小便量少，大便稍干，舌质暗红，少苔，舌下静脉迂曲，脉弦细。辅助检查：空腹血糖12.6mmol/L，尿常规示：葡萄糖（++），蛋白质（+）；糖化血红蛋白8.7%，血常规示：血小板$73×10^9$/L；肝功示：谷丙转氨酶174U/L，谷草转氨酶139U/L，γ-谷氨酰转肽酶289U/L，总胆红素48.9umol/L，直接胆红素27.3umol/L，间接胆红素21.6umol/L，总蛋白57.9g/L，白蛋白28.1g/L；肝纤维化指标：透明质酸372ng/ml，层粘连蛋白157.3ng/ml，Ⅲ型前胶原蛋白54.3ng/ml；乙肝三系统：表面抗原（+）、e抗原（+），核心抗体（+）；腹部B超：①肝脏弥漫性变；②腹水，最厚处8.9ml；③脾大。西医诊断：2型糖尿病，肝硬化，慢性乙型病毒性肝炎。中医诊断：消渴病，鼓胀。辨证为气阴两虚，水湿内停，瘀血阻络。治则：益气养阴，活血通络，利水除胀。具体方药如下：

生黄芪30g，茵陈15g（后下），赤芍15g，川芎10g，天花粉15g，白术30g，半夏10g，栀子8g，丹参30g，竹茹10g，白芍15g，当归10g，五灵脂10g，枳壳10g，大腹皮15g，虎杖20g，大黄6g（后下），五味子10g，红花8g。水煎服，每日1剂，分2次温服。

服上方 14 剂，患者腹胀症状较前明显减轻，恶心、呕吐症状消失，心悸、气短症状亦有所好转，口干苦症状仍有，舌质暗红，舌下静脉迂曲，脉弦细。复查肝功示：谷丙转氨酶 113U/L，谷草转氨酶 88U/L，γ－谷氨酰转肽酶 174U/L，总胆红素 32.7μmol/L，直接胆红素 21.1μmol/L，间接胆红素 11.6μmol/L，总蛋白 60.3g/L，白蛋白 30.4g/L；腹部 B 超：①肝脏弥漫性变；②腹水，最厚处 5.7ml；③脾大。给予方药如下：

生黄芪 30g，茵陈 15g（后下），赤芍 15g，川芎 10g，天花粉 15g，茯苓 10g，白术 30g，柴胡 10g，黄芩 10g，丹参 30g，白芍 20g，当归 10g，枳壳 10g，元胡 10g，大腹皮 15g，虎杖 20g，五味子 10g，桃仁 10g，红花 8g。水煎服，每日 1 剂，分 2 次温服。

上方加减服用 1 月余，患者上述症状明显减轻，复查空腹血糖 8.9mmol/L，尿常规：葡萄糖（－），蛋白质（＋）；肝功示：谷丙转氨酶 47U/L，谷草转氨酶 51U/L，γ－谷氨酰转肽酶 113U/L，总胆红素 21.7μmol/L，直接胆红素 16.3μmol/L，间接胆红素 5.4μmol/L，总蛋白 62.8g/L，白蛋白 33.6g/L；肝纤维化指标：透明质酸 105.6ng/ml，层粘连蛋白 112.1ng/ml，Ⅲ型前胶原蛋白 28.3ng/ml。嘱其严格控制饮食，继续注射胰岛素治疗，保持心情舒畅，避免过度劳累；并定期复查肝功及肝纤维化指标。

第三章 消渴病常用治疗方剂

《伤寒论》

五苓散方

猪苓（去黑皮）十八铢，茯苓十八铢，泽泻一两六铢，白术十八铢，桂半两。

上五味为散，更于臼中杵之，白饮和方寸匕服之，日三服，多饮暖水，汗出愈。

茯苓甘草汤方

茯苓二两，桂枝二两，生姜（切）三两，甘草（炙）一两。

上四味，以水四升，煮取三升，去滓，分温三服。

白虎加人参汤方

知母六两，石膏（碎）一斤，甘草（炙）二两，粳米六合，人参三两。

上五味，以水一斗，煮，米熟汤成，去滓温服一升，日三服。

猪苓汤方

猪苓（去皮）一两，茯苓一两，阿胶一两，泽泻一两，滑石（碎）一两。

上五味，以水四升，先煮四味，取二升，去滓，内阿胶烊消，温服七合，日三服。

《金匮要略》

肾气丸方

干地黄八两，薯蓣四两，山茱萸四两，泽泻三两，茯苓三两，牡丹皮三两，桂枝一两，附子（炮）一两。

上八味，末之，炼蜜和丸，梧子大，酒下十五丸，加至二十五丸，日再服。

文蛤散方

文蛤五两。

上一味，杵为散，以沸汤五合，和服方寸匕。

栝楼瞿麦丸方

栝楼根（即花粉）二两，茯苓三两，薯蓣三两，附子（炮）一枚，瞿麦一两。

上五味，末之，炼蜜丸梧子大，饮服三丸，日三服。不知，增至七八丸。以小便利，腹中温为知。

《兰室秘藏》（金·李东垣）

当归润燥汤

治消渴大便闭涩，干燥结硬，兼喜温饮，阴头退缩，舌燥口干，眼涩难开，及于黑处见浮云。

细辛一分，生甘草三分，炙甘草三分，熟地黄三分，柴胡七分，升麻一钱五分，黄柏一钱，知母一钱，当归身一钱，麻子仁一钱，桃仁一钱，红花少许，防风一钱，荆芥穗一钱，石膏一钱，杏仁六个，小椒三个。

上㕮咀，都作一服，水二大盏，煎至一盏，去渣，热服，食远，忌辛热物。

生津甘露汤

一名清凉饮子，治消中能食而瘦，口舌干，自汗，大便结燥，小便频数。

生地黄五分，当归身六分，升麻四分，黄芪一钱，酒知母一钱，防风一钱，生甘草一钱，酒龙胆草一钱五分，石膏一钱五分，汉防己一钱，柴胡一钱，羌活一钱，桃仁五个，杏仁十个，炙甘草一钱，酒黄芩一钱，黄柏一钱五分，红花少许。

上㕮咀，都作一服，水二盏，酒一匙，煎至一盏，稍热服，食远。

辛润缓肌汤

一名清神补气汤，前消渴证才愈，只有口干，腹不能努，此药主之。

生地黄一分，熟地黄三分，石膏四分，知母五分，防风一钱，升麻一钱五分，细辛一分，黄柏（酒制）五分，黄连（酒制）五分，生甘草五分，柴胡七分，桃仁六个，红花少许，当归身一钱，荆芥穗一钱，杏仁六个，小椒二个。

上㕮咀，都作一服，水二大盏，煎至一盏，食远，稍热服之。

甘草石膏汤

渴病久愈，又添舌白滑微肿，咽喉咽津觉痛，嗌肿，时时有渴，喜冷饮，口中白沫如胶。

生地黄一分，熟地黄三分，知母一钱，升麻一钱五分，当归身一钱，细辛一分，黄连三分，甘草五分，石膏六分，柴胡七分，黄柏一钱，桃仁（炒，去皮尖）一钱，荆芥穗一钱，防风一钱，红花少许，杏仁六个，小椒二个。

上为麻豆大，都作一服，水二盏，煎至一盏，食后温服。

甘露膏

一名兰香饮子，治消渴饮水极甚，善食而瘦，自汗，大便结燥，小便频数。

半夏二分（汤洗），熟甘草、白豆蔻仁、人参、兰香、升麻、连翘、桔梗各五分，生甘草、防风各一钱，酒知母一钱五分，石膏三钱。

上为极细末，汤浸蒸饼，和匀成剂，捻作薄片子，日中晒半干，擦碎如米大，每服二钱。淡生姜汤送下，食后。

《三因极一病证方论》（宋·陈无择）

苁蓉丸

苁蓉（酒浸）、磁石（煅碎）、熟地黄、山茱萸、桂心、山药（炒）、牛膝（酒浸）、茯苓、黄芪（盐汤浸）、泽泻、鹿茸（去毛、切，醋炙）、远志（去心，炒）、石斛、覆盆子、五味子、草薢、破故纸（炒）、巴戟（酒浸）、菟丝子（酒浸）、龙骨、杜仲（去皮剉，姜汁制，炒丝断）各半两，附子（炮，去脐）一个重六钱。

上为末，蜜丸，如梧子大。每服五十丸，空腹，米饮下。

姜粉散

治消中，多因外伤瘅热，内积忧思，喜啖咸食及面，致脾胃干燥，饮食倍常，不为肌肤，大便反坚，小便无度。

生姜（研汁控粉），轻粉。

上搜匀，每服二钱匕，长流水调下。齿浮是效，次投猪肚丸补。

附子猪肚丸

附子（炮，去皮脐）、槟榔（不焙）各一两，鳖甲（醋煮）一两半，当归、知母、木香（炮）、川楝子（剉，炒）、秦艽（去苗土）、大黄（酒蒸）、龙胆草、白芍药、破故纸（酒浸，炒）、枳壳（麸炒，去瓤）各半两。

上为末。分作三分，将二分入猪肚内，缝定，令蜜酒三升、童子小便五升同入砂钵内，熬干烂，研细，入一分末，同搜，捣为丸，如梧子大。每服五十丸，温酒、米汤下。

乌金散

治热中，多因外伤燥热，内用意伤脾，饮啖肥腻，热积胸中，致多食数度，小便过于所饮；亦有不渴而饮食自消为小便者。

黄丹（炒）、细墨（烧）各一两。

上研匀，每服三钱，食后先用水一两碗漱口，待心中热，索水，便以冷水调下。

胡桃丸

治消肾，亦云内消。多因快情纵欲，极意房中，年少惧不能房，多服丹石；及失志伤肾，遂致唇口干焦，精溢自出，或小便赤黄，五色浮浊，大便燥实，小便大利，而不甚渴。

白茯苓、胡桃肉（汤，去薄皮，别研）、附子（大者，一枚，去皮脐，切片，生姜汁一盏、蛤粉一分同煮干，焙）。

上等份为末。蜜丸，如梧子大。米饮下三五十丸；或为散，以米饮调下，食前服。

古瓦汤

治消肾消中，饮水无度，小便频数。

葛、天花粉、人参、鸡膍胵（净洗，焙干）各等分。

上为末。每服二大钱，用多年古瓦碓碎，煎汤调下，不以时候服。

远志丸

治心肾虚，烦渴引饮，胸间短气，小便自利，白浊泄遗。

人参、白茯苓、川姜（炮）各半两，牡蛎（煅取粉）、远志（去心，姜汁制，炒）各一两，上为末。用苁蓉一两，酒熬成膏，丸如梧子大。每服五十丸，糯米汤下。

六神汤

治三消渴疾。

莲房、干葛、枇杷叶（去毛）、甘草（炙）、栝楼根、黄芪各等分，上为剉散。每服四钱，水一盏，煎七分，去滓温服。小便不利，加茯苓。

子童桑白皮汤

治三消渴病，或饮多利少，或不饮自利，肌肤瘦削，四肢倦怠。常服补虚，止渴利。

童根桑白皮（即未多成者，去粗皮，日干，不焙）、茯苓、人参、麦门冬（去心）、干葛、干山药、桂心各一两，甘草半两（生用）。

玄菟丹

治三消渴利，神药。常服禁精，止白浊，延年。

菟丝子（酒浸通软，乘湿研，焙干，别取末）十两，白茯苓、干莲肉各三两，五味子（酒浸，别为末，秤七两）。

上为末。别碾干山药末六两，将所浸酒余者，添酒煮糊。搜和得所，捣数千杵，丸如梧子大。每服五十丸，米汤下，空食前服。

梅花汤

治三消渴利，神。

糯谷（旋炒作爆棚）、桑根白皮（厚者切细）等分。

上每用一秤两许，水一大碗，煮取半碗，渴则饮，不拘时。

猪脊汤

治三消渴疾。

大枣四十九枚（去皮核），新莲肉（四十九粒，去心），西木香一钱半，炙甘草二两。

上用雄猪脊骨一尺二寸，同煎药，用水五碗，于银石器煮，去肉骨，滤滓，取汁一碗，空腹，任意呷服。忌生冷、盐、藏等物。以滓减去甘草一半，焙干为末，米汤调服，不以时。

上为末，蜜丸梧子大。每服五十九，米汤下，食前服。

乌梅木瓜汤

治酒食过度，中焦蕴热，烦渴枯燥，小便并多，遂成消中。

治瘴渴。所谓瘴渴者，北人往南方瘴地，多有此疾。

木瓜干、乌梅（打破，不去仁）、麦蘖（炒）、甘草、草果（去皮）各半两。

上剉散。每服四大钱，水盏半，姜五片，煎七分，去滓，不以时候。

羊乳丸

治岭南山瘴，风热毒气，人肾中，变寒热脚弱，虚满而渴。

黄连（不拘多少，为末），生栝蒌根汁，生地黄取汁，羊乳（五羊乳、牛乳、人乳亦得）。

上以三汁搜和为丸如梧子大。每服米饮下三五十九。一法：浓煮小麦粥饮下。

麦门冬煎

治诸渴。

麦门冬（去心）、人参、黄芪各二两，白茯苓、山茱萸、山药、桂心各一两半，黑豆三合（煮去皮，别研）。

上为末。地黄自然汁二碗、牛乳二盏，熬为膏，圆如梧子。大麦煮饮下五十九。

竹龙散

治消渴。

五灵脂半两，黑豆半两（生去皮）。

上为末。煎冬瓜子汤，调下二钱。

澄源丹

治三消渴疾，神妙。

牡蛎粉、苦参、密陀僧、知母、水银（以白蜡半钱结沙）各一两，栝楼根一两半，黄丹一两（与水银沙同研）。

上为末。男子用雌猪肚一个，女人用雄猪肚一个，入药在内，以线缝定，用绳缚在新砖上。别用生栝楼根半斤，切碎同煮，从辰至午时，取药出，不用栝楼根，只烂研猪肚，和药为丸，如梧子大。每服三十粒，食前米汤下，日三服，十日可去病根。

《仁斋直指》（宋·杨士瀛）

茯菟丹

三消渴通用，亦治白浊。

菟丝子（酒浸三宿，水淘，砂盆研细，捏饼，焙干）一十两，北五味子七两，白茯苓五两，石莲肉三两。

上末，山药六两，末为糊，搅和捣三百杵，丸桐子大。每五十丸，食前米汤下，神妙。

降心汤

治心火上炎，肾水不济，烦渴引饮，气血日消。

人参、远志（姜淹，取肉，焙）、当归、川芎、熟地黄、白茯苓、黄芪（蜜炙）、北五味子、甘草（微炙）各半两，天花粉一两。

上锉细。每三钱，枣煎，食前服。

猪肚丸

治诸渴疾。

川黄连五两，净白干葛、知母、茯神、麦门冬（去心）、大熟地黄（洗，焙）各二两，瓜蒌根、粟米各三两，人参一两。

上木臼中同捣为散，入净猪肚内缝密，置甑内蒸极烂，乘热再柞细，若硬加蜜，丸桐子大。蒸汁下五十丸，或粥饮下。

又方：一味黄连末，入净猪肚内缝密，满甑粳米上蒸熟，日过，杵丸如前法。

止渴锉散

枇杷叶（新布拭去毛，炙）、白干葛、生姜（切片，焙）各一两，大乌梅七个，大草果二个（去皮），淡竹叶、生甘草各半两。

上锉。每四钱，新水煎服。

卫生天花丸

治渴通用。

黄连（净，童尿浸三宿，焙）三两，白扁豆（姜制，去皮炒）二两，辰砂、白茯苓、牡蛎粉、知母、苦参、天花粉、铁粉各半两，芦荟一分，金银箔各二十片。

上末，取瓜蒌根生汁和生蜜，丸桐子大。每三十丸，麦门冬汤下。

桑椹方

治渴疾。桑椹熟时，尽意食之为妙。

又方：生牛乳细呷。

又方：生萝卜捣取汁，时饮少许。

辰砂妙香散

治渴证，小便涩数而沥，兼有油浊。

茯苓、茯神（去木）、山药（炒）、远志（水浸，去心，酒炒）、黄芪（炙）各一两，人参、炙甘草、北梗各半两，木香、辰砂（别研）各三钱，麝香一钱。

上细末。每服二钱，加辰砂少许，用茵陈煎汤调下，日三服。

用灯草、茯苓煎汤下。

天花粉丸

治消渴，饮水多，身体瘦。

天花粉、黄连（去须）各一两，茯苓、当归各半两。

上末，炼蜜丸桐子大。每三十丸，茅根煎汤下。

瓜连丸

治消渴骨蒸。

黄连（净锉，用冬瓜汁浸一宿，晒干，凡七次）。

上末，冬瓜汁丸桐子大。每三四十丸，半饥饱熟水下，或五十丸米饮下。

玉壶丸

治消渴引饮无度。

人参、瓜蒌根等分上末，炼蜜丸桐子大。每三十丸，麦门冬煎汤下。

天花散

治消渴。

天花粉、生干地黄（洗）各一两，干葛、麦门冬（去心）、北五味子各半两，甘草一分。

上粗末。每服三钱，粳米百粒，同煎服。

茯神丸

治消中，烦渴消谷，小便数。

人参、茯神、生干地黄、黄连（净）、麦门冬（去心，焙）、枳壳（制）、牡蛎粉各一两，石莲肉、炙黄芪、知母各半两，瓜蒌根三分。

上末，炼蜜同捣三百杵，丸桐子大。每五十丸，清粥饮下。

小菟丝子丸

治消肾。

菟丝子（洗，酒浸三宿，研，捏饼，焙）五两，石莲肉二两，白茯苓一两，山药一两（留一半打糊）

上为末，山药糊丸桐子大。以天花粉、北五味子煎汤下。

枸杞子丸

治消肾，久渴困乏，小便滑数。

枸杞、菟丝子（酒浸，研，焙）、白茯苓、炙黄芪、牡蛎粉、牛膝、熟地黄（洗）、麦门冬（去心）各一两，鸡内金（微炙）一两半，桑螵蛸、瓜蒌根各三分，山茱萸、牡丹皮各半两。

上末。炼蜜和捣三百杵，丸桐子大。每五十丸，食前粥饮下。

平补丸

治消肾不渴，肌肉瘦削，小便涩数而沥，如欲渗之状。

菟丝子（酒浸，研，焙）、山茱萸（酒浸，焙）、当归、益智仁各半两，川楝肉、牛膝、葫芦巴（炒）、厚杜仲（姜制，炒）、巴戟（去心）、苁蓉（酒浸，焙）各三钱半，乳香二钱。

上末，糯米糊丸桐子大。每五十丸，枣汤或盐汤食前服。

双补丸

治肾虚水涸，燥渴劳倦。

鹿角胶二两，沉香半两，泽泻（截块再蒸）半两，覆盆子、白茯苓、人参、宣木瓜、薏苡仁、炙黄芪、熟地黄（洗，再蒸）、苁蓉（酒浸，焙）、菟丝子（酒浸，蒸，碾焙）、北五味子、石斛（炒）、当归（酒浸，焙）各一两，麝香一钱。

上末，炼蜜丸桐子大，朱砂衣。每五十丸，空心枣汤下。

煞虫方

治消渴有虫。出《夷坚志》。

苦楝根取新白皮一握，切焙，入麝少许，水二碗，煎至一碗，空心饮之。虽困顿不妨，自后下虫三四条，状如蛔虫，其色真红，而渴顿止，乃知消渴一证，有虫耗其津液。

枇杷叶散

治消渴，胸满心烦，津液大消。

枇杷叶（去毛，水洗）二张，麦门冬（去心）一钱，五味子（去梗）五分，瓜蒌实、生地黄、人参（去苗芦）各七分，茯神（去木）、粉葛（家种者佳）一钱，知母（去毛）、炙甘草各七分。

上作一服，水二盏，竹叶十四片，入乌梅一个，去内仁，煎七分，去滓，食远温服，不拘时。

人参白术汤（宣明方）

治胃隔瘅热烦满，饥不欲食，瘅成为消中，善食而瘦，燥热郁甚，而成消渴，多饮而数小便。兼疗一切阳实，风热燥郁，头目昏眩，中风偏枯，酒过积毒，一切肠胃燥涩，倦闷壅塞，疮疥痿痹，并伤寒杂病，产后烦渴，气液不得宣通。

人参、白术、当归、芍药、大黄、山栀子、荆芥穗、薄荷、桔梗、知母、泽泻各半两，茯苓（去皮）、连翘、瓜蒌根、干葛各一两，甘草三两，藿香叶、青木香、官桂各一分（即二钱半是也），石膏四两，寒水石二两，滑石半斤。

上为细末。每服抄五钱，水一茶盏，入盆消半两，生姜三片，煎至半盏，绞汁，入蜜少许，温服。渐加至十余钱，得脏腑流利取效。如常服，以意加减，兼服消痞丸散，以散肠胃结，治湿热内甚自利者，去了大黄、芒硝。

加减八味丸

治肾水枯竭，心火炙炎，烦燥渴，小便频数，白浊阴痿，饮食不多，肌肤日削，本方减附子加五味子。

六味地黄丸

方治形体瘦弱，无力多困，肾气久虚，久新憔悴，寝汗发热，五脏齐损，遗精便血，消渴淋浊等证。妇人血虚无子者，服之有效。

干山药、山茱萸肉各四两，泽泻（去毛）、牡丹皮（去心）、白茯苓（去皮）各三两，熟地黄八两。

上为末，炼蜜为丸梧子大。每服五六十丸，空心白汤下，寒月温酒下，如肾虚有饮作痰喘，生姜汤下。

《严氏济生方》（宋·严用和）

荠苨丸

治强中为病，茎长兴盛，不交精液自出，消渴之后，多作痈疽，多由过服丹石所致。

荠苨、大豆（去皮）、茯神（去木）、磁石（煅，研极细）玄参、栝蒌根、石斛（去根）、地骨皮（去木）、熟地黄（酒浸）、鹿角各一两，沉香（不见火）、人参各半两。

上为细末，用猪肾一具，煮如食法，令烂，杵和为丸，如梧桐子大。每服七十丸，空心，用盐汤送下。如不可丸，入少酒糊亦可。

《太平圣惠方》（宋·王怀隐）

黄丹散

治痟渴心神烦闷，头痛。

黄丹三分（炒令紫色），栝蒌根一两，胡粉一两，甘草一两（炙微赤，剉），泽泻半两，石膏一两（细研），赤石脂半两（细研），贝母半两（煨令微黄）。

右件药捣细罗为散，入研了药令匀，不计时候以清粥饮调服一钱。

治痟渴不止，宜服此方：

黄丹一两（炒令紫色），栝蒌根一两，麦门冬二两（去心、焙），甘草二两（炙微赤、剉），赤茯苓一两。

右件药捣细罗为散，入黄丹研令匀，每服不计时候以温水调下一钱。

赤茯苓煎方

治痟渴心神烦乱，唇口焦干，咽喉不利。

赤茯苓五两（为末），白蜜半斤，淡竹沥一小盏，生地黄汁一中盏。

右件药调搅令匀，以慢火煎成膏，每服不计时候以清粥饮调下一茶匙。

治痟渴吃水渐多，小便涩少，皮肤干燥，心神烦热，宜服此方：

密陀僧半两（细研），黄连半两（去须），滑石半两（细研），栝蒌根半两。

右件药捣细罗为散，入研了药令匀，不计时候用清粥饮调下一钱。

铁粉圆方

治痟渴，不问年月深浅，困笃者。

铁粉二两（细研），鸡肶胵一两（微炙），栝蒌根三分，土瓜根二两，苦参三分（剉），黄连三分（去须），麦门冬一两（去心、焙），牡蛎三分（烧为粉），桑螵蛸三分（微炒），金薄五十片（细研），银薄五十片（细研）。

右件药捣罗为末，入研了药更研令匀，炼蜜和捣三五百杵，圆如梧桐子大，每服不计时候以清粥饮下三十圆。

治痟渴久不差，吃食少，心神烦乱，宜服此方：

黄连一斤（去须），生地黄五斤（烂研），布绞取汁。

右捣黄连碎，入地黄汁内浸一宿，曝干，又浸又曝，令地黄汁尽为度，曝干捣罗为末，炼蜜和捣三五百杵，圆如梧桐子大，不计时候以清粥饮下二十圆。

治痟渴饮水绝多，身体黄瘦，方：

栝蒌根，黄连（去须），铁粉（细研），以上各等分。

右件药捣罗为末，入铁粉研令匀，炼蜜和圆如梧桐子大，不计时候煎茅根汤下二十圆。

地骨皮散方

治痟中，虚羸，烦热口干，眠卧不安。

地骨皮二两，栝蒌根一两，石膏一两，黄连一两（去须），甘草一两（炙微赤、剉）。

右件药捣粗罗为散，每服四钱，以水一中盏，煎至六分，去滓，不计时候温服。

牡蛎散方

治痟中心神烦热，肌肉干瘦，小便赤黄，脚膝无力，吃食不成肌肤。

牡蛎三分（烧为粉），朱砂半两（细研），龙齿三分，芦荟三分，黄连一两（去须），铁粉一两（细研），泽泻半两，甘草半两（炙微赤，剉），黄丹一分，栝蒌根一两，鸡肶胵三分（炙令黄色），桑螵蛸半两（微炒），胡粉一分，赤石脂二两。

右件药捣细罗为散，入研了药令匀，每服不计时候，煎大麦人汤调下一钱。

铅霜散方

治痟中久不差，令人干瘦少力，心神烦乱，眠卧不安。

铅霜三分（细研），金薄一百片（细研），银薄一百片（细研），麦门冬一两半（去心、焙），黄连半两（去须），子芩半两，犀角*屑半两，人参半两（去芦头），鸡肶胵一两半（微炙），知母半两，土瓜根半两，苦参半两（剉）。

右件药捣细罗为散，入前三味同研令匀，每服不计时候以清粥饮调下一钱。

---

* 现已禁用

铅霜圆方

治痟中渴饮水不多，心中烦乱，四肢燥热，卧不安席。

铅霜三分（细研），栝蒌根一两半，甘草半两（炙微赤，剉），石膏三分（细研），知母三分，子芩三分，铁粉半两（细研），黄连半两（去须），朱砂半两（细研）。

右件药捣罗为末，入研了药令匀，炼蜜和捣三二百杵，圆如梧桐子大，每于食后以清粥饮下二十圆。

泽泻圆方

治痟中渴不止，小便数，烦热，四肢无力。

泽泻一两，麦门冬二两（去心，焙），车前子半两，黄连三分（去须），牡蛎一两（烧为粉），桑螵蛸半两（微炒），鸡肶胵一两（微炒），金薄五十片（研入）。

右件药捣罗为末，入研了药令匀，炼蜜和捣三二百杵，圆如梧桐子大，不计时候以蚕蛹汤下三十圆。

神效方

治痟中渴不止，心神烦热，皮肤干燥。

浮萍草三两（干者），土瓜根一两半。

右件药捣细罗为散，每服不计时候以牛乳汁调下二钱。

《普济本事方》（宋·许叔微）

治消渴方

浮石，舶上青黛各等分，麝少许。

上细末，每服一钱，温汤调下。

生地黄煎

治脉热极则血气脱，色白干燥不泽，食饮不为肌肤，生地黄煎。消热极强胃气方。此方制度分两，尚须临时斟酌。

生地黄汁、赤蜜各一斤，人参（去芦）、茯苓（去皮）、芍药、白术各三两，甘草二两，生麦门冬一斤，石膏六两，生葳蕤四两，干地黄三两，远志二两，豉心一斤。

上十三味，哎咀，水一斗二升，煮十一味，取二升七合，去滓，下地黄、蜜更煎，取三升五合，分四服。

三消圆

治消渴。

好黄连去须，细末，不计多少，剉冬瓜肉研裂自然汁和成饼子，阴干，再为末。再用汁浸和，如是七次。即用冬瓜汁为圆，梧子大。每服三四十圆，以冬瓜汁煎大麦仁汤送下。寻常渴，止一服。

《丹溪心法》（元·朱震亨）

茯菟丸

治三消渴通用，亦治白浊。

菟丝子十两（酒浸），北五味子七两，白茯苓五两，石莲肉三两。

上为末，用山药六两为末，作糊和丸梧子大。每服五十丸，米汤下。

麦门冬饮子

治膈消，胸满烦心，津液干少，短气而渴。

知母、甘草（炙）、瓜蒌、五味子、人参、葛根、生苄、茯神、麦门冬（去心）各等分。

上咬咀，水煎，入竹叶十四片。

加味钱氏白术散

治消渴不能食。

人参、白术、白茯苓、甘草（炙）、枳壳（炒）各半钱，藿香一钱，干葛二钱，木香、五味、柴胡三分。

上作一服，水煎服。

地黄饮子

治消渴咽干，面赤烦躁。

甘草（炙），人参，生地黄，熟地黄，黄芪，天门冬，麦门冬（去心），泽泻，石斛，枇杷叶（炒）。

上每服五钱，水煎服。

清心莲子饮

治渴而小便油或涩。

黄芩、麦门冬、地骨皮、车前子、甘草各三钱，莲子、茯苓、黄芪、柴胡、人参各三钱半。

上咬咀，水煎服。

川黄连丸

治渴。

川黄连五两，天花粉、麦门冬（去心）各二钱半。

上为末，生地黄汁并牛乳夹和，捣丸梧子大。服三十丸，粳米汤送下。

三黄丸

黄连（去须）、黄芩、大黄（煨）各等分。

上为末，炼蜜丸梧子大。每服四十丸，热水下。

《世医得效方》（元·危亦林）

真珠丸

治心虚烦闷，或外伤暑热，内积愁烦，酗饮过多，皆致烦渴，口干舌燥，引饮无度，小便或利或不利。

知母一两一分，川连一两（去毛），苦参、玄参各一两，铁胤粉一两一分（研），牡蛎（煅）一两一分，朱砂二两（另研），麦门冬（去心）、天花粉各半两，金箔、银箔二百片，白扁豆（煮去皮）一两。

上为末，炼蜜入生瓜蒌根汁少许，丸如梧子大，用金、银箔为衣。每服二十九至三十九，先用瓜蒌根汁下一服，次用麦门冬熟水下。病退日二服。忌炙煿酒色。次投苁蓉丸补。

姜粉散

治消中。多因外伤瘅热，内积忧思，喜啖咸食及面，致脾胃干燥，饮食倍常。不为肌肤，大便反坚，小便无度。

生姜（研汁），轻粉。

上搜匀。每服二钱匕，长流水调下，齿浮是效，次投附子猪肚丸补。

天王补心丹

宁心保神，益血固精，壮力强志，令人不忘。清三焦，化痰涎，祛烦热，除惊悸，疗咽干口燥，育养心气。

熟地黄（洗）、人参（去芦）、白茯苓（去皮）、远志（去心）、石菖蒲（去毛）、黑参、柏子仁、桔梗（去芦）、天门冬（去心）、丹参（洗）、酸枣仁（去骨，炒）、甘草（炙）、麦门冬（去心）、百部（洗）、杜仲（姜汁炒断丝）、茯神（去木）、当归（去尾）、五味子（去枝梗）各等分。

上为末，炼蜜丸，每一两作十丸，金箔为衣，每服一丸。灯心、枣汤化下，食后临卧服。作梧子大丸吞服亦可。

瓜蒌散

治盛壮之时，不自谨惜，恣情纵欲，年长肾气虚弱，唯不能房，多服丹石，真气既尽，石气孤立，唇口干焦，精液自泄，小便赤黄，大便干实，小便昼夜百十行。须当除热补虚。

白茯苓（去皮）、天花粉、宣连、白扁豆、人参（去芦）、石膏、甘草节、寒水石、白术（去芦）、猪苓各等分。

上为末。每服二钱，热汤调服。立效。

罂粟汤

治肾渴，解五石毒。

罂粟子

上煮稀粥，入蜜饮之。

加减三黄丸

治丹石毒及热渴。以意测度，须大实者方用。
春：黄芩四两，大黄三两，黄连四两。
夏：黄芩六两，大黄一两，黄连七两。
秋：黄芩六两，大黄二两，黄连三两。
冬：黄芩三两，大黄四两，黄连二两。
上为末，炼蜜丸梧桐子大。每服十九，服一月病愈。

枳椇子丸

治同上。
枳椇子二两，麝香一钱。
上为末，面糊丸，梧桐子大。每服三十九，空心，盐汤吞下。

三神汤

治同上。
乌梅肉、远志（去心）、甘草（水煮过，却以姜汁拌炒）各一两，枳实（去穰）一两。
夏加黄连五钱，春秋冬不用。
上锉散。每服四钱，水两盏，糯禾根一握，煎七分，去滓，不拘时温服。若无糯禾根，白茅根亦可。
如无白茅根，禾秆绳代之亦可。

龙凤丸

治同上。
鹿茸一两（火燎去毛，酒浸，炙），山药、菟丝子（酒浸炒）各二两。
上为末，炼蜜丸梧桐子大。每服三十九，食前米饮下。浓煎人参汤亦可。

姜连丸

治消渴，小便滑如油，频数者。
黄连（去须）、瓜蒌（连穰）各等分。
上为末，生地黄自然汁丸如梧子大。每服五十九，食后，牛乳汁下，酪汤下，一日二服，忌冷水、
猪肉。或研麦门冬自然汁为丸，熟水吞下。

朱砂黄连丸

治心虚蕴热，或因饮酒过多，发为消渴。
朱砂一两（别研），宣连三两，生地黄二两。
上为末，炼蜜丸如梧子大。每服五十九，灯心、枣汤吞下。

六神汤

治三消渴疾。

莲房、干葛、枇杷叶（去毛）、甘草（炙）、瓜蒌根、绵黄芪（去芦，蜜炙）各等分。

上锉散。每服四钱，水一盏，煎七分，去滓，温服。小便不利，加赤茯苓。

文蛤散

治渴欲饮水不止。

文蛤即五倍子，最能回津。

上为末。以水饮，任调方寸匕，不拘时服。

羊乳丸

治岭南山瘴风热毒气入肾中，变寒热，脚弱，虚满而渴者。

宣连（去须，不拘多少，为末），生瓜蒌根汁，生地黄（取汁），羊乳（无羊乳，牛乳、人乳亦得）。

上以三汁搜和为丸如梧子大。每服三五十丸，米饮下，一法，浓煮小麦饮下。

瓜蒌粉

治大渴。

上深掘大瓜蒌根，削去粗皮，寸切，以水浸，一日夜一易，浸五日，取出，烂研细，绢绞汁，如作粉法，干之。水服方寸匕，日三四服。入牛乳一合服，尤好。

降心汤

治心火上炎，肾水不济，烦渴引饮，气血日消。

人参（去芦）、远志（去骨，以甘草水煮过，去甘草，姜汁拌，炒干）、当归（去尾）、熟地黄（洗去土，蒸）、白茯苓（去皮）、黄芪（去芦，蜜炙）、北五味子（去梗）、甘草（微炙）各半两，天花粉一两。

上锉散。每服三钱，水一盏半，枣一枚煎，食前服。

蜡苓丸

补虚治浊，止渴润肠。妇人血海冷，白带、白淫、白浊。

黄蜡、雪白茯苓（去皮）各四两。

上茯苓为末，溶蜡和丸，弹子大。每服一丸，不饥饱细嚼下，枣汤亦可。

神效散

治渴疾，饮水不止。

白浮石，蛤粉，蝉壳。

上为末，用鲫鱼胆七个，调七钱服，不拘时候。神效。

三消丸

治消渴，骨蒸。

宣连去须为末，不以多少，锉冬瓜肉研，捌自然汁，和成饼子阴干，再为末，再用汁浸和，如是七次，即用冬瓜汁为丸如梧桐子大。每服三四十丸，以冬瓜汁煎大麦仁汤送下。寻常渴，止一服。

浮萍丸

治消渴，虚热者大佳。

干浮萍、瓜蒌根等分。

上为末，以人乳汁和丸。每服二十丸，空腹，米饮下，日三服，三年病者三日可。又，白芷末水调服，止。

参芪汤

治消渴。

人参（去芦）、桔梗（去芦）、天花粉、甘草各一两，绵黄芪（盐汤浸，炙）、白芍药各二两，白茯苓（去皮）、北五味各一两半。

上锉散。每服四大钱，水盏半，煎八分，日进四服，合泽煎。

鸡苏丸

治病后虚赢发渴。

鸡苏叶、黄芪（去芦）、生地黄（洗）、阿胶（蛤粉炒）、白茅根各一两，桔梗（去芦）、麦门冬（去心）、蒲黄（炒）、贝母（去心）、甘草各半两，桑白皮半两。

上锉散。每服四钱，生姜三片，水一盏半，枣一枚煎，温服。或以北五味煎汤吞下，仍服安肾丸。

面饼丸

治消渴。

密陀僧二两（别研极细），川黄连一两，为细末。

上用蒸饼丸如梧子大。每服五丸，煎茧空、茄根汤下，临卧服。次日加至十丸，以后每日加五丸，至三十丸止。服药后以见水恶心为度，即住服。不过五六服必效。若觉恶心，但每日食干物压之，旬日后自定。奇甚奇甚。茧空，是出蚕蛾了空茧壳。

牡蛎散

治不渴而小便大利。以牡蛎末取患人小便煎服。

单方

治渴。糯稻秆灰，取中一尺烧，淋汁饮。或不烧，便煎服亦妙。或生牛乳细呷，或生萝卜捣取汁，时饮少许。

茧丝汤

治渴，神效。煮茧缫丝汤，任意饮之，顿效。如非时，以丝或绵煎汤服。

煞虫方

治消渴有虫。

苦楝根取新白皮一握切、焙，入麝少许，水二碗，煎至一碗，空心饮之。虽困顿不妨。自后下虫三四条，状如蛔虫，其色真红，而渴顿止。乃知消渴一证，有虫耗其津液。

凡消渴大忌饮酒、房事，食油面煎炙糟藏咸物，及一切热物。百日以上不可针灸，则疮中生脓水，或成痈疽。脓水不止则死。

《卫生宝鉴》（元·罗天益）

酒蒸黄连丸

治消渴。

用黄连半斤，酒一升，汤内重蒸，伏时取出，晒干为末，滴水为丸如梧子大，每服五十丸，温水下。

参苓饮子

治口干燥，生津液，思饮食。

麦门冬、五味子、白芍药、熟地黄、黄芪各三两，白茯苓一钱半，天门冬、人参、甘草各五钱。

上为粗末，每服三钱，水一盏半，生姜三片，枣子二个，乌梅一个，煎至一盏，去渣，温服，食后。

麦门冬汤

治消渴日夜饮水不止，饮下小便即利。此方并冬瓜饮子，得之张文叔。

麦门冬、黄连、冬瓜干各二两。

上为粗末，每服五钱，水一盏，煎至七分，去渣，温服。如无干者，用新冬瓜一枚，重三斤，去皮穰子，分作十二片，为十二服。又方：冬瓜一片劈破，水三盏，煎七分，去渣，温服，日三。

冬瓜饮子

治消渴能食而饮水多，小便如脂麸片，日夜无度。

冬瓜一个，黄连十两为末。

上先取冬瓜割开，去穰净，糁黄连在冬瓜内，再将顶盖，热火灰中煨熟，去皮细切烂，研，用布取汁，每服一盏至二盏，食前，日三服，夜二服。

《医林绳墨》（明·方隅）

白术散

治虚风多汗少气，不治将成消渴。

煅牡蛎三钱，白术一两二钱半，防风二两半。

为末，每服一钱，温水调下。

人参白虎汤

一名化斑汤，治赤斑，口燥烦渴，中暍。

人参、甘草各一钱，石膏三钱，知母一钱五分。

水煎温服。

调胃承气汤

治大肠阳明，不恶寒反恶热，大便闭结，谵语呕渴，日晡潮热，脉实者。

大黄六钱五分，芒硝一合，甘草二钱。

以利为度，方中除枳壳，欲其无犯上焦也。

参苓白术散

治脾胃虚弱，饮食不进，呕吐泻痢，大病后扶助脾胃极妙。

人参、白术、白茯苓、山药、白扁豆（去壳姜炒）各一两五钱，甘草、桔梗、薏苡仁、莲肉各一两。

上为细末，每服二钱，枣汤调下。加炒麦芽一两、砂仁三钱、山楂肉五钱为丸更能或效，有痰加半夏八钱。

《寿世保元》（明·龚廷贤）

三消总治方

人参、白术（去芦）、白茯苓（去皮）、当归（酒洗）、生地黄各一钱，黄柏（酒炒）、知母（去皮）、黄连、麦门冬（去心）、天花粉、黄芪各八分，桔梗五分，甘草三分。

上锉一剂，水煎服。

天池膏

治三消如神。

天花粉、黄连各半斤，人参、知母（去毛）、白术（炒、去芦）各四两，五味子三两，麦门冬（去心）六两，怀生地黄汁二碗，藕汁二碗，人乳、牛乳各一碗，生姜汁二酒盅。

上先将天花粉七味切片，用米泔水十六碗，入砂锅内浸半日，桑柴火慢熬至五六碗，滤清。又将渣捣烂，以水五碗煎至二碗，用前汁又煎去二三碗，入生地等汁，慢熬如饧，加白蜜一斤，煎去沫，又熬如膏，收入瓷罐内，用水浸三日，去火毒。每用二三匙，安舌咽之，或用白汤送下。

一论消渴，口干心热，用天花粉一味水煎，当茶服之，立效。

一论治三消渴神效，用缫丝汤。如无缫丝汤，却以原蚕茧壳、丝绵煎汤，皆可代之。无时饮之，极效。盖此物属火，有阴之用，大能泻膀胱中伏火，引阴水上潮于口而不渴也。

一论阴虚火盛，烦渴引饮无度。

养血清火汤

当归一钱，川芎八分，白芍（酒炒）一钱，生地黄（酒洗）一钱，黄柏（蜜水炒）五分，知母一钱，麦门冬一钱，石莲肉五分，天花粉七分，黄连八分，乌梅肉五分，薄荷五分，甘草五分。

上锉，水煎温服。

一治消渴病通用。

生地黄膏

生地黄束如碗大一把，洗切研细，以新水一碗调开。入冬蜜一碗，同煎至半取出，入人参五钱、白茯苓去皮一两为末，拌和，瓷器密收。用匙挑服，夏月可加五味子、麦门冬。

一治消渴。

玉泉丸

人参、黄芪（半生、半蜜炙）、白茯苓、干葛、麦门冬、乌梅肉、甘草各一两，天花粉一两五钱。

上为细末，炼蜜为丸，如弹子大。每服一丸，温汤嚼下。

一人消渴引饮无度，或令食韭苗，或炒或作羹，无入盐，日两三次，其渴遂止。

一人消中，日夜尿七八升者，鹿角烧令焦为末。以酒调服五分匕，日三，渐加至方寸匕。

一治消渴。

天华散

天花粉一两，生地黄一两，麦门冬五钱，粉葛、甘草各五钱。

上锉，糯米一撮，水煎服。

一论肾水枯竭，不能运上，作消渴，恐生痈疽。

参芪救元汤

黄芪（蜜炒）、人参、粉草（炙）、麦门冬（去心）、五味子各等分。

上锉水煎，入朱砂少许，不拘时服。

一论常人平日口干作渴，因饮酒、食炙煿、补剂、房劳，凡若此类过多，致令肾水虚竭，不能上制心火，故有此症，后必有痈发也。宜先服此以绝其源，及痈疽后服此，尤其益也。

《明医指掌》（明·皇甫中）

丹溪人乳膏

人乳一大盏，黄连半两（为末），天花粉一两（为末），藕汁一大碗，生地黄汁一大碗。

以二汁为膏，入前三味，佐以姜汁些少，和蜜为膏，以白汤少许，徐送下。

人参白虎汤

治伏暑发渴，舌燥生芒刺，身热，脉虚，自汗等证。

人参一钱半，知母二钱，石膏五钱，甘草（炙）一钱。

上方加入粳米一撮，水一盅，煎八分，不拘时服。若腹痛吐泻饱闷者，石膏切不可加入。热极，小便遗尿不止，加炒黄柏。烦躁加辰砂末、酸枣仁。

《医方考》（明·吴昆）

叙曰：消渴，无水也。《易义》曰：火炎则水干。故消渴责之无水。然证有三焦之判，病有虚实之分，常变不同，治疗亦异。方药十二考，示人以一得耳。

丹溪消渴方

黄连末，栝蒌根末，人乳汁，藕汁，生地黄汁。

古称三消，上消者，令人消渴，此方主之。

《气厥论》曰：心移热于肺，传为膈消。夫心，火也；肺，金也。金得火而燥，故令膈消。燥者润之，故用栝蒌、人汁、藕汁、生地黄；火原于心，故泻以黄连。此言可治者尔。又曰：饮一溲二者死不治，得非以火来贼金之故乎！若时热者，主暑门人参白虎汤。

调胃承气汤

大黄四钱，芒硝五钱，甘草二钱。

中消者，善食而溲，此方主之。

经曰：瘅成为消中。瘅者，热也。消中者，善食而溲也。大黄苦寒，可以攻热。芒硝咸寒，可以润燥。甘草甘平，可以调中。

大黄甘草饮子

大黄一两五钱，甘草四两，大豆五升（先煮二三沸，去苦水再煮）。

三物用井花水一桶煮熟，冷服无时。

此治中、上二焦消渴之方也。

大黄能去胃中实热，甘草能缓燥急之势，大豆能解诸家热毒，而必冷服者，寒因寒用也。

朽木汤

取朽木方寸者三十枚，煎汤饮之。得水土中者良。

此消渴之良方也。

经曰：热中、消中富贵人。盖以消渴之病，责之肥甘炮炙、嗜酒耽辛之所致也，非富贵人何以得之？朽木年深而质腐，腐者水之气，水足以制火，故腐足以胜焦。热中、消中皆焦证也，故此物主之。

葛花、葛根

伤酒消渴，宜主葛花，以其善解酒毒故耳。或用葛根，其功不相上下也。

淡豆豉

喜食肥甘焦炙，令人消渴者，此物宜用。盖以豆豉由于盦造，味苦而气腐，苦能胜热，腐能胜焦故耳！

乌梅

前有梅林，闻者生液，故胃干暴渴者宜用之，所谓酸能致液也。

香薷

夏月消渴者，多是暑邪入于心包络，宜以香薷君之。

北梨、甘蔗

富贵之人，饮酒必生置酢酱、海味，酒能灼人真阴，咸能丧人真液，故每每病致消渴。然酒以酿而浓，以水而淡。咸以燥而坚，以湿而化。故食北梨、甘蔗可以解酒，亦可以解咸。冬月宜煮而啖之。

人参

凡汗、吐、下后渴者，皆胃液不足，宜以人参补之，盖气能蒸溽故耳！

《医学正传》（明·虞抟）

琼玉膏（丹溪）

治虚劳，干咳嗽。

人参十二两，沉香、琥珀各五钱，白砂蜜五斤（煎沸去沫），白茯苓（去皮净者）二十五两，生地黄（去芦净者）十斤（洗净，银石器内，杵细，取自然汁，大忌铁器）。

《臞仙》曰：今予所制此方，加沉香、琥珀二味，其功效异于世传之方。

上以人参、茯苓、沉香、琥珀俱为细末，先将地黄汁与白砂蜜搅匀，用密绢滤去细渣，入药末搅匀，入好瓷瓶或银瓶内，用绵纸十数层，外加箭箬包封，扎瓶口，入砂锅内或铜锅内，以长流水浸没瓶颈，用桑柴文武火煮三昼夜取出，换蜡纸数重包扎瓶口，浸没井中半日，以出水毒，提起，仍入前锅内煮半日，以出水气，然后收藏。每日清晨及午前、后，取一、二匙，用温酒一盏调服。不饮酒人，白汤亦可。此法须用不闻鸡犬声处煅炼之，不许孝子、妇人见之。

和血益气汤（东垣）

治口干舌干，小便数，舌上赤脉。此药生津液，除干燥，生肌肉。

柴胡、炙甘草、生甘草、麻黄根各三分，当归梢（酒洗）四分，知母（酒洗）、汉防己（酒洗）、羌活各五分，石膏六分（另研），生地黄（酒洗）、黄连（酒洗）各八分，黄柏（酒洗）、升麻各一钱，杏仁（去皮，另研）六分，红花少许，桃仁（去皮，另研）六分。

上细切，作一服，水二盏，煎至一盏，去渣温服。忌酒、醋、热、湿、面。

当归润燥汤

治消渴，小便多，大便秘涩干燥结硬，燥渴喜好温饮，阴头退缩，舌燥口干，眼涩难开，及于黑处见浮云。

小细辛一分，生甘草、炙甘草、熟地黄各三分，柴胡（去芦）七分，黄柏（酒洗）、知母（酒洗）、石膏、桃仁泥、当归身、麻仁、防风、荆芥穗各一钱，升麻一钱五分，红花少许，杏仁七个（另研为泥），小椒三粒（炒出汗）。

上细切，作一服，水二盏，煎至一盏，热服食远，忌辛热物。

生津甘露汤

治消中能食而瘦，口舌干，自汗，大便结燥，小便频数。

取升麻四分，防风（去芦）、生甘草、汉防己、生地黄各三分，当归身六分，柴胡、羌活、炙甘草、黄芪、酒知母、酒黄芩各一钱，酒龙胆草、石膏、黄柏各一钱五分，红花少许，桃仁十个（另研），杏仁十个（研）。

上细切，作一服，水二盏，煎至一盏，加酒一匙，稍热服。

去润缓肌汤

前消渴症才愈，止有口干腹不能努，此药主之。

生地黄、细辛各一分，熟地黄、石膏各四钱，黄柏（酒洗）、黄连、生甘草、知母各五分，柴胡（去芦）、当归身，荆芥穗各一钱，升麻一钱五分，桃仁泥、防风各一钱，红花少许，杏仁六个（另研），小椒二粒（炒出汗）。

上细切，作一服，水二盏，煎至一盏，稍热食远服。

黄芪饮（东垣）

治三消。

黄芪（蜜炙）六两，炙甘草一两三钱。

上细切，每服二钱，水煎服。

六味地黄丸（局方）

治肾经虚损，久新憔悴，盗汗发热，五脏齐损，瘦弱虚烦，骨蒸痿弱，下血咯血等证。

干山药、山茱萸（去核）各四两，泽泻（去毛）、牡丹皮、白茯苓各三两，熟地黄八两。

上为细末，炼蜜为丸，如梧桐子大。每服五十九，白汤下。

人参白术汤（东垣）

治胃膈瘅热烦满，饥不欲食，瘅成为消中，善食而瘦，燥热郁甚而成消渴，多饮水而小便数，兼疗一切阴虚阳实，风热燥郁，头目昏眩，中风偏枯，酒过积毒，肠胃燥涩，并伤寒杂病产后烦渴，气液不得宣通。

人参、白术、当归、芍药、大黄（酒浸，纸裹煨）、栀子（炒）、荆芥穗、薄荷、桔梗、知母、泽泻各五钱，茯苓（去皮）、连翘、栝蒌根、干葛各一两，甘草三两，藿香叶、青木香、官桂各二钱，石膏四两，寒水石二两，白滑石半斤。

上为细末，每服抄五钱，水一盏，入芒硝半两，生姜三片，煎至半盏绞汁，入蜜少许，温服，渐加至十余钱，得脏腑流利取效。如常服，以意加减。如肠胃郁结，湿热内甚自利者，去大黄、芒硝服。

绛雪散（东垣）

治消渴，饮水无度，小便数者，大有神效。

黄芩（酒炒）、黄丹（炒飞）、汉防己、栝蒌实各等分。

上为细末。每服二钱，温浆水调下，临卧时并进三服即止。

人参散（东垣）

治肾消善饮，而小便频数，白油如膏。

人参一分，白术、泽泻、栝蒌根、桔梗、栀子、连翘各二分，葛根、黄芩、大黄（酒浸，纸裹煨）、薄荷、白茯苓各五分，甘草七分，石膏一钱，滑石、寒水石各一钱五分，缩砂少许。

上细切，作一服，为末，水一盏半，煎至一盏，入蜜少许，再煎三两沸，肾消食前服，上消食后服。

大黄甘草饮子（河间）

治男子妇人一切消渴不能止者。

大豆五升（先煮二三沸，出火去苦，水再煮），大黄一两五钱，甘草四两（长四指，段捶碎）

上用井水一桶，将前药同煮三五时，如稠黏更添水煮，豆软为度，盛于金中放冷，令病人食豆，渴饮汤汁，无时候。食尽，如燥渴止，罢药；未止，依前再煮食之，不过三剂，其病悉愈。

麦门冬饮子（河间）

治心移热于肺，名曰膈消，心膈有热，久则引饮为消渴。

麦门冬（去心）一钱，栝蒌根、知母、甘草、五味子、生地黄、人参、葛根、茯神各一钱五分。

上细切，作一服，加竹叶七片，用水一盏，煎至七分，温服。

〔丹溪活套〕云：三消者，多属血虚不生津液，俱宜四物汤为主治。上消者，本方加人参、五味子、麦门冬、天花粉煎，入生藕汁、生地黄汁、人乳，饮酒人加生葛汁；中消者，本方加知母、石膏、滑石、寒水石，以降胃火；下消者，本方加黄柏、知母、熟地黄、五味子之类，以滋肾水，又间当饮缲丝汤为上策。

原蚕茧汤

治肾消白油，及上中二消，饥渴不生肌肉，其效如神。盖此物属火，有阴之用，大能泻膀胱中相火，引阴水上潮于口而不渴也。

原蚕（即再养晚蚕也，其缲丝汤极效。如无缲丝汤，以茧壳、丝绵煎汤，皆可代之。）

《医碥》（清·何梦瑶）

黄芪六一汤

黄芪六钱（半生半炙），甘草一钱（半生半炙为末），白汤点服二钱，亦可煎服。

玄兔丹

菟丝子（酒浸通软，乘湿研，焙干，别取末）十两，五味子（酒浸，别为末）七两，白茯苓、干莲肉各三两，上为末，别碾干山药末六两，将所浸酒余者，添酒煮糊，搜和所得，捣数千杵，丸如梧子大，每服五十丸，空心，食前米饮下。

灵砂丸

水银一斤，硫黄四两，上二味，用新铫内炒成砂子，入水火鼎，煅炼为末，糯米糊丸，如麻子大，每服三丸，空心，枣汤、米饮、井花水、人参汤任下。量病轻重，增至五七丸。忌猪羊血、绿豆粉、冷滑之物。

黄连猪肚丸

黄连（去须）、粟米、栝楼根、茯神各四两，知母、麦冬（去心）各二两，上为细末，将大猪肚一个洗净，入药于内，以线缝口，置甑中，炊极烂，取出药，别研。以猪肚为膏，再入炼蜜搜和前药，杵丸，如梧子大。每服五十丸，参汤下。

忍冬丸

忍冬草不以多少，根茎花叶皆可用之，勿犯铁器，生者效速。

上以米曲酒于瓶内浸，以糠火煨一宿，取出晒干，入甘草少许，为末，即以所浸酒煮糊为丸，如梧桐子大。每服五十丸至百丸，酒饮任下。

参术饮

人参、干山药、莲肉（去心）、白扁豆（去皮，姜汁浸，炒）各一斤半，白术（于潜者）二斤，桔梗（炒令黄色），砂仁、白茯苓（去皮）、薏苡仁、炙甘草各一斤。

上为细末，每服二钱，米汤调下。或加姜、枣煎服。或枣肉和药丸，如桐子大，每服七十丸，空心，用米汤送下。或炼蜜丸，如弹子大，汤化下。

黄芪饮

一方无栝楼，有天冬、人参、乌梅。

黄芪（蜜炙）、茯苓（去皮木）、栝楼根、麦门冬（去心）、生地黄、五味子、炙甘草各一钱半。水二钟，煎一钟，食远服。

七珍散

人参、白术、黄芪（蜜炙）、山药、白茯苓、粟米（微炒）甘草各等分。

上为细末，每服三钱，姜、枣煎。服如故，不思饮食，加扁豆一两，名八珍汤。

干葛饮

干葛二两，枳实（去白，麸炒）、栀子仁、豆豉各一两，甘草（炙）半两。

每服四钱，水煎，不拘时温服。

《证治汇补》（清·李用粹）

人参竹叶汤

治上消属实者。

人参，淡竹叶，炙甘草，麦门冬，栀子，黄连，黄芩。

麦冬饮子

治上消属虚者。

人参、麦门冬、五味子、茯神、生地、干葛、炙甘草、花粉、知母各等分，竹叶二四片。

水煎服。

生津甘露饮加减

治中消属实。

石膏二钱半，甘草、升麻、人参各一两，知母二钱，桔梗、山栀各一钱，兰叶、麦冬、当归各五分，白豆蔻、白芷、连翘各一钱，黄连、木香、藿香各三分，柴胡三分。

为末，浸饼捏作饼子，晒干。每服杵碎二钱末，随津咽下。

此方制治之缓，不惟不成中满，亦不作痈疽、下消矣。

钱氏白术散

治中消属虚者。

人参、白术、茯苓、藿香、甘草各一钱，干葛二两，桔梗五钱，白蜜十匙。

磁石荠苨丸

治强中消渴，不交精泄者。

荠苨、大豆、茯苓、磁石、玄参、石斛、花粉、地骨皮、鹿茸各一两，沉香、人参各五钱，熟地四两。

猪肾一具，煮烂，捣和蜜丸，空心盐汤下。

加味地黄丸

即六味丸加麦冬、五味。

一方：水梨取汁，和蜜熬成，不时调服。或藕汁亦妙。

一方：消渴能食，防其将生痈疽。用忍冬不拘根茎花叶，酒浸火煨晒干，入甘草、花粉为末，蜜丸服。

《医门法律》（清·喻昌）

《金匮》肾气丸

本文云：男子消渴，小便反多，以饮一斗，小便一斗，肾气丸主之。即崔氏八味丸，治脚气上入少腹不仁之方也。

干地黄八两，山茱萸、山药各四两，泽泻、白茯苓、牡丹皮各三两，肉桂、附子（炮）各一两。

上八味末之，炼蜜为丸，梧子大。酒下十五丸，日再服。

竹叶黄芪汤

治消渴证，气血虚，胃火盛而作渴。

淡竹叶、生地黄各二钱，黄芪、麦门冬、当归、川黄芩、炒甘草、芍药、人参、半夏、石膏（煅）各一钱。

上水煎服。

《宣明》黄芪汤

治心移寒于肺，为肺消，饮少溲多，当补肺平心。

黄芪三两，五味子、人参、麦门冬、桑白皮各二两，枸杞子、熟地黄各一两半。

上为末，每服五钱，水二盏，煎至一盏，去滓，温服无时。

《宣明》麦门冬饮子

治心移热于肺，传为膈消，胸满心烦，精神短少。

人参、茯神、麦门冬、五味子、生地黄、炙甘草、知母、葛根、瓜蒌根各等分。

上咬咀，每服五钱，加竹叶十四片，煎七分，温服无时。

易老门冬饮子

治老弱虚人大渴。

人参、枸杞子、白茯苓、甘草各等分，五味子、麦门冬各半两。

上姜水煎服。

烂金丸

治热中消渴止后，补精血，益诸虚，解劳倦，去骨节间热，宁心强志，安神定魄，固脏腑，进饮食，免生疮疡。

大猪肚一个，黄连三两，生姜（碎）、白蜜各二两。

先将猪肚净洗控干，复以葱、椒、醋、面等，同药以水酒入银石器内，煮半日，漉出黄连，洗去蜜、酒令尽，剉研为细末，再用水调为膏，入猪肚内，以线缝定，仍入银石器内煮烂，研如泥，搜和下项药：

人参、五味子、杜仲（姜炒，去丝）、山药、石斛、山茱萸、车前子、新莲肉（去皮心）、鳖甲（醋炙）、干地黄、当归各二两，磁石（煅）、白茯苓、槐角子（炒）、川芎各一两，黄芪四两，菟丝子（酒淘，蒸，研）五两，沉香半两，麝香（别研）一钱。

上为细末，用猪肚膏搜和得所，如膏少添熟蜜，捣数千杵，丸如桐子大。每服五十丸，食前用温酒或糯米饮送下。一方有白术二两、阳起石一两。

洁古化水丹

治手足少阴渴饮水不止，或心痛者，《本事》治饮冷水多。

川乌（脐大者，炮，去皮）四枚，炙甘草一两，生牡蛎三两，蛤粉（用厚者，炮）四两。

上为细末，醋浸蒸饼为丸。每服十五丸，新汲水下。心痛者，醋汤下，立愈。饮水一石者，一服愈。海藏云：此药能化停水。

黄连膏

治口舌干，小便数，舌上赤脉。生津液，除干燥，长肌肉。

黄连一斤（碾为末），牛乳汁、白莲藕汁、生地黄汁各一斤。

上将汁熬膏，搓黄连末为丸，如小豆大。每服二十丸，少呷汤下，日进十服。

天门冬丸

治初得消中，食已如饥，手足烦热，背膊疼闷，小便白浊。

天门冬、土瓜根（干者）各一两半，瓜蒌根、熟地黄、知母（焙）、肉苁蓉（酒浸一宿，切，焙）、鹿茸、五味子、赤石脂、泽泻各一两半，鸡内金三具（微炙），苦参一两，炙桑螵蛸十枚，煅牡蛎二两。

上为细末，炼蜜丸如梧子大。每服二十丸，用粟米饮送下，食前。

猪肾荠苨汤

治消中，日夜尿八九升者。

猪肾二具，大豆一斤，荠苨、石膏各三两，人参、茯苓（一作茯神）、知母、葛根、黄芩、磁石（绵裹）、瓜蒌根、甘草各二两。

上㕮咀，用水一斗五升，先煮猪肾、大豆，取一斗，去滓，下药煮取三升。分作三服，渴急饮之，下焦热者，夜辄服一剂，渴止勿服。

肾沥散

治肾消，肾气虚损，发渴，小便数，腰疼痛。

鸡膍胵（微炙）、远志（去心）、人参、桑螵蛸（微炒）、黄芪、泽泻、桂心、熟地黄、白茯苓、龙骨、当归各一两，麦门冬（去心）、川芎各二两，五味子、炙甘草、玄参各半两，磁石半两（研碎，淘去赤汁）。

上剉碎，每服用羊肾一对，切去脂膜，先以水一盏半，煮肾至一盏，去水上浮脂及肾，次入药五钱，生姜半分，煎至五分，去滓，空腹服，晚食前再服。

蓝叶散

治渴利，口干烦热，背生痈疽，赤焮疼痛。

蓝叶、升麻、玄参、麦门冬、黄芪、葛根、沉香、赤芍药、犀角屑、甘草（生用）各一两，大黄二两（微炒）。

每服四钱，水一盏，煎至六分，去滓，不拘时温服。

杀虫方

治消渴有虫。

苦楝根取新白皮一握，切，焙，入麝香少许，水二碗，煎至一碗，空心饮之，虽困顿不妨。自后下虫三四条，类蛔虫而色红，其渴顿止。乃知消渴一证，有耗其精液。出《夷坚志》。

《医学心悟》（清·程国彭）

二冬汤

治上消。

天冬二钱，麦冬三钱（去心），花粉一钱，黄芩一钱，知母一钱，甘草五分，人参五分，荷叶一钱。水煎服。

生地八物汤

治中消。

生地三钱，山药一钱五分，知母一钱五分，麦冬三钱，黄芩一钱，黄连一钱，丹皮一钱五分，荷叶二钱。水煎服。

六味地黄汤

滋水制火，则无上盛下虚之患。

大熟地四钱、山萸肉（去核）、山药各二钱，丹皮、茯苓、泽泻各一钱五分。水煎服。

《医学传灯》（清·陈歧）

柴胡芍药汤

柴胡、黄芩、花粉、甘草、白芍、麦冬、知母、黄连。

上消中消，气分病也，不可骤用血药，唯此方最合。每日再用蛤蜊煎汤饮之，大有奇效。中消大便不利，本方去黄连，加大黄以微利之。按：阐发三消之蕴，明若燃犀。

甘露饮

天冬、麦冬、生地、熟地、茵陈、枇杷叶、黄芩、苡仁、石斛、甘草、山栀。
一方无茵陈、山栀，用枳壳。

当归六黄汤

当归、黄芪、黄芩、黄连、黄柏、生地、熟地。

《类证治裁》（清·林珮琴）

六味丸〔肾虚〕

熟地黄（酒蒸晒）八两，萸肉、山药各四两，茯苓、丹皮、泽泻各三两，蜜丸。

八味丸〔阳虚〕

六味丸加桂心一两，名七味丸，此再加附子一两。

人参白虎汤〔上消〕

石膏一斤，知母六两，甘草二两，粳米六合名为白虎汤加人参。

调胃承气汤〔中消〕

大黄、芒硝、甘草。

归脾汤〔补脾〕

人参、焦术、茯神、枣仁、龙眼各二钱，炙黄芪钱半，当归、远志各一钱，木香、甘草各五分，姜，枣。水煎。

人参固本丸〔肺虚〕

人参二两，天冬、麦冬、生地、熟地各四两。蜜丸。

生脉散〔肺虚〕

人参、麦冬、五味子。

黄芩汤〔气燥〕

黄芩、栀子、桔梗、麦冬、当归、白芍、人参、生地、花粉、葛根各一两，乌梅一个。

地黄饮子〔血燥〕

熟地、桂心、附子、苁蓉、巴戟、远志、萸肉、石斛、麦冬、五味、薄荷、菖蒲、茯苓。

黄芪竹叶汤〔气血燥〕

人参、黄芪、当归、白芍、生地、麦冬、川芎。

生津饮〔肺火〕

生地、熟地、天冬、麦冬、当归、五味子、瓜蒌、甘草、麻仁、花粉各一钱。

清心莲子饮〔心火〕

莲子二钱，人参、茯苓、黄芪各一钱，黄芩、麦冬、车前子、地骨皮、甘草各七分。

降心汤〔心肺〕

花粉二钱，人参、黄芪、当归、生地、五味子、甘草、茯苓、远志各一钱，枣二枚。

加减地黄丸〔滋阴〕

熟地、山药、山萸、丹皮、五味、百药煎。

紫苏汤〔身肿〕

紫苏、桑皮、赤茯各一钱，郁李仁二钱，羚羊角七分半，槟榔七分，肉桂、木香、独活、枳壳各五分。

麦门冬饮〔膈消〕

麦冬二钱，知母、花粉、人参、五味子、葛根、茯神、生地、甘草各一钱，竹叶十张。

人参麦冬汤〔虚渴〕

人参、茯苓、麦冬、五味子、甘草、杞子。

天花粉散〔上消〕

花粉、生地、麦冬、干葛各二钱，五味子、甘草各一钱，粳米百粒。

兰香饮子〔中消〕

石膏三钱，知母钱半，甘草、防风名一钱，人参、兰香叶、连翘、蔻仁、桔梗、升麻各五分，半夏二分。姜汤下。

七味白术散〔气虚〕

人参、白术、茯苓、甘草、藿香各五分，干葛一钱，木香五分。

泻黄散〔胃火〕

防风四两，藿香七钱，山栀一两，石膏五钱，甘草二两。蜜酒调服。

玉女煎〔胃热〕

生石膏、熟地、麦冬、知母、牛膝。

藕汁膏〔心肺〕

人乳、生地汁、藕汁各一大盏，先熬为膏，加黄连五钱，花粉一两。研末同熬，再加姜汁、白蜜为膏，噙化。

黄芪汤〔脾肺〕

黄芪、生地、白芍、麦冬、五味子各三两，人参、甘草、天冬各三钱，茯苓一两。每服三钱，加乌梅、姜、枣。

白茯苓丸〔痿弱〕

茯苓、黄连、花粉、萆薢、熟地、覆盆子、人参、元参各一两，石斛、蛇床子各七钱半，鸡内金（炒）三十个。蜜丸，磁石汤下。

秘元煎〔摄精〕

远志、山药、芡实、枣仁各炒、金樱子各二钱，白术、茯苓各钱半，炙草、人参各一钱，五味十四粒。水煎。

大补地黄丸〔补泻〕

生地、熟地、山药、山萸、杞子、白芍、当归、元参、知母、黄柏、苁蓉、蜜。

左归饮〔补摄〕

熟地、山药、杞子、炙草、茯苓、山萸。

大补元煎〔补摄〕

人参、熟地、山药、杞子、萸肉、当归、炙草、杜仲。

加减肾气丸〔益火〕

熟地二两，丹皮、泽泻、茯苓、山药、山萸、五味、鹿茸各一两，肉桂、沉香各五钱，蜜丸，空腹服。

右归饮〔益火〕

人参、白术、山药、杞子、杜仲、萸肉、炙草、炮姜、附子、肉桂、熟地。

鹿茸丸〔补固〕

麦冬二两，鹿茸、熟地、黄芪、五味子、鸡内金、苁蓉、故纸、牛膝、山萸、人参各七钱五分，地骨、茯苓、元参各五钱，蜜丸。

石子荠苨汤〔强中〕

黑大豆一升，煮汁去渣，入猪肾一个煮汁，入荠苨、石膏各三两，人参、茯苓、磁石、知母、葛根、黄芩、花粉、甘草各二两。分三服，水煎。

加减八味丸〔下消〕

八味减附子，加五味。

苦楝子汤〔虫渴〕

苦楝根皮一握（切焙），麝香少许。水煎。

理中丸〔烦渴〕

白术（土炒）二两，人参、炮姜、炙草各一两。每服四钱。

《金匮翼》（清·尤怡）

麦冬丸

麦冬、茯苓、黄芩、石膏、玉竹各八分，人参、龙胆草各六分，升麻四分，枳实五分，生姜、瓜蒌根、枸杞根各十分。

为末，蜜丸桐子大，茅根粟米汁下十九，日二服。若渴则与后药：

瓜蒌根、生姜、麦冬汁、芦根各三升，水一斗，煮取三升，分三服。

冬瓜饮子

治消渴，能食，小便如脂麸片，日夜无度。

冬瓜一个，割开去瓤，入黄连末十两，仍将顶盖好，热灰中煨热。去皮细切，研烂，用布取汁，每服一盏，日三夜二服。

葶苈丸

疗消渴成水病浮肿方。

甜葶苈（隔纸炒）、瓜蒌根、杏仁（麸炒黄）、汉防己各一两，为末，蜜丸桐子大，每服三十九，茯苓汤下，日三。

白术散

治诸病烦渴，津液内耗，不问阴阳，皆可服之，大能止渴生津。

干葛二两，白术、人参、茯苓、炙草、藿香、木香各一两，为粗末，每服三钱，水一盏半，煎至一盏，温服。

《医醇剩义》（清·费伯雄）

上消者，肺病也。肺气焦满，水源已竭，咽燥烦渴，引饮不休，肺火炽盛，阴液消亡，当于大队清润中，佐以渗湿化痰之品。盖火盛则痰燥，其消烁之力，皆痰为之助虐也，逢原饮主之。

逢原饮

天冬一钱五分，麦冬一钱五分，南沙参四钱，北沙参三钱，胡黄连五分，石斛三钱，玉竹三钱，蛤粉四钱，贝母二钱，茯苓三钱，广皮一钱，半夏一钱五分。梨汁半杯冲服。

中消者，胃病也。胃为谷海，又属燥土，痰入胃中，与火相乘，为力更猛，食入即腐，易于消烁，经所谓除中，言常虚而不能满也。宜清阳明之热，润燥化痰，祛烦养胃汤主之。

祛烦养胃汤

鲜石斛五钱，石膏四钱，天花粉三钱，南沙参四钱，麦冬二钱，玉竹四钱，山药三钱，茯苓三钱，广皮一钱，半夏一钱五分，甘蔗三两。煎汤代水。

下消者，肾病也。坎之为象，一阳居于二阴之中。肾阴久亏，孤阳无依，不安其宅，于是饮一溲一或，饮一溲二，夹有浊淋，腿股枯瘦，而病益深矣。急宜培养真阴，少参以清利，乌龙汤主之。

乌龙汤

龟板八钱，生地六钱，天冬二钱，南沙参四钱，蛤粉四钱，女贞二钱，料豆三钱，山药三钱，茯苓二钱，泽泻一钱五分（盐水炒），车前二钱，藕三两。煎汤代水。

《杂病源流犀烛》（清·沈金鳌）

六味丸〔总治〕

地黄、山药、山萸、丹皮、茯苓、泽泻。

人参白术散

人参、白术、当归、白芍、山栀、大黄、连翘、泽泻、花粉、葛根、茯苓各一钱，官桂、木香、藿香各五分，甘草六分，寒水石四钱，石膏八钱，磁石、芒硝各六钱。

共为末，每取五钱，加蜜少许服，渐加至两许，日二、三服。

葛根桑白皮汤

桑白皮（新生者）二钱，茯苓、人参、麦冬、山药、肉桂各一钱，甘草五分。
水煎服。

大黄甘草饮子

大黄两半，甘草（大者）四两，黑豆五升，另煮三沸，去苦水。
另用井水一桶同煮，豆烂，令病人食豆饮汁，无时，不三剂病去。

活血润燥生津饮

天冬、麦冬、五味子、瓜蒌仁、火麻仁、生地、熟地、花粉、当归、甘草各一钱，水煎服。

人参宁神汤〔上消〕

人参、生地、甘草、葛根、茯神、知母、花粉、竹叶、五味子。

人参白虎汤

人参、石膏、甘草、知母。

瞿麦饮

瞿麦、泽泻、滑石各一钱，防己一钱半，黄芩、大黄各五分，桑螵蛸三个。

地黄饮

熟地、生地、泽泻、天冬、麦冬、枳壳、石斛、黄芪、人参、枇杷叶、甘草。

加减地黄丸

熟地、山药、山萸、丹皮、五味子、百药煎。

降心汤

花粉、人参、远志、当归、茯苓、熟地、蜜黄芪、五味子、甘草各一钱，枣二枚。

人参石膏汤

人参一钱七分，石膏四钱，知母二钱三分，甘草钱三分。

人参麦冬汤

人参、茯苓、甘草、杞子、五味子、麦冬。

生津养血汤〔通治上消〕

当归、白芍、生地、麦冬各一钱，川芎、黄连各八分，花粉七分，蜜知母、蜜黄柏、莲肉、乌梅肉、薄荷、甘草各五分。

黄芩汤

片芩、山栀、桔梗、麦冬、当归、生地、花粉、葛根、人参、白芍各一钱，乌梅一个。水煎服。

清凉饮〔中消〕

甘草（冬用梢）、防风梢、羌活、龙胆草、柴胡、黄芪、茯苓、生地、酒知母、防己、桃仁、杏仁、当归、黄柏、石膏。

加减白术散

葛根二钱，人参、白术、茯苓各一钱，木香、知母、黄柏、甘草各五分，五味子九粒。

茯苓丸

茯苓、黄连、花粉、熟地、覆盆子、石斛、草薢、蛇床子、人参、元参、鸡肫皮。磁石汤下。

顺气散

大黄、芒硝各二钱，炙甘草一钱。

肾沥丸

鸡肶皮、人参、黄芪、肉桂、泽泻、熟地、远志、茯苓、归身、龙骨、桑螵蛸各一两，麦冬、川芎各二两，元参、炙草、五味子各五钱，磁石二两（研，淬去赤水）。

每末五钱，用羊肾煮汤代水煎，日二服。

人参茯苓散

滑石、寒水石各钱半，甘草七分，赤苓、葛根、黄芩、薄荷、大黄各五分，连翘三分，人参、白术、泽泻、桔梗、天花粉、山栀、砂仁各二分。

一名人参散。

补肾地黄元〔通治下消〕

黄柏一斤，生地半斤（酒浸二日，蒸烂，研膏，与黄柏拌，晒干），茯苓四两，天冬、熟地、人参、甘菊各二两，酒条芩、生片芩、当归、枳壳、麦冬各一两。

水丸，空心盐、酒下七八十丸。

苦楝汤〔虫渴〕

苦楝根皮一握（切，焙），麝香少许。水煎，空心饮之。

四物汤〔补血〕

川芎、当归、白芍、地黄。

滋阴清热平肝

地黄、元参、麦冬、鳖甲、山药、沙参、黄柏、枣仁、丹皮、知母、沙蒺藜、白芍、川续断、青蒿、牛膝、五味子、阿胶珠、柏子仁、地骨皮、杞子、金石斛、车前子。

《黄氏医书八种》（清·黄元御）

桂附苓乌汤

治饮一溲二者。

茯苓三钱，泽泻三钱，桂枝三钱，干姜三钱，附子三钱，龙骨三钱（煅，研），牡蛎三钱（煅，研），首乌三钱（蒸）。煎大半杯，温服。

《素问》饮一溲二，水寒土湿，木气疏泄，宜苓、泽泻湿燥土，姜、附暖水温中，桂枝、首乌，达木荣肝，龙骨、牡蛎，敛精摄溺。病之初起，可以救药，久则小治。

第四章 消渴病常用治疗中药

第一节 补 益 剂

补 气 药

人参

【性味功效】

《**神农本草经**》：味甘，微寒。主补五脏，安精神，定魂魄，止惊悸，除邪气，明目，开心益智。久服，轻身延年。

《**本草经集注**》：味甘，微寒、微温，无毒。主补五脏，安精神，定魂魄。止惊悸，除邪气，明目。开心益智，治肠胃中冷，心腹鼓痛，胸胁逆满，霍乱吐逆，调中，止消渴，通血脉，破坚积，令人不忘。久服轻身延年。如人形者有神。

《**雷公炮制药性解**》：味甘，性微温，无毒，入肺经，补气活血，止渴生津，肺寒可服，肺热伤肺。去芦用。参之用，脏腑均补，何功之宏也。盖人生以气为枢，而肺主气，经所谓相传之官，治节出焉。参能补气，故宜入肺，肺得其补，则治节咸宜，气行而血因以活矣。古方用以解散，亦血行风自灭之意也。至于津液，藏于膀胱，实上连于肺，故有生津液之功。肺寒者气虚血滞，故曰可服。肺热者火炎气逆，血脉激行，参主上升，且能溶血，故肺受伤也。性本疏通，人多泥其作饱，不知少服则壅，多则反宣通矣。

《**本草经解**》：气微寒，味甘，无毒。补五脏，安精神，定魂魄，止惊悸，除邪气，明目，开心益智。久服轻身延年。

《**本草崇原**》：人参气味甘，微寒，无毒。主补五脏，安精神，定魂魄，止惊悸，除邪气，明目，开心，益智，久服轻身延年。

《**医学要诀**》：人参微寒主惊悸，能补五脏除邪气；魂魄定兮安精神，明目开心并益智。人参年久悉具人形。参者参也，人则参天两地，禀万物之灵。参得天地精灵之气，因以为名，乃神草也。故能补五脏之元神，神安则邪气除，惊悸止矣。又主生津液，补劳伤，止呕哕咳逆，反胃吐食，烦渴痰嗽，胸腹胀满鼓痛者，补中而益智也。通血脉，止吐血衄血崩淋者，气行则血行，而气为血之卫也。凡虚而多梦纷纭者加之，能安五脏之神也。主短气喘急，肺痿汗泄者，补气虚也。故实热喘嗽者不宜。又主伤寒产后一切虚证。

《**长沙药解**》：味甘、微苦，入足阳明胃、足太阴脾经。入戊土而益胃气，走己土而助脾阳，理中第一，止渴非常，通少阴之脉微欲绝，除太阴之腹满而痛，久利亡血之要药，盛暑伤气之神丹。

《中药学》：甘、微苦，微温；大补元气、补脾益肺、安神增智、生津止渴。

【归经】

《雷公炮制药性解》：归肺经。

《本草经解》：归脾、肺经。

《长沙药解》：归胃、脾经。

《中药学》：归脾、肺经。

【别名】

野山参、林下参、红参。

《神农本草经》：人衔、鬼盖。

《本草经集注》：神草、土精、血参。

【临床应用】

1.人参有大补元气之功效，故可用于治疗气虚欲脱，凡是大吐、大泻、大失血之后出现体虚欲脱，脉微欲绝之病证。

2.主要用于脾气不足。因脾胃为后天之本，气血生化之源，脾气亏虚，气血生化不足，则可以出现四肢倦怠无力、食欲不佳、上腹部痞满胀闷不适、呕吐、泄泻等症状。

3.主要用于肺气虚。肺主气，司呼吸，肺气不足则可以出现呼吸短促、全身乏力、活动后气喘、自汗、脉搏无力等症状。

4.主要用于治疗津伤口渴、消渴。

5.用于治疗心神不宁、惊悸健忘、失眠多梦等症，人参能够大补元气，而且还有安神增智的功效，可适用于治疗气虚血亏引起的心气血不足的证候。

用量用法：5~10g，宜文火另煎，将参汁兑入其他药汤内饮服。研末吞服：每次1~2g，日服2~3次。如挽救虚脱，当用大量（15~30g）煎汁分数次灌服。

使用注意：实证、热证而正气不虚者忌服。反黎芦，畏五灵脂，恶皂荚，均忌同用。服人参不宜喝茶和吃萝卜，以免影响药力。

【主要成分及现代药理研究】

人参主含：①人参皂苷类，须根中的含量较主根高，是人参的主要有效成分，尤以达玛烷系三萜皂苷活性最为显著，常用以评价人参质量；②含挥发油；③含人参多糖等成分。

1.人参能提高学习记忆能力。小剂量的人参总皂苷对中枢神经系统有兴奋作用，大剂量使用则可转为抑制作用。

2.人参制剂有M受体样作用，对α受体、β受体及递质亦有一定影响，人参皂苷有缓解吗啡成瘾性作用。

3.人参对垂体肾上腺皮质系统、性腺系统均有刺激作用；有利尿作用；能提高胰岛素合成量，短时大量应用，可加强兔的甲状腺功能，较长期应用则呈现抑制作用。

4.人参有降低血糖作用，能促进蛋白质、肝细胞脂质的合成，并能调节能量代谢。

5.人参能提高机体适应性，有抗疲劳、抗应激作用。

6.人参可促进机体免疫功能。

7.人参有抗肿瘤作用。

8. 人参能加强心肌收缩力，有降血压、抗休克等临床作用，能改善冠心病患者的各种症状，并对心肌细胞膜上的 ATP 酶活性有抑制作用。

9. 人参皂苷对开胸手术心肌缺血再灌注有保护作用。并对心脏有抗自由基损伤作用，有抗动脉粥样硬化、抗糖尿病动脉硬化作用。

10. 人参能抑制血小板聚集，对正常动物主要内脏组织血清有增强作用；并能有效抑制血清素，内毒素引起的组织血流量减少，人参有抗溶血、抗血栓作用，可使红细胞、白细胞和血红蛋白增加，增强机体造血功能。

11. 人参有明显抗衰老作用。

12. 人参对Na^+-K^+-ATP酶有抑制作用，有抗利尿作用，并有一定的保护肾损害、抗诱变作用。

13. 人参对胃黏膜损伤有保护作用，能促进肠的自主活动，抑制实验性胃溃疡，有保肝、抗病毒作用。

14. 人参皂苷对剧烈运动产生的肌酸激酶同工酶的活性增加的上升趋势有协同作用，对骨骼肌的生长和分化有促进作用，能使肌细胞中乙酰胆碱酶活性增加，对骨骼肌的细胞膜钙离子通道拮抗剂受体有一定作用。

15. 人参对生殖细胞、骨髓细胞、体细胞的遗传物质的损伤均有抑制作用。

16. 人参有抗炎、抗病毒、抗辐射作用，并对感音神经性耳聋有一定作用。

17. 人参对支气管上皮细胞功能有一定的增强作用。

18. 人参有耐缺氧、抗疲劳作用。

19. 人参能增强网状内皮系统及白细胞的吞噬功能，有抗菌及抗寄生虫作用，还具有脱敏作用。

太子参

【性味功效】

《药性切用》：（人参）大补，能回元气于无有，性味甘温，肺家专药。功用灵活，五脏之虚，随所引而至。五脏之阳，生阴生血，阳自生而阴自长。退虚火，止烦渴，所谓甘温能除大热也。若大虚衄，生嚼咽汁，乃气不摄血，血脱益气耳。有一种小者，名太子参。气质稍嫩，其用不下大参。

《中药学》：甘、微苦，平；补气生津。

【归经】

《中药学》：归脾、肺经。

【临床应用】

用于脾虚食少、倦怠乏力、心悸自汗、肺虚咳嗽、津亏口渴等证。本品有近似人参的益气生津、补益脾肺的作用，但药力较弱，是补气药中的一味清补之品。

用量：10~30g。

【主要成分及现代药理研究】

太子参主含太子参皂苷A、棕榈酸、亚油酸、β-谷甾醇及挥发油等成分。

1. 太子参具有强壮作用，能提高小鼠耐疲劳、耐缺氧、耐饥渴能力，延长存活时间。

2.太子参能影响小肠功能，对大黄所致的脾虚模型有明显改善作用。

3.太子参对淋巴细胞增殖有明显的刺激作用。

4.太子参水煎液对由环磷酰胺所致的白细胞下降的大鼠灌胃，可使其巨噬细胞总数明显升高。

党参

【性味功效】

《中药大辞典》：补中，益气，生津。可用于治疗脾胃虚弱，体倦无力，食少，纳呆，口渴，久泻，脱肛等病证。

《中药学》：甘，平。补中益气，生津养血。

【归经】

《中药学》：归脾、肺经。

【临床应用】

1.用于中气不足。本品为常用的补中益气药，适用于中气不足产生的食少便溏、四肢倦怠等症。多与白术、茯苓、炙甘草同用。

2.用于肺气亏虚。本品有益肺气的功效，故适用于肺气亏虚引起的气短咳喘、言语无力、声音低弱等证。可配伍黄芪、五味子等药同用，以增强疗效，如补肺汤。

3.用于热病伤津，也可治气津两伤之气短口渴等证。

4.用于治疗血虚萎黄、头晕、心慌等。

用量：10~30g。

使用注意：本品对虚寒证最为适宜，如病属热证，则不应单独应用。反藜芦，不可同用。

【主要成分及现代药理研究】

党参主含：①糖类，包括菊糖、果糖、党参多糖、葡萄糖等；②苷类，丁香苷、党参苷等；③三萜类及生物碱。

1.党参具有抗溃疡、抗胃黏膜损伤的作用，因为其可以降低胃液、胃酸分泌和胃蛋白酶活性。

2.党参有协同小剂量氯丙嗪的镇静作用，能增加强小鼠的学习、记忆能力，抑制小鼠的自发活动。

3.党参可改善心肌能量代谢，可以增强动物心肌耐缺氧能力，并有降低血压和改善动物微循环障碍的作用。

4.潞党参的甲醇提取物有显著的镇痛作用。

5.党参有抗疲劳、改善缺氧的作用，对辐射损伤也有保护作用。

6.党参可升高血糖。

7.党参可增强机体免疫系统功能。

8.党参有抗衰老作用。

9.党参能抑制血小板聚集，有抗血栓作用。

10.党参能较明显增强离体子宫的收缩，并有较好的安胎作用。

11.党参有较明显的抗炎作用。

黄芪

【性味功效】

《神农本草经》：味甘，微温。主痈疽，久败创，排脓，止痛，大风癞疾，五痔，鼠瘘，补虚，小儿百病。

《本草经集注》：其味甘，微温，无毒。主治痈疽，久败疮，排脓止痛，大风癞疾，五痔鼠瘘，补虚，小儿百病。妇人子藏风邪气，逐五脏间恶血，补丈夫虚损，五劳羸瘦，止渴，腹痛泄利，益气，利阴气。生白水者冷，补。其茎、叶治渴及筋挛，痈肿，疽疮。

《雷公炮制药性解》：味甘，性微温，无毒，入肺、脾二经，内托已溃疮痈，生肌收口，外固表虚盗汗，腠理充盈。

《本草经解》：气微温，味甘，无毒。主痈疽，久败创，排脓，止痛，大风癞疾，五痔，鼠瘘，补虚，小儿百病。

《本草崇原》：黄芪气味甘，微温，无毒。主痈疽，久败疮，排脓止痛，大风癞疾，五痔鼠瘘，补虚，小儿百病。

《医学要诀》：黄芪甘温补损虚，五痔鼠瘘并痈疽；排脓止痛及风癞，小儿百病之所宜。人参补中，黄芪固表。表者，卫气之所主。卫气者，所以温分肉，充皮肤，肥腠理，司开合者也。肌肉充，开合利，则痈肿自消，虚损自益矣。小儿气尚未足，故百病咸宜。又主虚汗者，能固表也。止虚喘、补肺气、泻肺火者，肺主气也。又补肾脏之元气，上中下内外之三焦。盖卫出下焦，发原于肾，行阴而行阳者也。治肠风血崩，赤白带痢，胎产前后一切病者；卫为血之守也。逐五脏恶血及月候不调者，气行则血行也。治妇人子脏风者，卫出下焦也。治督脉为病，逆气里急者，卫主阳也。风伤卫，入于皮肤，久久为痂癞，芪能补正而祛邪也。

《长沙药解》：味甘，气平，入足阳明胃、手太阴肺经。入肺胃而补气，走经络而益营，医黄汗血痹之证，疗皮水风湿之疾，历节肿痛最效，虚劳里急更良，善达皮腠，专通肌表。

《中药学》：甘，微温。补气升阳，益卫固表，托毒生肌，利水退肿。

【归经】

《雷公炮制药性解》：归肺、脾经。

《本草经解》：归胆、三焦、脾经。

《长沙药解》：归胃、肺经。

《中药学》：归脾、肺经。

【别名】

《神农本草经》：黄耆、戴糁。

《本草经集注》：戴椹、独椹、芰草、蜀脂、百本。

【临床应用】

1.本品有补气升阳之功效，故可用于脾肺气虚或中气下陷之证。

2.本品能益卫气，故有固表止汗之功效。可用于卫气虚所致的表虚自汗。

3.本品补气而有良好的托毒生肌之功效。故可用于治疗气血不足所致痈疽不溃或溃久不敛。

4.本品有补气利尿退肿的功效，故可用于治疗气虚失其健运、导致水湿停聚而引起的肢体面目浮肿、小便不利之症。

用量用法：常用剂量10~15g，大剂量可用到30~60g。补气升阳时宜炙用，求取其他功效时多生用。

使用注意：本品有补气升阳作用，易于助火，又有止汗之功，故凡表实邪盛、食积内停、阴虚阳亢、气滞湿阻、痈疽初起或溃后热毒尚盛等证，均不宜用。

【主要成分及现代药理研究】

黄芪主含：①皂苷类；②黄酮类；③多糖类等成分。

1.黄芪有对抗免疫抑制剂的作用，对多种免疫因素有较好的调节作用。

2.黄芪有强心作用，能扩张血管，扩张冠脉、降低血压，改善心肌缺氧的症状。

3.黄芪能抑制血小板聚集，具有抗血栓作用，还可提高人体造血功能。

4.黄芪有抗菌、抗病毒作用。

5.黄芪可促进核酸、蛋白质的合成，具有双向调节血糖的功效。

6.黄芪具有抗肿瘤作用。

7.黄芪能增加组织的胶原蛋白合成，还具有延长细胞寿命，抗氧化，有抗衰老作用。黄芪有明显的抗疲劳作用。

8.黄芪对庆大霉素产生的肾毒性有拮抗作用，还有利尿作用。

9.黄芪有降低血糖作用。

10.黄芪有镇痛和镇静作用。

白术

【性味功效】

《神农本草经》：味苦，温。主风寒湿痹死肌，痉，疸，止汗，除热，消食，作煎饵。久服轻身延年，不饥。

《本草经集注》：味苦、甘，温，无毒。主治风寒湿痹，死肌，痉，疸，止汗，除热，消食。主大风在身面，风眩头痛，目泪出，消痰水，逐皮间风水结肿，除心下急满，及霍乱、吐下不止，利腰脐间血，益津液，暖胃，消谷，嗜食。

《雷公炮制药性解》：白术味苦甘，性温无毒，入脾经。除湿利水道，进食强脾胃。佐黄芩以安胎，君枳实而消痞。止泄泻，定呕吐，有汗则止，无汗则发。土炒用。

《本草经解》：气温，味甘，无毒。主风寒湿痹，死肌痉疸，止汗除热，消食。作煎饵久服，轻身延年不饥。

《本草崇原》：白术气味甘温，质多脂液，乃调和脾土之药也。主治风寒湿痹者，《素问·痹论》云：风寒湿三气杂至，合而为痹。

《医学要诀》：白术甘温补脾胃，风寒湿痹及下利；止汗除热痉疸平，消食活肌化痰气。术有补土燥湿之功，故能开胃运脾，和中益气，消食化痰，止汗治利。又主生津液者，津液生于胃腑也。能除湿肿胀满，利水道者，脾气运行，则胀满消而水液布矣。利腰脐间血者，气运于上，瘀行于下矣。止呕吐泄痢者，运脾而开胃也。能安胎者，厚土以载物也。

《长沙药解》：味甘、微苦，入足阳明胃、足太阴脾经。补中燥湿，止渴生津，最益脾精，大养胃气，降浊阴而进饮食，善止呕吐，升清阳而消水谷，能医泄利。

《中药学》：味苦、甘，性温。补气健脾，燥湿利水，止汗安胎。

【归经】

《雷公炮制药性解》：归脾经。

《本草经解》：归胃、脾经。

《长沙药解》：归胃、脾经。

《中药学》：归脾、胃经。

【别名】

《神农本草经》：山蓟。

《本草经集注》：山姜、山连。

【临床应用】

1.本品为补气健脾的要药，故可以用于治疗脾气虚弱，运化失常所致脘腹胀满、食少纳呆、便溏、倦怠无力等病证。

2.本品既可补气健脾，又可燥湿利水，可用于治疗脾虚不能运化水湿，造成水湿停留，而为痰饮水肿等证。

3.本品有益气补脾，固表止汗的作用。可用于治疗脾虚气弱，肌表不固的自汗。如《全幼心鉴》方，即以白术配伍黄芪、浮小麦治虚汗不止。

4.本品有补气健脾，而有安胎之效。故可用于治疗妊娠脾虚气弱、胎气不安之证。

用量用法：5~15g。燥湿利水宜生用，补气健脾宜炒用，健脾止泻宜炒焦用。

使用注意：本品可燥湿伤阴，所以只适用于中焦有湿之症，如属津液亏耗燥渴或阴虚内热者，均不宜服。

【主要成分及现代药理研究】

白术主含挥发油，油中主要为苍术酮、白术内酯等成分。

1.白术所含成分有抗菌消炎作用，对多种病原微生物具有抑制作用。

2.白术所含成分具有抗肿瘤的作用。

3.白术所含成分具有清除氧自由基的作用，有抗衰老的功效。

4.白术所含成分有利尿消肿的作用。

5.白术所含成分有促进胃肠蠕动的作用。

山药

【性味功效】

《神农本草经》：味甘，温。主伤中，补虚羸，除寒热邪气，补中益气力，长肌肉。久服耳目聪明，轻身不饥，延年。

《本草经集注》：味甘，温、平，无毒。主治伤中，补虚羸，除寒热邪气，补中，益气力，长肌肉。主头面游风，风头目眩，下气，止腰痛，补虚劳羸瘦，充五脏，除烦热，强阴。久服耳目聪明，轻身，不饥，延年。

《雷公炮制药性解》：味甘，性温无毒，入脾肺肾三经。补阴虚，消肿硬，健脾气，长肌肉，强筋骨，疗干咳，止遗泄，定惊悸，除泻痢。乳制用。

《本草经解》：气温平，味甘，无毒。主伤中，补虚羸，除寒热邪气，补中，益气力，长肌肉，强阴。久服耳目聪明，轻身，不饥延年。（炒用）

《本草崇原》：山药气味甘平，始出中岳，得中土之专精，乃补太阴脾土之药，故主治之功皆在中土。治伤中者，益中土也。

《医学要诀》：薯蓣甘温主伤中，补中寒热邪气通；诸虚羸瘦益气力，长肌强阴耳目聪。山药味甘色白，生于山土，假故物而为胎，遇土即生，蔓延敷布，得山石之灵气，具金土之相生，故主伤中补虚，长肌益气。石主肾，故能强阴。延蔓似络，故主壮筋骨，明耳目。中气足，则寒热邪气自通。又主头面游风目眩者，能补中而强阴也。止遗精泄痢者，清凉而补涩也。

《长沙药解》：味甘，气平，入足阳明胃、手太阴肺经。养戊土而行降摄，补辛金而司收敛，善熄风燥，专止疏泄。

《中药学》：甘，平。益气养阴，补脾肺肾。

【归经】

《本草经解》：归肝、肺、脾经。

《长沙药解》：归胃、肺经。

《中药学》：归脾、肺、肾经。

【别名】

署预、淮药、淮山、薯药。

《神农本草经》：薯蓣、山芋。

【临床应用】

1.本品既补脾气，又益脾阴，还兼有止泻作用。故可用于治疗脾虚气弱引起的食少便溏、纳呆乏力或泄泻等病证。

2.本品既可补肺气，又能益肺阴，故可用于治疗肺虚久咳或虚喘等病证。

3.本品能补肾，且兼有固涩作用。可用于治疗肾虚遗精、尿频、妇女白带过多等症。

4.因本品具有补气养阴而止渴的功效，故可用于治疗消渴病出现口渴欲饮等病证。

用量用法：常规煎服10~30g，大量60~250g。研末吞服，每次6~10g。补阴宜生用，健脾止泻时宜炒黄使用。

使用注意：本品养阴可助湿，所以有积滞或湿盛中满者忌服。

【主要成分及现代药理研究】

山药主含淀粉、山药皂素、黏液蛋白、多糖及微量元素等成分。

1.降糖降脂作用：山药含有丰富的抗性淀粉，有防止普通淀粉水解的作用，从而降低餐后血糖。

2.抗肿瘤作用：临床研究发现山药多糖可抑制肝癌细胞的增殖活力，并可诱导其凋亡。

3.免疫调节作用：其所含的山药蛋白肽成分，可通过激活机体细胞免疫功能，从而分泌免疫活性物质，发挥其免疫调节作用。

4.增强生精功能：山药总蛋白可以促进睾酮分泌、提高精子活力。

5.抗氧化、抗衰老作用：研究表明，山药皮中的多酚具有抗氧化和还原的作用。

甘草

【性味功效】

《神农本草经》：味甘，平。主五脏六腑寒热邪气，坚筋骨，长肌肉，倍力，金创瘇，解毒。久服轻身延年。

《本草经集注》：味甘，平，无毒。主治五脏六腑寒热邪气，坚筋骨，长肌肉，倍力，金疮瘇，解毒。温中下气，烦满短气，伤脏咳嗽，止渴，通经脉，利血气，解百药毒，为九土之精，安和七十二种石，一千二百种草。久服轻身，延年。

《雷公炮制药性解》：味甘，性平，无毒。入心、脾二经，生则分身、梢而泻火，炙则健脾胃而和中。解百毒，和诸药，甘能缓急，尊称国老。

《本草经解》：气平，味甘，无毒。主五脏六腑寒热邪气，坚筋骨，长肌肉，倍气力，金疮瘇，解毒。久服轻身延年。

《本草崇原》：甘草气味甘平，无毒。主五脏六腑寒热邪气，坚筋骨，长肌肉，倍气力，金疮瘇，解毒，久服轻身延年。

《医学要诀》：甘草甘平能解毒，筋骨强坚长肌肉；五脏六腑寒热除，气力倍加金疮复。甘草黄中通理，厚德载物之君子也。肌肉筋骨，脏腑气血，皆由中焦土谷之所生。《别录》：主温中下气，烦满短气，通经脉，利血气者，取其和中通理也。止烦渴咳嗽，惊悸劳伤者，津液血液，中土之所生也。治痈毒悬痛者，解毒而生肌也。治咽痛金疮，肺痿吐脓者；能清脏腑之寒热，而土能生金也。清表里之寒热者，甘能发散也。稍治茎中痛者，清热而下行也。通九窍利百脉者；脉生于胃，土灌四旁也。

《长沙药解》：味甘，气平，性缓。入足太阴脾、足阳明胃经。

《中药学》：味甘，性平。补脾益气、润肺止咳、缓急止痛、缓和药性。

【归经】

《雷公炮制药性解》：归心、脾经。

《本草经解》：归肺、脾经。

《长沙药解》：归脾、胃经。

《中药学》：归心、脾、肺、胃诸经。

【别名】

粉草、炙甘草、炙草。

《本草经集注》：密甘、美草、蜜草、蕗草。

【临床应用】

1.本品有补脾益气的功效，故可以用于治疗脾胃虚弱，中气不足之气短、乏力，食少、便溏等病证。

2.本品能润肺，有止咳平喘的作用，故可以用于治疗肺系疾病引起的咳嗽、气喘等病证。

3.本品有很好的解毒功效，故可以用于治疗一切痈疽疮毒、食物或药物中毒等病证。可单用本品煎汤服，为加强治疗效果，也可与绿豆同煎服用。

4.本品有缓急止痛的作用，故可以用于治疗脘腹挛急作痛或四肢拘挛作痛等病证。

用量用法：常规用量2~10g。大剂量20~30g。清火解毒宜生用，补中缓急止痛宜炙用。

使用注意：本品反甘遂、大戟、芫花、海藻。因味甘，能助湿而令人中满，故有湿盛而胸腹胀满或有呕吐症状者忌服。久服或较大剂量服用，可引起浮肿，使用过程中也应注意。

【主要成分及现代药理研究】

甘草主含：①三萜皂苷类化合物，如甘草甜素等；②黄酮类，主要是甘草苷、异甘草苷等；③生物碱类；④香豆素类；⑤多糖类等成分。

1.甘草所含成分具有抗胃溃疡作用。

2.甘草所含成分有明显的抗炎作用。

3.甘草主含成分有解除胃肠平滑肌痉挛的作用。

4.甘草有明显的保肝作用，还有抗脂质氧化作用。

5.甘草有抗过敏作用，能增强特异免疫功能。

6.甘草具有盐皮质激素样作用。

7.甘草所含成分可以增强心脏收缩力，从而起到抗心律失常的作用。

8.甘草有降血脂作用。还有抗肿瘤、抗衰老和抗氧化应急的作用。

9.甘草主要成分具有解热、镇痛和镇静的作用。其醇提取物还有抗惊厥作用，可以解除惊厥引起的痉挛性疼痛。

10.甘草有明显抑制血小板聚集的作用。

11.临床研究发现：甘草有明显的抗菌和抗病毒的作用，可以破坏和抑制艾滋病病毒的增生。

12.甘草具有明显的镇咳、祛痰作用，还具有较好的平喘作用。

13.所含的甘草次酸及其盐类有明显的抗利尿作用。

补 血 药

当归

【性味功效】

《**神农本草经**》：味甘，温。主咳逆上气，温虐，寒热，洗在皮肤中。妇人漏下绝子，诸恶创疡金创。煮饮之。

《**名医别录**》：味辛，大温，无毒。主温中，止痛，除客血内塞，中风至，汗不出，湿痹，中恶，客气虚冷，补五藏，生肌肉。

《**本草经集注**》：味甘、辛，温、大温，无毒。主治咳逆上气，温疟寒热，洗在皮肤中，妇人漏下绝子，诸恶疮疡，金疮，煮饮之。温中止痛，除客血内塞，中风痉，汗不出，湿痹，中恶，客气虚冷，补五脏，生肌肉。

《**雷公炮制药性论**》：味甘辛，性温无毒，入心、肝、肺三经。头，止血而上行。身，养血而中守。梢，破血而下流。全，活血而不走。气血昏乱，服之而定，各归所当归，故名。酒浸用。

《**本草经解**》：气温，味苦，无毒。主咳逆上气，温疟寒热洗洗在皮肤中，妇人漏下绝子。诸恶疮疡金疮，煮汁饮之。

《本草崇原》：当归气味苦温，无毒。主治咳逆上气，温疟寒热洗洗在皮肤中，妇人漏下绝子，诸恶疮疡金疮。煮汁饮之。

《医学要诀》：当归咳逆上气通，温疟寒热皮肤中；妇人漏下绝子嗣，金疮诸恶疮疡功。当归苦辛气温，能使气血之各有所归，故能止咳逆上气，尤为血分之要药。故主漏下绝子，及胎前产后，肠结痢疾。为行血养血，止血补血，去风定痛之用。温疟洗洗在皮肤中者，气分血分之邪相持也，气血足而各有所归，邪不战则自解矣。能养血行血，故主经闭经逆，失血尿血，及癥瘕疝。

《长沙药解》：味苦、辛，微温，入足厥阴肝经。养血滋肝，清风润木，起经脉之细微，回肢节之逆冷，缓里急而安腹痛，调产后而保胎前，能通妊娠之小便，善滑产妇之大肠，奔豚须用，吐蛔宜加，寒疝甚良，温经最效。

《得配本草》：性温，味甘辛。入手少阴、足厥阴、太阳经血分。血中气药。行血和血，养营调气，去风散寒，疗疟痢痘疹，痈疽疮疡，止头痛，心腹、腰脊、肢节、筋骨诸痛。皆活血之功。

《中药学》：味甘、辛，性温。补血，活血，止痛，润肠。

【归经】

《雷公炮制药性论》：归心、肝、肺经。

《本草经解》：归肝、心经。

《长沙药解》：归肝经。

《得配本草》：归心、肝、膀胱经。

《中药学》：归肝、心、脾经。

【别名】

归尾、归身。

《神农本草经》：干归。

【临床应用】

1.本品为良好的补血药，故可以用于血虚引起的各种病证。

2.本品既能补血、活血，又有止痛的作用，故为妇科调经之主药。主要用于治疗月经不调、痛经、闭经等病证。

3.本品能补血活血，能止血虚、血瘀引起的疼痛，而且还具有散寒之功效。故可以用于治疗虚寒性腹痛、跌打损伤所致疼痛、瘀血作痛、痹痛麻木等病证。

4.本品有补血活血之功效，能起到消肿止痛、排脓生肌、解毒化浊的作用，故可以用于治疗外科疾病和痈疽疮疡等病证。

5.本品有补血润肠的功效，可用于治疗血虚肠燥便秘等病证。

用量用法：5~15g。用于补血可用当归身，破血则用当归尾，补血活血就用全当归。酒制可以加强其活血的功效。

使用注意：湿盛泄泻者忌服。

【主要成分及现代药理研究】

当归主含：①挥发油，如藁本内酯、正丁烯呋内酯等；②有机酸，如阿魏酸等成分。

1.当归能扩张冠状动脉，增加冠脉血流量；能够降低心肌耗氧量，并使血管扩张，导致血压下降。

2.当归主含成分有抗心律失常作用，还可改善微循环。

3.当归能抑制血小板聚集，降低血液黏稠度，可以预防血栓形成；还可降低血脂。

4.当归有抗菌消炎、抗变态反应作用；可以提高机体特异性免疫和非特异性免疫作用。

5.当归对子宫平滑肌呈双向调节作用，对兔离体肠呈抑制作用，而对气管平滑肌则有松弛作用。

6.当归有抗氧化和清除自由基作用；有明显抗辐射损伤作用；并有抗缺氧、抗疲劳、抗肿瘤作用。

7.当归对中枢神经系统有轻度抑制作用，可用于镇静、催眠；有明显镇痛作用；对小鼠体温有降温作用；对小鼠学习记忆有明显影响；当归液穴位注射对交感神经系统功能具有一定的调整作用。

8.当归能抑制肠道肌肉收缩，从而起到抑制胃酸分泌的作用。

9.当归所含成分对各种因素造成的肝损伤有一定的保护作用。

10.当归可以增加肾血流量，具有利尿作用；对膀胱平滑肌有兴奋作用。

熟地黄

【性味功效】

《雷公炮制药性解》：味甘苦，性温，无毒，入心、肝、肾三经。活血气，封填骨髓，滋肾水，补益真阴。伤寒后胫股疼痛，新产后脐腹难禁。利耳目，乌须发，治五劳七伤，能安魂定魄。熟地黄其色黑，其性沉阴重浊，经必受其益，而劳伤惊悸，并可痊矣。

《中药学》：味甘，性微温。养血滋阴，补精益髓。

【归经】

《雷公炮制药性解》：归肝、肾经。

《中药学》：归肝、肾经。

【别名】

熟地、熟干地黄、熟芐。

【临床应用】

1.本品能养血滋阴，可用于治疗血虚造成的萎黄、眩晕、心悸、不寐、月经不调、崩漏等病证。

2.本品能补益精，可用于治疗肾阴不足所引起的遗精、潮热、盗汗、消渴等病证。

用量用法：10~30g。止血则用熟地炭。

使用注意：本品性质黏腻，有碍食物消化，凡属脘腹胀痛、气滞痰多、食少便溏者不宜服用。

【主要成分及现代药理研究】

熟地黄主含：①环烯醚萜类，如地黄苷、益母草苷、梓醇等；②又含单萜成分，如焦地黄素、地黄苦苷元等；③氨基酸类。

1.熟地黄能通过全身性调节作用，改善患者阴虚症状。

2.熟地黄所含成分能改善体内肾上腺素激素水平，从而起到滋阴补肾的作用。还可以调节甲状腺激素水平。

3.熟地黄能增加小鼠血中SOD和DGSH-PX的活性，降低IPO含量，并能不同程度地降低肝、肾组织中的蛋白质分解速率，增加肺组织的蛋白质合成速率。

4.临床试验证明：熟地黄能明显对抗凝血酶和内毒素所诱发大鼠弥漫性血管内凝血的发生。

5.熟地黄可以减少小鼠外周T淋巴细胞，对其他免疫作用无明显影响。

6.熟地黄提取物对上皮细胞的有丝分裂有一定的抑制作用。

白芍

【性味功效】

《神农本草经》：味苦，平。主邪气腹痛，除血痹，破坚积，寒热，疝瘕，止痛，利小便，益气。

《本草经集注》：味苦、酸，平、微寒，有小毒。主治邪气腹痛，除血痹，破坚积，寒热，疝瘕，止痛，利小便，益气。

《雷公炮制药性解》：味酸苦，性微寒有小毒，入肝经。主怒气伤肝，胸腹中积聚，腰脐间瘀血，腹痛下痢，目疾崩漏，调经安胎。赤者专主破血利小便，除热明眼目。

《本草经解》：气平，味苦，无毒。主邪气腹痛，除血痹，破坚积，寒热疝瘕，止痛，利小便，益气。

《本草崇原》：芍药气味苦平，无毒。主治邪气腹痛，除血痹，破坚积，寒热，疝瘕，止痛，利小便，益气。

《医学要诀》：芍药苦平除血痹，邪气腹痛并益气；寒热疝瘕止痛良，通利小便破坚积。芍药芳草，苦走血而带酸，肝经血分药也。能补血疏肝，故除血痹瘕疝诸证。能于土中清木，故止腹痛，益气健脾。利小便者，肝主疏泄也。主益气者，芍药养荣气，荣为卫之本也。能通润血脉，散恶血，止吐衄，通经闭，止血崩带下，泻血利血，去风明目，养血散邪，为风寒胎产血分之要药。白者偏于补益，赤者偏于清利。

《长沙药解》：味酸、微苦、微寒，入足厥阴肝、足少阳胆经。入肝家而清风，走胆腑而泻热。善调心中烦悸，最消腹里痛满，散胸胁之痞热，伸腿足之挛急。吐衄悉瘳，崩漏胥断，泄痢与淋带皆灵，痔漏共瘰疬并效。

《中药学》：味苦、酸，性微寒。养血敛阴，柔肝止痛，平抑肝阳。

【归经】

《雷公炮制药性解》：归肝经。

《本草经解》：归肺、心经。

《长沙药解》：归肝、胆经。

《中药学》：归肝、脾经。

【别名】

芍药、白芍药。

《本草经集注》：余容、犁食、解仓、铤。

【临床应用】

1.本品能养血调经，可用于治疗月经不调、崩漏、经行腹痛、自汗、盗汗等病证。

2.本品有养血柔肝、缓急止痛之功效，故可以用于治疗肝气不和所致的胁肋疼痛、四肢拘挛作痛等病证。

3.本品有平抑肝阳之功效。临床上可用于治疗肝阳上亢所致的头痛、眩晕等病证。

用量：15~10g；大剂量15~30g。

使用注意：阳衰虚寒之证不宜单独应用。反藜芦。

【主要成分及现代药理研究】

白芍主含：①芍药苷；②苯甲酸；③挥发油及鞣质。

1.白芍能调节机体免疫系统。

2.芍药苷为解痉、镇痛、抗炎的有效成分；白芍有镇静、抗惊厥、镇痛、降温作用。

3.白芍总苷能增强正常小鼠的学习和短时记忆，但不影响其长时记忆。

4.白芍总苷有抗肝损伤作用，故对肝脏有保护作用。

5.白芍能显著增加小鼠心肌血流量，有升高血压和增强心音作用。

6.白芍可抑制血小板聚集，从而预防血栓的形成。

7.白芍有抗菌消炎作用，可抑制肉芽组织增生。

8.白芍有滋补、强壮的作用。

9.白芍还有抗早孕作用。

何首乌

【性味功效】

《雷公炮制药性解》：味苦甘涩，微温，无毒，十二经络所不收。观其藤夜交，乃补阴之剂也。消瘰疬，散痈肿，疗五痔，止肠风，乌须发，美容颜，补劳瘦，助精神，长肌肉，坚筋骨，添精髓，固腰膝，除风湿，明眼目，及治妇人产后带下诸血。老年尤为要药，久服令人多子，延年。

《本草经解》：气微温，味苦涩，无毒。主瘰，消痈肿，疗头风面疮，治五痔，止心痛，益血气，黑髭发，悦颜色。久服长筋骨，益精髓，延年不老。亦治妇人产后及带下诸疾。（马豆蒸用）

《医学要诀》：首乌消痈治瘰疬，黑发乌须悦颜色；心痛疗痈头面风，补骨坚筋精髓益。气血太和，则风虚痈肿瘰疬可知矣。又主小儿龟背，带下，肠风。（眉批：能乌须发，故有首乌之名。）

《玉楸药解》：味甘，性涩，气平，入足厥阴肝经。养血荣筋，息风润燥，敛肝气之疏泄，遗精最效，舒筋脉之拘挛，偏枯甚良，瘰疬痈肿皆消，崩漏淋漓俱止，消痔至妙，截疟如神。

《得配本草》：苦、涩，微温。入足厥阴，少阴经血分。养血补肝，固精益肾。健筋骨，乌须发，除腹冷，祛肠风，疗久疟，止久痢，泻肝风，消瘰疬痈肿。

《中药学》：味苦、甘、涩，性微温。补益精血，截疟解毒，润肠通便。

【归经】

《本草经解》：归胆、三焦、心、肾经。

《玉楸药解》：归肝经。

《得配本草》：归肝、肾经。

《中药学》：归肝、肾经。

【别名】

首乌、制首乌。

【临床应用】

1.制首乌有补肝肾、益精血的作用，可用于治疗精血亏虚引起的须发早白、头晕眼花、腰膝酸软、遗精等病证。

2.何首乌有截疟解毒、润肠通便的功效，可用于治疗痈疽肿痛、瘰疬、结核、久疟、肠燥便秘等病证。

用量用法：10~30g。补益精血当用制首乌；截疟、解毒、润肠宜用生生首乌。

使用注意：大便溏泻及湿痰较重者不宜服。

【主要成分及现代药理研究】

1.何首乌主含成分能增加冠状动脉血流量，减慢心率，有一定的强心作用。

2.何首乌主含成分有抗动脉粥样硬化形成的作用，能改善心肌缺血的症状。

3.何首乌主要成分有延缓衰老的作用。

4.何首乌主要成分有兴奋肾上腺皮质功能的作用。

5.何首乌有保护肝功能的作用。

6.何首乌所含成分有一定的抗肿瘤作用。

7.何首乌主要成分有促进红细胞生成的作用。

8.何首乌主要成分有促进生长发育的作用。

9.何首乌所含成分有促进头发生长的作用。

龙眼肉

【性味功效】

《神农本草经》：味甘，平。主五脏邪气，安志厌食。久服强魂，聪明，轻身，不老，通神明。

《名医别录》：无毒。除虫去毒。

《本草经集注》：味甘，平，无毒。主治五脏邪气，安志厌食，除虫去毒。久服强魂魄，聪察，轻身，不老，通神明。

《雷公炮制药性解》：味甘，性温，无毒，入心、脾二经。主补血气，养肌肉，益虚，美颜色，除健忘，治怔忡，增智慧，明耳目，久服延年。

《本草经解》：气平，味甘，无毒。主五脏邪气，安志厌食，除蛊毒，去三虫。久服强魂聪明，轻身不老，通神明。

《医学要诀》：龙眼甘平益脾胃，五脏邪气安志意；能除蛊毒去三虫，强魂补虚并长智。龙眼味甘色黄，大能补益中土。脾藏智，故本草又名益智子。土气敷和，则五脏安而邪毒去矣，故云久服强魂聪明，轻身不老，通神明。

《玉楸药解》：味甘，微温，入足太阴脾、足厥阴肝经。补脾养血，滋肝生精。

《本草纲目》：其宁神益智。神归于血，智生于神，此亦固有之理也。

《得配本草》：甘，平。润。入手少阴、足太阴经血分。益脾胃，葆心血，润五脏，治怔忡。

《中药学》：甘，温。补心脾，益气血。

【归经】

《本草经解》：归肺、脾经。

《玉楸药解》：归脾、肝经。

《得配本草》：归心、脾经。

《中药学》：归心、脾经。

【别名】

龙眼、圆肉、元肉、桂圆。

【临床应用】

1.龙眼肉有补益心脾的作用，可用于治疗心脾两虚引起的怔忡、健忘、惊悸、失眠等病证。也可用于治疗因思虑过度、劳伤心脾引起的心悸、失眠、多梦等病证。

2.龙眼肉有补益气血的作用，可用于治疗气血不足所致的头晕眼花、乏力、心慌、气短、少气懒言等病证。

用法用量：10~15g，大剂量30g，煎汤、熬膏、浸酒或入丸剂。

使用注意：湿阻中满或有停饮、痰、火者忌服。

【主要成分及现代药理研究】

龙眼肉主含：①糖分，如葡萄糖、果糖等；②蛋白质；③维生素及矿物质等成分。

1.龙眼肉主要成分对高温、缺氧等刺激有明显保护作用。

2.龙眼肉所含成分有抗衰老的作用。

3.龙眼肉主含成分有抗焦虑的作用。

补 阴 药

麦门冬

【性味功效】

《神农本草经》：味甘，平。主心腹结气，伤中，伤饱，胃络脉绝，羸瘦短气。久服轻身不老，不饥。

《本草经集注》：味甘，平、微寒，无毒。主治心腹结气，伤中，伤饱，胃络脉绝，羸瘦，短气。身重，目黄，心下支满，虚劳客热，口干燥渴，止呕吐，愈痿蹶，强阴益精，消谷调中，保神，定肺气，安五脏，令人肥健，美颜色，有子。久服轻身，不老，不饥。

《雷公炮制药性解》：味甘，性平，微寒无毒，入肺、心二经。退肺中隐伏之火，生肺中不足之金。止消渴，阴得其养；补虚劳，热不能侵，去心用。

《本草经解》：气平，味甘，无毒。主心腹结气，伤中伤饱，胃络脉绝，羸瘦短气。久服轻身，不老不饥。

《本草崇原》：麦门冬气味甘平，质性滋润，凌冬青翠，盖少阴冬水之精，上与阳明胃土相合。主治心腹结气者，麦冬一本横生，能通胃气于四旁，则上心下腹之结气皆散除矣。伤中者，经脉不和中气内虚也。

《医学要诀》：麦冬甘平补羸瘦，心腹结气烦热嗽；伤中伤饱胃络绝，短气呕吐奇功奏。水司冬令，色白属金，二冬，肾阳明之药也。经云：肾为本，肺为末，金水子母之气，互相交通。麦冬根须似络，上而下者也，故清肺以及肾。夫气血络脉，始于肾，生于胃，而主于肺。故能益气通经，阳明主肌，故能补养羸瘦。性清凉，故止咳嗽烦热。通胃络脉，故止呕吐反胃。

《长沙药解》：味甘，微凉，入手太阴肺、足阳明胃经。清金润燥，解渴除烦，凉肺热而止咳，降心火而安悸。

《医学衷中参西录》：能入胃以养胃液，开胃进食，更能入脾以助脾散精于肺，定喘宁嗽。用于肺燥干咳、阴虚痨嗽、喉痹咽痛、津伤口渴、内热消渴、心烦失眠、肠燥便秘等症。

《中药学》：味甘、微苦，性微寒。润肺养阴，清心除烦，益胃生津。

【归经】

《雷公炮制药性解》：归肺、心经。

《本草经解》：归脾、肺经。

《长沙药解》：归肺、胃经。

《中药学》：归肺、胃、心经。

【别名】

麦冬。

《本草经集注》：禹葭。

【临床应用】

1.麦门冬为常用的养肺阴、润肺燥的药物，可用于治疗燥咳痰黏、劳嗽咯血等病证。

2.用于胃阴不足，舌干口渴。麦冬能益胃生津。多配伍沙参、生地、玉竹等同用，以养阴生津止渴，治胃阴不足之证。

3.用于心烦失眠。麦冬有清心除烦安神的功效。若配伍生地、竹叶心、黄连等，可治温病邪热入营，身热夜甚、烦躁不安，如清营汤；以本品配伍酸枣仁、生地等，可治阴虚有热，心烦失眠，如天王补心丹。

此外，还可用于肠燥便秘，本品有润肠通便的功效。如增液汤，即以本品与生地、玄参同用，治阴虚肠燥，大便秘结。

用量用法：10~15g。益肺、胃之阴多去心使用，清心大多连心使用。

使用注意：风寒感冒、痰饮湿浊引起的咳嗽，以及脾胃虚寒导致的泄泻均忌服。

【主要成分及现代药理研究】

麦冬主含：①甾体皂苷；②生物碱、谷甾醇；③葡萄糖、氨基酸等成分。

1.麦门冬所含成分清除自由基具有抗疲劳、提高细胞免疫功能。

2.麦门冬具有增加肝糖原、降低血糖的作用，促进胰岛细胞功能恢复，具有降低血糖的作用。

3.麦门冬具有增加心肌血流量，抗心肌缺血、抗心律失常作用。

4.麦门冬有镇静、催眠等作用。

5.麦门冬所含成分具有抗肿瘤等作用。

天门冬

【性味功效】

《神农本草经》：味苦，平。主诸暴风湿偏痹，强骨髓，杀三虫，去伏尸。久服轻身，益气延年。

《本草经集注》：味苦、甘，平、大寒，无毒。主治诸暴风湿偏痹，强骨髓，杀三虫，去伏尸。保定肺气，去寒热，养肌肤，益气力，利小便，冷而能补。久服轻身，益气，延年，不饥。

《雷公炮制药性解》：味苦甘，性寒无毒，入肺、肾二经。保肺气，不被热扰，定喘促，故得康宁，止消渴，利小便，强骨髓，悦颜色，杀三虫，去伏尸。去心用。

《本草经解》：天门冬气平，禀天秋平之金气，入手太阴肺经，味苦无毒，得地寒凉之火味，入手少阴心经，气味俱降，阴也，其主暴风湿偏痹者，燥者濡之，热者清之，着者润之也，盖风本阳邪，风湿偏痹，发之以暴，暴病皆属于火也。

《本草崇原》：天门冬气味甘平，无毒。主诸暴风湿偏痹，强骨髓，杀三虫，去伏尸。久服轻身益气，延年不饥。

《医学要诀》：天冬苦平强骨髓，能杀三虫去伏尸；诸暴风湿成偏痹，益气延年久不饥。天冬凉而能补，足少阴肾经药也。故主强骨髓，补劳伤。其性蔓延惟上，能启阴气，故主杀三虫，去伏尸，而治偏痹诸证。又主喘急咳嗽、肺痿、肺痈，消渴烦热，阳事不起，皆启阴之功也。

《长沙药解》：味苦，气寒，入手太阴肺、足少阴肾经。清金化水，止渴生津，消咽喉肿痛，除咳吐脓血。

《中药学》：甘、苦，大寒。清肺降火，滋阴润燥。

【归经】

《雷公炮制药性解》：归肺、肾经。

《本草经解》：归肺、心经。

《长沙药解》：归肺、肾经。

《中药学》：归肺、肾经。

【别名】

天冬。

《本草经集注》：颠勒。

【临床应用】

1.用于燥咳痰黏、劳嗽咯血。本品能清肺火，滋肾阴，润燥止咳。多与麦冬同用，如二冬膏。

2.用于热病伤阴，舌干口渴或津亏消渴。本品能清热滋阴，而有生津止渴功效。如三才汤，即由天冬、生地、人参组成，可治气阴两伤引起的上述病证。此外，也可用于肠燥便秘。本品有润肠通便的功效，可与当归、肉苁蓉等润肠药同用。

用量：6~15g。

使用注意：脾胃虚寒，食少便溏者忌服。

【主要成分及现代药理研究】

天门冬主含：①天门冬酰胺；②β-固甾醇；③甾体皂苷及黏液质等。

1.天门冬具有明显抗心肌缺血和抗心肌梗死作用，对阿霉素性心肌损伤具有保护作用。

2.天门冬可以改善肝功能。

3.天门冬有广谱、高效的抗菌作用，并可对胰腺炎起到一定的治疗作用。

4.天门冬有杀蚊、蝇作用。

5.天门冬有抗肿瘤作用。

6.天门冬有降低胆固醇、降低血糖作用。

7.天门冬能扩张宫颈，有引产作用。

8.天门冬有镇咳祛痰作用。

沙参

【性味功效】

《神农本草经》：味苦，微寒。主血积惊气，除寒热，补中，益肺气。久服利人。

《名医别录》：无毒。主治胃痹，心腹痛，结热，邪气，头痛，皮间邪热，安五藏，补中。

《本草经集注》：味苦，微寒，无毒。主治血积，惊气，除寒热，补中，益肺气。治胃痹，心腹痛，结热邪气，头痛，皮间邪热，安五脏，补中。

《本草经解》：气微寒，味苦，无毒。主血结惊气，除寒热，补中益肺气。

《医学要诀》：沙参补中益肺气，去风止烦疗胸痹；血结惊气寒热除，咳嗽头疼疝下坠。沙参色白，宜于沙地，味苦性寒，清肺之药也。肺者，气之帅也。胸中，气之海也。补正则胜邪，是以寒热惊气，咳嗽胸痹自除。又去皮肌浮风者，肺主皮毛也。宣五脏风气者，肺为脏之长也。逐血结，消肿痛者，气化则肿结自消矣。主疝瘕聚痛者，气病也。久咳肺痿者，气热也。元素曰：肺寒者用人参，肺热者宜沙参。以人参甘温，补五脏之阳。沙参苦寒，补五脏之阴也。（眉批：沙参名白参，人参名黄参，与丹参、玄参、苦参为五参。）

《玉楸药解》：味甘，稍苦，微凉，入手太阴肺经。清金除烦，润燥生津。

《得配本草》：甘，平，微苦，微寒。入手太阴经。补阴以制阳，清金以滋水，治久咳肺痿，皮热瘙痒，惊烦，嘈杂，多眠，疝痛。长肌肉，消痈肿。

《中药学》：味甘，性微寒。清肺养阴，益胃生津。

【归经】

《本草经解》：归肾、心经。

《玉楸药解》：归肺经。

《得配本草》：归肺经。

《中药学》：归肺、胃经。

【别名】

《本草经集注》：志取、虎须、白参、识美、文希。

【临床应用】

1.本品有清肺热、滋肺阴的作用，可用于治疗因肺热阴虚而导致的久嗽、咯血、燥咳不止等病证。《卫生简易方》以本品与知母、贝母、麦冬、鳖甲等同用，治阴虚劳热，咳嗽咯血。

2.本品可益胃生津，用于治疗因热病伤津而引起的舌干舌燥、口渴多饮、食欲不振等病证。

用量：10~15g；鲜者15~30g。

使用注意：虚寒证忌服。反藜芦。

【主要成分和现代药理研究】

沙参主含：①三萜皂苷类；②甾醇类；③多糖及多种氨基酸等成分。

1.南沙参有祛痰的作用。

2.南、北沙参均有强心作用，北沙参则能使血压有不同程度的上升。

3.北沙参有解热、镇痛的作用。

4.南沙参能提高细胞免疫和非特异性免疫作用，抑制体液免疫，而北沙参对体液免疫和细胞免疫均有抑制作用。

5.南沙参有一定程度的抑菌作用。

石斛

【性味功效】

《**神农本草经**》：味甘，平。主伤中，除痹，下气，补五脏虚劳，羸瘦，强阴。久服厚肠胃，轻身延年。

《**名医别录**》：无毒。主益精，补内绝不足，平胃气，长肌肉，逐皮肤邪热痱气，脚膝疼冷痹弱，久服定志，除惊。

《**本草经集注**》：味甘，平，无毒。主治伤中，除痹，下气，补五脏虚劳羸瘦，强阴。益精，补内绝不足，平胃气，长肌肉，逐皮肤邪热痱气，脚膝疼冷痹弱。久服厚肠胃，轻身，延年，定志除惊。

《**雷公炮制药性解**》：味甘，性平无毒，入胃、肾二经。补虚羸，暖水脏，填精髓，强筋骨，平胃气，逐皮肤邪热，疗脚膝冷痹，久服厚肠胃，定志除惊。石斛入肾，则专主下部矣。而又入胃者，盖以其味甘能助肾，而不伤于热，平胃而不伤于燥之故也。

《**本草经解**》：气平，味甘，无毒。主伤中，除痹，下气，补五脏虚劳羸瘦，强阴益精。久服厚肠胃。（酒浸晒）

《**本草崇原**》：石斛气味甘平，无毒。主伤中，除痹，下气，补五脏虚劳羸瘦，强阴益精。久服，厚胃肠。治伤中即所以下气，是补益之中而有攻邪之神理云。

《**医学要诀**》：石斛甘平能除痹，主治伤中并下气；虚劳羸瘦五脏亏，强阴益精厚肠胃。石斛味甘色黄，具土德化，缘石而生。能补肾气，少阴之气上与阳明合化，则脏腑精气自生，又何虚之有？痹之闭，气之逆乎？

《**玉楸药解**》：味甘，气平，入手太阴肺、足少阴肾经。降冲泻湿，壮骨强筋。石斛下气通关，泻湿逐痹，温肾壮阳，暖腰健膝，治发热自汗，排痈疽脓血，疗阴囊湿痒，通小便淋漓。

《**得配本草**》：甘、淡，微寒。入足太阴、少阴，兼入足阳明经。清肾中浮火，而摄元气。除胃中虚热，而止烦渴。清中有补，补中有清，但力薄必须合生地奏功。

《**中药学**》：甘，微寒。养胃生津，滋阴除热。

【归经】

《**雷公炮制药性解**》：归胃、肾经。

《**本草经解**》：归肺、脾、胃、大肠经。

《玉楸药解》：归肺、肾经。

《得配本草》：归脾、肾经。

《中药学》：归胃、肾经。

【别名】

铁皮石斛、枫斗、铁皮枫斗。

《神农本草经》：林兰。

《本草经集注》：杜兰、石蓫。

【临床应用】

1.本品善养胃阴，生津液。主要用于治疗热病伤津或胃阴不足，而出现舌干口渴。如《时病论》清热保津法附方，用鲜石斛配伍鲜生地、麦冬、花粉等养阴清热生津药，治热病津伤烦渴；祛烦养胃汤以本品与沙参、麦冬、玉竹等同用，治胃阴不足，津亏口渴。

2.用于阴虚津亏，虚热不退。本品又能滋肾阴，清虚热。可配伍生地、白薇、麦冬等药同用。此外，本品还有明目及强腰膝的作用。如石斛夜光丸，即以本品配伍菊花、菟丝子、枸杞子、熟地等药，治视力减退；配伍熟地、枸杞子、牛膝等药，可治肾阴亏损，腰膝软弱。

用量用法：6~15g；鲜用15~30g。入汤剂宜先煎。

使用注意：本品能敛邪，使邪不外达，所以温热病不宜早用；又能助湿，如湿温尚未化燥者忌服。

【主要成分及现代药理研究】

石斛主含：①多糖类；②黄酮类，如黄芩素、异黄酮等；③生物碱类，如石斛碱、石斛藤碱；④挥发油成分等。

1.石斛中含有抗脂质过氧化及抑制醛糖还原酶成分，对半乳糖性白内障有延缓和治疗作用。

2.石斛有抑制心脏、扩张血管作用。

3.石斛对胃肠功能有一定的促进作用。

4.石斛碱有一定的止痛解热作用。

枸杞

【性味功效】

《神农本草经》：味苦，寒。主五内邪气，热中，消渴，周痹。久服坚筋骨，轻身，不老。

《本草经集注》：味苦，寒，根大寒，子微寒，无毒。主治五内邪气，热中，消渴，周痹。风湿，下胸胁气，客热，头痛，补内伤，大劳、嘘吸，坚筋骨，强阴，利大小肠。

《雷公炮制药性解》：味苦甘，性微寒无毒，入肝、肾二经。主五内邪热，烦躁消渴，周痹风湿，下胸胁气，除头痛，明眼目，补劳伤，坚筋骨，益精髓，壮心气，强阴益智，去皮肤骨节间风，散疮肿热毒。

《本草经解》：气寒，味苦，无毒。主五内邪气，热中消渴，周痹风湿。久服坚筋骨，轻身不老，耐寒暑。

《本草崇原》：枸杞味苦寒，无毒。主五内邪气、热中、消渴、周痹风湿。久服坚筋骨，轻身不老，耐寒暑。

《医学要诀》：枸杞五内主邪气，热中消渴清周痹；筋骨强坚风湿除，补肾益精并润肺。子名枸杞子，根名地骨皮，以其能补阴而坚骨也。性味苦寒，能益精气，泻肺火，止吐血消渴，烦热骨蒸。子性苦寒，能补虚劳，益精明目，盖子乃地骨之精，故能补精。骨之精为瞳子，故主明目也。精气足，则邪痹自除。骨皮又主痈疽恶疮，有益阴清肺之功也。

《玉楸药解》：味苦、微甘，性寒，入足少阴肾、足厥阴肝经。补阴壮水，滋木清风。枸杞子苦寒之性，滋润肾肝，寒泻脾胃，土燥便坚者宜之。水寒土湿，肠滑便利者，服之必生溏泄。《本草》谓其助阳，甚不然也。

《中药学》：味甘，性平。滋补肝肾，明目，润肺。

【归经】

《雷公炮制药性解》：归肝、肾经。

《本草经解》：归肾、心经。

《玉楸药解》：归肝、肾经。

《中药学》：归肝、肾、肺经。

【别名】

枸杞、杞子。

《神农本草经》：杞根、地骨、枸忌、地辅。

《本草经集注》：却暑、仙人杖、西王母杖。

【临床应用】

1.本品可滋补肝肾、清肝明目，临床主要用于治疗因肝肾阴虚引起的头晕目眩、腰膝酸软、视物模糊、消渴遗精等证。

2.因本品有润肺之功效，临床主要用于治疗因阴虚而导致的咳嗽。

用量：5~10g。

使用注意：因能滋阴润燥，故脾虚便溏者不宜服。

【主要成分及现代药理研究】

枸杞子主含：①多糖，为其主要有效成分；②胡萝卜素；③生物碱，如甜菜碱。

1.临床研究发现：枸杞子对特异性和非特异性免疫功能均有调节作用。

2.枸杞子有保护肝功能、预防和治疗脂肪肝的作用。

3.枸杞子具有一定的抗肿瘤作用。

4.枸杞子有清除自由基、抗衰老、抗氧化作用。

5.临床试验发现：枸杞子对小鼠造血功能有明显的促进作用。

6.枸杞子能影响下丘脑-垂体-性腺轴，刺激机体对某些促生长激素的释放，促进机体生长发育。

7.枸杞子有降低血糖的功效。

8.研究发现，枸杞子还有一定的降压作用。

玉竹

【性味功效】

《神农本草经》：味甘，平。主中风暴热，不能动摇，跌筋结肉，诸不足。久服，去面黑皯，好颜色，润泽，轻身，不老。

《名医别录》：无毒。主治心腹结气，虚热，湿毒，腰痛，茎中寒，及目痛眦烂泪出。

《本草经集注》：味甘，平，无毒。主治中风暴热，不能动摇，跌筋结肉，诸不足。心腹结气，虚热、湿毒，腰痛，茎中寒，及目痛眦烂泪出。久服去面黑鼾，好颜色，润泽，轻身，不老。

《本草经解》：气平，味甘，无毒。主心腹结气，虚热湿毒，腰痛，茎中寒，及目痛眦烂泪出。

《本草崇原》：葳蕤气味甘平，无毒。主中风暴热，不能动摇，跌筋结肉，诸不足。久服去面黑鼾，好颜色，润泽，轻身不老。

《医学要诀》：葳蕤主头目腰痛，中风暴热不能动；跌筋结肉不足资，心腹结气虚劳用。葳蕤甘平。有参芪之功，大能补正去邪，故主中风风温，时行狂热，劳疟湿注，虚劳客热，五劳七伤。中气虚热，续绝伤，润心肺，泽颜色，去黑鼾。

《长沙药解》：甘，入手太阴肺经。清肺金而润燥，滋肝木而清风。

《得配本草》：葳蕤一名玉竹，甘，平。入手足太阴、少阴经。柔润补虚，善息肝风。治虚劳寒热占疟。风温自汗灼热，头疼，目痛眦烂，男子湿注腰疼，小便频数，失精，一切虚损，挟风湿诸症。

《中药学》：味甘，性平。滋阴润肺，生津养胃。

【归经】

《本草经解》：归肺、脾经。

《长沙药解》：归肺经。

《得配本草》：归肺、肾经。

《中药学》：归肺、胃经。

【别名】

葳蕤、萎蕤。

《神农本草经》：女萎。

《本草经集注》：地节、马薰。

【临床应用】

用于肺胃阴伤，燥热咳嗽、舌干口渴之证。玉竹甘平柔润，能养肺胃之阴而除燥热，虽作用缓和，但不滋腻敛邪。如加减葳蕤汤，以本品配伍薄荷、豆豉、白薇等同用，有养阴解表作用，可治阴虚之体，感冒风热而发热咳嗽、咽痛口渴等症；玉竹麦冬汤，以本品配伍麦冬、沙参、甘草，治肺胃阴伤，燥热咳嗽、舌干少津；益胃汤，以之配伍沙参、麦冬、生地等，治温病后期，损伤胃阴而致口舌干燥、食欲不振。

用量用法：10~15g。清热养阴生用，滋补养阴制用。

使用注意：本品为滋阴润燥之品，脾虚伴有湿痰症状者不宜服用。

【主要成分及现代药理研究】

主要成分：①玉竹多糖；②甾体皂苷等。

1.玉竹对心脏有一定的抑制作用，有扩张血管、升高血压、降低血脂和治疗实验性动脉粥样硬化的作用。

2.玉竹有降血糖和降血脂的作用。

3.玉竹对免疫系统有促进作用。

4.玉竹能清除机体代谢产生的自由基，具有抗衰老作用。

5.玉竹有一定的抗菌作用。

6.玉竹有类似肾上腺激素的作用，也能抑制癌瘤的生长。

黄精

【性味功效】

《本草经集注》：味甘，平，无毒。主补中益气，除风湿，安五脏。久服轻身，延年，不饥。

《名医别录》：味甘，平，无毒。主补中益气，除风湿，安五脏。

《雷公炮制药性解》：味甘，性平无毒，入脾、肺二经。补中益气，除风湿，安五脏，驻颜色，久服延年。黄精甘宜入脾，润宜入肺，久服方得其益。

《医学要诀》：黄精甘平五脏安，补中益气除风湿；轻身延年久不饥，补养劳伤精髓益。一名黄芝，一名戊己芝，芝草之精也。故能补诸虚，填精髓，益脾胃，润心肺，止寒热，下尸虫，治风癞，明目昏。

《玉楸药解》：味甘，入足太阴脾、足阳明胃经。补脾胃之精，润心肺之燥。

《得配本草》：甘，平。入足太阴经。补中气，润心肺，安五脏，填精髓，助筋骨，下三虫。

《中药学》：甘，平。润肺滋阴，补脾益气。

【归经】

《雷公炮制药性解》：归脾、肺经。

《玉楸药解》：归脾、胃经。

《得配本草》：归脾经。

《中药学》：归脾、肺、肾经。

【别名】

《本草经集注》：重楼、菟竹、鸡格、救穷、鹿竹。

【临床应用】

1.用于肺虚燥咳。本品有滋阴润肺作用。可以单用熬膏服，或与沙参、知母、贝母等养阴清肺药同用。

2.本品有补肾益精的作用。故可用于治疗因肾虚精亏导致的腰酸、足软、头晕目眩等证。

3.本品有补脾益气，滋养脾阴之功能。故可以用于治疗因脾胃气虚而导致的食欲不振、倦怠无力等病证。

4.本品有润肺滋阴之功效，可用于治疗消渴病之口干、多饮等病证。

用量：10~20g；鲜者30~60g。

使用注意：可作为久服滋补之品。但因性质滋腻，易助脾生湿邪，故凡出现脾虚有湿、咳嗽痰多、中寒便溏者均不可服。

【主要成分及现代药理研究】

主要成分：①黄精多糖；②甾体皂苷；③微量元素、氨基酸等。

1.黄精能提高机体免疫功能。

2.黄精能使离体兔心心率加快，有降血脂、抗动脉粥样硬化、降血压作用，有扩张冠脉及抗心肌缺血作用，并有改善微循环作用。

3.黄精有比较明确的抗衰老作用。

4.黄精有降血糖作用。

5.黄精对多种病原微生物均有拮抗作用。

6.黄精有抗疲劳、耐缺氧等抗应激作用。

7.黄精在细胞水平上有调节平衡的作用，并可增强纤维蛋白溶酶活性。

百合

【性味功效】

《神农本草经》：味甘，平。主邪气腹胀，心痛，利大小便，补中益气。

《名医别录》：无毒。主除浮肿，胪胀，痞满，寒热，通身疼痛，及乳难喉痹肿，止涕泪。

《本草经集注》：味甘，平，无毒。主治邪气腹胀，心痛，利大小便，补中益气。

《雷公炮制药性解》：味甘，性平无毒，入心、肺、大小肠四经。主鬼魅邪气，热咳吐血，润肺宁心，定惊益志。

《本草经解》：气平，气甘，无毒。主邪气腹胀心痛，利大小便，补中益气。

《本草崇原》：百合气味甘平，无毒。主治邪气腹胀心痛，利大小便，补中益气。

《医学要诀》：百合甘平主邪闭，大便能通小便利；心痛腹胀咳嗽清，补肺补中并益气。百合色白，其形像肺。昼开夜合，如气之日行于阳，夜行于阴。而肺为气之帅也，故主补中益气，清肺健脾。主邪气者，能补正气也。利大小便者，能司开合，气化则便自出矣。治心痛者，肺乃心之盖，金水之气，能济火也。气清，则腹胀消而咳嗽止矣。《别录》治浮肿胪胀，痞满寒热，通身疼痛，乳难喉痹，涕泪惊悸，乳痈疽毒，癫邪狂叫，肺病吐血，皆取其补中去邪而司开合也。仲景以百合治百合病，乃百脉一宗为病，肺朝百脉也。

《长沙药解》：味甘、微苦，微寒，入手太阴肺经。凉金泻热，清肺除烦。

《得配本草》：甘、苦，平。入手太阴及手少阴经。润肺疗心，清热止嗽，利二便，除浮肿，疗虚痞，退寒热，定惊悸，止涕泪，治伤寒百合病。

《中药学》：甘，微寒。润肺止咳，清心安神。

【归经】

《雷公炮制药性解》：归心、肺、大肠、小肠经。

《本草经解》：归肺、脾经。

《长沙药解》：归肺经。

《得配本草》：归心、肺经。

《中药学》：归肺、心经。

【别名】

《本草经集注》：重箱、重迈、摩罗、中逢花、强瞿。

【临床应用】

1.用于肺热咳嗽、劳嗽咯血。百合甘而微寒，能清肺润肺而止咳嗽。

2.用于虚烦惊悸，失眠多梦。百合有清心安神的功效。如百合知母汤、百合地黄汤，即以本品与知母或地黄配伍，治热病后余热未清所致上述证候。

用量：10~30g。

使用注意：本品为寒润之物，所以风寒咳嗽或中寒便溏者忌服。

【主要成分及现代药理研究】

百合主含：①多糖类；②蛋白质；③维生素及多种微量元素等成分。

1.百合能增强呼吸道的排泄功能，故有止咳平喘作用。

2.临床研究发现：百合有一定的镇静作用。

3.百合鳞茎中提出的生物碱能抑制癌细胞细胞分裂，有一定的抗癌作用。

4.百合有抗疲劳和耐缺氧的作用。

5.百合所含成分有对抗迟发型过敏反应的作用。

女贞子

【性味功效】

《神农本草经》：味苦，平。主补中，安五脏，养精神，除百疾。久服肥健，轻身不老。

《本草经集注》：味苦、甘，平，无毒。主治补中，安五脏，养精神，除百疾。久服肥健，轻身，不老。

《雷公炮制药性解》：味甘苦，性平无毒，入心肝二经。主安五脏，养精神，补阴分，益中气，黑须发，强筋力，去风湿，除百病，久服可延年。冬采，取布袋洗净衣皮，酒浸一宿，晒干用。

《本草经解》：气平，味苦，无毒。主补中，安五脏，养精神，除百疾。久服肥健，轻身不老。

《医学要诀》：女贞补中养精神，主安五脏除百病；肥健明目变白发，补益腰膝及强阴。女贞子气味苦平，凌冬青翠有贞守之操，故以贞女方之。《典术》云：女贞木乃少阴之精。虫食之而成蜡，故主补虚益精，轻身不老。（眉批：虫不食而无蜡者名冬青。）

《玉楸药解》：味苦，气平，入足少阴肾、足厥阴肝经。强筋健骨，秘精壮阳，补益精血，长养精神。女贞子隆冬苍翠，非其温暖之性，不能如是。

《得配本草》：甘、苦、凉。入足少阴经。养阴气，平阴火。一切烦热骨蒸，虚汗便血，目泪虚风，因火而致者，得此治之，自无不效。其能黑须发，善行水，乃补肾补脾之力也。

《中药学》：味甘，苦，性凉。补益肝肾，清热明目。

【归经】

《雷公炮制药性解》：归心、肝经。

《本草经解》：归肺、心经。

《玉楸药解》：归肝、肾经。

《得配本草》：归肾经。

《中药学》：归肝、肾经。

【别名】

冬青子。

《神农本草经》：女贞实。

【临床应用】

1.女贞子有补益肝肾的作用，可用于治疗肝肾阴虚所引起的头晕目眩、腰膝酸软、须发早白等病证。本品为一味清补之品。如二至丸，即以之与旱莲草合用，可治上述证候；《简便方》在上方中加入桑椹，功效更著。

2.用于阴虚发热，阴虚生内热。本品补益肝肾之阴，善清虚热。

3.用于肝肾阴虚导致视力减退、目暗不明。本品补益肝肾而有明目之效。可与熟地、菟丝子、枸杞子等补肝背明目药同用，以治上证。

用量：10~15g。

使用注意：本品虽补而不腻，但性质偏凉，如脾胃虚寒泄泻及阳虚者忌服。

【主要成分及现代药理研究】

女贞子主含：①三萜类成分，如齐敦果酸等；②环烯醚萜类，如女贞苷、橄榄苦苷等；③黄酮类，如槲皮素、芹菜素等成分。

1.女贞子所含成分有抗菌消炎和抗病毒的作用。

2.女贞子所含成分有降低血糖的作用。

3.女贞子所含成分有降低血脂的作用，能预防动脉粥样硬化的形成。

4.女贞子所含成分能清除自由基，具有抗衰老和抗疲劳的作用。

5.女贞子所含成分有一定强心和利尿的作用。

6.女贞子所含成分能抑制变态反应的发生。

7.女贞子所含成分能抑制血小板聚集，预防血栓的形成。

8.女贞子所含成分增加冠状动脉血流量，可以缓解心肌缺血的症状，还有一定的降压作用。

9.女贞子所含成分有抗癌作用。

10.女贞子所含成分对性激素有双向调节作用。

鳖甲

【性味功效】

《神农本草经》：味咸，平。主心腹癥瘕坚积，寒热，去痞息肉，阴蚀，痔恶肉。

《名医别录》：无毒。主治温疟，血瘕，腰痛，小儿胁下坚。

《本草经集注》：味咸，平，无毒。主治心腹癥瘕，坚积，寒热，去痞，息肉，阴蚀，痔，恶肉。治温疟，血瘕，腰痛，小儿胁下坚。

《雷公炮制药性解》：味咸，性平，无毒，入肺、脾二经。主骨蒸劳嗽，积聚癥瘕，息肉阴蚀痔疽，疮肿瘀血，催生堕胎，妇人五色漏下，九肋者佳。童便浸一宿，滤起，酥炙用。

《本草经解》：气平，味咸，无毒。主心腹癥瘕，坚积寒热，去痞疾息肉、阴蚀、痔核、恶肉。（醋炙）

《医学要诀》：鳖甲心腹癥瘕积，寒热恶血及痞疾；息肉劳热老疟清，痔核恶疮并阴蚀。鳖色青而味咸走血，肝经血分药也。故主治皆厥阴血分之病。能破积即能致新，除骨蒸劳热，补阴益虚者，能生养新血也。又主吐血难产，痛疽淋痛，小儿惊痫，阴冰疮烂，能平肝而养血也。（眉批：蚀音食。形不足者补之以味。）

《长沙药解》：味咸，气腥，入足厥阴肝、足少阳胆经。破癥瘕而消凝瘀，调痈疽而排脓血。

《得配本草》：咸，平。入足厥阴经血分。治劳疟，除胁坚，祛腰痛，疗斑痘。凡暑邪中于阴分，出并于阳而热，入并于阴而寒者，得此治之，自无不愈。

《中药学》：味咸，性寒。滋阴潜阳，软坚散结。

【归经】

《雷公炮制药性解》：归肺、脾经。

《本草经解》：归肺、肾经。

《长沙药解》：归肝、胆经。

《得配本草》：归肝经。

《中药学》：归肝经。

【临床应用】

1.鳖甲有滋阴潜阳的功效，可用于治疗热病伤阴所致的虚风内动等病证。

2.鳖甲滋阴清热的功效，可用于阴虚发热。本品其滋阴作用虽不及龟板，但清热作用较龟板强。

3.鳖甲有软坚散结的功效，可用于治疗癥瘕、闭经、久疟等病证。

用法用量：10~30g，先煎。滋阴潜阳宜生用，软坚散结宜醋炙用。

使用注意：脾胃虚寒，食少便溏及孕妇均忌服。

【主要成分及现代药理研究】

鳖甲主含：①有机物，如短链脂肪酸、氨基酸等；②矿物质，如钙、磷、铁等成分。

1.鳖甲所含成分有一定的抗肿瘤作用。

2.鳖甲所含成分有抗疲劳作用。

3.鳖甲所含成分能提高溶血能力，促进抗体生成。

补 阳 药

鹿茸

【性味功效】

《神农本草经》：味甘，温。主漏下恶血，寒热，惊痫，益气，强志，生齿，不老。

《名医别录》：味酸，微温，无毒。主治虚劳洒洒如疟，羸瘦，四肢酸疼，腰脊痛，小便利，泄精，溺血，破留血在腹，散石淋痈肿，骨中热疽，养骨，安胎下气，杀鬼精物，不可近阴令痿。

《本草经集注》：味甘、酸，温、微温，无毒。主治漏下恶血，寒热，惊痫，益气，强志，生齿，不老。治虚劳洒洒如疟，羸瘦，四肢酸疼，腰脊痛，小便利，泄精溺血，破留血在腹，散石淋，痈肿，骨中热疽，养骨，安胎下气，杀鬼精物，不可近阴，令痿，久服耐老。

《雷公炮制药性解》：味甘、咸，性温，无毒，入肾经。主益气滋阴，强志补肾，理虚羸，固齿牙，止腰膝酸疼，破流血作痛，疗虚劳如疟，女子崩漏胎动，丈夫溺血泄精，小儿惊痫，散石淋痈肿，骨中热疽痒。

《本草经解》：气温，味甘，无毒。主漏下恶血，寒热惊痫，益气强志，生齿不老。

《医学要诀》：鹿茸劳绝及伤中，羸瘦腰疼益气隆；妇人血闭无子嗣，安胎止血治崩冲。鹿乃纯阳之兽，卧则口朝尾间，以通督脉。甘温而补阳，右肾命门之妙品。命门者，诸神精之所舍，三焦元气之原，男子藏精，女子系胞。故主血闭无子，益气补中，安胎养精而补虚劳羸瘦。又主吐血尿血，漏下赤白。盖气温则能引血归经，而气为血之守也。鹿茸甘温，主生精补髓，益阳健骨，功力更胜于胶。（眉批：鹿茸主发痘，取其导命门之火邪透顶也。）

《玉楸药解》：味辛，微温，入足少阴肾、足厥阴肝经。生精补血，健骨强筋。

《得配本草》：甘，温。纯阳。入足少阴经血分。通督脉之气舍，达奇经之阳道，生精补髓，养血益阳。止鬼交，疗崩带，破瘀血，散痈肿，治石淋，止遗尿。

《中药学》：味甘、咸，性温。补肾阳，益精血，强筋骨。

【归经】

《雷公炮制药性解》：归肾经。

《本草经解》：归肝、脾经。

《玉楸药解》：归肾、肝经。

《得配本草》：归肾经。

《中药学》：归肝、肾经。

【临床应用】

1.鹿茸有补肾阳的作用，可用于治疗肾阳不足、精血亏虚所引起的阳痿早泄、畏寒肢冷、小便频数、腰膝酸软、头晕耳鸣、神疲乏力等病证。

2.鹿茸有补肾阳、益精血的作用，可用于治疗精血不足所致的筋骨无力、骨软行迟、囟门不合等病证。

3.鹿茸有补肾阳、强筋骨的作用，可用于治疗妇女冲任虚寒，带脉不固，崩漏不止、带下过多等病证。

用量用法：1~3g，研细末，分3次服。或入丸散，随方配制。

使用注意：服用本品宜从小量开始缓缓增加，不宜骤用大量以免阳升风动，头晕目赤，或伤阴动血。凡阴虚阳亢、血分有热、胃火盛或肺有痰热以及外感热病者均忌服。

【主要成分及现代药理研究】

鹿茸主含：①脂类成分，如糖脂、②蛋白质及多种微量元素等成分。

1.鹿茸所含成分能增加冠脉血流量。

2.鹿茸所含成分有增强心肌收缩力的作用，可以使心率减慢。

3.鹿茸对实验性胃溃疡、肝损伤均有抑制和保护作用。

4.鹿茸能刺激肝组织蛋白合成和RNA的合成。

5.鹿茸所含成分有抗疲劳、耐缺氧、抗应激作用，并有强壮作用。

6.鹿茸可抑制和清除自由基，有延缓衰老的作用。

巴戟天

【性味功效】

《神农本草经》：味辛，微温。主大风邪气，阴痿不起，强筋骨，安五脏，补中，增志，益气。

《名医别录》：味甘，无毒。主治头面游风，小腹及阴中相引痛，下气，补五劳，益精，利男子。

《本草经集注》：味辛、甘，微温，无毒。主治大风邪气，阴痿不起，强筋骨，安五脏，补中，增志，益气。

《雷公炮制药性解》：味辛甘，性微温无毒，入脾、肾二经。主助肾添精，除一切风及邪气。酒浸用。

《本草经解》：气微温，味辛甘，无毒，主大风邪气，阴痿不起，强筋骨，安五脏补中，增志益气。（酒焙）

《本草崇原》：巴戟天气味辛甘，微温，无毒。主大风邪气，阴痿不起，强筋骨，安五脏，补中，增志，益气。

《医学要诀》：巴戟大风邪气逐，阴痿不起强筋骨；能安五脏兼补中，增志益气虚劳复。巴戟天，气味辛温，补肾之药也。天一生水，一元之气，由水中而生。肾气元气充足，则五脏之气皆敷和矣。风为阳邪，补阴气，则阳邪自解，邪正之不两立也。故凡补药，兼主去邪。又主利水消肿者，能温寒水也。

《玉楸药解》：味辛、甘，微温，入足少阴肾、足厥阴肝经。强筋健骨，秘精壮阳。巴戟天温补精血，滋益宗筋，治阳痿精滑，鬼交梦遗。驱逐脉风，消除痹癞。

《得配本草》：辛、甘，温。入足少阴经血分。助阳起阴。治一切风湿水肿，少腹引阴冷痛，夜梦鬼交精泄。

《中药学》：味辛、甘，性微温。补肾助阳，祛风除湿。

【归经】

《雷公炮制药性解》：归脾、肾经。

《本草经解》：归肝、胃经。

《玉楸药解》：归肾、肝经。

《得配本草》：归肾经。

《中药学》：归肾经。

【别名】

巴戟。

【临床应用】

1.用于阳痿、尿频、宫冷不孕、月经不调、少腹冷痛。本品有补肾助阳的功效。如以本品配伍人参、山药、覆盆子等药同用，可治阳痿、不孕；巴戟丸以本品配伍良姜、肉桂、吴茱萸等同用，治月经不调，少腹冷痛。

2.用于腰膝疼痛或软弱无力。本品既可补肾阳，又可祛风湿，故可用于肾阳不足兼有风湿之证。如金刚丸，即以本品与萆薢、杜仲等组成。

用量：10~15g。

使用注意：本品只适用于阳虚有寒湿之证，如阴虚火旺或有湿热者均不宜服。

【主要成分及现代药理研究】

巴戟天主含：①蒽醌类化合物；②环烯醚萜苷类；③甾醇类及氨基酸等。

1.巴戟天口服液能抑制幼年小鼠胸腺萎缩，升高其中白细胞数，并能增加甲状腺功能低下小鼠的耗氧量，使其M受体活性恢复正常。

2.巴戟天提取物具有增加血中皮质酮含量的作用，还有促肾上腺皮质激素作用。

3.巴戟天多糖能显著促进成骨细胞增殖，故有抗骨质疏松的作用。

4.巴戟天对阳虚患者有雄激素样作用。

5.巴戟天乙醇浸液在试管内对枯草杆菌有抑制作用，乙醇提取液体外对乙肝病毒有抑制作用。

肉苁蓉

【性味功效】

《神农本草经》：味甘，微温。主五劳七伤，补中，除茎中寒热痛，养五脏，强阴，益精气，多子，妇人癥瘕。久服轻身。

《名医别录》：味酸、咸，无毒。除膀胱邪气、腰痛，止痢。

《本草经集注》：味甘、酸、咸，微温，无毒。主治五劳七伤，补中，除茎中寒热痛，养五脏，强阴。益精气，多子，治妇人癥瘕，除膀胱邪气、腰痛，止痢。

《雷公炮制药性解》：味甘酸咸，性微温，无毒，入命门经。兴阳道，益精髓，补劳伤，强筋骨。

《本草经解》：气微温，味甘，无毒。主五劳七伤，补中，除茎中寒热痛，养五脏，强阴，益精气，多子，妇人癥瘕。久服轻身。

《本草崇原》：肉苁蓉气味甘，微温，无毒。主五劳七伤，补中，除茎中寒热痛，养五脏，强阴，益精气，多子，妇人癥瘕。久服轻身。

《医学要诀》：苁蓉强阴益精髓，五劳七伤补中气；茎中寒热妇人瘕，滋养五脏多子裔。苁蓉色玄汁厚，味甘咸而性温。补左右二肾先天之水火者也。温补而不峻，故有从容之名。精气足，则茎中寒热痛消。真火运行，则妇人阴瘕自解。中气资生于肾，水火气血充足，又何劳伤之有。主男子阳绝不兴，女人阴绝不产，泄精遗沥，带下血崩者，能宣补水火之体用也。又主大肠虚而燥结者，乃补剂、润剂也。列当名草苁蓉，主男子五劳七伤，补腰肾，兴阳事，令人有子。

《玉楸药解》：味甘、咸，气平，入足厥阴肝、足少阴肾、手阳明大肠经。暖腰膝，健筋骨，滋肾肝精血，润肠胃结燥。

《得配本草》：味咸，性温。入命门，兼入足少阴经血分。壮阳强阴，除茎中虚痛，腰膝寒疼，阴冷不孕。同鳝鱼为末，黄精汁为丸服之，力增十倍。

《中药学》：味甘、咸，性温。补肾助阳，润肠通便。

【归经】

《雷公炮制药性解》：归命门经。

《本草经解》：归肝、脾、肾经。

《玉楸药解》：归肝、肾、大肠经。

《得配本草》：归肾经。

《中药学》：归肾、大肠经。

【别名】

苁蓉、大云。

【临床应用】

1.用于阳痿、不孕、腰膝冷痛或筋骨无力。本品有补肾阳、益精血的功效。如肉苁蓉丸，以本品配伍熟地、菟丝子、五味子等，治肾虚精亏，肾阳不足而致阳痿；配伍鹿角胶、当归、熟地、紫河车治精血亏虚不能怀孕；配伍巴戟天、萆薢、杜仲等治腰膝冷痛，筋骨无力，如金刚丸。

2.用于肠燥津枯之大便秘结。本品能润肠通便。可配伍火麻仁、沉香同用，如润肠丸；也可大剂量煎汤服。

用量：10~20g。

使用注意：因本品能助阳，滑肠，故阴虚火旺及大便泄泻者忌服。肠胃有实热之大便秘结者亦不可用。

【主要成分及现代药理研究】

肉苁蓉主含：①苯乙醇苷类，如肉苁蓉苷A、肉苁蓉苷B等；②黄酮类；③生物碱等成分。

1.肉苁蓉能兴奋下丘脑-垂体-肾上腺轴，刺激释放肾上腺素，可提高人体免疫功能。

2.肉苁蓉有补肾助阳的功效，可抗疲劳、抗寒、抗缺氧。

3.研究发现：肉苁蓉对肾功能有明确的保护作用。

4.肉苁蓉能够改善肠道功能，促进排便。

5.肉苁蓉有一定的降压作用。

6.肉苁蓉有清除自由基作用，能抗衰老，还能延长寿命。

7.肉苁蓉所含成分有促进生长发育的作用，能够促进细胞免疫功能。

杜仲

【性味功效】

《神农本草经》：味辛，平。主腰脊痛。补中，益精气，坚筋骨，强志，除阴下痒湿，小便余沥。久服轻身，耐老。

《名医别录》：味甘，温，无毒。主治脚中酸疼痛，不欲践地。

《本草经集注》：味辛、甘，平、温，无毒。主治腰脊痛，补中，益精气，坚筋骨，强志，除阴下痒湿，小便余沥。脚中酸疼痛，不欲践地。久服轻身，耐老。

《雷公炮制药性解》：味辛甘，性温无毒，入肾经。主阴下湿痒，小便余沥，强志，壮筋骨，滋肾止腰痛。去粗皮，酥蜜炙去丝用。

《医学要诀》：杜仲补中益精气，补骨坚筋及强志；阴下痒湿腰膝疼，小便余沥肾冷臀。杜仲味甘微辛，其气温平。甘温能补，辛能滋肾，皮色黑而多绵，故主补骨坚筋，益精强志，乃治腰肾冷痛之圣药也。又主频惯坠胎者，胞系于腰之命门也。

《玉楸药解》：味辛，气平，入足厥阴肝经。荣筋壮骨，健膝强腰。

《得配本草》：辛、甘、淡，气温。入足少阴经气分。除阴下之湿，合筋骨之离，补肝气而利于用，助肾气而胎自安。凡因湿而腰膝酸疼，内寒而便多食沥，须此治之。

《中药学》：味甘，性温。补肝肾，强筋骨，安胎。

【归经】

《雷公炮制药性解》：归肾经。

《本草经解》：归肺、肾经。

《玉楸药解》：归肝经。

《得配本草》：归肾经。

《中药学》：归肝、肾经。

【别名】

《神农本草经》：思仙。

《本草经集注》：思仲、木绵。

【临床应用】

1.本品有补益肝肾的功效，可用于治疗因肝肾亏虚所引起的腰膝酸痛、四肢软弱无力等病证。还可用于治疗肾阳虚寒所引起的小便频数、阳痿、早泄等病证。

2.临床上因肝肾亏虚可导致胎元不固，本品可补肝肾，可用于治疗胎漏、胎动不安或习惯性流产。

用量用法：10~15g。炒用疗效较生用为佳。

使用注意：为温补之品，阴虚火旺者慎用。

【主要成分及现代药理研究】

杜仲主含：①三萜皂苷类成分；②黄酮类；③多种氨基酸及脂肪酸的成分。

1.杜仲能够增强细胞免疫功能，可以提高机体体液免疫功能。

2.杜仲能引起冠状动脉及肾血管扩张，有强心和降压作用。

3.杜仲有使血糖增高的作用。

4.杜仲有抗菌消炎的作用，对多种细菌有抑制作用。

5.杜仲有镇静和镇痛的作用。

6.杜仲所含成分有一定的抗肿瘤作用。

7.杜仲有抑制血小板聚集的作用。

8.杜仲能清除自由基，可延缓衰老。

9.杜仲有利尿作用。

菟丝子

【性味功效】

《神农本草经》：味辛，平。主续绝伤，补不足，益气力，肥健。汁：去面皯。久服明目，轻身延年。

《名医别录》：味甘，无毒。主养肌，强阴，坚筋骨，主治茎中寒，精自出，溺有余沥，口苦，燥渴，寒血为积。

《本草经集注》：味辛、甘，平，无毒。主续绝伤，补不足，益气力，肥健。汁：去面皯。养肌，强阴，坚筋骨，主茎中寒，精自出，溺有余沥，口苦，燥渴，寒血为积。久服明目，轻身，延年。

《雷公炮制药性解》：味甘辛，性平无毒，入肾经。主男子肾虚精寒、腰膝冷痛、茎中寒、精自出、溺有余沥、鬼交泄精，久服强阴坚骨，驻颜明目轻身，令人多子。

《本草经解》：气平，味辛甘，无毒。主续绝伤，补不足，益气力，肥健人。

《本草崇原》：菟丝子气味辛甘平，无毒。主续绝伤，补不足，益气力，肥健人。《别录》云：久服明目，轻身延年。

《医学要诀》：菟丝辛平能明目，主续绝伤补不足；益气倍力肥健人，添髓强坚筋与骨。《抱朴子》云：菟丝初生之根，其形似兔握，割其血以和丹药，立能变化。兔者，月之魄也。故《尔雅》菟丝名为玉女。是以大能补阴坚骨，添髓益精。凡补阴而藤蔓者，能续绝伤，补筋脉，筋脉资生于阴也。补阴之子，皆能明目。骨之精为瞳子也。气力肌肉，生于中焦水谷之精，然必借阴中之生阳以合化。

《玉楸药解》：味酸，气平，入足少阴肾、足厥阴肝经。泻湿祛风，敛精利水，暖膝温腰。菟丝子酸涩敛固，治遗精淋漓，膝冷腰痛。

《得配本草》：辛、甘、平。性温。入足三阴经血分。禀中和之气，凝正阳之性，温而不燥。益精髓，坚筋骨。治鬼交泄精，尿血余沥，赤白带浊，腰疼膝冷，去风明目，止泻固精。

《中药学》：辛、甘，平。补阳益阴，固精缩尿，明目止泻。

【归经】

《雷公炮制药性解》：归肾经。

《本草经解》：归肺、脾、胃经。

《玉楸药解》：归肾、肝经。

《得配本草》：归脾、肾、肝经。

《中药学》：归肝、肾经。

【别名】

菟丝。

《神农本草经》：菟芦。

《本草经集注》：菟缕、蓎蒙、赤网、菟累。

【临床应用】

1.用于腰膝酸痛、阳痿、滑精、小便频数、白带过多。本品既补肾阳，又补肾阴，且有固精缩尿等功效。如《百一选方》用菟丝子、杜仲等分，山药糊丸服，治腰膝酸痛；五子衍宗丸以本品配伍枸杞子、覆盆子、五味子等，治阳痿遗精；菟丝子丸以本品配伍鹿茸、桑螵蛸、五味子等，治小便不禁；茯菟丸以本品配伍由茯苓、石莲子，治遗精、白浊或尿有余沥。

2.用于目暗不明。本品有补肝明目的功效。如驻景丸，即由菟丝子、熟地、车前子所组成，治肝肾不足，目暗不明。

3.用于脾虚便溏或泄泻，本品有补脾止泻的功效。如《方脉正宗》方，以本品配伍黄芪、党参、白术等，治脾气不足，饮食减少，大便不实。此外，还可用于肝肾不足，胎元不固，阴亏消渴等证。如寿胎丸，即以本品于续断、桑寄生生、阿胶等配伍治胎漏下血，胎动欲堕；《全生指迷方》单用本品研末蜜丸或作散服，治消渴。

用量：10~15g。

使用注意：本品为平补之药，但仍偏补阳，故阴虚火旺，大便燥结、小便短赤者不宜服。

【主要成分及现代药理研究】

菟丝子主含：①黄酮类，如金丝桃苷、菟丝子苷等；②甾醇类，③香豆精等。

1.菟丝子能促进体液免疫，有增强机体免疫的作用。

2.菟丝子对实验性心肌缺血有较好的保护作用，对血流动力学、血液流变学有改善微循环作用。

3.菟丝子对甲状腺功能减退有治疗作用，能提高动物性活力。

4.菟丝子对实验性肝损伤有保护作用。

5.菟丝子具有抗衰老作用。

6.菟丝子对白内障有延缓形成和治疗作用。

7.菟丝子对肠运动抑制，对离体子宫表现兴奋作用。

8.菟丝子与抗炎类药物组成的制剂对粉刺及脂溶性皮炎有治疗作用。

益智仁

【性味功效】

《雷公炮制药性解》：味辛，性温，无毒，入脾、胃、肾三经。主遗精虚漏，小便余沥，益气安神，和中止呕，去皮，盐炒用。

《本草经解》：气温，味辛，无毒。主遗精虚漏，小便余沥，益气安神，补不足，利三焦，调诸气。夜多小便者，取二十四枚，碎，入盐同煎服，有奇验。（盐水炒）

《医学要诀》：益智安仁补不足，遗精虚漏泄赤浊；益气调中利三焦，肾虚淋沥小便促。脾藏智，益智芳香，乃益脾调胃、开郁疏气之药也。土乃火之子，益土即能补火，故三焦命门虚弱者宜之。土乃水之胜，故遗尿滑精，小便余沥者宜之。（眉批：气味辛温。）

《玉楸药解》：味辛，气温，入足太阴脾、足阳明胃经。和中调气，燥湿温寒，遗精与淋浊俱疗，吐血与崩漏兼医。

《得配本草》：辛，温。入足太阴经气分。能于土中益火。兼治下焦虚寒。开郁散结，温中进食，摄唾涎，缩小便。治冷气腹痛，呕吐泄泻，及心气不足，泄精崩带。

《中药学》：味辛，性温。温脾开胃，暖肾固精，摄唾缩尿。

【归经】

《雷公炮制药性解》：归脾、胃、肾经。

《本草经解》：归肝、肺经。

《玉楸药解》：归脾、胃经。

《得配本草》：归脾经。

《中药学》：归脾、肾经。

【别名】

益智仁、益智子。

【临床应用】

1.益智仁有温脾暖肾的作用，可用于治疗因脾肾受寒所引起的腹痛、呕吐、泄泻等病证。

2.益智仁能温脾开胃摄唾之功效，可用于治疗中气虚寒所致的食少纳呆、流涎等病证。

3.益智仁有暖肾助阳、固精缩尿的功效，可用于治疗肾气虚寒所导致的遗精、遗尿、夜尿增多、尿有余沥等病证。

用量：3~5g。

使用注意：本品燥热，能伤阴助火，故阴虚火旺或因热而患遗精、尿频、崩漏等证均忌服。

【主要成分及现代药理研究】

益智仁主含：①挥发油类，如棕榈酸、亚油酸等；②黄酮类成分，如白杨素、圆柚酮等；③甾体类，如β-谷甾醇等成分。

1.益智仁有强心作用，还能扩张血管。

2.益智仁所含成分有抑制肠管收缩的作用。

3.益智仁所含成分有一定的抗癌作用。

4.益智仁可抑制前列腺素的合成。

5.益智仁所含成分具有利尿的作用。

补骨脂

【性味功效】

《本草经解》：气大温，味辛，无毒。主五劳七伤，风虚冷，骨髓伤败，肾冷精流，及妇人血气堕胎。（盐水炒）

《医学要诀》：补骨脂主腰膝疼，五劳七伤风虚冷；骨髓伤败冷精流，妇人血气胎频陨。骨脂以功能而命名，味辛温而色黑，温补命门之药也。命门者，呼吸之门，三焦之原，守邪之神，元气之本也，故曰：补脾不如补肾。盖中焦胃冷，必得肾中元气，为釜底之燃。故二神丸，配肉豆蔻以补脾；青娥丸，配胡桃肉以补肾。胎系于命门，元气虚而频堕者宜之。又主虚热牙疼，兴阳，明目。

《玉楸药解》：味辛，苦，气温，入足太阴脾、足少阴肾、手阳明大肠经。温脾暖肾，消水化食，治膝冷腰疼，疗肠滑肾泄，能安胎坠，善止遗精，收小儿遗溺，兴丈夫痿阳，除阴囊之湿，愈关节之凉。

阳衰土湿之家，中气埋郁，升降失位，火金上逆，水木下陷。夜而阴旺湿增，心肾愈格。子半阳生之际，木气萌生，不得上达，温气下郁，遂兴阳而梦泄。此宜燥土泻湿，升脾降胃，交金木而济水火。道家媒合，婴儿姹女，首重黄婆，玄理幽妙，医工不解也。

《得配本草》：辛、苦，大温。入命门、手厥阴经。暖肾脏以壮元阳，补相火以通君火。治肾冷精滑，带浊遗尿，腹冷溏泄，腰膝酸疼，阴冷囊湿。

《中药学》：味辛、苦，性温。补肾壮阳，固精缩尿，温脾止泻。

【归经】

《本草经解》：归胃、肺、肾经。

《玉楸药解》：归脾、肾、大肠经。

《得配本草》：归心包经。

【别名】

补骨、破故纸、故纸、破故。

【临床应用】

1.用于阳痿、腰膝冷痛。本品有补肾壮阳功效。如补骨脂丸，即以本品配伍菟丝子、胡桃、沉香等治阳痿；青娥丸以本品配伍杜仲、胡桃等治腰膝冷痛或疲软无力。

2.用于滑精、遗尿、尿频。本品能固精缩尿，如（《三因方》）用补骨脂、青盐等分同炒为末，每服二钱（6g），治滑精；破故纸丸即以破故纸、茴香等分为丸，治肾气虚冷，小便无度。

3.用于脾肾阳虚的泄泻。本品有壮肾阳、温脾阳、止泻的功效。如四神丸，即由破故纸、肉豆蔻、五味子、吴茱萸等所组成，治脾肾阳虚五更泄泻。

此外，以本品配伍胡桃、蜂蜜等药，可治虚寒喘咳。

用量：5~10g。

使用注意：本品药性偏温燥，可伤阴、助火，故阴虚火旺、大便秘结者不宜服。

【主要成分及现代药理研究】

主要成分：①挥发油；②香豆素类，如补骨脂素、异补骨脂素等；③黄酮类，如补骨脂甲素、补骨脂乙素等。

1.补骨脂具有强心和扩张冠状动脉、增加冠脉血流量的作用。

2.补骨脂中多种成分有抗肿瘤作用。

3.补骨脂有促进皮肤色素增生的作用。

4.补骨脂对多种细胞有抑制和杀灭作用，在加黑光或长波紫外线照射下，其抗菌谱更广，作用更强。

5.补骨脂有显著增强机体免疫功能的作用。

6.补骨脂对组胺引进的气管收缩有明显舒张作用，对支气管哮喘有一定的治疗作用。

7.补骨脂有较明显的抗早孕作用及较弱的雌激素样作用，也具有明显的兴奋离体子宫的作用。

8.补骨脂有明显的杀虫作用。

9.补骨脂有抗衰老作用。

第二节　清　热　剂

清热泻火药

生石膏

【性味功效】

《神农本草经》：味辛，微寒。主中风寒热，心下逆气惊喘，口干，苦焦，不能息，腹中坚痛，除邪鬼，产乳，金创。

《本草经集注》：味辛、甘，微寒、大寒，无毒。主治中风寒热，心下逆气惊喘，口干舌焦，不能息，腹中坚痛，除邪鬼，产乳，金疮。细理白泽者良，黄者令人淋。

《雷公炮制药性解》：味辛甘，性寒，无毒。入肺、胃二经。主出汗解肌，缓脾益气，生津止渴，清胃消痰，最理头疼。

《**本草经解**》：气微寒，味辛，无毒。主中风寒热，心下逆气惊喘，口干舌焦不能息，腹中坚痛，除邪鬼，产乳，金疮。

《**本草崇原**》：石膏气味辛，微寒，无毒。主治中风寒热，心下逆气惊喘，口干舌焦，不能息，腹中坚痛，除邪鬼，产乳，金疮。

《**医学要诀**》：石膏主中风寒热，口焦舌干不能息；逆气惊喘腹中坚，产乳金疮邪鬼辟。石膏质腻理疏，味辛甘而气寒冷，虽属石类，乃阳明之宣剂凉剂也，故阳明证实热大渴者宜之。又治石乳乳痈，牙疼鼻衄者，皆阳明之热证也。

《**长沙药解**》：味辛，气寒。入手太阴肺、足阳明胃经。清金而止燥渴，泻热而除烦躁。

《**中药学**》：辛、甘，大寒。清热泻火，除烦止渴。

【**归经**】

《**雷公炮制药性解**》：归肺、胃经。

《**中药学**》：归肺、胃经。

【**别名**】

《**本草经集注**》：细石。

【**临床应用**】

1.本品有清热泻火作用，故可用于治疗温热病邪在气分所引起的大热、大渴、脉洪大等实热病证。

2.本品有清泄肺热功效。可用于治疗肺热所致的咳嗽痰稠、发热、气喘等病证。

3.本品能清泻胃火，可用于治疗胃火上炎所引起的牙龈肿痛、头痛、便秘等病证。

4.煅石膏有清热、收敛之功效。可外用治疗湿疹、水火烫伤及疮疡久不愈合等病证。

用量用法：15~60g。内服宜生用。入汤剂者应打碎先煎，外用者可以火煅研末。

使用注意：脾胃虚寒者及阴虚有内热者忌服。

【**主要成分及现代药理研究**】

生石膏主含：含水硫酸钙。

1.石膏有解热作用。临床研究表明，生石膏可作用于体温调节中枢，有较好的退热作用。

2.石膏有止渴作用。对多种方法造成的动物口渴状态，给动物饮用石膏上清液可减少动物的饮水量。

3.石膏有镇痛作用。

4.石膏有镇静、解痉作用。

5.石膏有兴奋或抑制心脏作用。小剂量石膏浸液对离体蟾蜍和家兔心脏有兴奋作用，大剂量有抑制作用。

6.石膏有增强吞噬力的作用，这可能与其所含的钙离子有密切关系。

7.石膏有抗病毒、利尿、利胆作用，还能降低血管通透性，缩短凝血时间。

知母

【**性味功效**】

《**神农本草经**》：味苦，寒。主消渴，热中，除邪气，肢体浮肿，下水，补不足，益气。

《本草经集注》：味苦，寒，无毒。主治消渴，热中，除邪气，肢体浮肿，下水，补不足，益气。

《雷公炮制药性解》：味苦，性寒无毒，入肾经。泻无根之肾火，疗有汗之骨蒸，止虚劳之阳胜，滋化源之阴生。勿犯铁器，犯之损肾，烧去毛，盐酒炒用。

《本草经解》：气寒，味苦，无毒。主消渴热中，除邪气，肢体浮肿，下水，补不足，益气。

《本草崇原》：知母气味苦寒，无毒。主治消渴热中，除邪气，肢体浮肿，下水，补不足，益气。

《医学要诀》：知母苦寒主益气，消渴热中除邪闭，肢体浮肿下水功，能补不足润心肺。知母肉白而外皮毛，秋金之凉剂也。一名水参、水须。又名连母、蚳母，得金润之化，知水之有母也。故有益气止渴之功，气化则水下而肿消矣。能除经络之热邪，阳明、肺经，皆主脉也。故热在经络而渴者宜之。后贤补治骨蒸痰嗽，滋肾水，清相火，泻膀胱者，皆借母气之资生。治心烦，止惊悸者，又得子液之上济。

《长沙药解》：味苦，气寒，入手太阴肺、足太阳膀胱经。清金泻热，止渴除烦。

《中药学》：味苦、甘，性寒。清热泻火，滋阴润燥，生津止渴。

【归经】

《雷公炮制药性解》：归肾经。

《本草经解》：归肾、心经。

《长沙药解》：归肺、膀胱经。

《中药学》：归肺、肾、胃经。

【别名】

《神农本草经》：蚳母、连母、野蓼、地参、水参、水浚、货母、蝭母。

《本草经集注》：女雷、女理、儿草、鹿列、韭蓬、儿踵草、水须、沈燔、薅。

【临床应用】

1.本品具有清热泻火、清心除烦的作用，故可以用于治疗邪热亢盛所引起的壮热、口烦渴、脉洪大等实热病证。

2.知母有滋阴降火的功效，可用于治疗肺肾阴亏所引起的潮热盗汗、骨蒸劳热、心情烦闷等阴虚火旺的病证。

3.知母有滋阴润燥、生津止渴的作用，故可以用于治疗阴虚消渴，症见口干、多饮、多尿等病证。

用量：6~12g。

使用注意：本品性质寒润，能滑肠，故脾虚便溏者不宜用。

【主要成分及现代药理研究】：

知母主含：①甾体皂苷类；②黄酮类；③多糖类。

1.知母煎剂有明显抗菌作用，从知母中提取的水溶性皂甙等成分可以抑制结核杆菌。

2.知母可以调节血糖水平。知母水提取物可明显减少尿糖排出，能使肝糖原含量明显降低，从而降低血糖。

3.知母所含成分有明显解热作用。

4.知母有一定的抗肿瘤作用。

5.研究表明：知母对肾上腺皮质激素水平有双向调节作用。

6.大剂量知母煎剂，可使呼吸中枢抑制，导致呼吸、心跳停止。

7.知母甲醇提取物可抑制血小板聚集，有抗凝作用。

8.知母有提高学习记忆功能的作用。

9.知母有利尿消肿、消炎利胆的作用。

天花粉

【性味功效】

《神农本草经》：味苦，寒。主消渴，身热，烦满，大热，补虚安中，续绝伤。

《本草经集注》：味苦，寒，无毒。主治消渴，身热，烦满，大热，补虚，安中，续绝伤。除肠胃中痼热，八疸身面黄，唇干口燥，短气，通月水，止小便利。

《雷公炮制药性解》：味苦，性寒无毒，入肺、心、脾、胃、小肠五经。主肺火盛而喉痹，脾胃火胜而口齿肿痛，清心利小便，消痰除咳嗽，排脓消肿，生肌长肉，止渴退烦热，补虚通月经。

《本草经解》：气寒，味苦，无毒，主消渴，身热，烦满大热，补虚安中，续绝伤。

《本草崇原》：栝蒌根气味苦寒，无毒。主治消渴，身热，烦满大热，补虚，安中，续绝伤。

《本草乘雅半偈》：栝蒌根实补虚安中者，热却则中安，亦即所以补液之虚耳。

《医学要诀》：栝蒌苦寒主消渴，身热烦满及大热；补虚安中续绝伤，八疸乳痈诸肿灭。根即天花粉也。色白性寒，能解大热，故有天花瑞雪之名。具金水之体用，其性蔓延，能吸阴液上滋，故主补虚安中，消渴烦满。凡补药而藤蔓者，能续绝伤。治痈肿疸黄者，清凉而散蔓也。盖根之在下，取其吸水液以上滋；子实在上，取其清火热以下泄，此药性升沉之大意也。

《长沙药解》：味甘、微苦，微寒，入手太阴肺经。清肺生津，止渴润燥，舒痉病之挛急，解渴家之淋癃。

《中药学》：味苦、微甘，性寒。清热生津，止渴，消肿排脓。

【归经】

《雷公炮制药性解》：归肺、心、脾、胃、小肠经。

《长沙药解》：归肺经。

《中药学》：归肺、胃经。

【别名】

花粉、瓜蒌根、栝蒌根。

《神农本草经》：栝楼根、地楼。

《本草经集注》：果臝、天瓜、泽姑。

【临床应用】

1.天花粉能清泻胃热，生津止渴。可用于治疗因热病热邪伤津而引起的口干舌燥，以及消渴证口渴、多饮等病证。

2.天花粉能清泄肺热，故可以用于治疗因热邪犯肺而引起的咳嗽、咳痰、咳血等病证。

3.天花粉有清热泻火、排脓散肿的作用，故可以用于治疗外科痈疸疮疡、赤肿疼痛之病证。

4.天花粉可用于中期妊娠引产。

用量用法：10~15g，煎服或入丸散。外用研末，水或醋调敷。

使用注意：脾胃虚寒、大便滑泄者忌用。

【主要成分及现代药理研究】

天花粉主含：①天花粉蛋白；②多糖类；③氨基酸等。

1.天花粉有抗早孕和导致流产的作用。天花粉蛋白可造成前列腺素合成增加，引起宫缩而导致流产。

2.天花粉有抗肿瘤作用。

3.天花粉可影响机体免疫功能。

4.天花粉对血糖有影响。天花粉提取物可使饿兔的肝糖原和肌糖原含量增加，对于正常家兔及四氧嘧啶糖尿病兔未见有降血糖作用。

5.天花粉有抗溃疡作用。天花粉对大鼠水浸捆缚应激性溃疡有显著抑制作用。

6.天花粉有抗菌、抗病毒作用。对溶血性链球菌、肺炎双球菌、白喉杆菌、柯萨奇B2、麻疹、单纯疱疹病毒型和乙型肝炎病毒均有抑制作用。

7.天花粉有抗艾滋病毒作用。

栀子

【性味功效】

《神农本草经》：味苦，寒。主五内邪气，胃中热气，面赤，酒疱皶鼻，白癞，赤癞，疮疡。

《名医别录》：大寒，无毒。主治目热赤痛，胸心大小肠大热，心中烦闷，胃中热气。

《本草经集注》：味苦，寒、大寒，无毒。主治五内邪气，胃中热气，面赤酒皶鼻，白癞、赤癞，疮疡。治目热赤痛，胸中心大小肠大热，心中烦闷，胃中热气。

《雷公炮制药性解》：味苦，性寒无毒，入心、肺、大小肠、胃、膀胱六经。主五内邪热，亡血津枯，面红目赤，痛肿疮疡，五种黄病，开郁泻火，疗心中懊憹颠倒而不眠，治脐下血滞小便而不利。皮走肌肤之热，仁去心胸之热，解羊踯躅及墨虫毒。

《本草经解》：气寒，味苦，无毒。主五内邪气，胃中热气，面赤酒皶鼻，白癞赤癞，疮疡。

《本草崇原》：栀子气味苦寒，无毒。主治五内邪气，胃中热气，面赤，酒疱皶鼻，白癞，赤癞，疮疡。

《医学要诀》：栀子五内邪气清，面赤酒疱齄鼻新；胃中热气心中闷，白癞赤癞疮毒平。栀子色赤味苦，而形象心，手少阴之凉剂也。故清五内邪热，心中郁闷。清面赤胃中热者，胃络通于心也。去酒疱齄鼻者，肺乃心之盖也。治癞癫疮疡者，皆属心火也。《别录》止诸血，及淋痢者，心主血也。时珍主治疝气者，心与小肠为表里也。孟诜主喑哑者，心主言也。甄权主明目黄疸者，心脉系于目，而栀子能清郁热也。诸般变青，皆属心火之因。学者能体认先圣格物主治之旨，类而推之，用之无穷。若舍《本经》而反剿袭诸家之说，是弃本齐末，茫无旨归矣。

《长沙药解》：味苦，性寒，入手少阴心、足太阴脾、足厥阴肝、足太阳膀胱经。

《得配本草》：苦，寒。入手太阴经血分。主屈曲下行。泻三焦之郁火，导痞块中之伏邪，导痞块中之伏邪，最清胃脘之血热。心烦懊憹，颠倒不眠，脐下血滞，小便不利，皆此治之。

《中药学》：味苦，性寒。清热泻火、利湿除烦、凉血解毒。

【归经】

《本草经集注》：归心、肺、大肠、小肠、胃、膀胱经。

《长沙药解》：归心、脾、肝经。

《得配本草》：归肺经。

《中药学》：归心、胃、三焦、肺经。

【别名】

山栀仁、山栀。

《神农本草经》：木丹。

《本草经集注》：枝子、越桃。

【临床应用】

1.栀子具有清热泻火、清心除烦的作用，故可以用于治疗因热邪侵犯心、胃等引起的心情烦闷、躁扰不宁等病证。

2.栀子具有清热利湿的功效，故可以用于治疗肝胆湿热所引起的发热、黄疸、小便色黄短赤等病证。

3.栀子有凉血解毒止血的功效，故可以用于治疗血热妄行所引起的呕血、衄血、尿血及皮肤出血等病证。

用量：3~10g。外用适量。

使用注意：脾虚便溏，食少者忌用。

【主要成分及现代药理研究】

栀子主含：①环烯醚萜类及苷类，如栀子苷、羟异栀子苷等；②有机酸类，如绿原酸等；③色素类物质，如栀子素、藏红花素等。

1.栀子有保肝作用，可以减轻各种原因引起的肝损害。

2.栀子有利胆退黄的作用。其醇提物可引起胆囊明显收缩，有可以促进胆汁排泄的作用。

3.栀子所含成分有增强胃肠蠕动的作用。

4.栀子能降低心肌收缩力，有减慢心率和扩张血管的作用。

5.栀子煎液有明显抗炎作用，对软组织损伤有修复作用。

6.研究发现：栀子有缩短凝血时间、促进凝血的作用。

7.栀子煎剂有引起腹泻的作用。

淡竹叶

【性味功效】

《神农本草经》：味苦，平。主咳逆上气。溢筋急，恶疡，杀小虫。

《名医别录》：大寒，无毒。主除烦热，风，喉痹，呕逆。

《本草经集注》：味辛，平、大寒。主胸中痰热，咳逆上气。

《雷公炮制药性解》：味甘淡，性平无毒，入心、肺、胃三经。主新旧风邪之烦热，喘促气胜之上冲，疗伤寒，解虚烦，治消渴，疗喉痹，止呕吐，除咳逆。

《**本草经解**》：气大寒，味甘平，无毒，主胸中痰热，咳逆上气。

足少阴之脉，其支者注胸，少阴肾，主五液，水泛成痰，痰滞胸中则热；其主之者，寒可清也。阳明胃气本下行，气逆而上，则熏肺而咳；竹叶寒可清胃，甘平可以下气也。

《**本草崇原**》：竹叶气味苦寒，无毒。主治咳逆上气，溢筋急，消恶疡，杀小虫。

《**医学要诀**》：竹叶苦平主咳逆，上气能平溢筋急；喉痹恶疡杀小虫，烦热风痉呕吐息。凌冬不凋，色青劲直，具东方之木象，有阴守之坚贞。夫木生于水而孕火，竹中通性寒，惟得母之水气，而无火之孕用。故溢肝而解心火也。风平火息，则咳逆喉痹痉疡呕吐，靡不宁矣。淡竹叶辛平大寒，主胸中痰热，咳逆上气，吐血消渴，中风失音，惊痫天吊，喉痹热黄。

《**玉楸药解**》：味甘，微寒，入足太阳膀胱经。利水去湿，泻热除烦。淡竹叶甘寒渗利，疏通小便，清泻膀胱湿热。

《**得配本草**》：甘、淡，微凉。入手太阴、少阴、足阳明经。清咳气上冲，除风邪烦热，止吐血，利小水。

《**中药学**》：甘、淡，寒。清热除烦，利尿。

【归经】

《**雷公炮制药性解**》：归心、肺、胃经。

《**本草经解**》：归肾、胃经。

《**玉楸药解**》：归膀胱经。

《**得配本草**》：归肺、心、胃经。

《**中药学**》：归心、胃、小肠经。

【别名】

《**神农本草经**》：竹叶。

【临床应用】

1.用于口舌生疮、小便不利、灼热涩痛等证。本品长于清心与小肠经热，而利尿通淋。常与灯芯草、白茅根、海金沙等同用。

2.用于热病心烦口渴之证。本品能清心泄热，除烦止渴。可与麦冬、芦根、天花粉等同用。

用量：10~15g。

【主要成分及现代药理研究】

淡竹叶主含：①三萜类化合物，如芦竹素、白茅素等；②甾类物质，如β-谷甾醇、豆甾醇等。

1.竹叶有解热作用。淡竹叶水浸膏对于注射酵母混悬液引起发热的大鼠，灌胃给药有退热作用，对大肠杆菌所致发热的猫和兔，2g/kg淡竹叶的解热效果为33g/kg非那西汀的0.83倍。其解热的有效成分能溶于水和稀盐酸，而难溶于醇和醚。

2.淡竹叶有利尿作用，其在利尿的同时，还能明显增加尿中氯化物的排泄量。

3.淡竹叶有抑菌作用，体外实验本品水煎剂对金黄色葡萄球菌、溶血性链球菌有抑制作用。

4.淡竹叶还有抗肿瘤和升血糖作用。

决明子

【性味功效】

《神农本草经》：味咸，平。主青盲，目淫，肤赤，白膜，眼赤痛，泪出。久服益精光，轻身。

《名医别录》：味苦、甘，微寒，无毒。主治唇口青。

《本草经集注》：味咸、苦、甘，平、微寒，无毒。主治青盲，目淫肤，赤白膜，眼赤痛泪出。治唇口青。久服益精光，轻身。

《雷公炮制药性解》：味咸苦甘，性平无毒，入肝经。主青盲赤白翳膜，时有泪出，除肝热，疗头风；研末涂肿毒，贴脑止鼻红。

《医学要诀》：决明咸平主青盲，目淫肤赤白膜张；眼赤泪出头风痛，助肝清热益精光。草决明，马蹄决明也。仲夏始生，感一阴初生之气，色青主肝，咸走血，故大有明目之功，而能去风邪热毒。

《得配本草》：甘、苦，微寒。入足厥阴经。除肝热，和肝气。凡因血热，以致头风、鼻衄、肿毒、目翳、赤泪、唇口青色者，均得此而愈。

《中药学》：味甘、苦，性微寒。清肝明目，润肠通便。

【归经】

《雷公炮制药性解》：归肝经。

《得配本草》：归肝经。

《中药学》：归肝、大肠经。

【别名】

决明。

【临床应用】

1.决明子具有清肝明目的作用，可用于治疗肝经风热所致的羞明流泪、目赤肿痛等病证。

2.决明子有润肠通便的功效，可用于治疗热结便秘或肠燥便秘。

用量：10~15g。

【主要成分及现代药理研究】

决明子主含：①蒽醌类成分，如大黄酚、大黄素甲醚等；②萘并吡喃酮类成分，如决明子苷等；③脂肪及多糖类成分。

1.决明子所含成分有利尿和降低血压的作用。

2.决明子所含成分有降低胆固醇的作用，可预防动脉粥样硬化的形成。

3.决明子所含成分有抑制细胞免疫作用。

4.决明子所含成分有抗病原微生物作用，对多种细菌具有抑制作用。

5.决明子所含成分有泻下作用。

6.决明子有保护肝功能的作用。

7.决明子所含成分有促进胃液分泌的作用。

清热燥湿药

黄芩

【性味功效】

《神农本草经》：味苦，平。主诸热黄疸，肠澼，泄利，逐水，下血闭，恶创疽蚀，火疡。

《名医别录》：大寒，无毒。主治痰热，胃中热，小腹绞痛，消谷，利小肠，女子血闭、淋露、下血，小儿腹痛。

《本草经集注》：味苦，平、大寒，无毒。主治诸热，黄疸，肠澼泄痢，逐水，下血闭，恶疮疽蚀，火疡。

《雷公炮制药性解》：味苦平，性寒无毒，入肺、大肠、膀胱、胆四经。主崩淋热疸，痈痢恶疮，解毒收口，去翳明目，调经安胎。中枯而飘者，泻肺火，消痰利气，除风湿留热于肌表。细实而坚者，泻大肠火，养阴退阳，滋化源，除热于膀胱。

《本草经解》：气平，味苦，无毒。主诸热，黄疸，肠澼泄痢，逐水，下血闭，恶疮疽蚀，火疡。（酒炒）

《本草崇原》：黄芩气味苦寒，无毒。主治诸热，黄疸，肠澼，泄痢，逐水，下血闭，恶疮，疽蚀，火疡。

《医学要诀》：黄芩苦平诸热气，黄疸肠澼下泄痢；恶疮疽蚀并火疡，疗痰逐水下血闭。黄芩一名腐肠，中空外实，有若躯形之肌皮，肺经之药也。性味苦寒，能解外热。治肠澼下痢者，肺与大肠为表里、协热而泄痢也。黄疸，湿热在肌也。火疡，火伤皮肤也。恶疮疽蚀，乃荣气不从，逆于肉理，卫气有所凝而不行，肺气清，则荣卫行而疽毒消矣。肺主气。气化，则水自行、血自下矣。又主痰热咳嗽，吐血衄血肺痿喉腥，腹中绞痛，五淋积血，崩中下血，上焦火热，盖能清肺而解热也。稍之实者，名曰子芩，主安胎，利脓血。

《长沙药解》：味苦，气寒，入足少阳胆、足厥阴肝经。清相火而断下利，泻甲木而止上呕，除少阳之痞热，退厥阴之郁蒸。

《得配本草》：苦，寒。入手太阴、少阳、阳明经气分。泻三焦实火，祛肌表邪热，利气郁，消膈痰，解喉腥，化斑疹，治疮疡，通肠闭，止热痛，凉血安胎。

《中药学》：味苦，性寒。清热燥湿，泻火解毒，止血，安胎。

【归经】

《雷公炮制药性解》：归肺、大肠、膀胱、胆经。

《本草经解》：归肺、心、脾经。

《长沙药解》：归胆、肝经。

《得配本草》：归肺、三焦、大肠经。

《中药学》：归肺、胃、胆、大肠经。

【别名】

条芩、片芩、子芩、枯芩。

《神农本草经》：腐肠。

《本草经集注》：空肠、黄文、经芩。

【临床应用】

1.本品有燥湿泄热、解毒的功效。可用于治疗湿热所致的湿温、黄疸、泻痢、热淋、痈肿疮毒等病证。治湿温发热、胸闷、苔腻之证，须配伍滑石、通草、白蔻仁等渗利化湿药，如黄芩滑石汤；治湿热发黄，可为栀子、茵陈等药的辅佐，以增强清肝利胆功效；若肠胃湿热所致的泻痢，则多配伍黄连；治下焦湿热，小便涩痛，可配伍生地、木通，即火府丹；用于痈肿疮毒，常配以天花粉、白芷、连翘之类。

2.用于湿热病壮热烦渴、苔黄脉数等证。本品能清气分实热，并有退热功效。常与栀子、黄连、石膏等配伍。本品的清解热邪作用，配伍柴胡，用于寒热往来证，可解少阳之邪，如小柴明汤。

3.用于肺热咳嗽，本品长于清肺热。单用即为黄芩散；配伍半夏、天南星，即小黄丸，可治咳嗽痰壅之证。

4.用于内热亢盛，迫血妄行所致的吐血、咳血、衄血、便血、血崩等证。黄芩具清热与止血双重作用。可单用黄芩炭，或配伍生地、白茅根、三七等药。

5.用于胎热不安。黄芩有清热安胎功效。常与白术、当归等配伍，如当归散。

用量用法：3~10g，煎服或入丸散。清热多用生黄芩，安胎多用炒制品；清上焦热可用酒芩；止血则多炒成炭用。

使用注意：本品苦寒伐生气，脾胃虚寒、少食、便溏者忌用。

【主要成分及现代药理研究】

黄芩主含：①黄酮类，如黄芩苷、汉黄芩苷等；②多糖类及挥发油等成分。

1.临床研究发现：黄芩有抗病原微生物的作用。

2.黄芩有抗炎和抗过敏的功效。

3.黄芩有降低转氨酶、保护肝功能和利胆作用。

4.黄芩有明显降低血脂的作用。

5.黄芩有解痉止痛和镇痛的作用。

6.黄芩有退热作用。

7.黄芩所含成分有降低血压的作用。

8.黄芩所含成分有抑制肿瘤细胞分裂，从而起到抗肿瘤作用。

9.黄芩所含成分有抑制血小板聚集的作用，可防止弥漫性血管性凝血的发生。

10.黄芩有利尿消肿的作用。

11.黄芩所含成分可拮抗促肾上腺皮质激素。

12.黄芩所含成分有止血作用。

13.黄芩还有抗衰老的作用。

黄连

【性味功效】

《神农本草经》：味苦，寒。主热气，目痛，眦伤，泣出，明目，肠澼，腹痛，下利，妇人阴中肿痛。久服，令人不忘。

《名医别录》：微寒，无毒。主治五藏冷热，久下泄澼、脓血，止消渴、大惊，除水，利骨，调胃，厚肠，益胆，治口疮。

《本草经集注》：味苦，寒、微寒，无毒。主治热气，目痛，眦伤泪出，明目，肠澼，腹痛。下痢，妇人阴中肿痛。五脏冷热，久下泄澼脓血，止消渴，大惊，除水，利骨，调胃，浓肠，益胆，治口疮。

《雷公炮制药性解》：味苦，性寒无毒，入心经。主心火炎，目疾暴发，疮疡红肿，肠红下痢，痞满泄泻小儿疳热，消口中疮，惊悸烦躁，天行热疾。

《本草经解》：气寒，味苦，无毒。主热气目痛伤泪出，明目，肠腹痛下痢，妇人阴中肿痛，久服令人不忘。

《本草崇原》：黄连气味苦寒，无毒。主治热气，目痛，眦伤泣出，明目，肠澼，腹痛下痢，妇人阴中肿痛。久服令人不忘。

《医学要诀》：黄连苦寒主热气，明目目疼眦伤泣；肠澼腹痛下利良，妇人阴痛并广记。黄连形如连珠，性味苦寒。苦先入心，寒能清热，泻心火之药也。经云：目者，心之使也，手少阴之脉，从心系于目。心气热，是以目痛而眦伤泣也。心主血而主脉，热伤经络，则肠澼下痢矣。心肾之气相通，故阴户疼。心气清，能不忘也。又主烦躁痞满，心疼惊悸者，济心火也。止吐血下血盗汗者，心主血而汗乃血之液也。厚肠胃者，能清澼积也。治痈疽者，毒主心火也。治伏梁者，心之积也。治小儿疳热痘疹者，解心主之热也。

《长沙药解》：味苦，性寒，入手少阴心经。清心退热，泻火除烦。

《得配本草》：大苦，大寒。入手少阴经气分。泻心脾，凉肝胆，清三焦，解热毒。燥湿开郁，治心窍恶血，阳毒发狂，惊悸烦躁，恶心痞满，吞酸吐酸，心腹诸痛，肠澼泻痢，疳疾虫症，痈疽疮疥，暴赤目痛，牙疳口疮，孕妇腹中儿啼，胎惊子烦，阴户肿痛。

《中药学》：味苦，性寒。清热燥湿，泻火解毒。

【归经】

《雷公炮制药性解》：归心经。

《本草经解》：归肾、心经。

《长沙药解》：归心经。

《得配本草》：归心经。

《中药学》：归心、胃、肝、大肠经。

【别名】

雅连、云连。

《神农本草经》：王连。

【临床应用】

1.用于肠胃湿热所致的腹泻、痢疾、呕吐等证。黄连去中焦湿热，并具解毒作用，故有较好疗效。古时也有单用本品治上述诸证的。若病情较重，或有其他兼证者，则多配入复方。如与木香同用，即香连丸，可调气行滞而除里急后重；若治痢疾、泄泻而身热者，常配伍葛根、黄芩等，如葛根芩连汤。对于肝火或胃热呕吐，配伍吴茱萸同用，即左金丸；或配伍半夏、竹茹等，如黄连橘皮竹茹半夏汤，均可奏清热降逆止呕之效。

2.本品有泻火解毒的功效，可用于治疗热盛火炽引起的烦躁不安、壮热口渴、神昏谵语等病证。

3.用于痈肿疮毒，疗毒内攻，耳、目肿痛诸证。亦可用本品以泻火解毒，常配伍黄芩、栀子、连翘等药，如《外科正宗》的黄连解毒汤。对于耳目肿痛，亦可外用，研末或浸汁涂患处。

用量用法：2~10g，煎服或入丸散。外用适量。

使用注意：本品大苦大寒，过量或服用较久，易致败胃。凡胃寒呕吐，脾虚泄泻之证均忌用。

【主要成分及现代药理研究】

黄连主含：异喹啉类生物碱，其中小檗碱的含量最高。

1.黄连有抗菌消炎的作用。研究表明：黄连对多种球菌、杆菌均有明显抑制作用。

2.黄连所含成分有抗病毒的作用。

3.黄连所含成分有抑制血小板聚集的功效，因而具有抗凝作用。

4.黄连有解热镇痛的作用。

5.黄连有抗心律失常和抗心衰的作用。

6.黄连有抑制糖原异生，从而起到降血糖的作用。

7.黄连有降血压作用。

8.黄连有降低血脂的作用。

9.黄连有抗氧化和抗肿瘤的作用。

10.黄连有消炎利胆的作用。

11.黄连还有治疗慢性腹泻的作用。

黄柏

【性味功效】

《神农本草经》：味苦，寒。主五脏，肠胃中结热，黄疸，肠痔。止泄利，女子漏下赤白，阴阳伤，蚀疮。

《名医别录》：无毒，主治惊气在皮间，肌肤热赤起，目热赤痛，口疮。

《本草经集注》：味苦，寒，无毒。主治五脏肠胃中结气热，黄疸，肠痔，止泄痢，女子漏下、赤白，阴阳蚀疮。治惊气在皮间，肌肤热赤起，目热赤痛，口疮。

《雷公炮制药性解》：味苦，性寒，无毒。入肾、膀胱二经。主泻下焦隐伏之火，安上焦虚哕之虫，除脐下痛，补肾水衰，止血痢，治痈疮，明眼目，利小便，除湿热，疗女子热崩。肉浓鲜黄者佳。

《本草经解》：气寒，味苦，无毒。主五脏肠胃中结热，黄疸，肠痔，止泄痢，女子漏下赤白，阴伤蚀疮。（盐水炒）

《医学要诀》：黄柏黄疸肠痔血，五脏肠胃中结热；阴阳疮蚀泄痢清，女子漏下淋赤白。黄柏性味苦寒，根皮而色黄，是能清中下二焦之湿热。盖苦能胜湿，寒能清热，苦能杀虫也。又主治目赤口疮，重舌阴痿，小便不通，诸痿瘫痪，蛔厥心疼，赤白淫浊，劳热骨蒸，呕血衄血。泻膀胱相火有余，补肾脏阴精不足，皆取其养阴清热之功。

《长沙药解》：味苦，气寒，入足厥阴肝、足太阴脾经。泻己土之湿热，清乙木之郁蒸，调热利下重，理黄疸腹满。

《得配本草》：苦，寒。入足少阴经血分。泻下焦隐伏之火，除脏腑至阴之湿。溲便癃闭，水泻血痢，由湿热致者，宜此治之。

《中药学》：苦，寒。清热燥湿，泻火解毒，退虚热。

【归经】

《雷公炮制药性解》：归肾、膀胱经。

《本草经解》：归肾、心经。

《长沙药解》：归肝、脾经。

《得配本草》：归肾经。

《中药学》：归肾、膀胱、大肠经。

【别名】

川黄柏、蘖木、黄檗。

《神农本草经》：檗木、檀桓。

【临床应用】

1.黄柏有清热燥湿和解毒的作用，可用于治疗黄疸、白带、湿热泻痢等病证。

2.本品能泻火解毒，清退湿热，可用于治疗疮疡肿毒、皮肤湿疹等病证。

3.黄柏有清退虚热、抑制相火的功效，可用于阴虚发热、骨蒸盗汗及遗精等证。常与知母相须为用，并配以地黄、龟板之类养阴药以滋肾阴，泻相火，如知柏地黄丸、大补阴丸。

用量用法：3~10g，煎服或入丸散。外用适量。

使用注意：本品大苦大寒，易损胃气，脾胃虚寒者忌用。

【主要成分及现代药理研究】

黄柏主含：①生物碱类，如小蘖碱、药根碱等；②苦味质，如黄柏酮、黄柏内酯等。

1.研究实验表明：黄柏所含成分具有抗病原微生物的作用。

2.黄柏所含成分有降低血压的作用。

3.小剂量黄柏煎液能增强乙酰胆碱的作用。

清热凉血药

干地黄

【性味功效】

《神农本草经》：味甘，寒。主折跌绝筋，伤中，逐血痹，填骨髓，长肌肉，作汤，除寒热积聚，除痹，疗折跌绝筋，久服，轻身不老。

《本草经集注》：味甘、苦，寒，无毒。主治折跌，绝筋，伤中，逐血痹，填骨髓，长肌肉。作汤除寒热，积聚，除痹。主男子五劳七伤，女子伤中，胞漏，下血，破恶血，溺血，利大小肠，去胃中宿食，饱力断绝，补五脏内伤不足，通血脉，益气力，利耳目。

《雷公炮制药性解》：味甘苦，性寒无毒，入心、肝、脾、肺四经。凉心火之烦热，泻脾土之湿热，止肺经之衄热，除肝木之血热。忌见铁器。

《**本草经解**》：气寒，味甘，无毒。主伤中，逐血痹，填骨髓，长肌肉，作汤除寒热积聚，除痹，疗折跌绝筋。久服轻身不老，生者尤良。地黄气寒，禀天冬寒之水气，入足少阴肾经；味甘无毒，得地中正之土味，入足太阴脾经。

《**本草崇原**》：地黄色黄，味甘性寒，禀太阴中土之专精，兼少阴寒水之气化。主治伤中者，味甘质润，补中焦之精汁也。血痹，犹脉痹，逐血痹者，横纹似络脉，通周身之经络也。得少阴寒水之精，故填骨髓。

《**医学要诀**》：地黄长肌填骨髓，主治伤中逐血痹；作汤寒热积聚清，折跌绝筋耳目利。地黄色玄汁厚，性味甘寒，补精髓之圣药也。中气发原于肾，故能主治伤中，而长肌肉。夫肾主精液，入心化赤而为血。又经脉之所资生，故续绝伤。通经脉，破瘀血，凉血生血，补血养血，止吐血、衄血、尿血、便血、嗽血、淋血，月经不调。胎产崩漏。精气充足，则积聚痹闭自除。又主五劳七伤，赢瘦痿蹷，安魂魄，定惊悸，利耳目，黑须发，皆补髓养血之功也。生者凉而带清，熟者温而纯补。

《**长沙药解**》：味甘、微苦，入足太阴脾、足厥阴肝经。凉血滋肝，清风润木，疗厥阴之消渴，调经脉之结代。滋风木而断疏泄，血脱甚良，泽燥金而开约闭，便坚亦效。

鲜地黄加工采集：秋季采挖，除去芦头、须根，为鲜生地；根烘熔至八成干，并内部变黑，捏成团状，为生地黄；生地加黄酒蒸至黑润，为熟地黄。除去杂质，洗净，闷润，切厚片，干燥。

《**中药学**》：味甘、苦，性寒。清热凉血，养阴，生津止渴。

【**归经**】

《**雷公炮制药性解**》：归心、肝、脾、肺经。

《**本草经解**》：归肾、脾经。

《**长沙药解**》：归脾、肝经。

《**中药学**》：归心、肝、肾经。

【**别名**】

地黄、生地黄、鲜地黄、生地、生苄。

《**神农本草经**》：地髓。

《**本草经集注**》：苄、芑。

【**临床应用**】

1.用于温热病热入营血，身热口干、舌绛或红等证。本品具有清热凉血和养阴的作用。常与玄参等配伍，以增强清营养阴功效，如清营汤。这种作用又适用于温热病后期，余热未尽，阴津已伤，而致发热、夜热早凉，以及慢性病由于阴虚内热所致的潮热证。常与知母、青蒿、鳖甲等配伍，如青蒿鳖甲汤。

2.用于热在血分，迫血妄行的吐血、衄血、尿血、崩漏下血等证。本品又能凉血、止血。常与侧柏叶、生荷叶、艾叶等同用，如四生丸。又用于血热毒盛、发疹发斑而斑疹紫黑之证，亦常与丹皮、赤芍等配伍以凉血消斑，即犀角地黄汤。

3.本品能养阴生津。可用于治疗因热病伤阴而引起的舌红口干、口渴多饮，以及消渴病出现的烦渴多饮等证。常与麦冬、沙参、玉竹等配伍以养胃阴，生津液，如益胃汤。治消渴证多用与葛根、天花粉、五味子等配伍，如玉泉散。此外，用于热甚伤阴劫液而致肠燥便秘。

用量用法：10~30g，煎服或以鲜品捣汁入药。

使用注意：本品性寒而滞，脾虚湿滞，腹满便溏者不宜用。

【主要成分及现代药理研究】

本品主要含环烯醚萜、单萜及其苷类。尚含苯甲酸、苯乙酸等多种有机酸、甾醇、氨基酸等。

1.生地黄有降血糖作用。

2.研究表明，生地黄有止血作用，可有效拮抗阿司匹林引起的凝血时间延长。

3.生地黄可以增加冠脉血流量和心脏搏出量，有强心利尿作用。

4.生地黄有抗菌消炎的作用。

5.生地黄所含成分有抗过敏的作用。

6.生地黄有明显的"滋阴"作用。

7.生地黄有清除氧自由基，具有抗氧化、抗衰老的作用。

8.生地黄对肾上腺皮质激素有离解作用。

9.生地黄还有保肝、抗肿瘤、抗放射性损伤作用。

10.地黄水提液还可抑制胃酸分泌和抗溃疡，有镇定等作用。

11.地黄所含成分可增强细胞免疫功能。

12.地黄多糖有调节甲状腺激素水平的作用。

13.地黄有一定的降压作用，对血压具有双向调节作用。

玄参

【性味功效】

《神农本草经》：味苦，微寒。主腹中寒热积聚，女子产乳余疾，补肾气，令人目明。

《本草经集注》：味苦，咸，微寒，无毒。主治腹中寒热积聚，女子产乳余疾，补肾气，令人目明。治中风伤寒，身热支满，狂邪忽忽不知人，温疟洒洒，血瘕，下寒血，除胸中气，下水，止烦渴，散颈下核，痈肿，心腹痛，坚症，定五脏。久服补虚，明目，强阴，益精。

《雷公炮制药性解》：味苦咸，性微寒，无毒，入心、肺、肾三经。主腹中寒热积聚，女子产乳余疾，补肾气，除心烦，明眼目，理头风，疗咽喉，消瘿瘤，散痈肿，解热毒。勿犯铜器，饵之噎喉损目。

《本草经解》：气微寒，味苦，无毒。主腹中寒热积聚，女子产乳余疾，补肾气，令人明目。

《本草崇原》：玄参气味苦，微寒，无毒。主治腹中寒热积聚，女子产乳余疾，补肾气，令人明目。

《医学要诀》：玄参腹中寒热清，女子产乳余疾平；补肾明目消积聚，风寒暴中不知人。参属、而色玄性寒，滋补肾气者也。故主明目而壮肾气，及产乳余疾。肾液上周，则寒热积聚，靡不荡涤矣。能肃清诸气，故能御暴中之邪。后贤谓能治痈肿瘰疬，温疟洒洒者，寒热病也。治喉痹咽痛者，金水子母之气相资也。疗骨蒸传尸者，能补肾益精也。去游风班毒者，能养阴而清风热也。肾水受伤真阴失守，当以玄参为圣剂。（眉批：相火为元气之贼，火清则气清矣。）

《玉楸药解》：味甘，微苦，入手太阴肺、足少阴肾经。清肺金，生肾水，涤心胸之烦热，凉头目之郁蒸、瘰疬、斑疹、鼻疮、喉痹皆医。

元参清金补水，凡疮疡热痛、胸膈燥渴、溲便红涩、膀胱癃闭之证俱善。清肺与陈皮、杏仁同服。

利水合茯苓、泽泻同服。轻清飘洒，不寒中气，最佳之品。

《中药学》：味苦、甘、咸，性寒。清热，解毒，养阴。

【归经】

《雷公炮制药性解》：归心、肺、肾经。

《本草经解》：归肾、心经。

《玉楸药解》：归肺、肾经。

《中药学》：归肺、胃、肾经。

【别名】

元参。

《神农本草经》：重台。

《本草经集注》：玄台、鹿肠、正马。

【临床应用】

1.主要用于治疗温热病热入营分，伤阴劫液所引起的身热、口干等病证。常与黄连、生地、连翘等配伍以泻火解毒、凉血养阴，如清营汤；又用于温热病邪陷心包、神昏谵语之证，可配伍连翘心、麦冬等共奏清心解毒、凉血养阴之效，如清宫汤。

2.用于温热病血热塞盛、发斑，或咽喉肿痛，甚则烦躁谵语之证。本品能滋阴降火以解毒消斑。常与石膏、知母等配伍，如化斑汤；亦可配伍升麻、甘草，即玄参升麻汤。

3.用于咽喉肿痛、痈肿疮毒、瘰疬痰核等证。本品有清热解毒、散结消痈的功效。咽喉肿痛由外感风热引起的，常用与牛蒡子、桔梗、薄荷等配伍治疗；若内热所致的，可配伍麦冬、桔梗、甘草等，即玄麦甘桔汤。治疗瘰疬痰核可配伍贝母、牡蛎，即消瘰丸。

用量用法：10~15g，煎服或入丸散。

使用注意：本品性寒而滞，脾胃虚寒，胸闷少食者不宜用。反藜芦。

【主要成分及现代药理研究】

玄参主含：①环烯醚萜苷类成分，如哈巴苷、哈巴俄苷；②玄参素；③环烯醚萜苷类成分是使药材加工后内部变黑的主要成分。

1.玄参有明显降血压作用。

2.玄参的乙醇提取物能明显增加冠脉血流量，对心肌缺血有保护作用。

3.玄参所含成分有降低血糖作用。

4.玄参有抗菌消炎作用，对多种细菌有抑制作用。

5.玄参有一定的解热、镇痛作用。

6.玄参所含成分有镇静和抗惊厥的作用。

牡丹皮

【性味功效】

《神农本草经》：味辛，寒。主寒热，中风瘈疭，痉，惊痫邪气，除癥坚，瘀血留舍肠胃。安五脏，疗痈创。

《本草经集注》：味辛、苦，寒、微寒，无毒。主治寒热，中风，瘈疭，痉，惊痫，邪气，除癥坚，瘀血留舍肠胃，安五脏，治痈疮。除时气，头痛，客热，五劳，劳气，头腰痛，风喋，癫疾。

《雷公炮制药性解》：味辛苦，性微温，无毒，入肝经。治一切冷热气血凝滞，吐衄血瘀积血，跌仆伤血，产后恶血。通月经，除风痹，催产难。

《本草经解》：气寒，味辛，无毒。主寒热中风，瘈疭惊痫，邪气，除癥坚瘀血，留舍肠胃，安五脏，疗痈疮。

《本草崇原》：牡丹气味辛寒，无毒。主治寒热中风，瘈疭惊痫，邪气，除癥坚瘀血，留舍肠胃，安五脏，疗痈疮。

《医学要诀》：丹皮寒热中风康，瘈疭惊痫邪气强；癥坚瘀血留肠胃，能安五脏疗痈疮。丹皮色赤，辛甘微寒，入手少阴足厥阴血分。寒能养阴，故主安五脏。养血，则风热之邪自除。惊痫瘈疭癥坚痈疮，皆风热经血之为病也。又主凉血生血，衄血吐血，瘀血恶血者，能清血中之火也。治风喋癫疾，头痛风痹者，能养血而去邪也。主五劳骨蒸，伏火相火，安神益智者，能养阴而清热也。

《长沙药解》：味苦、辛，微寒，入足厥阴肝经。达木郁而清风，行瘀血而泻热，排痈疽之脓血，化脏腑之癥瘕。

《中药学》：味苦、辛，性微寒。清热凉血，活血散瘀，退虚热。

【归经】

《雷公炮制药性解》：归肝经。

《本草经解》：归小肠、肺经。

《中药学》：归心、肝、肾经。

【别名】

丹皮。

《神农本草经》：牡丹、鹿韭、鼠姑。

【临床应用】

1.本品有清热凉血之功效，可用于治疗温热病热入血分而引起的出疹，以及血热妄行引起的吐血、咯血、衄血、尿血等病证。

2.本品有退虚热的功效，故可用于治疗温热病后期，阴分伏热所引起的发热、夜热早凉、阴虚内热等病证。

3.本品有活血散瘀的作用，可用于治疗血瘀引起的闭经、痛经、癥瘕、集聚等病证。

4.本品在治疗方剂中能发挥清热凉血与活血散瘀的协同作用，临床可用于治疗痈肿疮毒等外科常见病证。

用量用法：6~12g，煎服或入丸散。

使用注意：血虚有寒、孕妇及月经过多者不宜用。

【主要成分及现代药理研究】

丹皮主含：①酚类化合物，如丹皮酚、牡丹皮酚、牡丹酚苷等；②萜类化合物，如芍药苷；③挥发油。

1.牡丹皮解热、镇痛、镇静及抗惊厥的作用。

2.牡丹皮能增加冠脉血流量，减少心输出量，对心肌缺血有明显改善作用。

3.牡丹皮有抗菌消炎作用。

4.牡丹皮所含成分有抑制血小板聚集，发挥其抗凝和抗血栓作用。

5.牡丹皮有抗早孕作用。

6.牡丹皮有利尿消肿的作用。

7.牡丹皮有提高机体免疫功能的作用。

8.牡丹皮还有抗癌、消除自由基等作用。

赤芍

【性味功效】

《神农本草经》：味苦，平。主邪气腹痛，除血痹，破坚积，寒热，疝瘕，止痛，利小便，益气。

《本草经集注》：味苦、酸，平、微寒，有小毒。主治邪气腹痛，除血痹，破坚积，寒热，疝瘕，止痛，利小便，益气。通顺血脉，缓中，散恶血，逐贼血，去水气，利膀胱大小肠，消痈肿，时行寒热，中恶，腹痛，腰痛。

《本草经解》：赤者入心与小肠，心主血，小肠主变化，所以行而不留，主破血也。《本经》不分赤、白，东垣云：赤者利小便下气，白者止痛散气血。俗云：白补赤泻。

《中药学》：味苦，性微寒。清热凉血，祛瘀止痛。

【归经】

《本草经解》：归小肠、心经。

《中药学》：归肝经。

【别名】

赤芍药。

【临床应用】

1.用于温热病热在血分，身热、发斑疹，及血热所致吐血、衄血等证。本品能清血分郁热。常与丹皮同用，或配伍生地等品，如犀角地黄汤。若斑疹色不红之证，可配伍紫草、蝉蜕等药，如紫草快斑汤。

2.用于血滞经闭、痛经及跌打损伤瘀滞肿痛诸证。本品能祛瘀行滞并缓解疼痛。活血通经可与当归、丹皮、川芎等配伍，如滋血汤；若配伍桃仁、乳香、红花等药，可用于外伤腕痛。

3.用于痈肿、目赤肿痛等证。本品凉血、祛瘀而散肿消痈，并能止痛、泻肝火。治痈肿疔毒，可配伍金银花、黄连、蚤休等，如夺命丹；治肝热目赤，常与菊花、木贼、夏枯草等配伍运用。此外，亦可用于热淋、血淋及热痢带血等血热证，多配入相应的方剂中。

用量用法：1~15g，煎服或入丸散。

使用注意：本药反藜芦。对于虚寒性的闭等忌用。

【主要成分及现代药理研究】

赤芍主含：①芍药苷；②苯甲酸；③鞣质等。

1.赤芍有解热镇痛、解痉止痛和抗惊厥的作用。

2.赤芍有抗肿瘤、抗缺氧作用。

3.赤芍对多种病原微生物有所抑制。

4.赤芍有扩张冠状动脉，增加冠状动脉血流量的作用，可以减轻心肌缺血患者的临床症状。

5.赤芍可抑制血小板聚集，有抗凝血和预防血栓形成的作用。

6.赤芍有保护肝功能的作用。

7.赤芍对血糖有降低的作用。

清虚热药

青蒿

【性味功效】

《神农本草经》：味苦，寒。主疥瘙，痂痒，恶疮，杀虱，留热在骨节间，明目。

《本草经集注》：味苦，寒，无毒。主治疥瘙痂痒，恶疮，杀虱，留热在骨节间，明目。

《雷公炮制药性解》：味苦，性寒，无毒，入心经。主骨蒸劳热，虚烦盗汗，明目杀虫。童便浸七宿，晒干用。青蒿苦入心，故泻丙丁，以理诸疾。

《本草崇原》：青蒿气味苦寒，无毒。主治疥瘙痂痒恶疮，杀虱，治留热在骨节间，明目。

《医学要诀》：青蒿主留热在骨，劳蒸鬼气尸症伏；疥瘙痂痒及恶疮，久痢温疟兼明目。青蒿得春阳之气最早，故所主皆少阳厥阴血分之病。气味苦寒，治骨蒸劳热为最。按：《月令通纂》言：伏内庚日，采青蒿悬于门庭，可辟邪气。盖青蒿得阳春之生气，故能治鬼疰伏尸。又主衄血便血，盗汗热黄，齿痛耳聋，鼻中息肉。

《玉楸药解》：味苦，气寒，入足厥阴肝经。清肝退热，泄湿除蒸，治骨蒸热劳，平疥癞瘙痒，恶疮久痢，去男子蒜发，止金疮血流，医一切湿热之证。淋汁合和石灰，消诸瘀肉。

《中药学》：苦、辛，寒。退虚热，凉血，解暑，截疟。

【归经】

《雷公炮制药性解》：归心经。

《玉楸药解》：归肝经。

《中药学》：归肝、胆、肾经。

【别名】

《神农本草经》：草蒿、方溃。

【临床应用】

1.用于疟疾寒热，本品有截疟和解热作用。因本品又能清暑热，故古代对于疟疾兼感暑邪者尤为常用，但用于抗疟的剂量应比一般用量为大。《肘后方》治疟疾寒热，单用较大量的鲜品，加水捣汁服。在复方中也有配伍桂心作散剂服的，如《治病活法秘方》的止疟方。

2.本品有良好的清热凉血作用，可用于治疗温热病后期，温热之邪入于阴分所引起的夜热早凉、热退无汗等病证。

3.用于阴虚发热，而见骨蒸劳瘵、日哺潮热、手足心热等证。本品有显著的退虚热作用。

4.本品有清解暑热的功效，可用于治疗暑热外感引起的发热有汗或无汗、头昏、脉洪数等病证。多用鲜青蒿同绿豆、西瓜翠衣、荷叶等配伍。鲜青蒿同鲜车前草配伍，还可用于小儿受暑热，发热、小便不利等证。

用量用法：3~10g，煎服，或鲜用绞汁。

使用注意：不宜久煎。

【主要成分和现代药理研究】

青蒿主含：①多种倍半萜内酯类成分，如青蒿素；②挥发油；③黄酮类；④香豆素类等。

1.青蒿有抗疟作用。青蒿乙醚提取物中性部分及其醇浸膏对鼠疟、猴疟、人疟均有显著抗疟作用。体内实验表明，青蒿素对疟原虫红细胞内膜有杀灭作用，可迅速抑制疟原虫成熟。蒿甲醚、青蒿琥酯也有抗疟作用。

2.青蒿有抗病原微生物作用，对多种球菌、杆菌均有一定抑制作用。青蒿素有抗流感病毒的作用。青蒿中的谷甾醇也有抗病毒作用。实验表明，青蒿酸为抑菌的有效成分之一。另外，青蒿注射液对流行性出血热病毒（EHFV）有较强的抑制作用。

3.青蒿有解热、镇痛作用。

4.青蒿有抗炎作用，其有效成分是莨菪烃。

5.青蒿有抗血吸虫和其他寄生虫作用。青蒿素及其衍生物具有抗动物血吸虫、华支睾吸虫的作用。另外，青蒿素、青蒿酯具有抗弓形虫、阿米巴原虫等作用，以及抗环形泰勒焦虫、双芽巴贝斯焦虫等作用。

6.研究表明：青蒿素可抑制心肌收缩力，降低冠脉血流量，有减慢心率的作用。青蒿素口服或静注也有减慢心率作用。对于乌头碱所致心律失常，青蒿素20mg/kg给药时有一定的抗心律失常作用。

7.黄花蒿中挥发油和东莨菪素有明显镇咳、平喘作用。

8.青蒿有保肝、利胆作用。

9.青蒿有抗白血病作用。

10.青蒿对免疫功能的影响：青蒿素、青蒿琥酯对体液免疫有抑制作用，蒿甲醚对体液免疫无影响，三者对特异性细胞免疫功能有增强作用，对非特异性免疫功能有抑制作用。

地骨皮

【性味功效】

《名医别录》：大寒。主风湿，下胸胁气，客热头痛。补内伤大劳嘘吸，坚筋骨，强阴，利大小肠。

《雷公炮制药性解》：味苦，性寒，无毒，入肺、肾二经。疗在表无定之风邪，退传尸有汗之骨蒸，除热清肺，止嗽解渴，凉血凉骨，利二便。地骨皮即枸杞根也，故均入肾。则其用在表。肺主皮毛，所以入之。本功外与枸杞相同。

《本草崇原》：气味苦寒。主去骨热、消渴。

《医学要诀》：枸杞根名地骨皮，以其能补阴而坚骨也。又主痈疽恶疮，有益阴清肺之功也。

《得配本草》：制硫黄、丹砂。味淡，性寒。入足少阴、手太阴经血分。降肺中伏火，泻肾虚热。上除风热头风，中平胸胁肝痛，肝火熄，痛自止。下利大小肠闭，热清便自行。除无定之虚邪，退有汗之骨蒸。

《中药学》：味甘、淡，性寒。凉血退蒸，清泄肺热。

【归经】

《雷公炮制药性解》：归肺、肾经。

《得配本草》：归肺、肾经。

《中药学》：归肺、肾经。

【别名】

枸杞根、枸杞白皮。

【临床应用】

1.本品能清退虚热，故可以用于治疗因阴虚而引起的低热、潮热、盗汗等病证。

2.本品有清泄肺热的作用，故可以用于治疗肺热而引起的咳嗽、气喘、咳吐黄痰等病证。

3.本品有清热凉血的作用，故可用于治疗因血热妄行而引起的吐血、衄血、尿血等病证。

此外，可用于消渴尿多证。本品泄热邪而止烦渴，须与养阴生津药如地黄、天花粉等配伍。又能泻肾经浮火而止虚火牙痛。

用量：6~15g。

使用注意：外感风寒发热及脾虚便溏者不宜用

【主要成分及现代药理研究】

地骨皮主含：①生物碱，如甜菜碱、苦可胺-A等；②β-谷甾醇；③有机酸类及酚类成分。

1.地骨皮有抗菌消炎作用，试验表明其煎剂对多种病原菌具有抑制作用。

2.地骨皮有降低血压和血脂的作用。

3.地骨皮有一定的解热、镇痛作用。

4.地骨皮有一定的降血糖作用。

5.地骨皮对药物引起的白细胞降低有升高的作用。还有一定的抗过敏作用。

6.地骨皮注射液对子宫有明显的兴奋作用。

第三节　利水渗湿药

茯苓

【性味功效】

《神农本草经》：味甘，平。主胸胁逆气，忧恚，惊邪，恐悸，心下结痛，寒热，烦满，咳逆，口焦舌干，利小便。久服安魂养神，不饥延年。

《本草经集注》：味甘，平，无毒。主治胸胁逆气，忧恚，惊邪恐悸，心下结痛，寒热，烦满，咳逆，止口焦舌干，利小便。止消渴唾，大腹淋沥，膈中痰水，水肿淋结，开胸腑，调脏气，伐肾邪，长阴，益气力，保神守中。久服安魂魄，养神，不饥，延年。

《雷公炮制药性解》：味淡微甘，性平无毒，入肺、脾、小肠三经。主补脾气，利小便，止烦渴，定惊悸，久服延年。去皮心研细，入水中搅之浮者，是其筋也，宜去之，误服损目。

《本草经解》：气平，味甘，无毒。主胸胁逆气，忧恚惊邪恐悸，心下结痛，寒热烦满咳逆，口焦舌干，利小便。久服安魂养神，不饥延年。

《本草崇原》：茯苓，本松木之精华，借土气以结成，故气味甘平，有土位中央面枢机旋转之功。

《医学要诀》：茯苓胸胁主逆气，忧恚惊思并恐悸；结痛烦满咳逆消，口焦舌干小便利。茯苓乃松之灵气归伏于根。《史记》谓之伏灵。神灵归伏，故主逆气烦满，能安五脏之神。神安，则七情之邪自灭。气味甘淡，能布渗津液而制泄水邪，是以止消渴痰水，水肿淋沥，虚汗惊痫，奔豚肺痿，呕逆遗精，健忘劳瘦，安神益智，开胃健脾，皆灵伏渗泄之功也。

《长沙药解》：味甘，气平，入足阳明胃、足太阴脾、足少阴肾、足太阳膀胱经。利水燥土，泻饮消痰，善安悸动，最豁郁满。除汗下之烦躁，止水饮之燥渴，淋癃泄痢之神品，崩漏遗带之妙药，气鼓与水胀皆灵，反胃共噎膈俱效。功标百病，效著千方。

《中药学》：味甘、淡，性平。利水渗湿，健脾，宁心安神。

【归经】

《雷公炮制药性解》：归肺、脾、小肠经。

《本草经解》：归肺、脾经。

《长沙药解》：归胃、脾、肾、膀胱经。

《中药学》：归心、脾、肾经。

【别名】

白茯、云苓。

《神农本草经》：茯菟。

【临床应用】

1.本品有利水渗湿之功效，可用于治疗水湿停聚引起的小便不利、水肿等病证。

2.茯苓能健脾益气，可用于治疗脾虚引起的体倦乏力、食少纳呆、大便溏泻等病证，可与白术、党参、甘草等药物同用，以增强疗效。

3.本品有宁心安神的作用，可用于心神不宁引起的心悸、多梦、失眠、不寐等病证。常与朱砂、枣仁、远志等安神药同用。

用量用法：10~15g。用于治疗失眠等，可以拌朱砂同用，以增强疗效。

使用注意：虚寒精滑者忌服。

【主要成分及现代药理研究】

茯苓主含：①多种四环三萜酸类化合物，如：茯苓酸等；②β-茯苓聚糖；③麦角甾醇等。

1.茯苓有利尿消肿作用。

2.茯苓有保肝降酶的作用，主要成分能降低谷丙转氨酶，减轻和延缓肝细胞坏死。

3.茯苓具有镇静作用。

4.茯苓所含成分对多种肿瘤癌细胞都有不同程度的抑制作用。

5.茯苓有降低血糖的作用。

6.茯苓多糖能增强细胞免疫功能。

7.茯苓所含成分有增加心肌细胞血流量的功效。

7.现代研究发现：茯苓还具有抗幽门螺杆菌的作用，能有效抑制幽门螺杆菌增殖。

茯神

【性味功效】

《**本草经解**》：气平，味甘，无毒。主辟不祥，疗风眩风虚，五劳口干，止惊悸，多恚怒，善忘，开心益智，安魂魄，养精神。

《**医学要诀**》：茯神与苓同功，上古无分二种。陶弘景谓辟百祥，疗风眩，养精神，开心智，利小肠，定恚怒。治偏风口面㖞斜，脚气诸筋牵缩，而神有殊功焉。

【归经】

《**木草经解**》：归肺、脾经。

【临床应用】

用量：9~15g。

使用注意：虚寒精滑者忌服。

【主要成分及现代药理研究】

茯神主含：①多种生物碱，盐酸茯神碱、茯苓素等；②氨基酸及无机盐等。

1.茯神中的多种营养成分可增强人体免疫细胞活性，提高免疫力。

2.其含的盐酸茯神碱具有镇静安神和抗惊厥作用，能够改善睡眠质量，缓解失眠、多梦等症状。

3.茯神中的多种营养成分具有抗氧化作用，可以减轻自由基对人体的损伤。

猪苓

【性味功效】

《**神农本草经**》：味甘，平。主痎疟，解毒蛊，蛊毒、蛊疰，不祥，利水道。久服轻身，耐老。

《**本草经集注**》：味甘、苦，平，无毒。主治痎疟，解毒，辟蛊疰不祥，利水道。久服轻身，耐老。

《**雷公炮制药性解**》：味淡，性平，无毒，入膀胱经。主利便除湿，消肿通淋，去黑皮用。

《**本草经解**》：气平，味甘，无毒。主痎疟，解毒蛊疰不祥，利水道。久服轻身耐老。

《**本草崇原**》：猪苓气味甘平，无毒。主治痎疟，解毒蛊疰不祥，利水道。久服轻身耐老。乃枫树之苓也，其皮黑，其肉白，而坚实者佳。任昉《异述记》云：南中有枫子鬼木之老者，为人形、亦呼为灵枫，盖瘿瘤也。至今越巫有得者，以之雕刻鬼神，可致灵异。

《**医学要诀**》：猪苓毒蛊疰不祥，痎疟温疫及伤寒；肿胀子淋通水道，脚气白浊泻膀胱。猪苓乃枫木之余气结成。得阳春之生气，故治痎虐暴而辟蛊。枫不祥，味苦平而淡，灵能神泄，故通利小便，而主淋浊，脚气肿胀。能渗津液上滋，故解伤寒温疫烦渴。

《**长沙药解**》：味甘，气平，入足少阴肾、足太阳膀胱经。利水燥土，泻饮消痰，开汗孔而泻湿，清膀胱而通淋，带浊可断，鼓胀能消。

《**中药学**》：味甘淡，性平。利水渗湿。

【归经】

《**雷公炮制药性解**》：归膀胱经。

《**本草经解**》：归肺、脾经。

《长沙药解》：归肾、膀胱经。

《中药学》：归肾、膀胱经。

【别名】

《神农本草经》：猳猪屎。

《本草经集注》：猪屎。

【临床应用】

猪苓甘淡渗泄，利水作用较茯苓为强，凡水湿滞留者可以应用。可用于治疗水肿、小便不利、便溏泄泻、淋浊等病证。阴虚者则配阿胶、滑石等，如猪苓汤。

用量：5~10g。

【主要成分及现代药理研究】

猪苓主含：①猪苓聚糖；②麦角甾醇；③粗蛋白等。

1.猪苓所含成分有增强免疫的作用。

2.猪苓多糖对多种肿瘤细胞均有抑制作用。

3.猪苓多糖可减轻放射的损伤。

4.猪苓多糖有延缓衰老的作用。

5.猪苓多糖对多种原因引起的肝功能损害有改善作用。

6.猪苓有明显的利尿作用。

7.猪苓提取物对多种细菌有抑制作用。

泽泻

【性味功效】

《神农本草经》：味甘，寒。主风寒湿痹，乳难。消水，养五脏，益气力，肥健。久服耳目聪明，不饥，延年，轻身，面生光，能行水上。

《本草经集注》：味甘、咸，寒，无毒。主治风寒湿痹，乳难，消水，养五脏，益气力，肥健。补虚损五劳，除五脏痞满，起阴气，止泄精、消渴、淋沥，逐膀胱三焦停水。

《雷公炮制药性解》：味甘咸，性寒无毒，入膀胱、肾、三焦、小肠四经。主去胞垢，退阴汗，治小便淋涩仙药，疗水病湿肿灵丹。畏海蛤，文蛤。色白者佳。

《本草经解》：味甘，寒。主风寒湿痹，乳难。消水，养五脏，益气力，肥健。久服耳目聪明，不饥，延年，轻身，面生光，能行水上。

《本草崇原》：泽泻，水草也。气味甘寒，能启水阴之气上滋中土。主治风寒湿痹者，启在下之水津，从中土而灌溉于肌腠皮肤也。

《医学要诀》：泽泻消水养五脏，风寒湿痹乳汁难；肥健气力慧耳目，能行水上面生光。泽泻水草，甘寒带咸。甘淡能上渗，咸能泄下。是以能行水上，而复能泻水下行。经云：地气升而为云，天气降而为雨，泽泻有升上行下之功，如膏泽之下降，因而名之。阴阳交济，则五脏自和。正气既和，则邪自解矣。又主肾虚耳鸣，令人有子者，水草味咸，能补水脏也。治消渴淋沥，起阴气，止泄精者，能行水上也。治水肿泄痢，呕吐痰饮者，又能渗下也。

《长沙药解》：味咸，微寒，入足少阴肾、足太阳膀胱经。燥土泻湿，利水通淋，除饮家之眩冒，疗湿病之燥渴，气鼓水胀皆灵，膈噎反胃俱效。

《中药学》：甘、淡，寒。利水渗湿，泄热。

【归经】

《雷公炮制药性解》：归膀胱、肾、三焦、小肠经。

《本草经解》：归膀胱、脾经。

《长沙药解》：归肾、膀胱经。

《中药学》：归肾、膀胱经。

【别名】

《神农本草经》：芒芋、鹄泻。

《本草经集注》：及泻。

【临床应用】

泽泻渗湿利水作用与茯苓相似，用于治疗水湿停聚所引起的水肿、小便不利、泄泻、痰饮等病证。且性寒能泄肾及膀胱之热，下焦湿热者尤为适宜。

用量：5~10g。

【主要成分及现代药理研究】

泽泻主含：①四环三萜衍生物，如泽泻醇等；②挥发油。

1.泽泻有降低血脂的作用。

2.泽泻中所含成分有减轻脂肪肝的作用，对多种原因导致的急慢性肝功能受损有恢复作用。

3.泽泻有明显的利尿作用。

4.泽泻所含成分有扩张冠状动脉、抑制血小板聚集的作用。

5.泽泻有抗炎作用。

6.泽泻所含成分有一定的降血糖作用。

薏苡仁

【性味功效】

《神农本草经》：味甘，微寒。主筋急，拘挛不可屈伸，风湿痹，下气。久服轻身益气。其根下三虫。

《名医别录》：无毒。主除筋骨邪气不仁，利肠胃，消水肿，令人能食。

《本草经集注》：味甘，微寒，无毒。主治筋急拘挛，不可屈伸，风湿痹，下气。除筋骨邪气不仁，利肠胃，消水肿，令人能食。久服轻身益气。其根下三虫。

《雷公炮制药性解》：味甘，微寒无毒，入肺脾肝胃大肠五经。利肠胃，消水肿，祛风湿，疗脚气，治肺痿，健脾胃。

《本草经解》：气微寒，味甘，无毒。主筋急拘挛不可屈伸，久风湿痹，下气，久服轻身益气。（糯米炒）

《医学要诀》：薏苡甘寒主益气，补肺健脾并养胃；筋急拘挛伸屈难，脚气水肿风湿痹。薏苡米类，厚土之谷也。土气胜，则风湿之邪自除。治筋急拘挛者，阳明主润宗筋也。水肿脚气者，湿邪在下也。又主消渴肺痿肺痈者，土能生金也。治痈疽者，阳明主气血而生肌肉也。杀蛔虫者，能去风湿也。利小便热淋者。厚土以胜水也。（眉批：薏苡色白而形象肺，补肺金，故能制风。脾气输则小便利；寒凉而利水故能治热淋。）

《长沙药解》：味甘，气香，入足太阴脾、足阳明胃经。燥土清金，利水泻湿，补己土之精，化戊土之气，润辛金之燥渴，通壬水之淋沥，最泻经络风湿，善开胸膈痹痛。

《得配本草》：甘淡。微寒。入足阳明、手太阴经气分。除筋骨中邪气不仁，筋受寒则急，热则缩，湿则弛，寒热皆因于湿也。利肠胃，消水肿。

《中药学》：味甘、淡，性微寒。利水渗湿，健脾，除痹，清热排脓。

【归经】

《雷公炮制药性解》：归肺、脾、肝、胃、大肠经。

《本草经解》：归肺、脾经。

《长沙药解》：归脾、胃经。

《得配本草》：归肺、胃经。

《中药学》：归脾、胃、肺经。

【别名】

薏苡、薏米、薏仁。

《神农本草经》：解蠡。

《本草经集注》：屋菼、起实。

【临床应用】

1.薏苡仁有利湿健脾的功效，可用于治疗脾虚湿胜引起的水肿、小便不利、泄泻等病证。本品亦可用于治疗湿热淋证。

2.薏苡仁既能渗湿，又可舒筋除痹，可用于治疗风湿痹痛、局部肿痛、筋脉挛急等病证。

3.薏苡仁能清热排脓，可用于治疗肺痈、肠痈等病证。

用量用法：10~30g。本品力缓，用量须大，宜久服。健脾炒用，其余生用。

【主要成分及现代药理研究】

1.薏苡仁中所含成分能抑制肿瘤细胞的生长，可引起肿瘤细胞变性。

2.薏苡仁所含成分有一定的降压作用。

3.薏苡仁有增强免疫功能的作用。

4.薏苡仁所含成分有解热镇痛和镇静的作用。

5.研究表明：薏苡仁所含成分有轻度降血糖的作用。

车前子

【性味功效】

《神农本草经》：味甘，寒，无毒。主气癃，止痛，利水道小便，除湿痹。久服轻身耐老。

《本草经集注》：味甘、咸，寒，无毒。主治气癃，止痛，利水道小便，除湿痹。男子伤中，女子淋沥，不欲食，养肺，强阴，益精，令人有子，明目，治赤痛。

《雷公炮制药性解》：味甘，性寒，无毒，入肝、膀胱、小肠三经。主淋沥癃闭，阴茎肿痛，湿疮泄泻。赤白带浊，血闭产难。

《本草经解》：气寒，味甘，无毒。主气癃，止痛，利水道通小便，除湿痹。

《本草崇原》：车前子气味甘寒，无毒。主治气癃，止痛，利水道小便，除湿痹。久服轻身耐老。

《医学要诀》：车前甘温主气癃，止痛利水小便通；男女热淋并湿痹，种子益精明目功。

按：《神仙服食经》云：车前，雷之精也，震主东方肝木，震为长男。肝主疏泄，车前甘寒平淡，而能疏利闭癃，催生种子。《别录》：治女子淋沥，强阴益精者，子能令母实也。去肝中风热，养肝气者，雷之精也。主心胸烦热者，雷气通于心也。治阴下痒痛者，渗泄厥阴之湿热也。

《中药学》：味甘，性寒。利水通淋，清肝明目，清肺化痰，止泻。

【归经】

《雷公炮制药性解》：归肝、膀胱、小肠经。

《本草经解》：归膀胱、脾经。

《中药学》：归肾、肝、肺经。

【别名】

《神农本草经》：当道。

《本草经集注》：芣苢、虾蟆衣、牛遗、胜舄。

【临床应用】

1.本品能清热利水通淋，故可以用于治疗湿热下注引起的小便不利、水肿、热淋等病证。若湿热下注出现小便淋漓涩痛者，可与栀子、滑石、大黄、木通等清利湿热的药物同用，如八正散。

2.车前子能利水湿，分清浊而起到止泻作用，正合中医利小便以而所以实大便之理论，可用于治疗湿盛引起的稀水样便等病证。

3.车前子有清肝明目的功效。临床可用于治疗肝经湿热所致的目赤肿痛、视物昏花等病证。

4.车前子具有清肺化痰的功效，可用于治疗肺热所引起的咳嗽、咳痰、胸闷等病证。

用量用法：5~10g，布包入汤剂。

【主要成分及现代药理研究】

车前子主含：①黄酮及其苷类，如高车前苷、车前子苷等；②萜类成分，主要为熊果酸、桃叶珊瑚苷、梓醇等。

1.车前子有利尿作用。

2.车前子有促进关节囊滑膜结缔组织增生的作用。

3.车前子有抗菌消炎的作用。

4.研究发现车前子提取液有延缓衰老的作用。

5.车前子有缓泻的作用。

6.车前子具有降低眼压的作用。

瞿麦

【性味功效】

《神农本草经》：味苦，寒。主关格，诸癃结，小便不通，出刺，决痈肿，明目去翳，破胎堕子，下闭血。

《本草经集注》：味苦、辛，寒，无毒。主治关格诸癃结，小便不通，出刺，决痈肿，明目去翳，破胎堕子，下闭血，养肾气，逐膀胱邪逆，止霍乱，长毛发。

《本草崇原》：瞿麦气味苦寒，无毒。主治关格，诸癃结，小便不通，出刺，决痈肿，明目去翳，破胎堕子，下闭血。

《医学要诀》：瞿麦关格诸癃结，小便不通出刺捷；痈肿明目去翳膜，破胎堕子下闭血。瞿麦茎直中通，其茎穗皆如荞麦，叶如竹叶，性味苦寒，清凉通利之品。故主治关格闭结诸证。古今方：通心经，利小肠膀胱为最要。

《长沙药解》：味苦，微寒，入足厥阴肝、足太阳膀胱经。利水而开癃闭，泻热而清膀胱。

《中药学》：味苦，性寒。利水通淋。

【归经】

《长沙药解》：归肝、膀胱经。

《中药学》：归心、小肠、膀胱经。

【别名】

《神农本草经》：巨句麦。

《本草经集注》：大菊、大兰。

【临床应用】

用于小便短赤，林漓涩痛。本品能清湿热，利水通淋，为治淋证的常用药。常与萹蓄、木通、滑石等同用，如八正散。

此外，本品尚有活血通经作用，可用于瘀滞经闭。

用量：10~15g。

使用注意：孕妇忌用。

【主要成分及现代药理研究】

瞿麦主含：①糖苷类，主要为瞿麦苷；②黄酮类，如异红草素等。

1.瞿麦有一定的利尿作用。

2.瞿麦对肠管有显著兴奋作用。

3.体外实验证明，10%瞿麦煎剂能直接杀死血吸虫。

4.瞿麦对多种致病杆菌、球菌均有抑制作用。

5.瞿麦煎剂具抑制心脏、降压的作用。其水提物和甲醇提取物对癌细胞有抑制作用。

滑石

【性味功效】

《神农本草经》：味甘，寒。主身热泄澼，女子乳难，癃闭。利小便，荡胃中积聚寒热，益精气。久服，轻身，耐饥，长年。

《名医别录》：大寒，无毒。通九窍、六府、津液，去留结，止渴，令人利中。

《本草经集注》：味甘，寒、大寒，无毒。主治身热，泄澼，女子乳难，癃闭，利小便，荡胃中积聚寒热，益精气，通九窍六腑津液，去留结，止渴，令人利中。久服轻身，耐饥，长年。

《**雷公炮制药性解**》：味甘淡，性寒无毒，入胃、膀胱二经。主利水道，实大肠，化食毒，行积滞，逐凝血，解燥渴，导乳汁，补脾胃，降妄火。白腻而无黄砂者佳。

《**本草经解**》：气寒，味甘，无毒。主身热泄，女子乳难，癃闭，利小便，荡胃中积聚寒热，益精气。久服轻身，耐饥长年。

《**本草崇原**》：滑石气味甘寒，无毒。主治身热泄澼，女子乳难，癃闭，利小便，荡胃中积聚寒热，益精气。

《**医学要诀**》：滑石甘寒主泄澼，能清寒热胃中积；女子乳难癃闭疏，利水益精通关格。滑可去著，故能利窍通经，消除留积。治泄澼淋沥者，通因通用也。夫肾主骨，石乃山之骨也，是以上品之石，皆能固肾益精。寒而滋阴，故能解烦降火。又止吐血衄血者，清胃热也。

《**长沙药解**》：味苦，微寒，入足太阳膀胱经。清膀胱之湿热，通水道之淋涩。

《**得配本草**》：甘、淡，寒滑，入足太阳、阳明经。利毛腠之窍，清水湿之源，除三焦湿热，治积热吐衄，中暑烦渴，呕吐泻痢，淋闭乳难，水肿脚气，诸疮肿毒。

《**中药学**》：味甘、淡，性寒。利水通淋，清解暑热。

【归经】

《**雷公炮制药性解**》：归胃、膀胱经。

《**本草经解**》：归膀胱、小肠、脾经。

《**长沙药解**》：归膀胱经。

《**得配本草**》：归胃、膀胱经。

《**中药学**》：归胃、膀胱经。

【别名】

《**本草经集注**》：液石、共石、脱石、番石。

【临床应用】

1.滑石性寒而滑利，有利水通淋之功效，故可用于治疗小便不利、淋沥涩痛等病证。如治疗淋证的八正散中亦用本品。

2.用于暑热烦渴、湿温胸闷、湿热泄泻。滑石既能利湿，又能清解暑热，为治疗暑湿证所常用。本品配以甘草，即六一散，可治疗上述病证，并可随证配伍其他清暑、化湿的药物。

此外，本品外用有清热收涩作用，可治疗痱疽热疮经久不愈等病证。

用量：10~15g。外用适量。

【主要成分及现代药理研究】

其主要成分为含水硅酸镁。

1.临床实验表明，滑石外用可抑制多种细菌的繁殖。

2.滑石粉对皮肤和黏膜有明显保护作用。

3.滑石粉内服后，能保护胃肠道黏膜，从而达到消炎、止泻的作用。

石韦

【性味功效】

《**神农本草经**》：味苦，平。主劳热邪气，五癃闭不通，利小便水道。

《名医别录》：味甘，无毒。主止烦，下气，通膀胱满，补五劳，安五藏，去恶风，益精气。

《本草经集注》：味苦、甘，平，无毒。主治劳热邪气，五癃闭不通，利小便水道。止烦，下气，通膀胱满，补五劳，安五脏，去恶风，益精气。

《雷公炮制药性解》：味苦甘，性平无毒，入肺、膀胱二经。主劳热邪气，五淋癃闭，膀胱热满。痈疽发背，除烦下气，补虚益精。

《本草崇原》：石苇气味苦平，无毒。主治劳热邪气，五癃闭不通，利小便水道。

《医学要诀》：石韦辛平主劳热，邪气五癃闭不通；彻利小便及水道，止烦益精治崩中。石者山骨，韦为之皮，此系石草，蔓衣石上，故又名石皮。当入足少阴太阳二经，乃阴中之气药。有如太阳之气，生于少阴，而出于皮毛，故能主劳热邪气，及淋闭不通，余沥遗溺。

《长沙药解》：味苦，入足太阳膀胱经。清金泻热，利水开癃。

《得配本草》：甘、苦，微寒。入足太阳，兼入手太阴经。通膀胱，清肺火。治淋沥遗溺，疗痈疽发背。

《中药学》：味苦、甘，性微寒。利水通淋，止咳。

【归经】

《长沙药解》：归膀胱经。

《中药学》：归肺、膀胱经。

【别名】

石苇。

《神农本草经》：石䩾。

《本草经集注》：石皮。

【临床应用】

1.石韦有利水通淋的功效，可用于治疗热淋、石淋、血淋等病证。

2.石韦有清肺化痰止咳之功效，可用于治疗因肺热引起的咳嗽、咳痰、气喘等病证；如石韦散治咳嗽，即用石韦、槟榔等分为末，姜汤送服。目前临床应用本品治疗急、慢性支气管炎有一定疗效。

3.本品有一定的止血作用，临床上可用于治疗吐血、衄血等病证。

用量：5~10g。

【主要成分及现代药理研究】

石韦主含：①有机酸类成分，如绿原酸；②黄酮及苷类成分，如山柰酚、槲皮素等。

1.石韦煎剂有镇咳祛痰的作用。

2.石韦对某些杆菌、球菌有不同程度的抑制作用。

3.石韦有解除气管、支气管平滑肌痉挛的作用。

4.石韦对受损伤引起的白细胞降低有升高作用。

绵萆薢

【性味功效】

《神农本草经》：味苦，平。主腰背痛，强骨节，风寒湿，周痹，恶创不瘳，热气。

《名医别录》：味甘，无毒。主治伤中恚怒，阴痿失溺，关节老血，老人五缓。

《本草经集注》：味苦、甘，平，无毒。主治腰背痛强，骨节风寒湿，周痹，恶疮不瘳，热气，伤中恚怒，阴痿失溺，关节老血，老人五缓。

《雷公炮制药性解》：味苦甘，性平无毒，入脾、肾、膀胱三经。主风寒湿痹，腰背痛，中风不遂，遍身顽麻，膀胱宿水，阴痿失溺，利水道，益精明目。

《本草经解》：气平，味苦，无毒。主腰脊痛强，骨节风寒湿周痹，恶疮不瘳。

《本草崇原》：萆薢气味苦平，无毒。主治腰脊痛强，骨节风寒湿周痹，恶疮不瘳，热气。凡草木之根荄，坚硬而骨胜者，主肾。有刺而藤蔓者，走经脉。

《医学要诀》：萆薢腰脊痛强利，骨节风寒湿周痹；阴痿失溺五缓强，恶疮不瘳并热气。性味苦平，根多枝节，故名赤节，一名百枝。凡根节木节之类，能治骨痿，利关节，故主强阴而利腰脊。筋骨强而关节利，则周痹邪热自清。

《玉楸药解》：味苦，气平，入足太阳膀胱经。泻水去湿，壮骨舒筋。

《得配本草》：甘、苦，平。入足阳明、厥阴经气分。去风湿而固下焦。能治周痹瘫缓，关节老血，膀胱宿水，阴痿失溺，便时茎痛，白浊如膏，及痔瘘恶疮。利小水，盐水炒；去风湿，酒拌炒。

《中药学》：苦，平。利湿去浊，祛风除痹。

【归经】

《雷公炮制药性解》：归脾、肾、膀胱经。

《本草经解》：归肺、心经。

《玉楸药解》：归膀胱经。

《得配本草》：归胃、肝经。

《中药学》：归肾、胃经。

【别名】

《神农本草经》：萆薢。

《本草经集注》：赤节。

【临床应用】

1.本品有利湿去浊的功效，可用于治疗小便浑浊，白如脂膏的病证。

2.本品能祛风除痹，通络止痛，可用于治疗因风寒湿痹引起的关节疼痛、屈伸不利等病证。

用量：9~15g。

使用注意：肾阴亏虚遗精滑泄者慎用。

【主要成分及现代药理研究】

萆薢主含：①薯蓣皂苷；②多糖类化合物；③多种氨基酸。

1.萆薢有一定的抗炎镇痛作用。临床应用也证实其对风湿性关节炎、腰腿酸痛等有治疗作用。

2.萆薢煎液或提取液可增加心肌代谢。

3.山萆薢对多种细菌有抑制作用。

4.同属植物高加索薯蓣对实验性动脉粥样硬化有治疗作用，其皂苷能扩张末梢血管、降压、增胃肠平滑肌的运动。

第四节　化 湿 药

苍术

【性味功效】

《**神农本草经**》：味苦，温。主风寒湿痹死肌，痉疸，止汗，除热，消食，作煎饵。久服轻身延年，不饥。

《**本草经集注**》：味苦、甘，温，无毒。主治风寒湿痹，死肌，痉，疸，止汗，除热，消食。主大风在身面，风眩头痛，目泪出，消痰水，逐皮间风水结肿，除心下急满，及霍乱、吐下不止，利腰脐间血，益津液，暖胃，消谷，嗜食。作煎饵。久服轻身，延年，不饥。

《**雷公炮制药性论**》：味甘辛，性温，无毒，入脾、胃二经。主平胃健脾，宽中散结，发汗祛湿，压山岚气，散温疟。泔浸一宿，换泔浸，炒用。

《**本草崇原**》：苍术气味苦温，无毒。主治风寒湿痹、死肌、痉疸，除热，消食，作煎饵。久服轻身延年不饥。后人谓：苍术之味苦，其实苍术之味，甘而微苦。

《**医学要诀**》：苍术功能白术同，更兼燥湿散寒风；发汗破坚消腹胀，豁痰止呕及宽胸。上古止曰术，而后人分为苍白，是以功用相同。但白者补而苍运，故有止汗发汗之殊功。夫脾胃运行，则荣卫气血充足；风寒湿痹，积聚痰食，痉疸死肌，癥瘕痃癖，靡不消矣。

《**玉楸药解**》：味甘、微辛，入足太阴脾、足阳明胃经。燥土利水，泻饮消痰，行瘀郁去满，化癖除癥，理吞吐酸腐，辟山川瘴疠，起筋骨之痿软，回溲溺之混浊。

其消食纳谷，止呕住泄，亦同白术，而泻水开郁，则苍术独长。盖木为青龙，因己土而变色，金为白虎，缘戊土而化形，白术入胃，其性静专，故长于守，苍术入脾，其性动荡，故长于行；若是脾胃双医，则宜苍术、白术并用。

茅山者佳，制同白术。

新制双术法列下：选于茅二术坚实肥鲜者各一斤，别器泔浸，换水，令润透，去皮，切片，晒用。黄芪、沙参、生姜、半夏各八两，煎浓汁，浸白术。大枣、龙眼、砂仁各八两，煎浓汁，浸苍术。各用瓷盘，隔布铺盖湿米，砂锅蒸透，晒干。再浸再蒸，汁尽而止。量加暖水温中之品合煎，久饵实能延年却老。

戊己转运，水火交济，环铅聚汞之理。医家不解，妄以滋阴之药，促命天年，甚可恨也！黄土炒白术，芝麻炒苍术，无知妄作，不通之极！

《**得配本草**》：甘、苦、辛，温。入足太阴、阳明经。燥胃强脾。发汗除湿。治风寒湿痹，山岚瘴气，霍乱吐泻，心腹急痛，水肿胀满，筋骨痿躄。疗湿痰留饮，或挟瘀血成窠囊，及脾湿下流，肠风带浊。

《**中药学**》：味辛、苦，性温。燥湿健脾，祛风湿。

【归经】

《**雷公炮制药性解**》：归脾经。

《**本草经解**》：归胃、脾经。

《玉楸药解》：归胃、脾经。

《得配本草》：归胃、脾经。

《中药学》：归脾、胃经。

【别名】

茅术。

《神农本草经》：山蓟。

《本草经集注》：山姜、山连。

【临床应用】

1.苍术有燥湿健脾的作用，临床可用于治疗湿阻中焦而引起的脘腹胀满、恶心呕吐、倦怠乏力、食欲不振等病证。

2.本品能祛风湿，可用于治疗风寒湿痹所致的腰膝肿痛、四肢麻木疼痛、软弱无力等病证。

用量：5~10g。

【主要成分及现代药理研究】

苍术主含：①挥发油，如茅术醇、β–桉油醇、苍术素等；②苍术酮等成分。

1.苍术有抗胃溃疡作用：苍术可直接作用平滑肌而实现对胃肠运动产生双向调节作用；其丙酮提取物能明显促进胃肠运动；其醇提物及水溶液对十二指肠活动呈明显抑制作用。

2.苍术苷能降低血糖浓度，同时抑制糖原生成，降低肌糖原及肝糖原储量及氧耗量，但增加血乳酸含量。

3.苍术对多种细菌及病毒均有杀灭作用。

4.苍术还具有利尿、抗缺氧、扩张血管的作用。其挥发油、茅术醇和桉叶醇可明显抑制食管癌细胞的生长。

厚朴

【性味功效】

《神农本草经》：味苦，温。主中风，伤寒，头痛，寒热，惊悸，气血痹，死肌，去三虫。

《名医别录》：大温，无毒。主温中，益气，消痰，下气，治霍乱及腹痛，胀满，胃中冷逆，胸中呕逆不止，泄痢，淋露，除惊，去留热，止烦满，厚肠胃。

《本草经集注》：味苦，温、大温，无毒。主治中风，伤寒，头痛，寒热，惊悸，气血痹。死肌，去三虫。

《雷公炮制药性解》：味苦辛，性温无毒，入脾、胃二经。去实满而治腹胀，除湿结而和胃气，止呕清痰，温中消食。

《本草经解》：气温，味苦，无毒。主中风伤寒头痛，寒热惊悸，血痹死肌，去三虫。

《本草崇原》：厚朴气味苦温，无毒。主治中风伤寒，头痛寒热，惊悸，气血痹，死肌，去三虫。

《医学要诀》：厚朴苦温主中风，伤寒头痛寒热同；胀满惊悸气血痹，痰痫死肌去三虫。

《长沙药解》：味苦、辛，微温，入足阳明胃经。降冲逆而止嗽，破壅阻而定喘，善止疼痛，最消胀满。

《得配本草》：苦、辛，温。入足太阴、阳明经气分。除肠胃之浊邪，涤膜原之秽积。破郁血，去结水，消宿食，散沉寒。

《中药学》：味苦、辛，性温。行气燥湿，消食化积，平喘。

【归经】

《雷公炮制药性解》：归脾、胃经。

《本草经解》：归肝、心经。

《长沙药解》：归胃经。

《得配本草》：归脾、胃经。

《中药学》：归脾、肺、胃、大肠经。

【别名】

浓朴、川朴。

《本草经集注》：浓皮、赤朴。

【临床应用】

1.厚朴能行气除胀、消积燥湿，可治疗脾胃不和而引起的脘腹胀闷、食积纳差、大便干结等病证。《斗门方》治心腹胀满，单用姜汁制厚朴为末，陈米饮送服。复方应用，可随证配伍有关药物：对于虚寒胀满，应在人参、甘草、生姜等益气、温中方药中，佐以厚朴，寓攻于补，方为妥善。

2.用于咳嗽气喘痰多者。厚朴能下肺气、消痰涎而平咳喘。如《伤寒论》对桂枝汤证而现喘息者，于桂枝汤中加厚朴、杏仁。

用量：3~10g。

【主要成分及现代药理研究】

厚朴主含：①挥发油，油中主含 α 、β 桉油醇；②厚朴酚及其异构体，厚朴酚有抗菌作用；③生物碱类；④鞣质。

1.厚朴煎液有兴奋肠管的作用，能促进肠管蠕动。

2.厚朴所含成分对应激型胃溃疡模型有抑制作用。

3.厚朴所含成分能引起横纹肌松弛。

4.实验证明：厚朴煎液体外应用能抑制多种细菌繁殖。

5.厚朴煎液具有一定的降压作用。

6.研究发现，厚朴所含成分有减轻皮肤肿瘤增加的作用。

广藿香

【性味功效】

《本草经集注》：微温。治风水毒肿，去恶气。藿香治霍乱、心痛。

《雷公炮制药性解》：味甘辛，性微温，无毒，入肺、脾、胃三经。开胃口，进饮食，止霍乱，除吐逆。

《本草经解》：气微温，味辛甘，无毒。主风水毒肿，去恶气，止霍乱，心腹痛。

《玉楸药解》：味辛，微温，入足太阴脾、足阳明胃经，降逆止呕，开胃下食。藿香辛温下气，善治霍乱呕吐，心腹胀满之病。煎漱口臭。

《医学要诀》: 藿香温中助脾胃, 风水毒肿及恶气; 霍乱呕逆心腹疼, 疏气安胎止吐利。邪在上焦则吐, 邪在下焦则泻, 邪在中焦则既吐且利。藿香芳香而气味辛温, 能温中快气, 调胃助脾, 中焦和畅则上下清而吐利止矣,《易》曰: 至哉坤元, 万物资生。土能载物, 故厚土之药, 皆能安胎。

《得配本草》: 辛、甘, 微温。入足太阴、阳明经气血。温中快气, 理脾和胃, 为吐逆要药, 治上中二焦邪气壅滞, 霍乱吐泻。心腹绞痛, 去恶气, 疗水毒, 除饮酒口臭。

《中药学》: 味辛, 性微温。化湿解暑, 和中止呕。

【归经】

《雷公炮制药性解》: 归脾、胃、肺经。

《本草经解》: 归肝、胆、肺、脾经。

《玉楸药解》: 归脾、胃经。

《得配本草》: 归脾、胃经。

《中药学》: 归脾、胃、肺经。

【别名】

藿香。

【临床应用】

1.藿香有化湿浊的功效, 可用于治疗湿阻中焦引起的脘腹胀满不适、食纳差、恶心呕吐等病证。

2.藿香性温, 既能化浊, 又可发表, 可用于治疗暑湿证及湿温证初起的恶寒发热、头痛昏闷、脘腹痞满、恶心呕吐、腹痛泄泻等病证。

3.藿香能和中止呕, 可用于治疗多种原因所致的呕吐。

用量: 5~10g; 鲜品加倍。

【主要成分及现代药理研究】

藿香主含: ①挥发油, 如广藿香酮、广藿香醇等; ②甲基胡椒酚、茴香醛等成分; ③鞣质、苦味质等成分。

1.藿香中主含成分有解痉、镇痛的作用。

2.藿香有镇吐、镇静的药理作用。

3.藿香的乙醚浸出液、醇浸出液、水浸出液能抑制多种病原微生物, 对毛癣菌、钩端螺旋体以及病毒均有不同程度的抑制作用。

4.藿香中主要成分有推进胃肠蠕动, 增强胃肠道吸收功能的作用。

5.藿香主含成分有促进胃液分泌的作用, 可帮助消化。

6.藿香有阻断过敏反应的作用。

佩兰

【性味功效】

《神农本草经》: 味辛, 平。主利水道, 杀蛊毒, 辟不祥。久服, 益气轻身, 不老, 通神明。

《名医别录》: 兰草, 无毒。除胸中痰癖。

《本草经集注》: 味辛, 平, 无毒。主利水道, 杀蛊毒, 辟不祥。除胸中痰癖。久服益气, 轻身。不老，通神明。

《中药学》：味辛，性平。化湿，解暑。

【归经】

《雷公炮制药性解》：归脾、胃、肺经。

《中药学》：归脾、胃经。

【别名】

大泽兰。

《神农本草经》：兰草、水香。

【临床应用】

1.佩兰气味芳香，有化湿和中的功效，可用于治疗湿阻中焦引起的脘腹胀满、口中甜腻不爽、食欲不振等病证。

2.佩兰能化湿解暑，可用于治疗外感暑湿或湿温初起引起的多种病证。

用量：5~10g；鲜品加倍。

【主要成分及现代药理研究】

佩兰主含：①挥发油，如百里香酚甲醚、乙酸橙醇酯等；②蒲公英甾醇、β-谷甾醇等；③其他成分，如延胡索酸、琥珀酸等。

1.佩兰所含成分对多种细菌有抑制作用，其挥发油成分对流感病毒也有明显的抑制作用。

2.研究表明：佩兰中主含成分有一定的抗肿瘤活性。

第五节 活血化瘀药

川芎

【性味功效】

《神农本草经》：味辛，温。主中风入脑，头痛，寒痹，筋挛，缓急，金创，妇人血闭，无子。

《名医别录》：厚朴无毒。主除脑中冷动，面上游风去来，目泪出，多涕唾，忽忽如醉，诸寒冷气，心腹坚痛，中恶，卒急肿痛，温中内寒。

《本草经集注》：味辛，温，无毒。主治中风入脑头痛，寒痹，筋挛缓急，金疮，妇人血闭无子。

《雷公炮制药性解》：味辛甘，性温无毒，入肝经，上行头角，引清阳之气而止痛；下行血海，养新生之血以调经。

《本草经解》：气温，味辛，无毒。主中风入脑头痛，寒痹筋挛，缓急金疮，妇人血闭无子。

《本草崇原》：芎䓖气味辛温，无毒。主治中风入脑头痛，寒痹，筋挛缓急，金疮，妇人血闭无子。

《医学要诀》：川芎中风入头脑，寒痹筋挛缓急扰；金疮目泪心腹坚，妇人血闭无子好。气味辛温，上行头目，下行血海，血中之气药也。大能行血止血，破瘀养新，兼之辛能发散，故主头脑风痛，寒痹拘挛。能行气开郁，故主治痈疽瘰疬，瘿赘癥瘕，吐血溺血及心胸郁结之证。

《长沙药解》：味辛，微温，入足厥阴肝经。行经脉之闭涩，达风木之抑郁，止痛切而断泄利，散滞气而破瘀血。

《得配本草》：辛，温。入手足厥阴经气分，血中气药。上行头目，下行血海。散风寒，疗头痛。破瘀蓄，调经脉。治寒痹筋挛，目泪多涕，痘疮不发，血痢滞痛，心胁诸痛。

《中药学》：味辛，性温。活血行气，祛风止痛，化瘀。

【归经】

《雷公炮制药性解》：归肝经。

《本草经解》：归肝、肺经。

《长沙药解》：归肝经。

《得配本草》：归心包、肝经。

《中药学》：归肝、胆、心包经。

【别名】

抚芎。

《神农本草经》：芎䓖。

【临床应用】

1.本品有活血行气之功效，既能活血祛瘀，又能行气止痛，因气为血之帅，古人称其为血中之气药，可用于治疗痛经、闭经、月经不调、产后腹痛、难产、胁肋胀痛、疮痈肿痛、肢体麻木，以及跌打损伤等病证。

2.川芎有祛风止痛之功效，临床可用于治疗头痛、风湿痹证疼痛等病证，川芎茶调散就是其代表药物。

用量用法：3~10g；研末吞服，每次1~1.5g。

使用注意：凡阴虚火旺、舌红口干者不宜应用；妇女月经过多及出血性疾病，亦不可应用。

【主要成分及现代药理研究】

川芎主含：①川芎嗪，为其主要有效成分；②内酯类化合物，如藁本内酯等；③有机酸，如阿魏酸等；④挥发油等。

1.川芎所含主要成分川芎嗪，有明显的抗血小板聚集的作用，可用于预防和治疗血栓性疾病。

2.川芎煎剂20~30g/kg剂量可使在体心脏收缩振幅增大；40g/kg剂量可使心脏停搏。川芎嗪1.24mg/kg剂量可使动物心肌收缩加强；1mg/（kg·min）给药可使犬心肌收缩功能和舒张功能增强。

3.川芎所含成分能扩张冠脉、增加冠脉血流量、改善心肌缺血。

4.川芎嗪能对抗心律失常。川芎水提物与生物碱既有扩张冠脉流量的作用，又具扩张脑血管、增加脑血流量的作用。

5.川芎嗪能扩张外周血管，改善微循环。

6.川芎嗪可降低血压。

7.川芎嗪可降低肺动脉压。

8.川芎有一定的镇静作用。

9.川芎浸膏能促进子宫收缩。

10.川芎可增强免疫功能。

桃仁

【性味功效】

《神农本草经》：苦，平。主瘀血，血闭，癥瘕，邪气。杀小虫。

《名医别录》：味甘，无毒。主咳逆上气，消心下坚，除卒暴击血，破癥症，通月水，止痛。

《本草经集注》：味苦、甘，平，无毒。主治瘀血，血闭，癥瘕，邪气。杀小虫。主咳逆上气，消心下坚，除卒暴击血，破癥瘕，通月水，止痛。

《雷公炮制药性解》：味苦甘，性平，无毒。入肝、大肠二经，主瘀血血闭，癥瘕鬼邪，血燥便结，杀三虫，止心痛。沸汤泡去皮尖，炒用。桃仁行血，宜入肝经，性润，宜入大肠。

《本草经解》：桃仁气平，味苦甘，无毒，主瘀血，血闭癥瘕邪气，杀小虫。

《本草崇原》：桃仁气味苦甘平，无毒。主治瘀血血闭，癥瘕邪气，杀小虫。

《医学要诀》：桃核苦平主瘀血，血闭癥瘕邪气结；杀虫润便月水通，咳逆心疼骨蒸热。桃仁苦平，气薄味厚，手足厥阴血分药也。苦能破瘀，辛能润燥，盖有油者为滑剂，故主润便通肠，行瘀散结。桃能杀鬼，辟邪恶不祥，故又主传尸鬼疰，肝疟心疼。推瘀即能养新，故主骨蒸劳热。又主产后百病，能行瘀而生新血也。

《长沙药解》：味甘、苦、辛，入足厥阴肝经。通经而行瘀涩，破血而化癥瘕。

《得配本草》：甘、苦，平。入手足厥阴经血分。去滞生新，缓肝润燥。治血结蓄血，瘀血癥瘕，血滞风痹，血痢经闭，热入血室，产后血病，心腹诸痛。辟鬼疰，杀三虫，润大便，止疟疾。行血，连皮尖生用；润燥活血，浸去皮尖，炒用或麸皮同炒研用。

《中药学》：味苦，性平。活血祛瘀，润肠通便。

【归经】

《雷公炮制药性解》：归肝、大肠经。

《本草经解》：归肺、心、脾经。

《长沙药解》：归肝经。

《得配本草》：归肝、心包经。

《中药学》：归心、肝、肺、大肠经。

【别名】

《神农本草经》：桃核仁。

【临床应用】

1.桃仁具有活血化瘀的功效，临床可用于治疗血瘀而引起的痛经、闭经、产后腹痛、癥瘕、跌打损伤瘀阻疼痛等病证。

2.桃仁有润肠通便之功效，可用于治疗肠燥津液不足而导致的便秘。

用量用法：6~10g，捣碎，入煎剂。

使用注意：孕妇忌服。

【主要成分及现代药理研究】

主要成分：①主含苦杏仁苷；②多种酶，如苦杏仁酶等；③脂肪油等。

1.桃仁具有扩张血管、增加组织血流量的作用；能提高血小板中cAMP的含量，抑制血栓形成及血液凝固；同时还有一定溶血作用。

2.桃仁有较强的抗炎作用。

3.桃仁具有一定的抗过敏作用。

4.桃仁所含苦杏仁苷在体内可使被β-葡萄糖苷酶水解而生成氢氰酸和苯甲醛，对癌细胞呈协同性杀伤作用。

5.桃仁所含苦杏仁苷有镇咳作用。

6.桃仁中所含脂肪油、扁桃油具有润肠缓泻、驱肠虫的作用。

红花

【性味功效】

《雷公炮制药性解》：味辛，性温，无毒，入心、肝二经。逐腹中恶血而补血虚。除产后败血而止血晕，疗跌扑损伤，疮毒肿胀，老人血少便结，女子经闭不行，催生下胎衣及死胎。

《本草经解》：气温，味辛，无毒。主产后血晕口噤，腹内恶血不尽绞痛，胎死腹中。并酒煮服，亦主蛊毒。

《医学要诀》：红花活血主通经，产后血运兼口噤；恶血绞痛并死胎，噎膈喉痹及风证。血生于心包，藏于肝，属于冲任。红花汁与之同类，气味辛温，故能行男子血脉，通女子经水。多则行血，少则养血。张仲景用治六十二种风兼腹痛血气痛，盖阴血充而阳邪自解矣。治喉痹噎膈者，能通经络也。

《长沙药解》：味辛，入足厥阴肝经。专行血瘀，最止腹痛。

《得配本草》：辛、甘、苦，温。入手少阴、足厥阴经血分。破瘀血，行新血，散肿止痛。血行痛自止。破血，多用，酒煮；养血，少用，水煮。

《中药学》：味辛，性温。活血祛瘀，通经。

【归经】

《雷公炮制药性解》：归心、肝经。

《本草经解》：归肝、肺经。

《长沙药解》：归肝经。

《得配本草》：归心、肝经。

《中药学》：归心、肝经。

【别名】

红蓝花、咱夫兰。

【临床应用】

1.红花能活血化瘀，可用于治疗瘀血内停所引起的闭经、痛经、产后腹痛、癥瘕、积聚、跌打损伤等病证。红花可以入心经，温通心脉，还可用于血脉瘀阻不通所致的胸痹心痛、胸闷不适等病证。

2.本品活血祛瘀以化瘀滞，可用于治疗热郁血滞所致的紫癜、紫斑等病证。

3.用于治疗因气滞血瘀、血行不畅所引起的血栓闭塞性脉管炎等病证。

用量：3~10g。

使用注意：孕妇忌用。

【主要成分及现代药理研究】

主要成分：①黄酮类，如红花苷、红花醌苷、新红花苷等；②色素类，如红花素、红花黄色素等。

1.红花所含成分有抑制血小板聚集的作用，可用于预防血栓形成；红花油有明显降低血脂的作用。

2.红花黄色素能明显改善微循环障碍。

3.红花煎剂小剂量时能增强心肌收缩力，大剂量时对心脏又产生抑制作用。

4.红花黄色素具有镇静、镇痛的作用。

5.红花所含成分有改善心脑缺氧症状，对脑缺血缺氧性脑病及心肌缺血均有一定的保护作用。

6.红花煎剂对垂体后叶素引起的急性心肌缺血具有明显保护作用；能扩张冠脉，增加冠脉流量，抗心肌梗死。

7.红花黄色素对乌头碱所致心律失常有一定对抗作用。

8.红花所含成分有消炎杀菌的作用。

9.红花所含成分能扩张外周血，有降压的作用。

10.红花所含成分对免疫功能有的抑制作。

牛膝

【性味功效】

《神农本草经》：味苦、酸。主寒，湿痿痹，四肢拘挛，膝痛不可屈伸，逐血气伤，伤热火烂，堕胎。

《名医别录》：味酸，平，无毒。主伤中少气，男子阴消，老人失溺，补中续绝，填骨髓，除脑中痛及腰脊痛，妇人月水不通，血结，益精，利阴气，止发白。

《本草经集注》：味苦、酸，平，无毒。主治寒湿痿痹，四肢拘挛，膝痛不可屈伸，逐血气，伤热火烂，堕胎。治伤中少气，男子阴消，老人失溺，补中续绝，填骨髓，除脑中痛及腰脊痛，妇人月水不通，血结，益精，利阴气，止发白。

《雷公炮制药性解》：味苦、酸，性平，无毒，入肾经。补精气，利腰膝，填骨髓，除脑漏，祛寒湿，破血结，通月经，坠胎孕，理膀胱气化迟难，阴中作痛欲死。去芦，酒浸一宿用。

《本草经解》：气平，味苦酸，无毒。主寒湿痿痹，四肢拘挛，膝痛不可屈伸，逐血气，伤热火烂，堕胎。久服轻身耐老。

《本草崇原》：牛膝气味苦酸平，无毒。主寒湿痿痹、四肢拘挛、膝痛不可屈伸，逐血气伤热火烂，堕胎。久服轻身耐老。

《医学要诀》：牛膝苦平逐血气，热伤火烂及痿痹；四肢拘挛并堕胎，膝痛屈伸怕不利。牛为土畜，在卦曰坤，土属四肢而诸痿独取于阳明，故主治寒湿痿痹，四肢拘挛。阳明主润宗筋，宗筋者，主束骨而利机关也。牛力在膝，膝者，筋之会，筋之府也。故主膝痛不可屈伸。牛膝入土极深，其性下行甚健，故能逐血气而堕胎。火性炎上，药性下行，故治热伤火烂。又主填骨髓，利阴气，补肾益精者，精液藏于肾，而生于胃也。主通月水、破癥瘕、五淋、尿血、茎中痛者，有下行之功也。

《玉楸药解》：味苦、酸，气平，入足太阳膀胱、足厥阴肝经。利水开淋，破血通经。牛膝疏利水道，治小便淋涩疼痛，疗膝胫瘘痹拘挛，通女子经脉闭结，起男子宗筋软缩，破坚癥老血，消毒肿恶疮、木器刺伤。捣敷金疮，溃痈排脓。坠胎下衣、喉痹舌疮、扑伤打损、瘾疹风癞皆效。

《得配本草》：苦、酸，平。入足厥阴、少阴经血分。益肝肾之精气，破瘀血之癥结。治筋骨瘘痹，久疟，下痢，淋痛尿血，并心腹诸痛。又能引火下行，并疗喉痹齿痛。连叶捣汁，频点眼生珠管。

《中药学》：味苦、酸，性平。活血祛瘀，补肝肾，强筋骨，引血下行，利尿通淋。

【归经】

《雷公炮制药性解》：归肾经。

《本草经解》：归肺、肝、心包经。

《玉楸药解》：归膀胱、肝经。

《得配本草》：归肝、肾经。

《中药学》：归肝、肾经。

【别名】

怀牛膝。

《神农本草经》：百倍。

【临床应用】

1.牛膝有活血祛瘀之功效，可用于治疗瘀血阻滞所引起的痛经、闭经、月经不调、产后腹痛及跌打伤疼痛等病证。

2.牛膝有补肝肾，强筋骨的作用，可用于治疗肝肾亏虚所引起的腰膝酸痛、下肢痿软无力等病证。

3.牛膝有利尿通淋逐瘀的作用，故可用于治疗小便不利、尿血、淋漓涩痛等病证。

4.牛膝味苦，有清泄下降，引血下行的作用，可用于治疗因火邪上炎所引起的口舌生疮、吐血、衄血、齿痛、头痛、眩晕等病证。

用量：6~15g。

使用注意：孕妇及用经过多者忌用。

【主要成分及现代药理研究】

牛膝主含：①三萜皂苷，如齐敦果酸等；②甾类化合物，如牛膝甾酮等；③牛膝肽多糖等；④生物碱；⑤香豆素等成分。

1.牛膝醇提物、煎剂对心脏有抑制作用，还有一定降压作用。

2.牛膝具有一定的抗凝血、活血作用。

3.牛膝中所含总皂苷能兴奋子宫平滑肌。牛膝能兴奋肠平滑肌。

4.牛膝所含成分有明显的消炎消肿作用。

5.牛膝煎剂有镇痛作用，其中以河南怀牛膝作用最强。

6.牛膝中的蜕皮甾酮具有较强的促进蛋白质合成作用。

7.怀牛膝总皂苷（250mg/kg）具有明显的抗生育、抗着床、抗早孕作用。剂量50mg/kg时有100%抗生育作用。

8.牛膝煎剂或醇提物有轻度利尿作用。

9.牛膝蜕皮甾酮有降血糖的作用。

丹参

【性味功效】

《神农本草经》：味苦，微寒。主心腹邪气，肠鸣幽幽如走水，寒热积聚，破癥除瘕，止烦满，益气。

《名医别录》：无毒。主养血，去心腹痼疾、结气，腰脊强，脚痹，除风邪留热。久服利人。

《本草经集注》：苦，微寒，无毒。主治心腹邪气，肠鸣幽幽如走水，寒热，积聚，破癥，除瘕，止烦满，益气。养血，去心腹痼疾结气，腰脊强脚痹，除风邪留热。

《雷公炮制药性解》：味苦，性微寒无毒，入心经。养神定志，破结除症，消痈散肿，排脓止痛，生肌长肉，治风邪留热，眼赤狂闷，骨节疼痛，四肢不遂。破宿血，补新血，安生胎，落死胎，理妇人经脉不调，血崩带下。

《医学要诀》：丹参主心腹邪闭，肠鸣幽幽如走水；寒热积聚破癥瘕，烦恼风痹并益气。丹参味苦色赤，其性微寒，能益心气而清心火。君主之令行于上，积聚风痹之邪无不下矣。邪气除，则正气自益。又主破宿血，生新血者，心主血也。调妇人经脉，通利关脉者，心主脉也。能安生胎，落死胎，止血崩带下，散瘿赘恶疮，辟邪魅鬼祟，皆益心养血之功也。（眉批：心为阳中之太阳，阳盛则阴鬼自消。）

《本草经解》：气微寒，味苦，无毒。主心腹邪气，肠鸣幽幽如走水，寒热积聚，破癥除瘕，止烦满益气。

《玉楸药解》：味甘，气平，入足厥阴肝经。行血破瘀，通经止痛。《本草》谓其破宿血，生新血，落死胎，疏通血脉，治脚膝痿痹。走及奔马，行血之良品也。

《得配本草》：苦，微寒。入手少阴、厥阴经血分。养血活血，生新血，去宿血。治风邪留热，除产后烦热，开心腹结气，调女人经脉。有孕能安，死胎可落。愈冷热痨，止骨节痛。

《中药学》：味苦，性微寒。活血祛瘀，凉血消痈，养血安神。

【归经】

《雷公炮制药性解》：归心经。

《本草经解》：归小肠、心经。

《玉楸药解》：归肝经。

《得配本草》：归心、心包经。

《中药学》：归心经、肝经、心包经。

【别名】

《神农本草经》：却蝉草。

《本草经集注》：赤参、木羊乳。

【临床应用】

1.丹参有活血祛瘀、通行血脉的作用，可用于治疗血脉不通所引起的月经不调、闭经、心腹疼痛、癥瘕积聚及肢体疼痛等病证。

2.本品能凉血散瘀，兼能消痈止痛，可用于外科常见的痈疽肿痛，疮疡经久不愈等病证。

3.丹参可活血化瘀，又兼凉血养血，可用于治疗因温热病热入营血所致的高热、烦躁不安、心悸怔忡、失眠，或斑疹隐隐、舌红绛或紫等病证。

用量用法：5~15g。酒炒可增强活血之功。

使用注意：反藜芦。

【主要成分及现代药理研究】

丹参主含：①二萜类成分，如：丹参酮Ⅰ、丹参酮Ⅱa、丹参酮Ⅱbd等；②丹参醇；③丹参素等。

1.丹参有明显的抗血栓形成、抗动脉粥样硬化作用。

2.低浓度的丹参对动物离体心脏有一定抑制作用。丹参酮A磺酸钠使麻醉犬心输出量稍有增加。

3.丹参还具有明显的扩张冠脉、增冠脉流量的作用。

4.丹参煎剂、丹参注射液、复方丹参注射液等均有改善微循环障碍的作用。

5.丹参对多种原因引起的急慢性肝损伤均有促进恢复的作用。

6.丹参注射液有改善肺脏疾病引起的呼吸道症状，可以降低肺动脉压力。

7.丹参煎剂对多种细菌具有抑制作用。

8.丹参对中枢神经系统有抑制作用，且具有一定的选择性，并随剂量增加作用增强；同时还可增强学习记忆。

9.丹参具有抗胃溃疡、促进皮肤创伤和骨折愈合作用；能对肾功能衰竭起到显著的保护作用；能提高未成年大鼠雌醇含量，使子宫重量增加。

姜黄

【性味功效】

《雷公炮制药性解》：味辛苦，性温，无毒，经络主治与郁金同功，更烈。

《本草经解》：气大寒，味辛苦，无毒。主心腹结积，疰忤下气，破血，除风热，消痈肿。功力烈于郁金。姜黄气大寒，入手太阴肺经、手少阴心经。气味俱降，阴也。

心腹心肺之分也，心主血，肺主气，结积者，气血凝结之积也；其主之者，辛能散气，苦能破血也。疰忤者，湿热内疰，性与物忤也；其主之者，苦寒清湿热也。下气者，苦寒降气也。破血者，辛苦行血也。

除风热者，风热为阳邪，外感太阳经；气寒清热，味辛散风也。苦寒而辛散，故又主痈肿。功力烈于郁金者，气较郁金更寒也。

《医学要诀》：姜黄辛寒心腹结，疰忤下气破瘀血；除风清热痈肿消，功同郁金性更烈。

时珍曰：姜黄、郁金，形状功用皆相近，但郁金入心治血，而姜黄兼入脾治风。古方五痹汤，用片子姜黄，治风寒湿气，入手臂治痛。又能去癥瘕血块，通月经，治气胀、产后败血攻心。

《玉楸药解》：味甘，苦，性寒，入足厥阴肝经。破血化癥，消肿败毒，破瘀血宿癥，消扑损痈疽，止心腹疼痛，平疥癣初生。

《得配本草》：苦、辛，温。入足太阴兼足厥阴经血分。破血下气。除风热，消痈肿，功力烈于郁金。

《中药学》：味辛、苦，性温。破血行气，通经止痛。

【归经】

《雷公炮制药性解》：归心、肺经。

《本草经解》：归肾、膀胱、肺、心经。

《得配本草》：归脾、肝经。

《中药学》：归肝、脾经。

【临床应用】

1.姜黄有破血行气、通经止痛的功效，可用于治疗因气滞血瘀所致的经行腹痛、胸胁刺痛等病证。

2.姜黄辛温，兼活血之功能，可用于治疗风寒湿邪阻滞引起的四肢关节痹痛。

3.姜黄外用可以治疗痈疡疮疖初起，红肿热痛，属阳证者。

用量用法：5~10g。外用适量，以麻油或菜油调匀成膏，外敷。

【主要成分及现代药理研究】

主要成分：①姜黄素类化合物；②挥发油。

1.姜黄醇提液有降压作用。姜黄素能增加小鼠心肌营养血流量。

2.姜黄素、姜黄醇提物对血小板积聚性均有显著抑制作用。

3.姜黄醇或醚提取物、姜黄素和挥发油都有较好的降血脂作用。

4.姜黄制剂有明显抗生育作用。

5.姜黄素有明显抑制肿瘤细胞，以及减少动物肿瘤发生、抗癌变的作用。

6.姜黄素能抑制脏器的脂质过氧化作用。

7.姜黄素具有抗炎镇痛的作用。

8.100%姜黄素对微球菌有抑制作用。

9.姜黄挥发油有抗真菌作用。

第六节　消　食　药

山楂

【性味功效】

《雷公炮制药性解》：味甘酸，性平，无毒，入脾经。主健脾消食，散结气，行滞血，理疮疡。

山楂之甘，宜归脾脏，消食积而不伤于刻，行气血而不伤于荡。产科用之，疗儿枕疼，小儿尤为要药。

《本草经解》：气冷，味酸，无毒。煮汁服，止水痢。沐头洗身，治疮痒。

饮食入胃，散精于肝，肝不散精，则滞而成痢。山楂味酸益肝，肝能散精，则滞下行；气冷益肺，肺气通调名，则水谷分而痢止矣。

沐头者，山楂消滞能去垢也，皮毛者肺之合也，疮痒肺热也；气冷清肺，所以洗之也。

《医学要诀》：山楂止痢消肉积，癥瘕痰饮及饮食；消痞治疝发痘疹，产后儿枕恶露塞。《本经》酸冷。时珍曰：酸甘温。大能行滞化食，故治痘疹起发不决，及产后恶露阻塞。化血块、气块，疝气、肠血（盖能行滞也）及腰疼，治下痢有效。

《玉楸药解》：味酸、甘，气平，入足太阴脾、足厥阴肝经。消积破结，行血开瘀。山楂消克磨化，一切宿肉停食、血癥气块皆除。

《得配本草》：酸、甘，微温。入足太阴、阳明经。消积散瘀，破气化痰。理疮疡，除儿枕，疗疝气。发痘疹。

《中药学》：味酸、甘，性微温。消食化积，活血散瘀。

【归经】

《雷公炮制药性解》：归脾经。

《本草经解》：归肺、肝经。

《玉楸药解》：归脾、肝经。

《得配本草》：归脾、胃经。

《中药学》：归脾、胃、肝经。

【别名】

山楂子。

【临床应用】

1.本品味酸而甘，可助脾健胃，有促进消化，消肉食积滞之功效。可用于治疗食积胃肠所致的脘腹胀满、腹痛泄泻等病证。如《简便方》治食肉不消，即单用煎服；治食滞不化，常与神曲、麦芽等配伍，以增强消食化积之力；如兼见脘腹胀痛者，可加木香、枳壳等品以行气消滞。

2.用于产后瘀阻腹痛、恶露不尽，以及疝气偏坠胀痛等证。山楂能入血分而活血散瘀消肿。对前者，常与当归、川芎、益母草等配伍。

用量：10~15g；大剂量30g。

【主要成分及现代药理研究】

山楂主含：①黄酮类；②有机酸。

1.生山楂具有降血脂作用。

2.山楂5%浸膏、5%黄酮或5%水解物溶液，可增加小鼠的冠脉流量。

3.山楂具有强心作用。

4.北山楂黄酮、水解物，或三萜酸对麻醉猫均有降压作用。山楂的降压机制，主要以外周血管扩张为主，也可能与胆碱作用或与中枢影响有关。

5.山楂煎剂或乙醇提取物具有不同程度的抗菌作用。

6.山楂水提液可以清除自由基，有抗衰老的作用。

7.山楂可以增强体液免疫及细胞免疫功能。

神曲

【性味功效】

《雷公炮制药性解》：味甘，性温，无毒，入脾、胃二经。主调中止泻，开胃消食，破癥结，逐积痰，除胀满，又主胎上抢心，血流不止，亦能下鬼胎。

《本草经解》：气温，味辛甘，无毒。主化水谷宿食，癥结积聚，健脾暖胃。

《长沙药解》：味辛、甘，入足太阴脾经。化谷消痰，泻满除癥。

《中药学》：甘、辛，温。消食和胃。

【归经】

《雷公炮制药性解》：归脾、胃经。

《长沙药解》：归脾经。

《中药学》：归脾、胃经。

【别名】

陈曲、炒曲。

【临床应用】

本品能消食和胃，可用于治疗饮食积滞而引起的脘腹胀满、食欲不振、肠鸣泄泻等病证。

用量：6~15g。

【主要成分及现代药理研究】

神曲主含：①酵母菌、酶类；②维生素B复合体；③麦角固醇；④挥发油等。

1.神曲主含成分具有增进食欲、维持正常消化的作用。

2.研究发现，其炒品、炒焦品能较好地促进胃的分泌功能，增强胃肠的推进功能。

3.对胃酸酸度和胃蛋白酶活性有明显抑制作用，有抗胃溃疡作用。

4.调节肠道菌群作用，研究发现，神曲具有较强的抑菌、杀菌活性，对肠道菌群具有调整作用，可以增加IBS患者肠道有益菌群数量，减少需氧菌数量。

麦芽

【性味功效】

《雷公炮制药性解》：味甘、咸，性温，无毒，入脾、胃二经。主温中下气，开胃健脾，催生下胎，去宿食，除胀满，止吐逆，破瘤结，消痰痞。炒去芒，再炒焦黄，研用。

《医学要诀》：麦芽咸温主消食，米面诸果及冷积；下气和中胀满消，止吐化痰破癥癖。麦肝之谷，能制化脾土，腐熟而为轻虚，故主化米麸食积、消胀破癥。观造饴糖者用之，谷化成浆。母猪肉及鸡鹅不烂，用山楂十余粒同煮。是米面食积宜麦芽，肉食不化宜山楂，物各有制也。

《侣山堂类辩》：麦，春长、夏成，得木火之气，故为肝之谷；透发其芽，能达木气，以制化脾土，故能消米谷之实。经云：食气入胃，散精于肝，淫气于筋。人之食饮不化，而成反胃噎膈者，多因肝气郁怒所致。予治此证，于调理脾胃药中倍加麦芽，多有应手。盖医者但知消谷，而不知疏肝。

《中药学》：甘，平。消食和中，回乳。

【归经】

《雷公炮制药性解》：归脾、胃经。

《中药学》：归脾、胃、肝经。

【别名】

麦蘖。

【临床应用】

1.本品能消淀粉性食物的积滞，对米、面、薯等食物积滞引起的脘腹胀满、恶心呕吐、腹痛的病证有明显效果。

2.麦芽有回乳之功效，可用于妇女断乳，或乳汁郁积所致的乳房胀痛等病证。每天用生、炒麦芽各30~60g，煎汁分服，有一定效果。

此外，本品又能疏肝，如遇肝郁气滞或肝脾不和之证，可作为辅助药。

用量：10~15g；大剂量30~120g。

使用注意：哺乳期不宜用。

【主要成分及现代药理研究】

麦芽主含：①酶类，如淀粉酶、转化糖酶等；②生物碱，如大麦芽碱大麦芽胍碱A、B等。

1.麦芽含有的成分可使淀粉分解成麦芽糊与糊精。试验表明，麦芽煎剂可以促进胃酸与胃蛋白酶的分泌。

2.麦芽浸剂可引起血糖降低。

3.麦芽所含成分兴奋心脏、收缩血管的作用，还可以抑制肠道运动。

鸡内金

【性味功效】

《玉楸药解》：味甘，气平，入手阳明大肠、足厥阴肝经。止痢敛血，利水秘精。鸡内金扶中燥土，治泄痢崩带，尿血便红，喉痹乳蛾，口疮牙疳，失溺遗精，酒积食宿，胃反膈噎，并消痈疽发背。

《得配本草》：甘，平。入大肠、膀胱。健脾开胃，祛肠风，治泄痢，消水谷，除酒积。

《中药学》：甘，平。运脾消食，固精止遗。

【归经】

《玉楸药解》：归大肠、肝经。

《得配本草》：归大肠、膀胱经。

《中药学》：归脾、胃、小肠、膀胱经。

【别名】

鸡膍胵、鸡肫胵。

【临床应用】

1.用于消化不良，食积不化，以及小儿疳积等证。本品消食力量较强，且有运脾健胃之功。对消化不良证情较轻者，可单用本品炒燥后研末服用，有一定疗效；用治食积不化，脘腹胀满，常与山楂、麦芽等配伍；治小儿脾虚疳积，可与健脾益气之品如白术、山药、茯苓等同用。

2.用于遗尿、遗精等证，鸡内金有固精止遗作用。对前者，常与桑螵蛸、覆盆子等配伍；对后者，可配合莲肉、菟丝子等同用。

此外，本品尚有化坚消石之功，可用于泌尿系结石及胆结石，常与金钱草配用。

用量用法：3~10g。研末服，每次15~30g，效果比煎剂好。

【主要成分及现代药理研究】

鸡内金主含：①胃激素；②角蛋白；③多种氨基酸。

1.炙鸡内金粉末可使胃液的分泌量增加，使胃运动增强。

2.鸡内金水剂对加速机体排除放射性锶有一定作用。

第七节　理　气　药

枳实

【性味功效】

《神农本草经》：味苦，寒。主大风在皮肤中如麻豆，苦痒，除寒热结，止利，长肌肉，利五脏，益气轻身。

《名医别录》：味酸，微寒，无毒。主除胸胁痰癖，逐停水，破结实，消胀满、心下急、痞痛、逆气、胁风痛，安胃气、止溏泄，明目。

《本草经集注》：味苦、酸，寒、微寒，无毒。主治大风在皮肤中，如麻豆苦痒，除寒热热结，止痛。长肌肉，利五脏，益气，轻身。除胸胁痰癖，逐停水，破结实，消胀满，心下急、痞痛、逆气、胁风痛，安胃气，止溏泄，明目。

《雷公炮制药性解》：味苦酸，性微寒，无毒，入心、脾二经。主消胸中之痞满，逐心下之停水，化日久之稠痰，削年深之坚积，除腹胀，消宿食，定喘咳，下气逆。

枳实，即枳壳之小者，苦宜于心，脾者心之子也，故并入之。

《本草经解》：气寒，味苦，无毒，主大风在皮肤中如麻豆苦痒，除寒热结，止痛，长肌肉，利五脏，益气轻身。

《本草崇原》：枳实气味苦寒，无毒。主治大风在皮肤中，如麻豆苦痒，除寒热结，止痛，长肌肉，利五脏，益气，轻身。

《医学要诀》：枳实大风在皮肤，肤中苦痒如麻豆；寒热结除利五脏，止痛益气长肌肉。枳橘皆宣剂。《周礼》云：橘逾淮北而为枳，盖得地土之寒，故橘辛温而枳苦寒也。乃宣通气分之品，大能祛风破结。佐参术，则益气长肌。佐硝黄，则消痞下结也。枳壳系开宝六年所增，其功大同小异，皆能利气豁痰，消胀逐水，破宿食积气。但实小而性速，壳大而性缓。好古云：病在胸膈皮毛者宜壳；在心腹脾胃者宜实也。

《长沙药解》：味苦、酸、辛，性寒，入足阳明胃经。泻痞满而去湿，消陈腐而还清。

《得配本草》：辛、苦，微寒。入足太阴、阳明经气分。破结气，消坚积，泄下焦湿热，除中脘火邪，止上气喘咳。治结胸痞满，痰癖癥结，水肿胁胀胸腹闭痛，呕逆泻痢。

《中药学》：味苦、辛，性微寒。破气消积，化痰除痞。

【归经】

《雷公炮制药性解》：归心、脾经。

《**本草经解**》：归膀胱、小肠、三焦经。

《**长沙药解**》：归胃经。

《**得配本草**》：归脾、胃经。

《**中药学**》：归脾、胃、大肠经。

【**临床应用**】

1.枳实有破气除胀、消积导滞之功效，可用于治疗饮食停滞引起的腹痛便秘、泻痢不畅、有里急后重之病证。

2.本品可行气消痰，可用于治疗痰浊阻塞气机导致的胸脘痞满、胀痛不适等病证。

3.本品可配补气药，用于治疗内脏下垂等病证。

用量：3~10g，大剂量可用15g。

使用注意：脾胃虚弱及孕妇慎用。

【**主要成分及现代药理研究**】

枳实主含：①挥发油，主要是柠檬烯、枳醇、柠檬醛等；②黄酮类，如汉黄芪素、枳皮苷等；③鞣质类，没食子酸、丹宁酸等。

1.枳实对胃肠平滑肌有双重调节作用。

2.枳实能显著增强心肌收缩力，有强心、增加心输出量、提高外周阻力的作用，导致血压上升。

3.枳实具有抗菌消炎和抗病毒的作用。

4.枳实具有抗变态反应作用。

5.枳实所含成分清除超氧阴离子的作用，有抗氧化、抗衰老的作用。

6.枳实所含成分有解热、镇痛作用。

枳壳

【**性味功效**】

《**雷公炮制药性解**》：味辛苦酸，性微寒，无毒，入肺、肝、胃、大肠四经。主下胸中至高之气，消心中痞塞之痰，泄腹中滞塞之气，去胃中隔宿之食，削腹内连年之积，疏皮毛胸膈之病，散风气痒麻，通大肠闭结，止霍乱，疗肠风，攻痔疾，消水肿，除风痛。

《**本草经解**》：气微寒，味苦酸，无毒。主风痒麻痹，通利关节，劳气咳嗽，背膊闷倦，散留结胸膈痰滞，逐水消胀满，大肠风，安胃止风痛。

《**本草崇原**》：枳壳气味苦酸，微寒，无毒。主治风痹、淋痹，通利关节，劳气咳嗽，背膊闷倦，散留结、胸膈痰滞，逐水，消胀满大，胁风，安胃，止风痛。

《**得配本草**》：苦、酸，微寒。入手太阴、阳明经气分。破气胜湿，化痰消食。

【**归经**】

《**雷公炮制药性解**》：归肺、肝、胃、大肠经。

《**本草经解**》：归膀胱、小肠、淡、心包经。

《**得配本草**》归肺、大肠经

【**临床应用**】

用量：3~10g，大剂量可用15g。

使用注意：气虚胃燥者忌用。

【主要成分及现代药理研究】

枳壳主含：①挥发油，油中主要成分为右旋柠檬烯；②黄酮类物质；③生物碱。

1.可以调节胃肠运动，对肠道平滑肌有兴奋作用。

2.增加冠脉血流量和肾血流量，可降低心肌耗氧量，所含的辛弗林成分对 α、β 受体均有兴奋作用，可收缩血管，引起血压升高。

3.研究表明：枳壳煎剂通过强心收缩肾血管，增高滤过压而起到排钠利尿作用。

4.枳壳煎剂对子宫有明显的兴奋作用。

陈皮

【性味功效】

《神农本草经》：味辛，温。主胸中瘕热逆气，利水谷。久服去臭，下气，通神。

《本草经集注》：味辛，温，无毒。主治胸中瘕热逆气，利水谷，下气，止呕咳，除膀胱留热，下停水，五淋，利小便，主脾不能消谷，气冲胸中吐逆，霍乱，止泄，去寸白。

《本草经解》：气温，味苦辛，无毒。主胸中瘕热逆气，利水谷。久服去臭，下气通神。

《本草崇原》：橘皮气味苦辛温，无毒。主治胸中热逆气，利水谷。久服去臭，下气，通神。

《医学要诀》：陈皮胸中瘕热清，下气止呕咳逆平；停痰脾不能消谷，开胃宽中小便分。味辛走气，温能补中，兼之色黄臭香，和中之圣药也。故主下气通神，消痰化食，开胃健脾，分利水谷，及呕逆、反胃、霍乱、噎膈、泄利、咳嗽、癥瘕痃癖。又主脚气冲心，妇人乳吹乳痛者，皆阳明胃经之所主也。核主肾疰腰疼，膀胱气痛，小肠疝气，阴核肿痛，取其象形而行气也。叶主胸胁肿痛，乳闭乳痛，取其色青而行厥阴肝经之义也。

《长沙药解》：味辛、苦，入手太阴肺经。降浊阴而止呕哕，行滞气而泻郁满，善开胸膈，最扫痰涎。

《得配本草》：辛、苦，温。入手足太阴经气分。导滞消痰，调中快膈，运胃气，利水谷，止呕逆，通五淋，除膀胱留热，去寸白虫蛊，解鱼腥毒。

《中药学》：辛、苦，温。理气，调中，燥湿，化痰。

【归经】

《本草经解》：归肝、心、肺经。

《长沙药解》：归肺经。

《得配本草》：归肺、脾经。

《中药学》：归脾、肺经。

【别名】

广皮、广橘白、橘皮、甘皮、柑皮、新会皮。

《神农本草经》：橘柚、橘皮。

【临床应用】

1.橘皮气香性温，能行能降，具有理气运脾、调中快膈之功。可用于治疗脾胃气滞所引起的脘腹胀闷不适、恶心、呕吐、嗳气等病证。

2.橘皮可燥湿化痰，可用于治疗湿浊中阻所引起的胸闷如窒、腹胀纳呆、倦怠乏力、大便溏泻等病证；橘皮为脾、肺二经之气分药，既能理气，又能燥湿。对于前者，常配苍术、厚朴以燥湿健脾，如平胃敢；对于后者，常配半夏、茯苓以燥湿化酸，如二陈汤。

用量：3~10g。

使用注意：本品辛散苦燥，温能助热，舌赤少津、内有实热者须慎用。

【主要成分及现代药理研究】

陈皮主含：①黄酮类，如橙皮苷、川陈皮素等；②挥发油等。

1.陈皮煎剂对肠运动有直接的抑制作用，可用于治疗腹泻。

2.其提取物可清除氧自由基和抗脂质过氧化作用。

3.挥发油主要成分为柠檬烯，有刺激性祛痰作用。

4.还有利胆、降低血清胆固醇的作用。

木香

【性味功效】

《神农本草经》：味辛。主邪气，辟毒疫温鬼，强志，主淋露。久服不梦寤魇寐。

《名医别录》：温，无毒。治气劣，肌中偏寒，主气不足，消毒，杀鬼、精物、温疟、蛊毒，行药之精。

《本草经集注》：味辛，温，无毒。主治邪气，辟毒疫温鬼，强志，主淋露。治气劣，肌中偏寒，主气不足，消毒，杀鬼精物，温疟，蛊毒，行药之精。久服不梦寤魇寐，轻身致神仙。

《雷公炮制药性解》：味苦辛，性微温，无毒，入心、肺、肝、脾、胃、膀胱六经。主心腹一切气疾，癥瘕症块，九种心疼，止泻痢，除霍乱，健脾胃，消食积，定呕逆，下痰壅，辟邪气瘟疫，杀疟蛊清物。宜生磨用，火炒令人胀，形如枯骨，苦口沾牙者良。

《本草经解》：气温，味辛，无毒。主邪气，辟毒疫温鬼，强志，主淋露。久服不梦寤魇寐。

《本草崇原》：木香气味辛温，无毒。主治邪气，辟毒疫温鬼，强志，主淋露。久服不梦寤魇寐。

《医学要诀》：木香辛温辟邪气，毒疫温鬼强志意；淋露心疼呕逆除，久服不梦寤魇魅。木香，草类。具木体而有香，得少阳春生之气，故能辟邪疫鬼魅。甲木之气升，故能强志治淋露，子能令母实也。木能疏肝郁，香能夺土郁，故主和胃健脾，调气散滞，止心疼、腹痛、反胃、霍乱、呕逆、泄痢、疝气、瘕块、痔等证。又主小儿天行斑热，内钓痘疹，亦取其调气而散滞也。

《玉楸药解》：味辛，微温，入足太阴脾、足阳明胃经。止呕吐泄利，平积聚癥瘕，安胎保妊，消胀止痛。木香辛燥之性，破滞攻坚，是其所长。面煨实大肠，生磨消肿病。

《得配本草》：辛、苦，温。入三焦气分。通上下诸气。止九种心痛，逐冷气，消食积，除霍乱吐泻，破痃癖癥块，止下痢后重，能健脾安胎。君散药则泄，佐补药则补。痘出不快者，用之更宜。

《中药学》：辛、苦，微寒。行气止痛，解毒消肿。

【归经】

《雷公炮制药性解》：归心、肺、肝、脾、胃、膀胱经。

《本草经解》：归肝、胃经。

《玉楸药解》：归脾、胃经。

《得配本草》：归三焦经。

《中药学》：归肝、胃经。

【别名】

广木香。

《本草经集注》：蜜香。

【临床应用】

1.用于肝胃气滞所致的胸胁胀痛、脘腹疼痛等证。本品能行气止痛。可与香附、川楝子等配用。

2.用于夏令饮食不慎、秽浊内阻引起的腹痛。本品有解毒辟秽之功。可以本品单味研末，用温开水送服。

3.用于毒蛇咬伤。本品内服外敷，能解毒消肿。可与白芷配合同用。

此外，近代发现本品有降压作用。

用量用法：3~10g；散剂1.5~2g，吞服。外用适量。

使用注意：本品不宜多用，多服易引起恶心呕吐。

【主要成分及现代药理研究】

木香主含：①挥发油，油中主要为木香内酯、去氢木香内酯、木香烃内酯；②菊糖；③木香碱等。

1.木香所含成分能抑制解除小肠痉挛。

2.木香有抗过敏的作用。

3.木香小剂量时能兴奋心脏，大剂量时则对心脏有抑制作用，可扩张血管，增加心脏血流量。

4.木香所含成分可使血压有一定的下降。

川楝子

【性味功效】

《神农本草经》：味苦，寒。主温疾，伤寒，大热烦狂，杀三虫，疥疡，利小便水道。

《名医别录》：有小毒。治蛔虫，利大肠。

《本草经集注》：味苦，寒，有小毒。主治温疾，伤寒大热烦狂，杀三虫，疥疡，利小便水道。

《雷公炮制药性解》：味苦，性寒。有小毒，入心、小肠二经。主温疾伤寒，理大热癫狂，利小便，通水道，杀三虫，愈疮疡，善除心痛，宜作浴汤。晒干酒蒸，去皮核用，川蜀者佳。

《医学要诀》：楝实苦寒主温疾，伤寒大热狂烦剧；激利小便水道通，疥疡三虫疝痛急。楝可练物，具清洁之质。性味苦寒，能解大热。又能导小肠膀胱之热。因引心包相火下行，故心腹痛及疝痛为要药。

《玉楸药解》：味苦，性寒，入足厥阴肝经。泻火除狂，利水止痛。

《得配本草》：川楝子即金铃子。苦，寒。有小毒。入足厥阴经。导小肠、膀胱湿热，引心包相火下行，除伤寒大热发狂，止上下热厥暴痛。

《中药学》：味苦，性寒；有小毒。行气止痛，杀虫，疗癣。

【归经】

《雷公炮制药性解》：归心、小肠经。

《玉楸药解》：归肝经。

《得配本草》：归肝经。

《中药学》：归肝、胃、小肠、膀胱经。

【别名】

楝子、金铃子。

《神农本草经》：楝实。

【临床应用】

1.川楝子有行气止痛之功效，可用于治疗肝气郁滞或肝胃不和所致的胁肋胀痛、疝气所致的疼痛、脘腹疼痛等病证。

2.川楝子既能杀虫，又可行气止痛。可用于治疗虫积所致的凄周疼痛等病证。

3.川楝子有疗癣的功效，可外用治疗头癣、体癣等病证。

用量：3~10g。外用适量。

使用注意：本品味苦性寒，凡脾胃虚寒者不宜用。

【主要成分及现代药理研究】

1.临床研究发现：川楝子所含成分有抑制肿瘤细胞增殖的作用。

2.川楝子对真菌及多种细菌均有抑制作用。

3.川楝子所含成分有明显抗炎作用。

4.川楝子对胃溃疡有较好的治疗效果。

5.川楝子所含成分有促进胆汁分泌的作用。

6.川楝子有杀灭肠道寄生虫的作用。

第八节 化痰止咳药

瓜蒌

【性味功效】

《名医别录》：无毒。主除肠胃中痼热，八疸，身面黄，唇干口燥，短气，通月水，止小便利。

《本草经集注》：主胸痹，悦泽人面。茎叶，治中热伤暑。

《雷公炮制药性解》：主胸痹。

《本草经解》：甘寒之性，能解阳邪，所以主伤寒阳邪结胸也。

《医学要诀》：栝蒌苦寒主消渴，身热烦满及大热；补虚安中续绝伤，八疸乳痈诸肿灭。具金水之体用，其性蔓延，能吸阴液上滋，故主补虚安中，消渴烦满。凡补药而藤蔓者，能续绝伤。治痈肿疸黄者，清凉而散蔓也。实名瓜蒌子，性味苦寒，主胸痹肺痿，伤寒结胸，咳嗽结痰，虚劳吐血，发背乳痈。下痢泻血，咽痛齿疼，黄疸狂热，利大肠通小便，盖根之在下，取其吸水液以上滋；子实在上，取其清火热以下泄，此药性升沉之大意也。

《长沙药解》：味甘、微苦，微寒，入手太阴肺经。清心润肺，洗垢除烦，开胸膈之痹结，涤涎沫之胶黏，最洗瘀浊，善解懊恼。

《得配本草》：甘，寒。润下。入手少阴经络。荡涤胸膈之邪热，消除肺经之结痰。润肠胃，疗乳痈，降上焦气逆，止消渴喘嗽。

《中药学》：甘，寒。瓜蒌皮清肺化痰，利气宽胸；瓜蒌仁润肺化痰，滑肠通便；全瓜蒌兼具以上功效。

【归经】

《长沙药解》：归肺经。

《得配本草》：归心经。

《中药学》：归肺、胃、大肠经。

【别名】

栝楼、栝蒌、栝楼实、栝蒌实。

【临床应用】

1.用于肺热咳嗽，痰稠不易咯出之证。瓜蒌甘寒而润，善于清肺润燥。稀释稠痰，常与清肺泄热、化痰止咳之品如知母、贝母等配用。

2.本品既能清肺化痰，又能利气宽胸，故可用于治疗胸痹、结胸、胸膈痞闷或作痛等病证。如瓜蒌薤白半夏汤，与宣痹化痰药配伍，治胸痹不得卧；又如小陷胸汤，与半夏、黄连配伍，治痰热结胸，胸胁痞满，按之则痛。近年根据前人治疗胸痹的经验，用瓜蒌治疗冠心病，取得一定的效果。

3.用于肠燥便秘。本品有润肠通便之功。常以瓜蒌仁或瓜蒌仁霜配合火麻仁、郁李仁、枳壳等药同用。

此外，全瓜蒌还可用于乳痈肿痛，常与蒲公英、乳香、没药等合用。

用量：全瓜蒌10~20g，瓜蒌皮6~12g；瓜蒌仁10~15g。

注意事项：反乌头。

【主要成分及现代药理研究】

瓜蒌主含：①三萜皂苷类；②有机酸，如瓜蒌酸等；③脂肪油及色素等成分。

1.瓜蒌可明显增加冠状动脉流量，有扩张冠状动脉的作用，对多种原因引起的急慢性心肌缺血有改善作用。

2.瓜蒌有抗心律失常作用。

3.瓜蒌的有效成分有明显的祛痰作用。

4.瓜蒌仁有较强的泻下作用。

5.久服瓜蒌有一定的抗癌作用。

6.瓜蒌有耐缺氧作用。

7.瓜蒌可抑制血小板聚集作用，有预防血栓形成的作用，还可以降低血液黏稠度。

8.瓜蒌可清除自由基，有延缓衰老作用。

9.瓜蒌有升高血糖的作用。

10.瓜蒌有抑制肠管收缩的作用。

11.瓜蒌有抗菌消炎的作用，对多种细菌有一定的抑制作用。

12.瓜蒌能抑制胃酸分泌，有抗溃疡的作用。

13.瓜蒌有改善组织修复的功能。

半夏

【性味功效】

《神农本草经》：味辛，平。主伤寒，寒热，心下坚，下气，喉咽肿痛，头眩胸胀，咳逆肠鸣，止汗。

《名医别录》：生微寒、熟温，有毒。主消心腹胸中膈痰热满结，咳嗽上气，心下急痛坚痞，时气呕逆，消痈肿，堕胎，治痿黄，悦泽面目。生令人吐，熟令人下。

《本草经集注》：味辛，平、生微寒、熟温，有毒。主治伤寒寒热，心下坚，下气，喉咽肿痛，头眩，胸胀，咳逆，肠鸣，止汗。消心腹胸中膈痰热满结，咳嗽上气，心下急痛坚痞，时气呕逆，消痈肿，堕胎，治痿黄，悦泽面目。生令人吐，熟令人下。

《雷公炮制药性解》：味辛平，性生寒熟温，有毒，入肺、脾、胃三经。下气止呕吐，闭郁散表邪，除湿化痰涎，大和脾胃。须汤淋十遍，姜、矾、甘草制用。

《本草经解》：气平，味辛，有毒。主伤寒寒热心下坚，胸胀咳逆头眩，咽喉肿痛，肠鸣，下气，止汗。

《医学要诀》：半夏咳逆及头眩，伤寒寒热心下坚；胸胀咽喉中肿痛，肠鸣下气止汗涎。《月令》五月半夏生，感一阴初动之气而生，至夏而大，得阴中之生气者也。色白味辛，气分之药也。气化则咳逆寒热诸证自除，故又主痰结留饮，反胃霍乱，胸满腹胀，呕吐哕逆，白浊梦遗，痰疟带下，痈肿痿黄，瘤瘿痞膈。消肿散结，开胃健脾，皆取其行气之功焉。（眉批：气味辛平。《别录》日：生寒熟温。色白形圆，阳明药也。）

《长沙药解》：味辛，气平，入手太阴肺、足阳明胃经。下冲逆而除咳嗽，降浊阴而止呕吐，排决水饮，清涤涎沫，开胸膈胀塞，消咽喉肿痛，平头上之眩晕，泻心下之痞满，善调反胃，妙安惊悸。

《得配本草》：辛，温。有毒。入足太阴、阳明、少阳经气分。利窍和胃，而通阴阳，为除湿化痰开郁止呕之圣药。发声音，救暴卒，治不眠，疗带浊，除瘿瘤，消痞结，治惊悸，止疟疾。

《中药学》：味辛，性温；有毒。燥湿化痰，降逆止呕，消痞散结。

【归经】

《雷公炮制药性解》：归肺、脾、胃经。

《本草经解》：归肺、胃、大肠经。

《长沙药解》：归肺、胃经。

《得配本草》：归脾、胃、胆经。

《中药学》：归脾、胃、肺经。

【别名】

法夏。

《神农本草经》：水玉。

【临床应用】

1.半夏有燥湿化痰的作用，可用于治疗脾不化湿、痰涎壅滞所引起的咳嗽、咳痰、气喘等病证。本品具温燥之性，能燥湿而化痰，

2.半夏既能燥湿化痰，又能降逆和胃止呕，可用于治疗胃气上逆所引起的胸脘满闷、恶心、呕吐等病证。还可用于治疗妊娠呕吐。

3.半夏有消痞散结、燥湿化痰之功效，可用于治疗因痰气互结而引起的胸脘痞闷、瘿瘤、痰核等病证。

用量用法：5~10g。外用生品适量，研末用酒调敷。

使用注意：反乌头。因其性温燥，对阴亏燥咳、血证、热痰等证，当忌用或慎用。

【主要成分及现代药理研究】

半夏主含：①生物碱类，如僵半夏生物碱；②皂苷类，如半夏皂苷；③黄酮类等。

1.半夏所含成分有镇咳和祛痰的作用。

2.半夏所含成分有镇吐和催吐的双重作用。

3.半夏有抑制唾液腺分泌的作用。

4.半夏所含成分有降低血压和抗心律失常的作用。

5.半夏有一定的解毒作用。

6.半夏有抗肿瘤作用。

7.半夏所含成分能抑制胰蛋白水解。

8.半夏能抑制胃液分泌，降低胃酸酸度，可以解除肠管平滑肌痉挛。

9.半夏有催眠、抗惊厥作用。

10.半夏有激活机体免疫系统的作用。

11.半夏有促进红细胞凝集的作用。

杏仁

【性味功效】

《神农本草经》：味甘，温。主咳逆上气，雷鸣，喉痹，下气，产乳，金创，寒心，奔豚。

《名医别录》：味苦，冷利，有毒。主治惊痫，心下烦热，风气去来，时行头痛，解肌，消心下急，杀狗毒。

《本草经集注》：味甘、苦，温，冷利，有毒。主咳逆上气，雷鸣，喉痹，下气，产乳，金创，寒心，奔豚，惊痫，心下烦热，风气去来，时行头痛，解肌，消心下急，杀狗毒。

《雷公炮制药性解》：味甘、苦，性温，有小毒，入肺、大肠二经。主胸中气逆而喘嗽，大肠气秘而难便，及喉痹喑哑，痰结烦闷，金疮破伤，风热诸疮，中风诸证，蛇伤犬咬，阴户痛痒，并堪捣敷，沸汤泡去皮尖。

《本草经解》：气温，味甘，有小毒。主咳逆上气，雷鸣喉痹，下气，产乳金疮，寒心奔豚。

《本草崇原》：杏仁气味甘苦温，冷利，有小毒。主治咳逆上气，雷鸣，喉痹，下气，产乳，金疮，寒心奔豚。

《医学要诀》：杏核咳逆上气良，雷鸣喉痹及金疮；下气润肠利肺闭，奔豚产乳寒心降。杏

仁甘苦性温，手太阴肺金药也。油润而能通利肺气，肺主皮毛，故麻黄汤以之为佐。肺之主气而开窍于喉，故主咳逆喉痹。肺与大肠为表里，故大肠血闭者宜桃仁，气闭者宜杏仁也。肺气壅塞，则闭吸寒水上奔，子母之气相感也。肺气通利下降，能止水邪上逆以寒心。治产乳者，肺主百脉也。疗金疮者，同气相求也。又主咳嗽喘急，咯血失音，痰壅浮肿，鼻窒耳聋，血崩不止，小便不通，能清利肺气也。治诸风不遂，疳蚀虫疽，齿痛目翳，惊痫五痔，能制风而杀虫也。有杏金丹，服之长生不老，详见《纲目》。

《长沙药解》：味甘、苦，入手太阴肺经。降冲逆而开痹塞，泻壅阻而平喘嗽，消皮腠之浮肿，润肺肠之枯燥，最利胸膈，兼通经络。

《得配本草》：甘、苦，温。入手太阴经气分。泻肺降气，行痰散结，润燥解肌，消食积，通大便。解锡毒，杀狗毒。逐奔豚，杀虫蛔。

《中药学》：味苦，性微温；有小毒。止咳平喘，润肠通便。

【归经】

《雷公炮制药性解》：归肺、大肠经。

《本草经解》：归肝、脾、心经。

《长沙药解》：归肺经。

《得配本草》：归肺经。

《中药学》：归肺、大肠经。

【别名】

苦杏、杏仁。

《神农本草经》：杏核仁。

《本草经集注》：杏子。

【临床应用】

1.杏仁有降气、止咳、平喘之功效，可用于治疗肺气上逆所引起的咳嗽、咳痰、胸闷、气喘等病证。

2.杏仁有润肠通便的作用，可用于治疗肠道津液不足所致的肠燥便秘等病证。常与火麻仁、当归、枳壳等同用，如润肠丸。

用量用法：3~10g，宜后下。

使用注意：有小毒，勿过量；婴儿慎用。

【主要成分及现代药理研究】

主要成分：①主含苦杏仁苷，水解后产生氢氰酸、苯甲酸及葡萄糖；②苦杏仁酶，包括苦杏仁苷酶及樱苷酶；③脂肪油。

1.杏仁所含成分可扩张支气管平滑肌，能解除支气管平滑肌的痉挛，故可起到止咳、平喘的作用。

2.杏仁可扩张冠脉，增加冠脉流量，起到降低血压的作用。

3.杏仁主要成分可抑制胃蛋白酶的功能，有抗溃疡的作用。

4.杏仁主含成分有抑制细胞分裂，具有抗肿瘤作用。

5.杏仁有抑制细菌生长繁殖的作用，还有抗病毒的作用。

6.杏仁能促进肺表面活性物质的合成。

7.苦杏红油体外实验对蛔虫、蚯蚓、蛲虫、钩虫等有杀死作用，并能抑制伤寒杆菌、副伤寒杆菌；杏仁经炮制后，可降低EB病毒早期抗原的激活。

8.杏仁有镇痛作用。

9.苦杏仁抗糖尿病的作用。

桔梗

【性味功效】

《神农本草经》：味辛，微温。主胸胁痛如刀刺，腹满，肠鸣幽幽，惊恐悸气。

《名医别录》：味苦，有小毒。主利五藏肠胃，补血气，除寒热风痹，温中，消谷，治喉咽痛，下蛊毒。

《本草经集注》：味辛、苦，微温，有小毒。主治胸胁痛如刀刺，腹满，肠鸣幽幽，惊恐悸气。利五脏肠胃，补血气，除寒热风痹，温中消谷，治喉咽痛，下蛊毒。

《雷公炮制药性解》：味辛，性微温，有小毒，入肺经。主肺热气奔，痰嗽鼻塞，清喉利膈，能载诸药入肺。

《本草经解》：气微温，味辛，有小毒。主胸胁痛如刀刺，腹满，肠鸣幽幽，惊恐悸气。

《本草崇原》：桔梗气味辛，微温，有小毒。主治胸胁痛如刀刺，腹满，肠鸣幽幽，惊恐悸气。

《医学要诀》：桔梗主惊恐悸气，治胸胁痛如刀刺；肠鸣幽幽腹痛平，疗咽喉痛寒热痹。桔梗色白，气味辛平，阳明肺经气分药也。肺者脏之长，心之盖也。气畅则心脏之惊恐悸气皆疏矣。脏真高于肺、居胸膈之上，主行荣卫阴阳，正气运行，胸胁之邪痛自解。腹满肠鸣幽幽者，肺与大肠为表里，气不疏化也。肺属金天，阳明主地，皆属秋金之令。喉主天气，咽主地气也。痹者闭也，寒热风痹，袭于皮毛肌络之间，里之正气疏通，外之邪痹自解。又主小儿惊痫者，疏正以祛邪，清金以平肝也。又治吐血衄血，肺痈咳嗽，目痛鼻塞，痞满癥瘕，霍乱转筋，腹痛下痢者，皆取其开提气闭之功。

《长沙药解》：味苦、辛，入手太阴肺经。散结滞而消肿硬，化凝郁而排脓血，疗咽痛如神，治肺痈至妙，善下冲逆，最开壅塞。

《中药学》：苦、辛，平。开宣肺气，祛痰，排脓。

【归经】

《雷公炮制药性解》：归肺经。

《本草经解》：归胆、肺经。

《长沙药解》：归肺经。

《中药学》：归肺经。

【别名】

苦梗。

《本草经集注》：利如、房图、白药、梗草、荠苨。

【临床应用】

1.本品辛散苦泄，功能开宣肺气而利胸膈咽喉，并有较好的祛痰作用。故可用于治疗肺气不利而引起的咳嗽、咳痰、胸闷如窒等病证。治咳嗽痰多，不论肺寒、肺热，俱可应用。如杏苏散以本品配杏仁、苏叶、陈皮等，用于风寒咳嗽；桑菊饮以之配桑叶、菊花、杏仁等，治风热咳嗽；咽痛音哑，则可配薄荷、牛蒡子、蝉蜕等；治气滞痰阻，胸闷不舒，可与枳壳、瓜蒌皮等配用。

2.用于肺痈胸痛，咳吐脓血、痰黄腥臭等证。本品有排脓之效。如桔梗汤，即以之配伍甘草，用以排脓；桔梗白散则与贝母、巴豆同用，排脓之力尤强。目前多配合鱼腥草、薏苡仁、冬瓜子等应用

用量：3~10g。

【主要成分及现代药理研究】

桔梗主含：①多种皂苷，如桔梗皂苷A、桔梗皂苷C等；②黄酮类化合物，如芹菜素葡萄糖苷、木犀草素等；③菊糖。

1.桔梗有祛痰、镇咳、平喘作用。

2.桔梗有明显降低血糖的作用。

3.桔梗有抑制胃液分泌和抗溃疡的作用。

4.桔梗有抗炎和免疫增强作用。

5.桔梗有降低胆固醇作用。能增加胆酸分泌，增加类固醇的排出。

6.桔梗有镇静、镇痛、解热作用。

7.桔梗皂苷有局部刺激和相当强的溶血作用。

8.桔梗粗皂苷有降低血压、减慢心率、抑制呼吸作用。

9.桔梗对多种细菌均有抑制作用。

10.桔梗有抑制肠管收缩的作用。

11.桔梗有利尿消肿、抗过敏、抗肿瘤作用。

枇杷叶

【性味功效】

《名医别录》：味苦，平，无毒。主治卒哕不止，下气。

《本草经集注》：味苦，平，无毒。主治猝哕不止，下气。

《雷公炮制药性解》：味苦，性平无毒，入肺经，主除呕和胃，解渴止嗽，下气清痰。刷去黄毛，蜜炙用。

《本草经解》：气平，味苦，无毒。主卒啘不止，下气。（火炙刷尽毛）

《医学要诀》：枇杷叶平主下气，猝哕不止及呕哕；脚气衄血龋鼻新，清热止嗽和肺胃。枇杷秋英冬花，春实夏熟，得四时冲和之气，大能清肺和胃，有行气下气之功。气下则火降痰顺，而呕逆咳嗽自平矣。（眉批：桃有毛为肺果，枇杷有毛治肺。肺主气而胃主四时之和。）

《玉楸药解》：叶能清金下气，宁嗽止吐，清凉泻肺，治标之品。去毛，蜜炙，止嗽最善。

《得配本草》：苦，平。入手太阴、足阳明经气分。清肺和胃，降气清火。消痰止嗽，及呕哕口渴。下气之功。

《中药学》：味苦，性平。化痰止咳，和胃降逆。

【归经】

《雷公炮制药性解》：归肺经。

《本草经解》：归肺、心经。

《得配本草》：归肺、胃经。

《中药学》：归肺、胃经。

【临床应用】

1.枇杷叶有化痰止咳的作用，可用于治疗咳喘痰黏稠难以咯出，凡风热燥火等所引起的咳嗽，皆可应用。

2.枇杷叶有清胃热、止呕逆的功效，可用于治疗胃热口渴、呕哕等病证。

用量：10~15g。

【主要成分及现代药理研究】

枇杷叶主含：①黄酮类化合物，如山奈酚、杨梅素等；②三萜类化合物，如齐敦果酸等；③挥发油，如柠檬烯等。

1.枇杷叶主含成分有镇咳、祛痰及平喘的作用。

2.枇杷叶主含成分能增加胃肠道蠕动，有促进胃液分泌的作用。

3.枇杷叶所含成分对多种细菌有抑制作用。

4.枇杷叶所含成分有抗肿瘤的作用。

5.枇杷叶所含成分有降低血糖的作用。

桑白皮

【性味功效】

《神农本草经》：味甘，寒。主伤中，五劳六极，羸瘦，崩中，脉绝，补虚益气。

《名医别录》：无毒。主去肺中水气，止唾血，热渴，水肿，腹满，胪胀，利水道，去寸白，可以缝金创。

《本草经集注》：味甘，寒，无毒。主治伤中，五劳，六极，羸瘦，崩中，脉绝，补虚，益气。去肺中水气，止唾血，热渴，水肿，腹满，胪胀，利水道，去寸白，可以缝创。采无时。出土上者杀人。

《雷公炮制药性解》：味辛甘，性寒无毒，入脾、肺二经。主伤寒羸瘦，崩中脉绝，肺气有余，虚劳客热，瘀血停留，吐血热渴，止嗽消痰，开胃进食，利二便，消水肿，能杀寸白，可缝金疮。桑皮辛则走西方而泻肺金，甘则归中央而利脾土。

《本草经解》：气寒，味甘，无毒。主伤中，五劳六极，羸瘦崩中绝脉，补虚益气。

《医学要诀》：桑根白皮主伤中，五劳六极羸瘦功；崩中绝脉补虚损，益气利水去白虫。凡上品之根皮，皆能补中益肾。盖木之专精在皮，而木乃水之子，子乃令母实也，气血皆资生于少阴，故能补中益气。夫蚕食桑而成丝，桑之精也。杜仲丝绵连络如皮肉中之筋脉，故皆能续脉坚筋。桑皮甘寒，色白而性燥，故兼主咳嗽吐血，泻肺气之有余，利水消痰，治腹满胪胀。又主小儿天吊惊痫，清金以平肝也。（眉批：得金之用，故能杀虫。）

《长沙药解》：味甘、涩、辛，微寒，入手太阴肺经。清金利水，敛肺止血。

《得配本草》：甘、辛，寒。入手太阴经气分。泻肺火，降肺气，利二便，祛痰嗽，散瘀血，杀寸虫。又皮主走表，治皮里膜外之水肿，除皮肤风热之燥痒。

《中药学》：味甘，性寒。泻肺平喘，利尿消肿。

【归经】

《雷公炮制药性解》：归肺、脾经。

《本草经解》：归脾、肾经。

《长沙药解》：归肺经。

《得配本草》：归肺经。

《中药学》：归肺经。

【别名】

桑皮。

《神农本草经》：桑根白皮。

【临床应用】

1.桑白皮有清肺消痰、泻肺平喘的作用，可用于治疗肺热所致的咳嗽、咳痰、气喘等病证。

2.桑白皮有利尿消肿的作用，可用于治疗多种原因所致的浮肿、小便不利等病证。

本品尚有一定的降压作用，可用治高血压病。

用量：10~15g。

【主要成分及现代药理研究】

桑白皮主含：①黄酮类，如桑皮素、环桑色烯等；②鞣质等。

1.桑白皮所含成分有降低血压的作用。

2.桑白皮所含成分有利尿消肿的作用。

3.桑白皮所含成分有镇静和镇痛的作用。

4.桑白皮所含成分有抗菌消炎作用，对多种细菌具有抑制作用。

5.桑白皮所含成分有兴奋胃肠道及子宫平滑肌的作用。

6.桑白皮有导泻作用。

7.现代临床研究发现：桑白皮抑制肿瘤细胞生长的作用。

8.桑白皮所含成分有扩张血管的作用。

第九节 收 涩 药

五味子

【性味功效】

《神农本草经》：味酸，温。主益气，咳逆上气，劳伤羸瘦，补不足，强阴，益男子精。

《本草经集注》：味酸，温，无毒。主益气，咳逆上气，劳伤羸瘦，补不足，强阴，益男子精。养五脏，除热，生阴中肌。

《雷公炮制药性解》：味皮肉甘酸，核中苦辛，且都有咸味，五味俱备，故名。性温无毒，入肺肾二经。滋肾经不足之水，收肺气耗散之金，除烦热，生津止渴，补虚劳，益气强阴。

《本草经解》：气温，味酸，无毒。主益气，咳逆上气，劳伤羸瘦，补不足，强阴，益男子精。

《本草崇原》：五味子气味酸温，无毒。主益气，咳逆上气，劳伤羸瘦，补不足，强阴，益男子精。

《医学要诀》：味子益气主强阴，咳逆能平津液生；劳伤羸瘦补不足，除热益滋男子精。味子具五味而性温，能滋五脏之津气，然偏重于酸收。肺主气而欲收，故主益气而止咳逆上气。经云：肾主水藏，受五脏之精液而藏之。味子能敛五肝之精，而生津液，故能强阴益精，治劳伤而补不足。又主反胃痰癖，霍乱转筋者，滋肺以平肝也。治泄痢遗精，瞳子散大者，酸敛而益精也。消水肿者，气化则水行也。止奔豚者，母能令子伏也。夏月宜服者，炎火烁金，能保肺气而生津也。

《长沙药解》：味酸、微苦、咸，气涩，入手太阴肺经。敛辛金而止咳，收庚金而住泄，善收脱陷，最下冲逆。

《中药学》：酸，温。敛肺滋肾，宁心安神，生津止渴，收敛止汗，涩精止泻。

【归经】

《雷公炮制药性解》：归肺、肾经。

《本草经解》：归胆、肝经。

《长沙药解》：归肺经。

《中药学》：归肺、肾、心经。

【别名】

北五味子、北味。

《神农本草经》：玄及。

【临床应用】

1.本品上可敛肺气、下可滋肾阴，故可用于治疗肺肾亏虚引起的咳嗽、气喘等病证。如五味子丸，以之配罂粟壳，治肺虚久咳；都气丸，以之配伍六味地黄丸，治肾虚喘促。也可用于治疗寒邪犯肺所引起的咳嗽、咳痰等病证，需配伍辛温宣肺之品。

2.本品有止渴生津、收敛止汗的作用，可用于治疗津液损伤所引起的口干口渴、自汗、盗汗等病证。如治热伤气阴，心悸脉虚、口渴多汗柏子仁丸，以之配伍柏子仁、人参、麻黄根、牡蛎等，用治阴虚盗汗及阳虚汗。对于消渴证，也可应用本品，如黄芪汤，即以本品与黄芪、生地、麦冬、天花粉等益气生津药同用，治口渴多饮之消渴证。

3.用于遗精、滑精，久泻不止。本品有补肾涩精，收敛止泻功效，《世医得效方》以之配合桑螵蛸、龙骨等，治精滑不固；四神丸，以之配伍破故纸、吴茱萸、肉豆蔻等，治脾肾虚寒，五更泄泻。

4.用于心悸、失眠、多梦。本品有宁心安神作用。如天王补心丹，以之配伍生地、麦冬、丹参、枣仁等，治心肾阴血亏损所致的虚烦心悸、失眠、多梦等病证。

用量：2~6g，研末服每次1~3g。

使用注意：本品酸涩收敛，凡表邪未解，内有实热，麻疹初发均不可用。

【主要成分现代药理研究】

五味子主含：①木脂素类成分，如五味子甲素、乙素、丙素等；②挥发油；③有机酸及糖类。

1.五味子有抗惊厥和改善神经系统功能的作用。

2.五味子能改善机体对糖的利用，促进蛋白质的合成，对肝损害有保护作用，对药酶有诱导作用，并对血吸虫病及纤维化有明显影响，对病毒性肝炎有明显的治疗作用。

3.五味子能抑制胃酸的分泌，对胃溃疡有较好的抑制作用。

4.五味子有强心、降压作用。

5.五味子对呼吸中枢有兴奋作用，对气管有松弛作用，有止咳、祛痰作用。

6.五味子可增强细胞免疫和体液免疫，能降低巨噬细胞的吞噬作用，有保护免疫性损伤的作用。

7.五味子可清除自由基，有延缓衰老作用。

8.五味子有抗应激作用。

9.五味子对生殖系统有促进其功能的作用。

10.五味子有抗病原微生物的作用，还有杀蛔虫作用。

11.五味子对泌尿系统有一定的作用。

12.五味子能促进小鼠脑内DNA、RNA的蛋白质的生物合成。

乌梅

【性味功效】

《神农本草经》：味酸，平。主下气，除热烦满，安心，肢体痛，偏枯不仁，死肌，去青黑痣，恶肉。

《名医别录》：无毒。止下痢，好唾，口干。

《本草经集注》：味酸，平，无毒。主下气，除热烦满，安心，肢体痛，偏枯不仁，死肌，去青黑痣，恶疾。止下痢，好唾，口干。

《雷公炮制药性解》：味酸，性温，无毒，入肺、肾二经。主生津液，解烦热，止吐逆，除疟瘴，止久痢，消酒毒。又主皮肤黑点，麻痹不仁，去核用。

乌梅入肺者，经所谓"肺欲收，急食酸以收之"是也。肾则其所生者也，宜并入之。

《本草经解》：气平，味酸，无毒。主下气，除热，烦满，安心，止肢体痛，偏枯不仁死肌，去青黑痣，蚀恶肉。

《本草崇原》：乌梅气味酸温平涩，无毒。主治下气，除热，烦满，安心，止肢体痛，偏枯不仁，死肌，去青黑痣，蚀恶肉。志、痣同。

《医学要诀》：梅实下气烦热清，烦满安心吐痢平；偏枯不仁肢体痛，黑痣死肌恶肉新。梅花开于冬，得先春之气，具甲乙之全体，味酸而入胆肝。人之舌下有四窍，两窍通胆液。经云：味过于酸，肝气以津。酸生津液，肝主色血，故逆气烦热，偏枯死肌，咸可濡润矣。其味酸温带涩，能止呕吐泄痢，蛔厥心疼，烦热消渴，下血喉痹。白梅治中风，惊痫，喉痹，痰厥僵仆。牙关紧闭者，取梅肉揩牙龈，涎出即开。又治泻痢烦渴，霍乱吐下，下血血崩，与乌梅同功。

《长沙药解》：味酸，性涩，入足厥阴肝经，下冲气而止呕，敛风木而杀蛔。

《得配本草》：酸、涩，温。入手足太阴经气分，兼入足厥经血分。敛肺涩肠，生津止渴。治久嗽泻痢，反胃噎膈，虚劳骨蒸，霍乱劳疟，蛔厥吐利，止血涩痰，醒酒杀虫。去黑痣，蚀恶肉。解鱼毒硫黄毒。

《中药学》：味酸，性平。敛肺，涩肠，生津，安蛔。

【归经】

《雷公炮制药性解》：归肺、肾经。

《本草经解》：归肺、肝经。

《长沙药解》：归肝经。

《得配本草》：归肺、脾、肝经。

《中药学》：归肝、脾、肺、大肠经。

【别名】

《神农本草经》：梅实。

【临床应用】

1.用于肺虚久咳。本品能敛肺止咳，故可用于肺虚久咳，如《肘后方》以乌梅、粟壳等分为末，每服二钱（6g），睡时蜜汤调下；一服散，以之与粟壳、半夏、杏仁、阿胶等配伍，均有敛肺治久咳之效。

2.乌梅有涩肠止泻的作用。故可用于治疗多种原因引起的久泻久痢等病证。《圣惠方》乌梅丸，以之配伍黄连，治天行下痢不能食者。

3.用于虚热消渴。本品味酸，酸能生津，故有生津止渴之效。如《简要济众方》以乌梅加豆豉水煎服，治消渴烦闷；玉泉丸，以之配伍天花粉、麦冬、葛报、人参等，治虚热烦渴。

4.本品有和胃安蛔之功效。可用于治疗因蛔厥所致的腹痛、呕吐等病证。根据蛔得酸则伏的原理。

用量用法：3~10g，大剂置可用至30g，外用适量，捣烂或炒炭研末外敷。止泻止血宜炒炭用。

使用注意：本品酸涩收敛，故外有表邪或内有实热积滞者均不宜服。

【主要成分及现代药理研究】

乌梅主含：①有机酸，如柠檬酸、苹果酸等；②谷甾醇；③多种维生素等成分。

1.乌梅可刺激唾液腺、胃腺分泌，对奥氏括约肌有弛缓作用。

2.乌梅对蛔虫有兴奋作用和刺激蛔虫后退作用，对其他寄生虫如钩虫、华支睾吸虫也有一定的效果。

3.乌梅对蛋白质过敏性及组胺性休克具有减低死亡数目的作用，还具有脱敏作用。

4.乌梅有较广泛的抗菌作用，并有一定的抗真菌作用。

5.乌梅具有一定的抗肿瘤、抗辐射活性。

6.乌梅果浆有明显抗氧化溶血和抗肝匀浆脂质过氧化作用，可抗衰老、抗疲劳。

7.乌梅提取物体外具有抗凝血抗纤溶活性，小鼠免疫特异玫瑰花实验表明，乌梅能增强机体的免疫功能。乌梅成分苦味酸具有提高肝脏功能作用，苦扁桃苷具有解热、镇痛作用。

五倍子

【性味功效】

《雷公炮制药性解》：味苦、酸，性平，无毒，入大肠经。主齿宣疳，风癣疥癣，肠风五痔及小儿面鼻口耳疳疮，明目生津，止泻涩精。噙口中，治口疮。善收顽痰，解诸热毒。百药煎即五倍造成，主肺胀喘咳。噙化能敛而降之。

《医学要诀》：五倍子主齿疳蟹，肺脏风毒溢肤皮；疥癣疳疮并五痔，咳嗽泄痢及喉痹。其味酸咸。能敛肺止血化痰，止渴收汗；其气寒，能散热毒疮肿；其性收，能除泄痢湿烂。

《玉楸药解》：味酸，气平，入手太阴肺、手阳明大肠经。收肺除咳，敛肠止利。五倍子酸收入肺，敛肠坠，缩肛脱，消肿毒，平咳逆，断滑泄，化顽痰，止失红，敛溃疮，搽口疮，吹喉痹，固盗汗，止遗精，治一切肿毒痔瘘、疥癞金疮之类。

五倍酿法名百药煎，与五倍同功。

《得配本草》：咸、酸、寒、涩。入大肠经气分。敛肺止血，收痰止汗，除泻敛疮。

《中药学》：酸、涩，寒。敛肺降火，涩肠，固精，敛汗，止血。

【归经】

《雷公炮制药性解》：归大肠经。

《玉楸药解》：归肺、大肠经。

《得配本草》：归大肠经。

《中药学》：归肺、大肠、肾经。

【别名】

五倍。

【临床应用】

1.用于肺虚久咳。本品能敛肺降火，故可治肺虚久咳。常与五味子、粟壳等药同用。

2.用于久泻久痢。本品能涩肠止泻，可单用，或与其他涩肠止泻药间用。如《本草纲目》方，单用五倍子半生半烧，为末制丸，治泻痢不止；玉关丸，以之配伍枯矾、诃子、五味子为丸服，治久泻便血等证。

3.用于遗精滑精。本品收涩，有固精之效。如玉锁丹，以之配伍白茯苓、龙骨，治虚劳遗浊。

4.用于自汗盗汗。本品能收敛止汗。如《本草纲目》方，单用本品研末，与荞麦面等分作饼，煨熟食之，治盗汗。又方以本品研末，每晚临睡前取3~10g，用冷开水调敷脐窝，止自汗、盗汗也有良效。

5.用于崩漏下血。本品有收敛止血功效，可以单味应用，也可入复方中。如上述玉关丸，既治久泻便血，也治妇女崩漏带下。

用量用法：1.5~6g，入丸散剂用。外用适量，煎汤熏洗或研末撒敷。

使用注意：本品酸湿收敛，凡外感咳嗽或湿热泻痢均忌服。

【主要成分及现代药理研究】

五倍子主含：①鞣酸；②脂肪及淀粉等。

1.五倍子有抗菌作用，其主要抗菌成分在皮部，而芯部的煮液无抗菌作用。

2.五倍子对蛋白质有沉淀作用，可达到止血功效，还能使腺细胞蛋白质凝固，使伤口干燥，能使胃液和胃酸的分泌显著降低，对胃溃疡出血有显著疗效。

3.五倍子有抗肿瘤作用。

4.五倍子中的黄酮能增加冠状动脉流量，对急性心肌缺血有一定的保护作用。

5.五倍子有解生物碱中毒作用，还可用作化学解毒剂。

6.五倍子具抗生育作用。

山茱萸

【性味功效】

《神农本草经》：味酸，平。主心下邪气，寒热，温中，逐寒湿痹，去三虫。久服轻身。

《本草经集注》：味酸，平、微温，无毒。主治心下邪气，寒热，温中，逐寒湿痹，去三虫。肠胃风邪，寒热，疝瘕，头脑风，风气去来，鼻塞，目黄、耳聋，面疱，温中，下气，出汗，强阴，益精，安五脏，通九窍，止小便利。久服轻身，明目，强力，长年。

《雷公炮制药性解》：味甘酸，微温无毒，入肝、肾二经。主通邪气，逐风痹，破癥结，通九窍，除鼻塞，疗耳聋，杀三虫，安五脏，壮元阳，固精髓，利小便。

《本草经解》：气平，味酸，无毒。主心下邪气寒热，温中，逐寒湿痹，去三虫。久服轻身。

《本草崇原》：山茱萸气味酸平，无毒。主治心下邪气寒热，温中，逐寒湿痹，去三虫。久服轻身。

《医学要诀》：山萸酸平主温中，心下邪气寒热通；强阴益精聪耳目，逐寒湿痹去三虫。山茱萸木本，味酸色赤，得木火之相生，故能温中散邪，逐痹杀虫也。肾主液，受五脏之精液而藏之。山萸酸能生液，涩能固精。

《长沙药解》：味酸，性涩，入足厥阴肝经。温乙木而止疏泄，敛精液而缩小便。

《中药学》：味酸，性微温。补益肝肾，收敛固涩。

【归经】

《雷公炮制药性解》：归肝、肾经。

《本草经解》：归肺、肝经。

《长沙药解》：归肝经。

《中药学》：归肝、肾经。

【别名】

山萸、山茱、萸肉、枣皮。

《神农本草经》：蜀枣。

《本草经集注》：鸡足、思益、魃实。

【临床应用】

1.本品有补益肝肾之功效，可用于治疗因肝肾亏虚所引起的腰膝酸软、头晕、目眩、早泄、阳痿等病证。

2.本品有收敛固涩的作用，用于遗精、滑精、小便失禁、虚汗不止等病证。如上述六味地黄丸即可用于阴虚遗精，草还丹又可用于阳痿滑精。

3.本品有收敛止血之功效，可用于治疗妇女崩漏及月经过多。如固冲汤，即以本品配伍乌贼骨、茜草炭、棕皮炭等。

用量用法：5~10g，煎汤服或入丸散；大剂量可用30g。

使用注意：本品温补收敛，故命门火炽，素有湿热及小便不利者不宜用。

【主要成分及现代药理研究】

山茱萸主含：①糖苷，如莫诺苷、马钱苷；②有机酸，如熊果酸；③皂苷及鞣制等。

1.山茱萸有一定的升高肝糖原的作用，可对抗肾上腺素性高血糖，但对正常大鼠血糖无影响。

2.山茱萸具有抗休克作用。

3.山茱萸可抑制血小板聚集，降低血黏度。

4.山茱萸能增强心肌收缩力，增强心脏泵血功能，有引起血压升高的作用。

5.山茱萸有抗炎作用。

6.山茱萸有一定的抑菌作用。

7.山茱萸具有抗癌作用。

8.山茱萸有抗实验性肝损害作用。

9.山茱萸有利尿作用。

10.山茱萸具有抗疲劳、耐缺氧的作用。

莲子

【性味功效】

《神农本草经》：味甘，平。主补中，养神，益气力，除百疾。久服轻身，耐老，不饥，延年。

《本草经集注》：味甘，平，寒，无毒。主补中，养神，益气力，除百疾。久服轻身，耐老，不饥，延年。

《雷公炮制药性解》：莲子，主清心醒脾，补中养神，进饮食，止泻痢，禁泄精，除腰痛，久服耳目聪明。宜去心蒸熟用。

《本草经解》：气平涩，味甘，无毒。主补中，养神，益气力，除百疾。久服轻身耐老，不饥延年。

《本草崇原》：莲实气味甘平，无毒。主补中，养神、益气力、除百疾。久服轻身耐老，不饥延年。

《医学要诀》：莲子补中益气力，养神固精除百疾；五脏不足经脉虚，止渴痢淋去寒湿。莲茎中通外直，色青味涩，具少阳甲木之象。花红、须黄、房白、子老而黑，有五行相生之义。故补五脏之不足，益十二经脉气血，而除百病也。生于水中，出淤泥而不染，清凉之品也。清而带涩，故主清心固肾，厚肠胃，交心肾，强筋骨，利耳目，安靖君相火邪。花、须、房、薏、石莲子、荷鼻，亦皆清心固肾，止血涩精而兼治淋痢带下。

《玉楸药解》：味甘，性平，入足太阴脾、足阳明胃、足少阴肾、手阳明大肠经。养中补土，保精敛神，善止遗泄，能住滑溏。

《得配本草》：苦，涩。温。入足厥阴经血分。消瘀散血。治血胀腹痛，及胞衣不下，止血崩、下血、尿血。

《中药学》：甘、涩，平。补脾止泻，益肾固精，养心安神。

【归经】

《本草经解》：归心、脾经。

《玉楸药解》：归脾、胃、肾、大肠经。

《得配本草》：归肝经。

《中药学》：归脾、肾、心经。

【别名】

石莲子、莲肉、湖莲、莲米。

《神农本草经》：藕实茎、水芝丹。

【临床应用】

1.用于脾虚久泻，食欲不振。本品甘平补益，涩能收涩，故有补脾止泻的功效。多与人参、白术、茯苓、山药等同用，如参苓白术散，可治上述证候。

2.莲子有补肾固精的功效，可用于治疗肾虚导致的遗精、滑精等病证。

3.用于虚烦、惊悸失眠。本品能养心益肾，交通心肾，可配伍麦冬、茯神、柏子仁等清心安神药同用。

此外，还可用于妇女崩漏、白带过多等证，有养心益肾、固涩的功效。

用量：6~15g。

使用注意：大便燥结者不宜服。

【主要成分及现代药理研究】

莲子主含：①牛角花糖苷；②莲心碱、异莲心碱；③蛋白质及微量元素等。

1.莲子有效成分能抑制心肌收缩力，减慢心率，扩张冠脉，引起血压下降。

2.莲子可降低心肌耗氧量，有抗心律失常和抗心肌缺血的作用。

3.莲子有抗自由基作用，能延缓衰老，延长寿命。

4.莲子所含成分有抑制鼻咽癌的作用。

覆盆子

【性味功效】

《本草经集注》：味甘，平，无毒。主益气轻身，令发不白。

《雷公炮制药性解》：味甘酸，性温，无毒，入肝、肾二经。主肾伤精滑，阴痿不起，小便频数，补虚续绝，益气温中，安和五脏，补肝明目，黑发润肌。亦疗中风发热成惊，女子食之多孕，久服延年。

《本草崇原》：覆盆子气味酸平，无毒。主安五脏，益精气，长阴，令人坚，强志倍力，有子。

《医学要诀》：覆盆子酸安五脏，能益精气使志强；长阴令坚倍气力，无子阴虚久服良。覆有阴义，一名阴藟，养阴之药也。蓬藟者，言其繁衍也。夫脏为阴，脏者藏也。五脏之气，宜充盛而收藏，蓬藟繁盛而味酸收，故能安养五脏。肾藏精志，强阴有子，皆养阴也。

《玉楸药解》：味甘，气平，入足少阴肾、入足厥阴肝经。强阴起痿，缩溺敛精。覆盆子补肝精血，壮阳宜子，黑发润颜，治小便短数。

《中药学》：味甘、酸，性微温。益肾，固精，缩尿。

【归经】

《雷公炮制药性解》：归肝、肾经。

《玉楸药解》：归肝、肾经。

《中药学》：归肝、肾经。

【临床应用】

1.覆盆子有补益肝肾、收敛固涩止遗的作用，故可用于治疗肾虚不固所引起的遗精、遗尿、滑精、尿频等病证。

2.本品有助阳、明目的功效，也可用于治疗肾虚导致的阳痿不举、肝肾不足引起的食物昏花等病证。

用量：3~10g。

使用注意：肾虚有火、小便短涩者不宜服。

【主要成分及现代药理研究】

覆盆子主含：①有机酸类，如鞣花酸、覆盆子酸等；②黄酮类；③生物碱；④氨基酸及微量元素等多种成分。

1.覆盆子具有调节下丘脑–垂体–性腺轴的功能，可增强性功能。

2.覆盆子含丰富的氨基酸及多种维生素及微量元素，能延缓衰老。

3.促进淋巴细胞增殖，具有抗癌作用。

4.鞣花酸对人体免疫缺陷病毒有抑制作用。

桑螵蛸

【性味功效】

《神农本草经》：味咸，平。主伤中，疝瘕，阴痿，益精生子，女子血闭，腰痛，通五淋，利小便水道。

《名医别录》：味甘，无毒。主治男子虚损，五藏气微，梦寐失精，遗溺。久服益气，养神。

《本草经集注》：味咸、甘，平，无毒。主治伤中，疝瘕，阴痿，益精，生子，女子血闭，腰痛，通五淋，利小便水道。又治男子虚损，五脏气微，梦寐失精，遗溺。久服益气，养神。

《玉楸药解》：味咸，气平，入足少阴肾、足太阳膀胱、足厥阴肝经。起痿壮阳，回精失溺。桑螵蛸温暖肝肾，疏通膀胱，治遗精失溺、经闭阳痿、带浊淋漓、耳痛喉痹、瘕疝骨鲠之类皆效。炮，研细用。

《得配本草》：咸、甘，平。入足少阴、厥阴经。益精气，固肾阴，通五淋，止遗浊。

《中药学》：味甘、咸，性平。补肾助阳，固精缩尿。

【归经】

《玉楸药解》：归肾、膀胱、肝经。

《得配本草》：归肝、肾经。

《中药学》：归肝、肾经。

【别名】

《神农本草经》：蚀肬。

【临床应用】

1.用于治疗肾阳虚衰引起的遗精、滑精、遗尿、尿频、白带过多等证。本品有补肾固涩的功效，遗尿尿频尤为常用。如《产书方》单用桑螵蛸捣为散，米汤送服，治妊娠尿频不禁；《外台秘要》以之配伍龙骨为末，盐汤送服，治遗精白浊、盗汗虚劳；桑螵蛸散以本品为主药，配伍远志、菖蒲、龙骨等，治肾虚遗尿白浊、小便频数、遗精滑泄、心神恍惚之证。

2.本品也可用于阳痿，有补肾助阳功效。当与鹿茸、苁蓉、菟丝子等同用。

用量：3~10g。

使用注意：本品助阳固涩，故阴虚多火，膀胱有热而小便频数者忌服。

【主要成分及现代药理研究】

桑螵蛸主含：①磷脂类；②蛋白质；③氨基酸及微量元素。

1.桑螵蛸所含磷脂能促进红细胞发育。

2.桑螵蛸所含成分具有减轻动脉粥样硬化的作用。

3.桑螵蛸有清除自由基、抗缺氧、耐疲劳作用。

5.桑螵蛸有抗利尿和止汗作用。

芡实

【性味功效】

《神农本草经》：味甘，平。主湿痹，腰背膝痛，补中，除暴疾，益精气，强志，令耳目聪明。久服，轻身，不饥，耐老，神仙。

《本草经集注》：味甘，平，无毒。主治湿痹，腰背膝痛，补中，除暴疾，益精气，强志，令耳目聪明。久服，轻身，不饥，耐老，神仙。

《雷公炮制药性解》：味甘，性平无毒，入心、肾、脾、胃四经。主安五脏，补脾胃，益精气，止遗泄，暖腰膝，去湿痹，明耳目，治健忘。

《本草经解》：气平涩，味甘，无毒。主湿痹，腰脊膝痛，补中，除暴疾，益精气，强志，令耳目聪明。久服轻身不饥，耐老神仙。

《医学要诀》：芡实甘平主湿痹，腰脊膝疼补中气；益精强志耳目聪。开胃涩精除暴疾。荷华日舒夜敛。芡华昼合宵炕，水草而得阴气者也。芡华向日、菱华背日，有阴阳顺受之义，具坎离之相生。故主强阴补阳，益精气而聪明耳目也。精气足而水火交，虽有暴疾，亦无能为害耳。补而带涩，故主梦泄遗精，白浊带下。

《玉楸药解》：味甘，性涩，入手太阴肺、足少阴肾经。止遗精，收带下。芡实固涩滑泄，治遗精失溺、白浊带下之病。

《得配本草》：芡实一名鸡头，甘，平。涩。入足少阴、太阴经。补脾助气，固肾涩精。治遗浊带下，小便不禁。

《中药学》：味甘、涩，性平。补脾去湿，益肾固精。

【归经】

《雷公炮制药性解》：归心、肾、脾、胃经。

《玉楸药解》：归肺、肾经。

《得配本草》：归脾、肾经。

《中药学》：归脾、肾经。

【别名】

黄实。

《神农本草经》：鸡头实、雁啄实。

【临床应用】

1.芡实有补脾去湿的功效，可用于治疗脾虚引起的久泻久痢。

2.芡实有益肾固精的作用，可用于治疗肾虚引起的遗精、小便不禁、带下过多等病证。

用量：10~15g。

【主要成分及现代药理研究】

芡实主含：①淀粉类；②蛋白质；③微量元素等。

1.芡实所含成分有增强体质的作用。

2.芡实所含成分可以降低尿蛋白。

3.芡实所含成分有抗氧化和抗衰老的作用。

第十节 解 表 药

桂枝

【性味功效】

《神农本草经》：味辛，温。主上气咳逆，结气喉痹，吐吸，利关节，补中益气。久服通神，轻身不老。

《本草经集注》：味辛，温，无毒。主治上气咳逆，结气，喉痹，吐吸。心痛，胁风，胁痛，温筋通脉，止烦出汗，利关节，补中益气。久服通神，轻身，不老。

《雷公炮制药性解》：专入肺经，主解肌发表，理有汗之伤寒。

《本草经解》：气温，味辛，无毒。主上气咳逆，结气喉痹吐吸，利关节，补中益气。久服通神，轻身不老。

《本草崇原》：桂木凌冬不调，气味辛温，其色紫赤，水中所生之木火也。上气咳逆者，肺肾不交，则上气而为咳逆之证。

《医学要诀》：桂味辛温主上气，咳逆结气及喉痹；补中益气去风寒，通脉助阳关节利。《埤雅》云：桂，犹圭也，宣导百药。如执圭引使之义，故主通脉利关。雷公云：木得桂而即死，故主治风木之邪。在枝而薄者名桂枝，在下而厚者名肉桂，味皆辛温而色赤。是以桂枝保心气，却奔豚，通肌腠，而发散风寒之邪。肉桂助元阳，固命门，而收摄无根之阴火，盖乎下者归下也。

《中药学》：味辛、甘，性温。发汗解表、温经通阳、化湿利水。

【归经】

《雷公炮制药性解》：归肺经。

《本草经解》：归肝、肺经。

《长沙药解》：归肝、膀胱经。

《中药学》：归肺、心、膀胱经。

【别名】

《神农本草经》：牡桂。

【临床应用】

1.本品有发汗解表的作用，可用于治疗外感风寒引起的发热、恶寒、头痛、鼻塞等病证。本品可外行肌表而奏解表之效。

2.桂枝能温经通络止痛，可用于治疗风寒湿痹、肩背肢节酸痛等病证。

3.桂枝可以温运脾阳、化湿利水，可用于治疗心脾阳虚、水湿不运而致的痰饮等病证。还可用于治疗膀胱气化不利而引起的水肿、小便不利等病证。

4.桂枝可以通胸中之阳气，临床用于治疗胸痹心痛、心悸、脉结代等病证。

5.桂枝有温通血脉、祛寒逐瘀的功效。

用量：3~10g。

使用注意：本品辛温易伤阴动血，凡温热病及阴虚阳盛，血热妄行诸证均忌用；孕妇及月经过多者慎用。

【主要成分及现代药理研究】

桂枝主含：桂皮酮类、桂枝素、桂枝内酯、桂皮醇类、桂皮酸苷及挥发油等成分。

1.桂枝对中枢神经系统有抑制作用，以其所含成分桂皮醛作用最强。

2.桂枝所含成分有解热和抗惊厥作用。

3.桂枝所含挥发油可减低呼吸道分泌液的黏稠度，产生止咳祛痰的作用。

4.试验证明：桂枝所含成分对多种病原菌有抑制作用；对病毒也有抑制作用。

5.桂枝有利尿作用。

6.桂枝有抗炎、免疫抑制作用。

7.桂枝有增加冠状动脉血流量，扩张外周血管的作用。

8.桂枝有改善心缺血的作用。

9.桂枝具有促进汗腺分泌的作用。

柴胡

【性味功效】

《神农本草经》：味苦，平。主心腹，去肠胃中结气，饮食积聚，寒热邪气。推陈致新。久服轻身，明目，益精。

《名医别录》：微寒，无毒。主除伤寒，心下烦热，诸痰热结实，胸中邪逆，五藏间游气，大肠停积水胀，及湿痹拘挛。亦可作浴汤。

《雷公炮制药性解》：味苦，性微寒，无毒，入肝、胆、心包络、三焦、胃、大肠六经。主伤寒心中烦热，痰实肠胃中，结气积聚，寒热邪气，两胁下痛，疏通肝木，推陈致新。

《本草经解》：气平，味苦，无毒。主心腹肠胃中结气，饮食积聚，寒热邪气，推陈致新。久服轻身，明目益精。

《本草崇原》：柴胡气味苦平，无毒。主心腹肠胃中结气，饮食积聚，寒热邪气，推陈致新。久服轻身明目益精。

《医学要诀》：柴胡寒热邪气平，饮食积聚陈致新；心腹肠胃中结气，益精明目以轻身。《本经》名曰地薰，香气直上云霄，十一月发蒙，二月苗长，得一阳初升之气，少阳经之宣剂也。少阳主枢，枢转，则外内之邪皆解矣。出于银州者佳，名银茈胡。主劳热羸瘦，潮热往来，目障耳鸣，胸胁满痛，湿痹拘挛，痰热咳嗽。

《长沙药解》：味苦，微寒，入足少阳胆经。清胆经之郁火，泻心家之烦热，行经于表里阴阳之间，奏效于寒热往来之会，上头目而止眩晕，下胸胁而消硬满，口苦咽干最效，眼红耳热甚灵。降胆胃之逆，升肝脾之陷，胃口痞痛之良剂，血室郁热之神丹。

《得配本草》：苦、微辛，微寒。入足少阳、厥阴经，在经主气，在脏主血。宣畅气血，散郁调经，升阳气，平相火。

《中药学》：味苦、辛，性微寒。和解退热，疏肝解郁，升举阳气。

【归经】

《雷公炮制药性解》：归肝、胆、心包、三焦、胃、大肠经。

《本草经解》：归胆经。

《长沙药解》：归胆经。

《得配本草》：归肝、胆经。

《中药学》：归肝、三焦、胆经。

【别名】

《神农本草经》：茈胡、地薰。

《本草经集注》：山菜、茹草叶、芸蒿。

【临床应用】

1.本品可疏解半表半里之邪，临床主要用于治疗伤寒病邪在少阳而出现的口苦、咽干、寒热往来、胸胁苦满等病证。

2.柴胡能疏肝解郁，可用于治疗肝气郁结而导致的胁肋胀痛、头痛、眩晕等病证。

3.柴胡有升阳举陷的作用，可用于治疗气虚下陷所引起的脱肛、子宫脱垂等病证。

用量：3~10g。

使用注意：本品性能升发，故真阴亏损，肝阳上升之证忌用。

【主要成分及现代药理研究】

柴胡主含：①皂苷类，如柴胡皂苷A、B、C、D等；②挥发油；③多糖类等。柴胡皂苷和挥发油均为柴胡的有效部位，柴胡皂苷主要存在于根的皮部。

1.柴胡有解热镇痛作用。

2.临床研究表明：柴胡有抗惊厥作用。能抑制渗出性炎症和慢性增殖性炎症的进展。

3.柴胡对多种病原菌均有抑制作用，有抗菌消炎和抗病毒的作用。

4.柴胡有保护肝功能和利胆作用。

5.柴胡主含成分有降低血脂的作用。

6.柴胡所含成分有抗过敏作用。

7.柴胡可抑制胃酸分泌，有抗溃疡作用。

8.柴胡有增强免疫功能的作用。

9.柴胡有抗肿瘤作用。

10.柴胡有抗脂质过氧化作用。

葛根

【性味功效】

《**神农本草经**》：味甘，平。主消渴，身大热，呕吐，诸痹，起阴气，解诸毒。

《**本草经集注**》：味甘，平，无毒。主治消渴，身大热，呕吐，诸痹，起阴气，解诸毒。治伤寒中风头痛，解肌发表出汗，开腠理，治金疮，止痛，胁风痛。生根汁，大寒，治消渴，伤寒壮热。

《**雷公炮制药性解**》：味甘，性平无毒，入胃、大肠二经。发伤寒之表邪，止胃虚之消渴，解中酒之奇毒，治往来之温疟。

《**本草经解**》：气平，味甘辛，无毒。主消渴，身大热，呕吐，诸痹，起阴气，解诸毒。

《**本草崇原**》：葛根气味甘辛平，无毒。主治消渴，身大热，呕吐，诸痹，起阴气，解诸毒。

《**医学要诀**》：葛根消渴起阴气，身热呕吐及诸痹；能解诸毒疗金疮，伤寒中风肌络闭。葛根色白，入土极深，味甘辛平，藤蔓似络，阳明之宣品也。太阳主气而在肤表，阳明主络而涉于肌荣，是以邪在太阳之表而无汗者宜麻黄，邪在阳明，而涉于肌络者宜葛根也。邪在阳明，则消渴呕吐，能宣通经络，故止呕逆，及吐衄下血。宣发阳明太阴之土气，故主起阴气而开肌络，疗诸痹也。

《**长沙药解**》：味甘、辛，性凉，入足阳明胃经。

《**中药学**》：味甘、辛，性凉。发表解肌，升阳透疹，解热生津。

【归经】

《**雷公炮制药性解**》：归胃、大肠经。

《**本草经解**》：归肺、胃经。

《**长沙药解**》：归胃经。

《**中药学**》：归脾、胃经。

【别名】

生葛、干葛。

《**神农本草经**》：鸡齐根。

《**本草经集注**》：鹿藿、黄斤。

【临床应用】

1.用于外感发热，头痛、无汗、项背强痛等证。本品解肌发汗。对风寒表证常与桂枝、麻黄、白芍等同用；若风热表证兼有内热则宜配伍黄芩、石膏、柴胡等药以解肌清热，如柴葛解肌汤。

2.用于麻疹初起，发热、恶寒、疹出不畅之证。本品性能解肌发散，可助其透发。常与升麻同用，如升麻葛根汤。

3.用于湿热泻痢及脾虚腹泻等证。若脾虚气弱的腹泻，则多配伍党参、白术、木香等药，如七味白术散。

4.用于热病烦渴及消渴证口渴多饮。本品有生津功效。可单用或配伍麦冬、天花粉、地黄等药，如玉泉散。

用量用法：10~20g，煎服或入丸散。止泻宜煨用。

【主要成分及现代药理研究】

葛根主含：①黄酮类，主要有葛根素、黄豆苷及苷元；②皂苷类；③香豆素类；④三萜皂苷类化合物等。

1.葛根有扩张冠状动脉和改善心肌缺血的作用。

2.葛根所含成分有降压和减慢心率作用。

3.葛根所含成分有抗心律失常作用。

4.葛根有抗心绞痛作用。

5.葛根有改善脑血循环作用。

6.葛根所含成分有收缩或舒张平滑肌的双向调节作用。

7.葛根所含成分能抑制血小板聚集，发挥其抗凝作用。

8.葛根所含成分有抗癌作用。

9.葛根有抗氧化应急的作用。

10.葛根有降低血糖的作用。

11.葛根有解毒作用。

12.葛根有抑制酶活性作用。

13.葛根有保护肝功能和降低血脂的作用。

升麻

【性味功效】

《神农本草经》：味甘辛。主解百毒，杀百老物殃鬼，辟温疾，障，邪毒蛊。久服不夭。

《名医别录》：味苦，微寒，无毒。主解毒入口皆吐出，中恶腹痛，时气毒疠，头痛寒热，风肿诸毒，喉痛口疮。

《本草经集注》：味甘、苦，平、微寒，无毒。主解百毒。杀百精老物殃鬼，辟温疫，瘴气，邪气，蛊毒。入口皆吐出，中恶腹痛，时气毒疠，头痛寒热，风肿诸毒，喉痛口疮。久服不夭，轻身长年。

《雷公炮制药性解》：味甘苦，性微寒，无毒，入大肠、脾、胃、肺四经，引葱白，散手阳明之风邪；引石膏，止阳明之齿痛。引诸药游行四经，升阳气于至阴之下，故名升麻。

《本草经解》：气平微寒，味苦甘，无毒。主解百毒，杀百精老物殃鬼，辟瘟疫瘴气邪气，蛊毒入口皆吐出，中恶腹痛，时气毒疠，头痛寒热，风肿诸毒，喉痛口疮。久服不夭，轻身长年。

《医学要诀》：升麻解毒杀百精，头痛喉痹寒热清；老物殃鬼瘟疫辟，瘴气厉风蛊毒平。阳生于阴，升也。精鬼蛊毒皆阴类，故具生阳之气者，多能辟邪解毒，散风寒热邪。又主喉痹齿痛，肿毒惊痫，斑疹目瘴，肺痿吐脓者，轻宣之品，气味甘寒，能升散郁热也。治泄痢下重，遗浊带下，崩中血淋，下血阴痿者，下者举之也。

《长沙药解》：味辛、苦、微甘，性寒，入手阳明大肠、足阳明胃经。利咽喉而止疼痛，消肿毒而排脓血。

《得配本草》：辛、微苦，微温。入手阳明、足太阴经气分。风邪客于阳明，非升不散。阳气陷于至阴，非升不举。消疮痛，解百毒。

《中药学》：味辛、甘，性微寒。发表透疹，清热解毒，升阳举陷。

【归经】

《雷公炮制药性解》：归大肠、脾、胃、肺经。

《本草经解》：归肺、膀胱、小肠、心、胃经。

《长沙药解》：归大肠、胃经。

《得配本草》：归大肠、脾经。

《中药学》：归肺、脾、大肠、胃经。

【别名】

《神农本草经》：周升麻。

【临床应用】

1.升麻有清热解毒、发表透疹的作用，可用于治疗外感风热所致的头痛、发热、目赤等病证，亦可用于麻疹初期、疹发不畅的病证。

2.升麻有清热解毒之功效，可用于治疗热毒炽盛所致的牙龈肿痛、咽喉肿痛、口舌生疮等病证。还可用于治疗热毒疮疡、皮肤瘙痒、温病发斑等病证。

3.升麻有升阳举陷的功效，可用于治疗气虚下陷所引起的子宫脱垂、直肠脱垂，以及中气虚弱所致的乏力、气短等病证。

用量用法：3~10g。升举阳气多用炙升麻。

使用注意：本品具升浮之性，凡阴虚阳浮、喘满气逆及麻疹已透，均当忌用。

【主要成分及现代药理研究】

升麻主含：①生物碱，如升麻碱；②酚酸类，如水杨酸、咖啡酸等；③阿魏酸及鞣质等成分。

1.升麻所含成分有解热镇痛的作用。

2.升麻有抗菌抗炎的作用。对多种细菌具有抑制作用。

3.升麻有一定的抑制艾滋病病毒的作用。

4.升麻所含成分有保护肝功能的作用，可减轻肝细胞变性、坏死。

5.升麻所含成分有减慢心率降低血压的作用。

6.升麻所含成分有抗凝和止血双向调节作用。生用和烧炭使用表现出不同的治疗作用。

7.升麻对子宫平滑肌有兴奋作用。对肠痉挛有明显的抑制作用。

8.升麻具有一定降低血脂的作用。

荆芥

【性味功效】

《神农本草经》：味辛，温。主寒热，鼠瘘，瘰疬，生疮，破结聚气，下瘀血，除湿痹。

《本草拾遗》：本功外，去邪，除劳渴，主丁肿，出汗，除风冷，煮汁服之。杵和酢傅丁肿。新注云：产后中风，身强直，取末酒和服差。

《本草经集注》：味辛，温，无毒。主治寒热，鼠瘘，瘰疬，生疮，结聚气破散之，下瘀血，除湿痹。

《雷公炮制药性解》：味辛苦，性微温，无毒，入肺、肝二经。主结气瘀血，酒伤食滞，能发汗，去皮毛诸风，凉血热，疗痛痒诸疮，其穗治产晕如神，陈久者良。荆芥行血疗风，则太阴、厥阴之入，固其宜也。

《本草经解》：气温，味辛，无毒。主寒热，鼠瘘，瘰疬，生疮，破积聚气，下瘀血，除湿疽。

少阳胆经，行半表半里，邪客之则往来寒热；荆芥辛温，和解少阳，所以主之。饮食入胃，散精于肝，肝不散精，气聚而积聚成矣；荆芥入肝，温能行气，所以主之。

肝藏血，血随气行，肝气滞，则血亦滞而瘀焉；温可行气，辛可破血，故下血也。肺者通调水道之官也，水道不通，则湿热成疽；荆芥辛能润肺，肺治则水道通，所以除湿疽也。

《医学要诀》：荆芥辛温主寒热，瘰疬鼠瘘生疮疖；贼风湿疸口歪斜，破结聚气下瘀血。荆芥气芳味薄，轻浮而升，厥阴气分药也。厥阴风木主气而属肝，故其功长于祛风邪，散瘀血，破结气，消疮毒，清头目，利咽喉。又主吐血衄血，下血血痢，产后中风血晕，小儿惊痫。乃厥阴轻宣之剂也。

《玉楸药解》：味辛，微温，入足厥阴肝经。散寒发表，泄湿除风，治鼻口歪斜、肢体痿痹、筋节挛痛、目晕头旋之证。消疮痍疥癞，痔瘘瘰疬，除吐衄崩漏，脱肛阴癞。

《得配本草》：辛、苦，温。入足厥阴经气分，兼入血分。散瘀破结，通利血脉。祛风邪，清头目，利咽喉，消疮毒。治中风口噤，身直项强，口面歪斜，目中黑花，及吐衄崩中，肠风血痢，产风血晕，最能祛血中之风，为风病血病疮病产后要药。

《中药学》：味辛，性微温。祛风解表，止血。

【归经】

《雷公炮制药性解》：归肺、肝经。

《本草经解》：归胆、肝、肺经。

《玉楸药解》：归肝经。

《得配本草》：归肝经。

《中药学》：归肺、肝经。

【别名】

黑芥穗、荆芥穗、芥穗。

《神农本草经》：假苏、鼠蓂。

《本草经集注》：姜芥。

【临床应用】

1.用于外感风寒、头痛、发热恶寒、无汗等证。本品能祛风解表而性较平和。若配伍辛凉解表药亦可用于风热证发热头痛或咽喉肿痛，能疏散风热，利咽喉，清头目，治风寒证常与防风、羌活等配伍，如荆防败毒散；治风热证常与连翘、薄荷、桔梗等同用，如银翘散。

2.用于风疹瘙痒或麻疹透发不畅。能祛风止痒，宣散透疹。常与薄荷、蝉蜕、牛蒡子等配合应用。

3.用于疮疡初起有表证者。本品尚有消疮之效。常与防风、银花、连翘等同用。

4.荆芥炭有止血作用，可用于衄血、便血、崩漏等证。常配合其他止血药同用。

用量用法：3~10g。不宜久煎。用于止血，须炒炭用。

【主要成分及现代药理研究】

荆芥主含：①挥发油，如右旋薄荷酮、消旋薄荷酮等；②单萜类成分，如荆芥苷、荆芥二醇等；③黄酮类化合物等成分。

1.荆芥有镇静作用，以挥发油作用为主。

2.荆芥所含成分有解热、镇痛的作用。

3.荆芥所含成分有抗炎的作用。

4.荆芥有祛痰、平喘作用。荆芥挥发油有祛痰作用。

5.荆芥所含成分有抗过敏的作用。

6.现代临床研究发现：荆芥所含成分有抗肿瘤作用。

防风

【性味功效】

《神农本草经》：味甘，温。主大风，头眩痛，恶风，风邪，目盲无所见，风行周身，骨节疼痹，烦满。久服轻身。

《名医别录》：味辛，无毒，主治胁痛、胁风头面去来，四肢挛急，字乳金疮内痉。

《本草经集注》：味甘、辛，温，无毒。主治大风，头眩痛，恶风，风邪，目盲无所见，风行周身，骨节疼痹，烦满。胁痛胁风，头面去来，四肢挛急，字乳金疮内痉。

《雷公炮制药性解》：味辛甘，性温无毒，入肺经。泻肺金、疗诸风，开结气，理目痛。

《本草经解》：气温，味甘，无毒。主大风，头眩痛，恶风，风邪，目盲无所见，风行周身，骨节疼痹，烦满。久服轻身。

《医学要诀》：防风大风头眩痛。风行周身骨节疼；风邪目盲无所见，补中劳伤及轻身。张元素曰：能补中益神，治五劳七伤。盖风木之邪，贼伤中土；防风甘温，色黄臭香，具土德之化，能厚土以御邪，故能补中而主劳伤也。又云：能止上部见血者，风为阳邪，贼伤阴气，则迫血妄行，故去风即能养血，是以止血而主目盲。又止汗出者，风伤气则汗出，而卫气生于阳明也。主妇人崩漏者，厚土以防崩也。通利五脏关脉者，黄中通理也。主拘挛瘫痪者，驱风而兼补也。（眉批：《本经》名芸，以其气香如芸也。为脾经引经药。防风黄中通理横偏之药，故能止血逆上行。）

《长沙药解》：味甘、辛，入足厥阴肝经。燥己土而泻湿，达乙木而息风。

《得配本草》：畏草。恶干姜、藜芦、白蔹、芫花，制黄芪，杀附子毒。辛、甘，性温。太阳经本药。又入手足太阴、阳明经，又随诸经之药所引而入。治风去湿之要药，此为润剂。散风，治一身尽痛，目赤冷泪，肠风下血；去湿，除四肢瘫痪，遍体湿疮。能解诸药毒。

《中药学》：味辛、甘，性微温。祛风解表，胜湿止痛，解痉。

【归经】

《雷公炮制药性解》：归肺经。

《本草经解》：归肝、脾经。

《长沙药解》：归肝经。

《得配本草》：归脾、胃、小肠、膀胱经。

《中药学》：归膀胱、肝、脾经。

【别名】

《神农本草经》：铜芸。

《本草经集注》：茴草、百枝、屏风、简根、百蜚。

【临床应用】

1.防风有发表散寒、祛风止痛的功效，可用于治疗外感风寒所致的恶寒、头身疼痛等病证。也可用于治疗外感风热导致的发热头痛、目赤肿痛等病证。

2.防风有祛风解痉、胜湿止痛的作用，可用于治疗风寒湿邪痹阻关节导致的关节僵硬疼痛、四肢拘挛急痛等病证。

3.防风有祛风解痉的作用，可用于治疗多种原因所引起的抽搐痉挛及破伤风所表现的牙关紧闭、角弓反张等病证。

用量用法：3~10g，入煎剂、酒剂或丸散用。

使用注意：本品主要用于外风，凡血虚发痉及阴虚火旺者慎用。

【主要成分及现代药理研究】

防风主含：①挥发油，如乙酰苯、β-没药烯等；②香豆素类，如补骨脂素等；③黄酮类化合物等。

1.防风所含成分有镇静、抗惊厥的作用。

2.防风所含成分有解热、镇痛的作用。

3.研究表明：防风所含成分有抗菌、抗病毒作用。

4.防风有抗过敏的作用。

5.防风所含成分可延长凝血时间和出血时间，有抗凝血的作用。

细辛

【性味功效】

《神农本草经》：味辛，温。主咳逆，头痛，脑动，百节拘挛，风湿，痹痛，死肌。久服明目，利九窍，轻身长年。

《名医别录》：无毒。主温中，下气，破痰，利水道，开胸中，除喉痹，齆鼻，风痫癫疾，下乳结，汗不出，血不行，安五脏，益肝胆，通精气。

《本草经集注》：味辛，温，无毒。主治咳逆，头痛，脑动，百节拘挛，风湿痹痛，死肌。温中，下气，破痰，利水道，开胸中，除喉痹，齆鼻，风痛、癫疾，下乳结，汗不出，血不行，安五脏，益肝胆，通精气。

《雷公炮制药性解》：味辛，性温，无毒。入心、肝、胆、脾四经。止少阴合病之蛔痛，散三阳数变之风邪，主肢节拘挛，风寒湿痹，温中气，散死肌，破结气，消痰嗽，止目泪，疗牙疼，治口臭，利水道，除喉痹，通血闭。

《**本草经解**》：气温，味辛，无毒。主咳逆上气，头痛脑动，百节拘挛，风湿痹痛，死肌。久服明目，利九窍，轻身长年。

《**医学要诀**》：细辛温主咳逆气，头痛脑动风湿痹；百节拘挛及死肌，明目轻身九窍利。形细味辛，臭香茎直，具春弦甲木之象。木生于水，能启阴中之阳，故主治咳逆风痹诸证；伤寒少阴病，麻黄附子细辛汤主之者，起发阴分之邪也。《别录》：添胆气，润肝燥，定惊痫。通精气者，吸母之阴气以相资也。治喉痹者，手少阳是动病咽肿喉痹也。治䶳鼻息肉者，胆移热于脑，则辛须鼻渊也。诸般耳聋者，肾开窍于耳，少阳经脉出于耳也。除齿痛者，肾主骨，齿乃骨之余也。破痰利水，下乳行瘀者，利九窍也。好古治督脉为病者，能启阴中之阳也。（眉批；髓海不足则脑为之动，肾主髓也。甲木之气升，则十一脏腑之气俱升，故能通九窍。）

《**长沙药解**》：味辛，温，入手太阴肺、足少阴肾经。降冲逆而止咳，驱寒湿而荡浊，最清气道，兼通水源。

《**得配本草**》：辛、苦，温。温经发散，治风寒风湿，头痛脊强，咳逆上气，不停心下，痰结惊痫，喉痹咽闭，口疮齿，目泪倒睫，耳聋鼻䶳，腰足痹痛，拘挛湿痒，豚瘕疝，乳结便涩。

《**中药学**》：味辛，性温。祛风散寒，温经止痛，温肺化饮，宣通鼻窍。

【归经】

《**雷公炮制药性解**》：归心、肝、胆、脾经。

《**本草经解**》：归肝、肺经。

《**长沙药解**》：归肺、肾经。

《**得配本草**》：归肾、厥阴经。

《**中药学**》：归肺、肾经。

【别名】

《**神农本草经**》：小辛。

【临床应用】

1.细辛有祛风散寒、温经止痛的作用，可用于治疗风寒袭表所致的头痛、牙痛及风寒阻滞经络所致的关节痹痛等病证。

2.细辛有祛风散寒止痛的作用，可用于治疗外感风寒表证。

3.细辛既可以温肺化饮，又能止咳平喘，可用于治疗寒饮伏肺所引起的咳嗽、气喘、痰多，质清稀者。

4.细辛能宣通鼻窍，可用于治疗鼻渊所致的鼻塞、头痛、流涕等病证。

用量用法：1~3g；外用适量，可研末吹鼻或外敷。

使用注意：气虚多汗、阴虚阳亢头痛、阴虚肺热咳嗽等忌用；用量不宜过大；反藜芦。

【主要成分及现代药理研究】

细辛主含：①挥发油，如细辛醚、甲基丁香油酚等；②生物碱，如消旋去甲乌药碱等；③甾醇类化合物，如谷甾醇、豆甾醇等成分。

1.细辛所含成分有局部麻醉作用，对中枢神经系统有抑制作用。

2.细辛所含成分有解热作用，

3.细辛所含成分对心血管系统具有小剂量兴奋、大剂量抑制的双向作用。

4.细辛有抗菌消炎的作用，对多种细菌有抑制或杀灭作用。

5.细辛对子宫和肠管平滑肌有抑制作用。

6.细辛有抗氧化应急的作用。

7.细辛所含成分具有抗过敏作用。

菊花

【性味功效】

《神农本草经》：味苦，平。主风，头眩肿痛，目欲脱，泪出，皮肤死肌，恶风湿痹。久服，利血气，轻身，耐老延年。

《名医别录》：味甘，无毒。主治腰痛去来陶陶，除胸中烦热，安肠胃，利五脉，调四肢。

《本草经集注》：味苦、甘，平，无毒。主治风头，头眩，肿痛，目欲脱，泪出，皮肤死肌，恶风，湿痹。治腰痛去来陶陶，除胸中烦热，安肠胃，利五脉，调四肢。久服利血气，轻身，耐老，延年。

《雷公炮制药性解》：味甘微苦，性平无毒，入肺、脾、肝、肾四经。能补阴气，明目聪耳，清头风及胸中烦热，肌肤湿痹。

《本草经解》：气平，味苦，无毒。主诸风，头眩肿痛，目欲脱，泪出，皮肤死肌，恶风湿痹。久服利血气，轻身耐老延年。

《医学要诀》：菊花主风利五脉，头眩肿痛目疼热；恶风湿痹气血清，泪出皮肤死肌活。菊花，秋英也。感秋金之气，故能主治诸风。脏真高于肺，主行荣卫阴阳，故能利气血而活死肌。《别录》：主烦热者，秋凉之品也。能厚肠胃者，味甘而色黄也。利五脉者，肺主脉也。（眉批：根叶花汁大解疗毒，秋金制风木。）

《玉楸药解》：味甘，气平，入足厥阴肝经。清风止眩，明目去翳。

《得配本草》：甘，平。入手太阴，兼足少阳经血分。清金气，平木火。一切胸中烦热，血中郁热，四肢游风，肌肤湿痹，头目眩晕者，俱无不治。

《中药学》：味辛、甘、苦，性微寒。疏风清热，解毒，清肝明目。

【归经】

《雷公炮制药性解》：归肺、脾、肝、肾经。

《玉楸药解》：归肝经。

《得配本草》：归肺、胆经。

《中药学》：归肝、肺经。

【别名】

甘菊、甘菊花。

《神农本草经》：节华。

《本草经集注》：日精、女节、女花、女茎、周盈、傅延年、阴成。

【临床应用】

1.菊花有疏风清热的功效，可用于治疗外感风热所致的发热、头痛等病证。

2.菊花有清肝明目的作用，可用于治疗肝经风热或肝火上炎所引起的视物模糊、目赤肿痛等病证，也可用于肝肾阴虚所致的视物昏花等病证。

3.菊花有平肝息风的作用，可用于治疗肝风内动或肝阳上亢所引起的头痛、眩晕等病证。

用量用法：10~15g，煎服或入丸散。外感风热多用黄菊花，清热明目和平肝多用白菊花。

【主要成分及现代药理研究】

菊花主含：①挥发油；②黄酮类；③有机酸等。

1.菊花煎剂能扩张冠状动脉，可加强心肌收缩力，减轻心肌缺血状态。

2.菊花有解热镇痛的作用。

3.菊花有抗菌消炎的作用，对多种细菌有较强的抑制作用。

4.菊花所含成分有抗疟作用。

5.菊花所含成分有抗氧化、抗衰老的作用。

6.菊花所含成分有降压的作用。

7.菊花所含成分有降低血脂的作用。

薄荷

【性味功效】

《雷公炮制药性解》：味辛，性微寒，无毒，入肺经。主中风失音，下胀气，去头风，通利关节，破血止痢，清风消肿，引诸药入营卫，能发毒汗，清利六阳之会首，祛除诸热之风邪。

《日华子本草》：治中风失音，吐痰，除贼风，疗心腹胀，下气，消宿食，及头风等。

《本草经解》：气温，味辛，无毒。主贼风伤寒发汗，恶气心腹胀满，霍乱，宿食不消，下气。煮汁服，亦堪生食。

《医学要诀》：薄荷辛温主贼风，心腹胀满恶气冲；伤寒发汗止霍乱，消食化痰关格通。薄荷气味清凉，轻宣之剂也。大能消风散热，通关格，利关节，消痰涎，疗阴阳毒，破血止痢，利咽喉口齿头目，治瘰疬瘾疹疮疡，去头脑风及小儿风涎为要药。（眉批：亦以唐宋始创主治编为歌韵，后人增添者选入注内。）

《玉楸药解》：味辛，气凉，入手太阴肺经。发表退热，善泻皮毛，治伤风头痛，瘰疬疥癣，瘾疹瘙痒。滴鼻止衄，涂敷消疮。

《得配本草》：辛、微苦，微凉。入手太阴、足厥阴经气分。散风热，清头目，利咽喉口齿耳鼻诸病。治心腹恶气，胀满霍乱，小儿惊热，风痰血痢，瘰疬疮疥，风瘙瘾疹，亦治蜂虿蛇蝎猫伤。

《中药学》：味辛，性凉。疏散风热，清利头目，疏肝解郁，利咽，透疹。

【归经】

《雷公炮制药性解》：归肺经。

《本草经解》：归肝、肺经。

《玉楸药解》：归肺经。

《得配本草》：归肺、肝经。

《中药学》：归肝、肺经。

【别名】

薄荷叶。

【临床应用】

1.薄荷有疏散风热的作用，可用于治疗外感风热所引起的发热、头痛、恶寒等病证。

2.薄荷有清利头目的作用，可用于治疗风热上攻头目所引起的目赤、头痛、头昏等病证。本品轻扬升浮，清利头目。

3.薄荷有散风热、利咽喉的功效，可用于治疗风热壅盛所引起的咽喉肿痛及咽干等病证。

4.薄荷有解表透疹的作用，可用于治疗麻疹初期疹发不畅的病证。

5.薄荷有疏肝解郁的作用，可用于治疗肝气郁滞所导致的胁肋胀痛、胸闷等病证。

用量用法：2~10g。入煎剂需后下，不宜久煎。

使用注意：表虚自汗者不宜用。

【主要成分及现代药理研究】

薄荷主含：①挥发油成分，如薄荷油、异薄荷酮等；②薄荷糖苷；③多种氨基酸等。

1.薄荷所含成分对中枢神经系统有兴奋和抑制的双重作用。

2.薄荷所含成分有利咽喉及祛痰、止咳的作用，有利于黏稠的痰液排出。

3.临床研究表明：薄荷对多种细菌和病毒具有抑制作用。

4.薄荷所含成分有抗早孕的作用。

5.薄荷所含成分对肠管有抑制作用。有解痉和健胃、利胆的作用。

6.薄荷所含成分可刺激皮肤末梢感受器，引起长时间充血，可以调整血管功能。

生姜

【性味功效】

《神农本草经》：味辛，温。主胸满咳逆上气，温中止血，出汗，逐风，湿痹，肠澼，下利。生者尤良，久服去臭气，通神明。

《名医别录》：味辛，微温。主治伤寒头痛、鼻塞、咳逆上气，止呕吐。又，生姜，微温，辛，归五藏。去痰，下气，止呕吐，除风邪寒热。久服小志少智，伤心气。

《本草经集注》：味辛，温、大热，无毒。主治胸满，咳逆上气，温中，止血，出汗，逐风湿痹，肠澼下痢。寒冷腹痛，中恶，霍乱，胀满，风邪诸毒。皮肤间结气，止唾血，生者尤良。（叶天士：旧附干姜下，《纲目》始分出另列。）

《雷公炮制药性解》：味辛，性温，无毒，入肺、心、脾、胃四经。主通神明，去秽恶，散风寒，止呕吐，除泄泻，散郁结，畅脾胃，疗痰嗽，制半夏，和百药。要热去皮，要冷留皮。

《本草经解》：气微温，味辛，无毒。久服，去臭气，通神明。

《医学要诀》：生姜胸满咳逆气，温中能逐风湿痹；止血出汗呕吐良，痞结肠澼及下痢。辛走气而温补中，大温中之品也。气血生于中焦，中气虚寒，而致胸满咳逆，汗出泄痢，呕吐霍乱痞结者，并宜用之。夫血生于胃，而统摄于脾，中气虚冷，则血不能入脏归经，干姜通四肢关节，开五脏六腑，宣诸络脉，是以吐血衄血下血，有阴无阳，致血妄行者，亦宜用之。乃热因热用，从治之法也。干者温中，生者宣发，久服去臭气，通神明。炮者补中，兼能益肾。以其色黑而辛润也。

（眉批：《本经》云：生者尤良。生姜宣胃气，干姜温阴。）

《长沙药解》：味辛，性温，入足阳明胃、足太阴脾、足厥阴肝、手太阴肺经。降逆止呕，泻满开郁，入肺胃而驱浊，走肝脾而行滞，荡胸中之瘀满，排胃里之壅遏，善通鼻塞，最止腹痛，调和脏腑，宣达营卫，行经之要品，发表之良药。

《得配本草》：辛，温。入手太阴、足阳明经气分。祛寒发表，解郁调中。开寒痰，止呕哕，姜为呕家圣药。去秽恶，通神明。

《中药学》：味辛，性微温。发汗解表，温中止呕，温肺止咳。

【归经】

《雷公炮制药性解》：归肺、心、脾、胃经。

《本草经解》：归胆、肝、肺经。

《长沙药解》：归胃、脾、肝、肺经。

《得配本草》：归肺、胃经。

《中药学》：归肺、胃、脾经。

【临床应用】

1.生姜有发汗解表的作用，可用于治疗外感风寒所引起的恶寒、发热、鼻塞、流涕、头痛等病证。

2.生姜有温中止呕的作用，可用于治疗寒邪客胃所致的恶心呕吐等病证。

3.生姜有温肺止咳降逆的作用，可用于治疗风寒犯肺所引起的咳嗽、咳痰、气喘等病证。

此外，生姜还能解鱼蟹及半夏、南星之毒。

用量用法：3~10g，煎服或捣汁冲服。

使用注意：本品辛温，对于阴虚内热及热盛之证忌用。

【主要成分及现代药理研究】

生姜主含：①挥发油成分，如姜醇、柠檬醛等；②辣味成分，如姜辣素等；③蛋白质及纤维素等。

1.生姜所含成分有镇静和抗惊厥的作用。

2.生姜所含成分有解热镇痛的作用。

3.生姜所含成分有调整血脂的作用。

4.生姜所含成分有抗氧化的作用。

5.生姜所含成分有保护胃黏膜细胞的作用，可用于治疗和预防胃溃疡。

6.生姜所含成分可以使肠蠕动增加。

7.生姜所含成分有抗血小板聚集作用，可用于预防血栓性疾病。

8.生姜所含成分有抑制亚硝酸胺合成的作用，有抗肿瘤的功效。

9.生姜所含成分对血压有双向调节作用。

10.生姜所含成分有抗病原微生物的作用，对多种细菌有抑制作用。

11.生姜所含成分有保肝利胆的作用。

第十一节　温　里　药

肉桂

【性味功效】

《神农本草经》：味辛，温。主百病，养精神，和颜色，为诸药先聘通使。久服轻身不老，面生光华，媚好常如童子。

《本草经集注》：菌桂：味辛，温，无毒。主治百疾，养精神，和颜色，为诸药先聘通使。久服轻身，不老，面生光华媚好，常如童子。

《雷公炮制药性解》：味辛甘，性大热有毒，其在下最浓者，曰肉桂。去其粗皮，为桂心，入心、脾、肺、肾四经。主九种心疼，补劳伤，通九窍，暖水脏，续筋骨，杀三虫。散积气，破瘀血，下胎衣，除咳逆，疗腹痛，止泻痢，善发汗。

《本草经解》：气大热，味甘辛，有小毒，利肝肺气，心腹寒热冷疾，霍乱转筋，头痛腰痛，出汗，止烦，止唾，咳嗽，鼻齆，堕胎，温中，坚筋骨，通血脉，理疏不足，宣导百药无所畏，久服神仙不老。

《玉楸药解》：味甘、辛，气香，性温，入足厥阴肝经。温肝暖血，破瘀消癥，逐腰腿湿寒，驱腹胁疼痛。肝属木而藏血，血秉木气，其性温暖。温气上升，阳和舒布，积而成热，则化心火。木之温者，阳之半升，火之热者，阳之全浮也。人知气之为阳，而不知其实含阴精，知血之为阴，而不知其实抱阳气。肉桂善行滞结，是以最解肝脾之郁。

金之味辛，木之味酸，辛酸者，金木之郁，肺肝之病也。盖金之性收，木之性散，金曰从革，从则收而革则不收，于是作辛。木曰曲直，直则散而曲不散，于是作酸。辛则肺病，酸则肝病，以其郁也，故肺宜酸收而肝宜辛散。肺得酸收，则革者从降而辛味收，肝得辛散，则曲者宜升而酸味散矣。事有相反而相成者，此类是也。肝脾发舒，温气升达，而化阳神。阳神司令，阴邪无权，却病延年之道，不外乎此。

凡经络堙瘀、脏腑癥结、关节闭塞、心腹疼痛等证，无非温气微弱，血分寒冱之故。

《中药学》：味辛、甘，性热。补火助阳，散寒止痛，温通经脉。

【归经】

《雷公炮制药性解》：归心、脾、肺、肾经。

《本草经解》：归肾、脾、胃、肺、大肠经。

《玉楸药解》：归肝经。

《中药学》：归肾、心、脾、肝经。

【别名】

安桂。

《神农本草经》：菌桂。

【临床应用】

1.肉桂有补命门之火、温补肾阳的功效，可用于治疗因肾阳不足引起的腰膝软弱、畏寒肢冷、小便频数、阳痿等病证；还可用于脾肾阳衰导致的食少便溏、脘腹冷痛等病证。

2.肉桂既能散寒止痛，又能温经通脉，故可用于治疗寒湿闭阻所引起的脘腹冷痛、腰酸背痛等病证。

3.肉桂可散寒温阳、畅通气血，可用于治疗因气血虚寒导致的痈肿脓成而不溃破，或溃后经久不愈等病证。

用量用法：2~5g，研末冲服，每次1~2g，或入丸散。入汤剂应后下。

使用注意：阴虚火旺，里有实热，血热妄行者及孕妇忌用。

【主要成分及现代药理研究】

肉桂主含：①挥发油，油中主要成分为桂皮醛；②香豆素类化合物等。

1.肉桂醛能增强离体心脏的收缩力，改善心肌供血，对心肌有保护作用。肉桂对冠脉和脑血管有短暂扩张作用。

2.肉桂可预防静脉或动脉血栓的形成。

3.肉桂有镇静、解热、镇痛作用。

4.肉桂对胃肠平滑肌的自主收缩有抑制作用，对消化系统，尤其对胃溃疡有明显疗效。

5.肉桂对免疫系统有促进作用。

6.肉桂对内分泌系统有明显的影响。

7.肉桂有抗应激、抗辐射作用。

8.肉桂有较广泛的抗真菌、抗菌作用。

9.肉桂能对抗前列腺素的缩血管作用，改善子宫微循环功能。

附子

【性味功效】

《神农本草经》：味辛，温。主风寒咳逆，邪气，温中，金创，破癥坚积聚，血瘕，寒湿，踒躄，拘挛，膝痛，不能行步。

《名医别录》：味甘，大热，有大毒。主治脚疼冷弱，腰脊风寒心腹冷痛，霍乱转筋，下痢赤白，坚肌骨，强阴。又堕胎，为百药长。

《本草经集注》：味辛、甘，温、大热，有大毒。主治风寒咳逆，邪气，温中，金创，破癥坚积聚，血瘕，寒湿，踒躄，拘挛，膝痛，不能行走。治脚疼冷弱，腰脊风寒，心腹冷痛，霍乱转筋，下痢赤白，坚肌骨，强阴。又堕胎，为百药长。

《雷公炮制药性解》：味辛甘，性大热，有大毒，通行诸经。主六腑沉寒，三阳厥逆，癥坚积聚，寒湿拘挛，霍乱转筋，足膝无力，堕胎甚速。

《本草经解》：气温大热，味辛，有大毒。主风寒咳逆邪气，寒湿，踒躄，拘挛，膝痛不能行步，破癥坚积聚血瘕，金疮。

《本草崇原》：附子气味辛温，有大毒。主治风寒咳逆邪气，寒湿踒躄拘挛，膝痛不能行步，破癥坚积聚，血瘕金疮。

《医学要诀》：附子风寒咳逆清，癥坚积聚血瘕平；邪气寒湿致痿躄，拘挛膝痛不能行。附子辛热有大毒，禀雄壮中正之气，有斩关夺将之能，追复散失之元阳，回转阴寒之厥冷，能引补气补血之药直至经络脏腑。是以阴证伤寒，中风冷厥，小儿慢惊，厥阴寒疝，风寒头痛，肾厥头疼，霍乱转筋，癫痫柔痉，皆有起死回生之功。又主久痢脾泄，阴疝脚气，心腹冷痛，反胃噎膈，半身不遂，口眼㖞斜，大肠冷结，小便虚秘，胃冷呃逆，阳虚吐血，阴毒痛疽，鼻渊喉痹，齿痛耳聋，蚰蜮麻痹。督脉为病，脊强而痛，小儿顶软囟陷。妇人血风经闭。补命门，坚筋骨，温中强阴，功力为最。

《长沙药解》：味辛、咸、苦，温，入足太阴脾、足少阴肾经。暖水燥土，泻湿除寒，走中宫而温脾，入下焦而暖肾，补垂绝之火种，续将断之阳根。治手足厥冷，开脏腑阴滞，定腰腹之疼痛，舒踝膝之挛拘，通经脉之寒瘀，消疝瘕之冷结。

《得配本草》：大辛大热，有大毒。入手少阴经，通行十二经络。主六腑沉寒，回三阴厥逆。雄壮悍烈之性，斩关夺门之气，非大寒直中阴经，及真阳虚散几脱，不宜轻用。

《中药学》：味辛，性热；有毒。回阳救逆，补火助阳，散寒止痛。

【归经】

《雷公炮制药性解》：通行诸经。

《本草经解》：归肝、肾、肺经。

《长沙药解》：归脾、肾经。

《得配本草》：归心经，通行十二经络。

《中药学》：归心、肾、脾经。

【别名】

黑附子、黑附、附片。

【临床应用】

1.附子有回阳救逆的功效，可用于治疗亡阳所引起的四肢厥逆、脉微欲绝、出汗多等病证。

2.附子有补火助阳的作用，可用于治疗脾肾阳虚而引起的腰酸膝软、畏寒肢冷、阳痿、小便频数者。

3.本品可散寒止痛，可用于治疗寒湿偏盛所致的骨节冷痛、麻木不仁等病证。

用量用法：3~15g。入汤剂应先煎30~60min以减弱其毒性。

使用注意：孕妇忌用。

【主要成分及现代药理研究】

附子主含：①双酯型生物碱，如乌头碱、次乌头碱等；②单酯型生物碱，如苯甲酰乌头胺、苯甲酰中乌头胺等；③胺醇型生物碱，如乌头胺、次乌头胺等。

1.附子能够增强心肌收缩力，有抗心律失常和抗休克的作用。

2.附子可降低心肌耗氧量，扩张外周血管，对急慢性心肌缺血有改善作用。

3.附子有抗菌消炎的作用。

4.附子有镇静和镇痛的作用。

5.附子对机体免疫功能有一定的提高作用。

6.附子能促进血小板聚集，抑制细胞稳定化作用及蛋白质变性。

7.附子有抗溃疡及增强通便作用。

8.附子有明显的降低血糖作用。

9.附子所含的去甲乌药碱成分能明显降低家兔肾血流量，使尿中钠排泄减少，而对尿量和钾的排泄无明显影响。附子中的乌头碱对依赖钙调蛋白的环核苷酸磷酸二酯酶有拮抗作用。

第十二节 安 神 药

远志

【性味功效】

《神农本草经》：味苦，温。主咳逆，伤中，补不足，除邪气，利九窍，益智慧，耳目聪明，不忘，强志倍力。久服，轻身不老。

《名医别录》：无毒。主利丈夫，定心气，止惊悸，益精，去心下膈气，皮肤中热、面目黄。久服好颜色。

《本草经集注》：味苦，温，无毒。主治咳逆伤中，补不足，除邪气，利九窍，益智慧，耳目聪明，不忘，强志，倍力。利丈夫，定心气，止惊悸，益精，去心下膈气，皮肤中热，面目黄。久服轻身，不老，好颜色，延年。

《雷公炮制药性论》：味苦，性温，无毒，入心肾二经。补不足，除邪气，益智慧，明耳目，宁忪忡，定惊悸，利九窍，治健忘，壮阳道，益精气，长肌肉，助筋骨，及妇人血禁失音，小儿惊风客忤，皮肤热，面目黄，久服悦颜色，延年。甘草汤泡，去心用。

《本草经解》：气温，味苦，无毒。主咳逆伤中，补不足，除邪气，利九窍，益智慧，耳目聪明不忘，强志，倍力。久服轻身不老。

《医学要诀》：远志不忘除邪气，耳目聪明益智慧；咳逆伤中不足滋，强肾倍力九窍利。心之所主之谓志，志藏于肾而用于心。远志苦温，能补心肾之气，故以为名。志伤，则喜忘其前言。心肾之气充足，则耳目聪明而广记。水火既济则精神自生，而无咳逆邪气之患。又止惊悸，治痈疽，虚损梦泄，失音奔豚，皆心肾之病也。（眉批：补心肾之气药。）

《玉楸药解》：味辛，微温，入手少阴心、足少阴肾经。开心利窍，益智安神。远志辛散开通，治心窍昏塞，胸膈痹痛。补肾壮阳，敛精止泄。疗骨疽乳痛，一切疮疡肿毒。

《得配本草》：辛、苦，温。入手足少阴经气分。开心气，去心邪，利九窍，散痈肿。

《中药学》：味辛、苦，性微温。宁心安神，祛痰开窍，消痈肿。

【归经】

《雷公炮制药性论》：归心、肾经。

《本草经解》：归肝、心、心包经。

《玉楸药解》：归心、肾经。

《得配本草》：归心、肾经。

《中药学》：归肺、心经。

【别名】

《神农本草经》：棘菀、棘绕、细草。

【临床应用】

1.远志有宁心安神的功效，可用于治疗心神不安、惊悸、失眠、健忘等病证。

2.远志能祛痰开窍，可用于治疗痰阻心窍所致的神情恍惚、意识错乱、惊恐癫痫等病证。患者咳嗽痰多，难咯出者，与杏仁、桔梗、甘草等同用，可使痰液稀释易于咯出。

3.远志能消散痈肿，可用于治疗痈疽疔疖化脓肿痛等病证。

用量：3~10g。外用适量。

使用注意：有溃疡病及胃炎者慎用。

【主要成分及现代药理研究】

远志主含：①皂苷类，如远志苷；②生物碱等。

1.远志所含成分具有祛痰镇咳的作用。

2.远志所含成分具有镇静、安神的作用。

3.远志具有兴奋子宫平滑肌的作用。

4.远志所含成分具有降压作用。

5.远志所含成分具有一定的抗菌消炎作用。

6.临床实验观察发现：远志有抗肿瘤作用。

磁石

【性味功效】

《神农本草经》：味辛，寒。主周痹，风湿，肢节中痛不可持物，洗洗，酸消，除大热，烦满及耳聋。

《名医别录》：味咸，无毒，主养肾藏，强骨气，益精，除烦，通关节，消痈肿，鼠瘘，颈核，喉痛，小儿惊痫，练水饮之。亦令人有子。

《本草经集注》：味辛，咸，寒，无毒。主治周痹风湿，肢节中痛，不可持物，洗洗酸痛，除大热，烦满及耳聋。养肾脏，强骨气，益精，除烦，通关节，消痈肿鼠，颈核喉痛，小儿惊痫，炼水饮之。亦令人有子。

《雷公炮制药性解》：味辛咸，性寒无毒，入肾经。主周身湿痹，肢节中痛，目昏耳聋，补劳伤，除烦躁消肿毒，令人有子。

《本草经解》：气寒，味辛，无毒。主周痹风湿，肢节中痛不可持物，洗洗酸消，除大热烦满，及耳聋。（醋煅研）

《医学要诀》：磁石主周痹风湿，肢节中痛难持物；烦满眼障及耳聋，洗洗酸消除大热。磁石法水，而属铁之母。得金水相生之气，故能治眼障耳聋，消除大热。并主补肾益精，强坚筋骨。磁之铁，互为嘘吸，无情之情，气相感召，故治周痹风湿，肢节中痛，洗洗酸疼。又主痈肿鼠瘘，颈核喉痛者，能通气也。主小儿惊痫者，寒凉而镇重也。

《玉楸药解》：味辛，微寒，入足少阴肾、手太阴肺经。补肾益精。

《得配本草》：辛、咸，平。入足少阴经。坠炎上之火以定志，引肺金之气以入肾。水得金而自清，火不攻而自伏。除烦闷，逐惊痫，聪耳明目。

《中药学》：味辛、咸，性寒。潜阳安神，聪耳明目，纳气平喘。

【归经】

《雷公炮制药性解》：归肾经。

《本草经解》：归肾、肺经。

《玉楸药解》：归肾、肺经。

《得配本草》：归肾经。

《中药学》：归肝、心、肾经。

【别名】

慈石、吸铁石。

《神农本草经》：玄石、元石。

《本草经集注》：处石。

【临床应用】

1.磁石有平肝潜阳、镇静安神的作用，可用于治疗阴虚阳亢所致的心悸、失眠、头晕、头痛及烦躁不宁等病证。

2.磁石有养肾益阴、聪耳明目的作用，可用于治疗肝肾阴虚所致的耳聋、耳鸣及视物模糊等病证。近年临床研究发现，用磁朱丸治疗白内障，可使部分病例视力有所提高。

3.磁石有纳气平喘的功效，可用于治疗肾虚纳气不足所引起的气喘、心慌等病证。

用量用法：10~30g。入丸、散，每次用1~3g。

使用注意：因吞服后不易消化，如入丸、散，不可多服。脾胃虚弱者慎用。

【主要成分及现代药理研究】

磁石主含：①四氧化三铁；②其他元素，如硅、钛、钙等。

1.磁石所含成分有镇静、安神的作用。

2.磁石所含成分有强壮体质的作用。

3.磁石所含成分有补血的作用。

第十三节　泻　下　药

大黄

【性味功效】

《神农本草经》：味苦，寒。主下瘀血，血闭，寒热，破癥瘕积聚，留饮，宿食，荡涤肠胃，推陈致新，通利水谷，调中化食，安和五脏。

《名医别录》：大寒，无毒。平胃下气，除痰实，肠间结热，心腹胀满，女子寒血闭胀，小腹痛，诸老血留结。

《本草经集注》：味苦，寒、大寒，无毒。主下瘀血，血闭，寒热，破癥瘕积聚，留饮宿食，荡涤肠胃，推陈致新，通利水谷，调中化食，安和五脏。平胃下气，除痰实，肠间结热，心腹胀满，女子寒血闭胀，小腹痛，诸老血留结。

《雷公炮制药性解》：味苦，性大寒，无毒，入脾、胃、大肠、心、肝五经。性沉而不浮，用走而不守，夺土郁而无壅滞，定祸乱而致太平，名曰将军。又主痈肿及目疾痢疾暴发，血瘀火闭，推陈致新。

《本草经解》：气寒，味苦，无毒。主下瘀血，血闭寒热，破癥瘕积聚，留饮宿食，荡涤肠胃，推陈致新，通利水谷，调中化食，安和五脏。

《本草崇原》：大黄气味苦寒，无毒。主下瘀血，血闭寒热，破瘕癥积聚，留饮宿食，荡涤肠胃，推陈致新，通利水谷，调中化食，安和五脏。

《医学要诀》：大黄下瘀血血闭，寒热痕破积聚；推陈致新五脏和，留饮宿食涤肠胃。大黄苦寒无毒，气味俱厚，性沉而降，阴也。配枳朴芒硝，则推坚破积，骏快下行。配甘草，则调胃和中，养阴生液。是以邪热实于心胸者，非此不能除，热邪去则阴气生。如下之切当，正所以养阴也。故《本经》云：荡涤肠胃，推陈致新，通利水谷，调中化食，安和五脏。如用之差误，致有亡阴之戒矣。《金匮》配芩连，治心气不足，吐血衄血。《简要方》配生地，治吐血刺痛。又主热毒下痢，赤白浊淋，痈毒乳肿，大风癞疮，骨蒸积热，小儿热疳，痰结黄疸，齿痛口疮，通女子经，利水肿水气。其人中胃素本虚寒者，不可妄用。

《长沙药解》：味苦，性寒，入足阳明胃、足太阴脾、足厥阴肝经。泻热行瘀，决壅开塞，下阳明治燥结，除太阴之湿蒸，通经脉而破癥瘕，消痈疽而排脓血。

《得配本草》：苦，大寒。入足太阴、手足阳明、厥阴经血分。性沉而不浮，用走而不守。荡涤肠胃之邪结，祛除经络之瘀血，滚顽痰，散热毒，痘初起血中热毒盛者宜之。

《中药学》：味苦，性寒。泻下攻积，清热泻火，活血祛瘀，解毒。

【归经】

《雷公炮制药性解》：归脾、胃、大肠、心、肝经。

《本草经解》：归小肠、心、三焦经。

《长沙药解》：归胃、脾、肝经。

《得配本草》：归脾、胃、肝、大肠、心包经。

《中药学》：归胃、大肠、脾、肝、心经。

别名

生军，锦纹。

《本草经集注》：黄良。

【临床应用】

1.大黄有泻下攻积的作用，可用于治疗肠道宿便积滞所引起的大便秘结等病证；因其兼有清热泻火之功效，还可用于治疗温热病所致的大便秘结不通、高热、神昏谵语等病证。

2.本品有泻火解毒之功效，可用于治疗因火热上炎所致的咽痛、目赤、牙龈肿痛等病症。

3.大黄可清热泻火，兼有解毒之功，可用于治疗热毒所致的疮疡痈疽，外用调敷可治疗烧伤。

4.大黄有活血化瘀之功效，可用于治疗血液瘀滞不通引起的跌打损伤、癥瘕积聚等病证。对新瘀、宿瘀均有效。

5.本品能清热利湿，可用于治疗湿热所致的黄疸、淋病等病证。

用量用法：3~12g，外用适量。生大黄泻下力较强，欲攻下者宜生用。

使用注意：妇女怀孕、月经期、哺乳期应慎用或忌用。

【主要成分及现代药理研究】

大黄主含：①蒽醌类衍生物，如大黄酸、大黄素、大黄酚、大黄素甲醚等；②含鞣质等。

1.大黄有明显泻下作用。

2.大黄能促进胆汁分泌。有保护肝功能和消炎利胆的作用。

3.大黄能够抑制胰腺分泌胰蛋白酶，对急性胰腺炎有较好的治疗效果。

4.大黄所含成分能促进胃液分泌，可以起到帮助消化的作用。

5.实验表明：大黄所含成分有兴奋或抑制胃肠运动的双向调节作用。

6.大黄炒炭使用有止血作用。

7.大黄所含成分能促进血小板黏附和聚集，有利于血栓的形成。

8.大黄所含成分有降低血脂的作用。

9.大黄通过其泻下作用，能促进尿素和肌酐排出体外，可使血尿素氮明显降低。

10.大黄有抗病原微生物的作用，试验表明：大黄所含成分对多种细菌均有抑制作用，尤其对金黄色葡萄球菌最为明显。

11.大黄性寒，有明显的解热作用。

12.大黄所含成分有明显的抗癌作用。

13.大黄能清除自由基，有抗衰老和抗氧化作用。

14.大黄所含成分对肾功能有明显改善作用。

15.大黄有保护肠黏膜的作用。

16.大黄所含成分能影响尿酸的形成，可用于治疗痛风。

芒硝

【性味功效】

《神农本草经》：味苦，寒。主百病，除寒热邪气，逐六腑积聚，结固留癖。能化七十二种石。炼饵服之，轻身神仙。

《名医别录》：味辛、苦，大寒。主治五脏积聚，久热、胃闭，除邪气，破留血、腹中淡实结搏，通经脉，利大小便及月水，破五淋，推陈致新。

《本草经集注》：味辛、苦，大寒。主治五脏积聚，久热、胃闭，除邪气，破留血，腹中痰实结搏，通经脉，利大小便及月水，破五淋，推陈致新。

《本草经解》：气寒，味苦，无毒，主五脏积热，胃胀闭，涤去蓄结饮食，推陈致新，除邪气。炼之如膏，久服轻身。

《医学要诀》：朴硝苦寒主百病，能除寒热邪气甚；六腑积聚结固深，癥癖血痰痞满胜。朴硝名水消，遇水即消化，感天地之气而生。性味苦寒带咸，故能软坚清热，而消除留积也。诸积消化，则经气流通，则百病自解。（眉批：百病多起于郁结。）

《长沙药解》：味咸、苦、辛，性寒，入手少阴心、足太阳膀胱经。泻火而退燔蒸，利水而通淋沥。

《得配本草》：辛、苦、咸，大寒。荡涤三焦肠胃之实热，消除胸膈壅瘀之痰癖。

《中药学》：咸、苦，寒。泻下攻积，润燥软坚，清热消肿。

【归经】

《**本草经解**》：归小肠、三焦经。

《**长沙药解**》：归心、膀胱经。

《**中药学**》：归胃、大肠经。

【别名】

芒消、盆硝、皮硝。

《**神农本草经**》：朴硝。

【临床应用】

1.芒硝有泻下攻积和润燥软坚的作用，临床可用于治疗实热积滞、大便燥结等病证。

2.本品有清热消肿的作用，可以治疗咽喉疼痛、口腔溃疡等病证，也可外用治疗乳痈肿痛等病证。

用量用法：10~15g，冲入药汁内或开水溶化后服。外用适量。

使用注意：妇女怀孕、哺乳期应慎用或忌用。

【主要成分及现代药理研究】

芒硝主含：①硫酸钠；②无机盐成分，如氯化钠、硫酸钙等。

1.芒硝所含的硫酸钠口服后在肠腔内形成高渗状态引起容积性泄泻，有泻下作用。

2.芒硝所含成分有利尿等作用。

3.芒硝所含成分有抗肿瘤的作用。

4.芒硝所含成分有抗菌和消炎作用。

5.芒硝所含成分有利胆的作用。少量多次口服可引起胆囊收缩，胆囊括约肌松弛，利于胆汁排出。

6.芒硝所含成分有引起组织脱水的作用。

火麻仁

【性味功效】

《**神农本草经**》：味辛，平。主五劳七伤，利五藏，下血寒气，多食令人见鬼狂走。久服通神明，轻身。

《**本草经集注**》：味辛，平，有毒。主五劳七伤，利五藏，下血寒气。破积，止痹，散脓。多食令人见鬼狂走。久服通神明，轻身。

《**医学要诀**》：麻仁甘温主补中，益气兼能治中风；激利小便逐水气，破瘀润燥大肠通。上品甘温之仁，皆能补中益气，固心养神。凡油润者为滑剂，故能破瘀消结，润燥通经。中气足而经脉通，又何虑中风之有。

《**长沙药解**》：味甘，气平，性滑。入足阳明胃、手阳明大肠、足厥阴肝经。润肠胃之约涩，通经脉之结。

《**得配本草**》：甘，平。滑利。入足太阴，兼手阳明经血分。理女子经脉，治汗多胃燥，除里结后重，去皮肤顽痹，能催生下乳。

《**中药学**》：味甘，性平。润肠通便。

【归经】

《**长沙药解**》：归胃、大肠、肝经。

《**得配本草**》：归脾、大肠经。

《**中药学**》：归脾、大肠经。

【别名】

大麻仁、麻仁、麻子仁、麻子。

《**神农本草经**》：麻蕡、麻勃。

【临床应用】

火麻仁有润燥滑肠通便的功效，可用于治疗由于津枯血少所致的肠燥便秘，适用人群为老人、产妇及体质较者。

用量：10~30g。

【主要成分及现代药理研究】

火麻仁主含：①油脂类；②蛋白质；③碳水化合物等。

1.火麻仁所含成分能刺激肠道黏膜，使肠道黏液分泌增多，蠕动加快，从而起到通便作用。

2.临床试验表明：火麻仁所含成分有降低血压的作用。

3.火麻仁所含成分有降低血脂的作用。

4.现代研究发现：火麻仁主含成分有导致胎儿畸形的作用。

第十四节 开 窍 药

麝香

【性味功效】

《**神农本草经**》：味辛，温。主辟恶气，杀鬼精物，温疟，蛊毒，痫痉，去三虫。久服除邪，不梦寤厌寐。

《**名医别录**》：无毒。主治诸凶邪鬼气，中恶，心腹暴痛胀急，痞满，风毒，妇人产难，堕胎，去面䵟，目中肤翳。

《**本草经集注**》：味辛，温，无毒。主辟恶气，杀鬼精物，温疟，蛊毒，痫痉，去三虫，治诸凶邪鬼气，中恶，心腹暴痛胀急，痞满，风毒，妇人产难，堕胎，去面䵟目中肤翳。久服除邪，不梦寤魇寐，通神仙。

《**雷公炮制药性解**》：味辛，性温，无毒，入十二经。主恶气鬼邪，蛇虺蛊毒，惊悸痫疝，中恶心腹暴痛胀满，目中翳膜泪眵，风毒温疟痫痉，通关窍，杀蛊虱，催生堕胎。

《**医学要诀**》：麝香辛温辟恶气，杀鬼精物功力最；三虫蛊毒温疟除，惊痫能清不魇寐。麝香芳烈走窜，开窍透关，阴邪蛊毒，经络壅塞，无不开通。故中风中恶，痰厥惊痫，癥瘕痞满，痛痔目翳，皆为要药。

《**得配本草**》：苦、辛，温。入足太阴经。利骨髓之伏痰，搜至阴之积热。通关窍，开经络，透肌骨，安心神，辟恶气尸疰，除惊痫客忤，杀虫解毒，祛风止痛，消食积，解酒渴，疗一切癥瘰疮痛。

《中药学》：味辛，性温。开窍醒神，活血散结，止痛，催产。

【归经】

《雷公炮制药性解》：归十二经。

《得配本草》：归脾经。

《中药学》：归心、脾经。

【别名】

当门子、元寸香。

【临床应用】

1.麝香有开窍醒神的作用，可用于治疗温热病热入心包所致的中风痰厥、神昏痉厥、惊痫等病证。

2.麝香有活血散结、消肿止痛的作用，可外用于治疗疮疡肿毒。

3.麝香有活血散结的作用，可用于治疗跌打损伤、心腹暴痛、痹证诸痛等病证。

4.麝香有催产的作用，可用于治疗胎死腹中或胞衣不下等病证。

用量用法：0.06~0.1g，入丸散，不宜入煎剂。外用适量。

使用注意：孕妇忌用。

【主要成分及现代药理研究】

麝香主含：①大环类成分，如麝香酮、麝香醇；②甾体类；③微量元素等。

1.麝香对中枢神经系统呈双向调节作用。麝香能增强中枢神经系统的耐缺氧能力，对脑缺氧损伤有明显保护作用。

2.麝香有抗菌消炎的作用。

3.麝香所含成分有强心的作用。

4.麝香有抗早孕的作用。

5.麝香所含成分对体液免疫和细胞免疫有增强作用。

6.麝香所含成分有防治胃溃疡的作用。

石菖蒲

【性味功效】

《神农本草经》：味辛，温，主风寒湿痹，咳逆上气，开心孔，补五脏，通九窍，明耳目，出声音。久服轻身，不忘，不迷惑，延年。

《名医别录》：无毒。主治耳聋、痈疮，温肠胃，止小便利，四肢湿痹，不得屈伸，小儿温疟，身积热不解，可作浴汤。久服聪耳明目，益心智。

《本草经集注》：味辛，温，无毒。主治风寒湿痹，咳逆上气，开心孔，补五脏，通九窍，明耳目，出音声。主耳聋，痈疮，温肠胃，止小便利，四肢湿痹，不得屈伸，小儿温疟，身积热不解，可作浴汤。久服轻身，聪耳明目，不忘，不迷惑，延年，益心智，高志不老。

《雷公炮制药性解》：味辛，性温，无毒，入心、脾、膀胱三经。主风寒湿痹，咳逆上气，鬼疰邪气，通九窍明耳目，坚牙齿，清声音，益心志，除健忘，止霍乱，开烦闷，温心腹，杀诸虫，疗恶疮疥癣。勿犯铁器,去根毛用。

《**本草经解**》:气温,味辛,无毒。主风寒湿痹,咳逆上气,开心孔,补五脏,通九窍,明耳目,出音声,主耳聋,痈疮,温肠胃,止小便利。久服轻身,不忘,不迷惑,延年,益心智,高志,不老。

《**医学要诀**》:菖蒲治忘开心孔,耳目声音九窍通;风寒湿痹咳逆气,能补五脏疗疮痈。菖蒲,水草,味辛性温,补心气之药也。主明,则十二官皆明,故能补养五脏。五脏不和,则九窍不通。九窍通利,则风寒自解,痹逆自消。出音声者,心主言而发原于肾也。治痈毒者,痈痒疮疡,皆属心火也。又主霍乱转筋者,交济上下水火之气也。治癫痫伏梁者,开心气也。疗喉痹鼓胀,吐血带下者,通九窍也。(眉批:肾气通于心,水能济火,辛能补心。)

《**玉楸药解**》:味辛,气平,入手少阴心经。开心益智,下气行郁。

《**得配本草**》:辛、苦,温。入手少阴、足厥阴经气分。宣五脏。通九窍,温肠胃,治霍乱,疗湿痹,愈疮疥,止心痛祛头风,辟鬼杀虫,皆其通气之力也。灌生汁,苏鬼击;浴浓汤,治温。

《**中药学**》:味辛,性温。开窍宁神,化湿和胃。

【**归经**】

《**本草经解**》:归肝、肺经。

《**本草经解**》:归肝、肺经。

《**玉楸药解**》:归心经。

《**得配本草**》:归心、肝经。

《**中药学**》:归心、胃经。

【**别名**】

《**神农本草经**》:菖蒲、昌阳。

【**临床应用**】

1.菖蒲有开窍安神的功效,可用于治疗因湿浊蒙蔽清窍所引起的神志不清,头昏脑胀的病证,也可用于治疗健忘、耳聋、耳鸣等病证。

2.菖蒲有化湿和胃的作用,可用于治疗湿邪阻滞中焦而引起的胸腹胀闷、胃脘部疼痛等病证。

3.菖蒲有化湿止痛的作用,还可用于治疗风寒湿痹、跌打损伤等病证。

用量:5~8g;鲜品加倍。外用适量。

【**主要成分及现代药理研究**】

菖蒲主含:挥发油,如细辛醛、甲基丁香酚等。

1.石菖蒲所含成分有镇静和抗惊厥的作用。

2.石菖蒲所含成分能促进消化液的分泌,可以缓解胃肠道平滑肌痉挛。

3.石菖蒲所含成分有增加冠状动脉血流量的作用。

4.石菖蒲所含成分具有止咳平喘作用。

5.石菖蒲有一定的抗菌作用,有杀灭蛔虫的作用。

第十五节　平肝息风药

牡蛎

【性味功效】

《神农本草经》：味咸，平。主伤寒寒热，温疟洒洒，惊、恚、怒气，除拘缓，鼠瘘，女子带下赤白。久服强骨节，杀邪鬼，延年。

《名医别录》：牡蛎微寒，无毒。主除留热在关节荣卫，虚热来去不定，烦满，止汗，心痛气结，止渴，除老血，涩大小肠，止大小便，治泄精、喉痹、咳嗽、心胁下痞热。

《本草经集注》：味咸，平、微寒，无毒。主治伤寒，寒热，温疟洒洒，惊恚怒气，除拘缓，鼠瘘，女子带下赤白。除留热在关节、荣卫虚热来去不定，烦满，止汗，心痛气结，止渴，除老血，涩大小肠，止大小便，治泄精，喉痹，咳嗽，心胁下痞热。

《雷公炮制药性解》：味咸，性微寒，无毒，入肾经。主遗泄带下，喉痹咳嗽，荣卫虚热，来去不定，心胁下老痰痞积，宿血温疟，疮肿结核。

牡蛎本是咸水结成，故专归肾部，软坚收敛之剂也。

《本草经解》：气平微寒，味咸，无毒。主伤寒，寒热，温疟洒洒，惊恚怒气，除拘缓鼠，女子带下赤白。久服强骨节，杀邪鬼，延年。

《本草崇原》：牡蛎气味咸平，微寒，无毒。主治伤寒寒热，温疟洒洒，惊恚怒气，除拘缓，鼠瘘，女子带下赤白。久服强骨节，杀邪鬼延年。牡蛎假海水之沫，凝结而成形，禀寒水之精，具坚刚之质。太阳之气，生于水中，出于肤表，故主治伤寒寒热，先热后寒，谓之温疟。皮毛微寒，谓之洒洒。太阳之气，行于肌表，则温疟洒洒可治也。生阳之气，行于四肢，则四肢拘缓自除。鼠瘘乃肾脏水毒，上淫于脉。牡蛎味咸性寒，从阴泄阳，故除鼠瘘。女子带下赤白，乃胞中湿热下注。牡蛎禀水气而上行，阴出于阳，故除带下赤白。具坚刚之质，故久服强骨节。纯雄无雌，故杀邪鬼。骨节强而邪鬼杀，则延年。

《医学要诀》：牡蛎伤寒主寒热，温疟洒洒心气结；烦满惊恚怒气除，女子带下淋赤白；拘缓鼠瘘杀鬼邪，久服延年强骨节。牡蛎假海水而化生，咸平微寒，口皆左顾，纯雄无雌，故曰牡蛎。寒能清热解烦，咸能软坚消结，牡能杀鬼强阴。涩能固阴而止带痢赤白。咸水结成，块然不动，故主延年而强骨节。以无情而化有情，故能化惊忧恚怒之情而为无也。能破厥阴积气，故又主瘰疬、疝瘕、瘿瘤、结核。能固心肾之气，故主盗汗遗尿，鬼交精出。

《长沙药解》：味咸，微寒，性涩，入手少阴心、足少阴肾经。降胆气而消痞，敛心神而止惊。

《得配本草》：咸，平、微寒，涩。入足少阴经血分。主泄精带下，逐虚痰缩血，除鬼交，治温疟，止遗尿，散喉痹。收往来潮热，消胃膈胀满。

《中药学》：味咸，性微寒。平肝潜阳，软坚散结，收敛固涩。

【归经】

《雷公炮制药性解》：归肾经。

《本草经解》：归肺、膀胱经。

《长沙药解》：归心、肾经。

《**得配本草**》：归肾经。

《**中药学**》：归肝、肾经。

【**别名**】

《**神农本草经**》：蛎蛤。

《**本草经集注**》：牡蛤。

【**临床应用**】

1.牡蛎有平肝潜阳之功效，可用于治疗因阴虚阳亢引起的心悸、失眠、头晕、目眩、耳聋、耳鸣等病证。

2.本品有软坚散结的作用，可用于治疗痰火郁结所引起的痰核、瘰疬等病证。

3.本品煅用，可增强其收敛固涩之效。可用于治疗自汗、盗汗、遗精、带下、崩漏等病证。本品有制酸作用，可用于治疗胃酸分泌过多、胃溃疡等病证。

用量用法：15~30g，先煎。除收敛固涩系煅用外，均生用。

【**主要成分及现代药理研究**】

牡蛎主含：碳酸钙及硫酸钙等。

1.牡蛎具有抑制脊髓灰质炎病毒作用。

2.牡蛎有促吞噬作用。还能增强动物对肺炎杆菌感染的抵抗力，且与腹腔给药的剂量有关。

3.牡蛎有增强体液免疫作用。

4.牡蛎有抗溃疡作用。

5.牡蛎有增强消化力作用。

6.牡蛎有滋阴润燥、保肝益肾作用。

7.牡蛎所含成分具有降低血脂的作用。

8.抗凝血、抗血栓、促进机体免疫机能和抗白细胞下降作用等。

9.牡蛎能抑制神经肌肉的兴奋性，还能降低毛细血管通透性。

刺蒺藜

【**性味功效**】

《**神农本草经**》：味苦，温。主恶血，破癥结积聚，喉痹，乳难。久服，长肌肉，明目轻身。

《**名医别录**》：味辛，微寒，无毒。主治身体风痒，头痛，咳逆，伤肺，肺痿，止烦，下气，小儿头疮，痈肿，阴溃可作摩粉。

《**本草经集注**》：味苦、辛，温、微寒，无毒。主治恶血，破癥结积聚，喉痹，乳难。身体风痒，头痛，咳逆，伤肺，肺痿，止烦，下气。小儿头疮，痈肿，阴溃，可作摩粉。

《**雷公炮制药性解**》：味苦辛，性温，无毒，入肺、肝、肾三经。主恶血块，癥结喉痹，产难乳闭，小儿头疮，皮肤风痒，头痛，咳逆肺痿，除烦下气，明眼目，去燥热，疗肿毒，止遗泄。

《**本草经解**》：气温，味苦，无毒。主恶血，破癥结积聚，喉痹，乳难。久服长肌肉，明目轻身。（炒去刺）

《**医学要诀**》：蒺藜能攻恶血凝，破癥积聚喉痹清；固齿明目长肌肉，风痒乳难痈肿平。疾速利锐，刺利色白而质坚，具金革之体，故能攻积聚，开喉痹，而固齿明目也。味甘温而性攻利，大能益母运脾，故主长肌肉，下乳汁。又主治风痒头疼蛔痛者，金能制风也。主益精疗水脏冷者，母能益子也。治咳逆肺痿，痈肿痔漏者，辛金主肺，能行荣卫阴阳也。治奔豚肾气者，母能制子也。主催生堕胎者，取其疾利也。又同州沙苑一种，茎间亦多强刺，而子若羊肾，其功专于补肾。治腰痛泄精，虚损劳乏，以其象形而补也。（眉批：虫生于风。治大便风秘，能制风而疾利也。）

《玉楸药解》：味苦，微温，入足少阴肾、足厥阴肝经。泻湿祛风，敛精缩溺。

《得配本草》：苦、辛，温。入足厥阴，兼入手太阴经气分。去风湿，泻肺气。乳闭可通，癥瘕可疗，阴可消，带下可止，并治一切咳逆、肺痿喉痹、明目肿毒等症，皆藉此辛散之力也。

《中药学》：味苦、辛，性平。平肝疏肝，祛风明目。

【归经】

《雷公炮制药性解》：归肝、肺经。

《本草经解》：归肝、心经。

《玉楸药解》：归肾、肝经。

《得配本草》：归肺、肝经。

《中药学》：归肝经。

【别名】

白蒺藜、蒺藜子、旱草。

《神农本草经》：蒺藜子、屈人、止行、豺羽、升推。

《本草经集注》：即藜。

【临床应用】

1.蒺藜有平肝潜阳的作用，可用于治疗肝阳上亢所致的头痛、眩晕等证。

2.蒺藜有疏肝解郁的作用，可用于治疗肝气郁结所致的胸胁胀闷疼痛，乳闭不通等病证。

3.蒺藜有祛风止痒的功效，可用于风疹所致的皮肤瘙痒等病证。

4.蒺藜有祛风明目的作用，可用于治疗风热所致的目赤肿痛、流泪等病证。

用量：6~10g。

【主要成分及现代药理研究】

刺蒺藜主含：①脂肪油；②甾醇类物质；③鞣质及皂苷等。

1.刺蒺藜所含成分有抗菌消炎的作用，其水提物能抑制多种细菌的生长。

2.刺蒺藜有一定的降压作用。

3.刺蒺藜所含成分有一定的利尿作用。

4.刺蒺藜有延缓衰老的作用。

5.刺蒺藜所含成分具有抗过敏的作用。

6.蒺藜所含成分有抗心肌缺血作用。

第十六节　其　他　药

茺蔚子

【性味功效】

《神农本草经》：味辛，微温。主明目益精，除水气。久服轻身。

《本草经集注》：味辛、甘，微温、微寒，无毒。主明目，益精，除水气。治血逆大热，头痛，心烦。久服轻身。

《雷公炮制药性解》：益精明目，除水气，疗血逆大热，头痛心烦，下腹中死胎，理产后血胀。

《本草经解》：气微温，味辛甘，无毒。主明目益精，除水气，久服轻身。

《医学要诀》：茺蔚子温主明目，益精除水宜常服；茎名益母气微寒，瘾疹痒疬作汤浴。《毛诗》名薙，《尔雅》谓其能奈旱暵，盖得阴气者也，故能养阴益精。益精之子，故能明目。益母，《本经》止作汤浴瘾疹，盖取其清凉血热也。后人以益母之名，为胎产要药；然子能明目益精，是为血分之补药矣，其于胎产也甚宜。

《中药学》：味辛、苦，性微寒。凉肝明目，活血调经。

【归经】

《本草经解》：归肝、肺、脾经。

《中药学》：入肝、心包经。

【别名】

益母子。

《神农本草经》：益母、益明、大札。

《本草经集注》：贞蔚。

【临床应用】

1.茺蔚子有凉肝明目的作用，可用于治疗肝经郁热所致的头痛、目赤肿痛及视物模糊等病证。

2.茺蔚子有凉血祛瘀、活血调经的作用，可用于治疗血行不畅所引起的痛经、闭经及产后腹痛等病证。

用量：6~10g。

【主要成分及现代药理研究】

茺蔚子主含：①黄酮类成分，如山奈酚等；②甾体皂苷元，如薯蓣皂苷元等；③生物碱，如哈尔明碱等。

1.茺蔚子所含成分有降低血压的作用。

2.茺蔚子有抑制血小板聚集的作用。

3.茺蔚子所含成分有一定的利尿作用。

4.茺蔚子所含成分有抗疲劳的作用。

5.茺蔚子所含成分有降低血糖及血脂的作用。

木瓜

【性味功效】

《名医别录》：味酸，温，无毒。主治湿痹邪气，霍乱，大吐下，转筋不止。

《本草经集注》：味酸，温，无毒。主治湿痹邪气，霍乱，大吐下，转筋不止。

《雷公炮制药性解》：味酸，性寒，无毒，入肺、脾、肝三经。主脚气水肿，心腹冷热痛及奔豚，去湿气，调营卫，助谷气，和脾胃，止吐泻。忌犯铁器，石捣用。

《本草经解》：气温，味酸，无毒。主湿痹脚气，霍乱大吐下，转筋不止。

《医学要诀》：木瓜主湿痹脚气，霍乱转筋及吐利；和胃滋脾胀满消，止痛舒筋平善噫。木瓜木本，而结果如瓜，其味甘酸而温，其色黄赤而香，有甲己合化之义，夫霍乱转筋，呕吐善噫，皆中焦脾胃之证。又主项强筋急：盖阳明主润宗筋，主束骨而利机关；木瓜能化土，而于土中清木也。

《玉楸药解》：味酸，性涩，微寒，入手太阴肺、足厥阴肝经。敛肠止泄，逐湿舒筋。

木瓜酸敛收涩，能敛肺固肠，燥土泻肝，治霍乱吐利、腹痛转筋，疗脚气，治中风筋挛骨痛。其主治诸病，总皆寒湿之邪，但用木瓜，终难成效。《本草》谓其性温，止泄而搪积。木瓜鲜者，糖饯，敛肺止渴。

《得配本草》：酸、涩，温。入手足太阴，兼足厥阴经血分。和胃理脾，伐肝敛肺。专治筋病，能疗暑湿。血为热迫，筋转而痛。气为湿滞，筋缓而软。木反凉血收脱，可并治。

《中药学》：味酸，性温。舒筋活络，化湿和胃。

【归经】

《雷公炮制药性解》：归肺、脾、肝经。

《本草经解》：归肝经。

《玉楸药解》：归肺、肝经。

《得配本草》：归肺、脾、肝经。

《中药学》：归肝、脾经。

【别名】

《本草经集注》：木瓜实。

【临床应用】

1.木瓜有舒筋活络及化湿的作用，可用于治疗因风湿阻络所引起的关节痹痛，筋脉拘挛等病证。

2.木瓜有化湿和胃之功效，可用于治疗吐泻引起的小腿转筋等病证。本品尚有消食化积的作用，可用于消化不良等病证。

用量：6~12g。

【主要成分及现代药理研究】

木瓜主含：①皂苷；②黄酮类；③有机酸，如苹果酸、柠檬酸等。

1.试验表明，木瓜煎剂可防止受损大鼠肝细胞肿胀，气球样变性，并可促进肝细胞修复，发挥保肝作用。

2.木瓜煎剂对肠道菌及葡萄球菌具有明显抑制作用。

3.木瓜提取液对小鼠腹水中的癌细胞有抑制作用。

参 考 文 献

[1] 张湖德.马烈光，童宣文.《黄帝内经》通释：素问 [M].北京：人民军医出版社，2009.

[2] 张湖德.马烈光，童宣文.《黄帝内经》通释：灵枢 [M].北京：人民军医出版社，2009.

[3] 熊曼琪.伤寒论 [M].北京：人民卫生出版社，2000.

[4] 张仲景.金匮要略 [M].北京：人民卫生出版社，2005.

[5] 皇甫谧.针灸甲乙经 [M].天津：天津科学技术出版社，2010.

[6] 华佗.中藏经 [M].北京：人民卫生出版社，2007.

[7] 王叔和.脉经 [M].北京：人民卫生出版社，2017.

[8] 朱西杰.牛阳，刘东鹏.脾胃病六经辨证治疗 [M].北京：人民军医出版社，2011.

[9] 栾英杰.侯万升.神农本草经合注 [M].北京：人民军医出版社，2010.

[10] 巢元方.诸病源候论 [M].北京：中国医药科技出版社，2011.

[11] 王焘.外台秘要 [M].北京：中国医药科技出版社，2011.

[12] 王怀隐.太平圣惠方 [M].北京：人民卫生出版社，2016.

[13] 许叔微.普济本事方 [M].北京：中国医药科技出版社，2022.

[14] 陈无择.三因极一病证方论 [M].北京：中国医药科技出版社，2010.

[15] 严用和.重辑严氏济生方 [M].北京：中国中医药出版社，2007.

[16] 赵佶敕.圣济总录 [M].北京：中国中医药出版社，2018.

[17] 朱端章.卫生家宝方 [M].北京：中国中医药出版社，2015.

[18] 窦材.扁鹊心书 [M].北京：中国医药科技出版社，2018.

[19] 胡濙.卫生易简方 [M].北京：人民卫生出版社，1984.

[20] 沈金鳌.杂病源流犀烛 [M].北京：人民卫生出版社，2006.

[21] 柳长华，吴少祯.卫生宝鉴 [M].北京：中国中医药出版社，2019.

[22] 杨维华.医门法律 [M].北京：人民军医电子出版社，2013.

[23] 吴润秋，郑佑君，秦华珍.类经 [M].北京：人民军医电子出版社，2013.

[24] 周慎.医碥 [M].北京：人民军医电子出版社，2013.

[25] 周慎.张氏医通 [M].北京：人民军医电子出版社，2013.

[26] 李横河，黄江波.医学入门 [M].北京：人民军医电子出版社，2013.

[27] 周衡，王旭东.金匮方论衍义 [M].北京：人民军医电子出版社，2013.

[28] 何清湖 . 医学正传 [M]. 太原：山西科学技术出版社，2013.

[29] 鲁兆麟 . 寿世保元 [M]. 北京：人民卫生出版社，2014.

[30] 陈士铎 . 辨证录 [M]. 太原：山西科学技术出版社，2011.

[31] 杨士瀛 . 仁斋直指 [M]. 北京：中医古籍出版社，2016.

[32] 郭霞珍 . 症因脉治 [M]. 北京：人民卫生出版社，2006.

[33] 田代华 . 医学心悟 [M]. 北京：人民卫生出版社，2006.

[34] 林珮琴 . 类证治裁 [M]. 北京：人民卫生出版社，2005.

[35] 张介宾 . 景岳全书 [M]. 北京：人民卫生出版社，2007.

[36] 陈修园 . 医学从众录 [M]. 北京：中国医药科技出版社，2011.

[37] 周华，张颖清 . 医学衷中参西录 [M]. 北京：人民军医电子出版社，2013.

[38] 王肯堂 . 杂病证治准绳 [M]. 太原：山西科学技术出版社，2013.

[39] 魏之琇 . 续名医类案 [M]. 北京：人民卫生出版社，2020.

[40] 叶天士 . 临证指南医案 [M]. 北京：人民卫生出版社，2018.

[41] 刘志龙 . 医贯 [M]. 北京：人民军医电子出版社，2013.

[42] 奕辉，邓银楚司 . 医学纲目：卷二十一 [M]. 北京：人民军医电子出版社，2013.

[43] 蔡铁如 . 兰室秘藏：卷上 [M]. 北京：人民军医电子出版社，2013.

[44] 吴昆 . 医方考 [M]. 北京：中国中医药出版社，2007.

[45] 陈修园 . 医学实在易 [M]. 北京：中国中医药出版社，2016.

[46] 周慎斋 . 慎斋遗书 [M]. 北京：中国医药科技出版社，2007.

[47] 王秉衡 . 重庆堂随笔 [M]. 北京：中医古籍出版社，2003.

[48] 成无己 . 伤寒明理论 [M]. 北京：中国中医药出版社，2007.

[49] 朱震亨 . 活法机要 [M]. 北京：中医古籍出版社，2020.

[50] 藏达德 . 履霜集 [M]. 北京：中国中医药出版社，2007.

[51] 刘志龙，宋含平 . 丹溪心法 [M]. 北京：人民军医电子出版社，2013.

[52] 刘完素 . 河间六书 [M]. 太原：山西科学技术出版社，2010.

[53] 陈士铎 . 石室秘录 [M]. 北京：人民卫生出版社，2006.

[54] 费伯雄 . 医醇剩义 [M]. 北京：人民卫生出版社，2006.

[55] 叶天士 . 类证普济本事方释义 [M]. 北京：中国中医药出版社，2012.

[56] 尤怡 . 金匮翼 [M]. 北京：中医古籍出版社，2003.

[57] 沈朗仲 . 病机汇论 [M]. 北京：人民卫生出版社，1996.

[58] 莫文泉 . 研经言 [M]. 北京：人民卫生出版社，1996.

[59] 郑林 . 张志聪医学全书 [M]. 北京：中国中医药出版社，2015.

[60] 吴瑭 . 温病条辨 [M]. 北京：人民卫生出版社，2017.

[61] 李佑生 . 儒门事亲 [M]. 北京：人民军医电子出版社，2013.

[62] 田令清 . 玉机微义：卷二十一 [M]. 北京：人民军医电子出版社，2013.

[63] 戴原礼 . 秘传证治要诀及类方 [M]. 北京：中国医药科技出版社，2020.

[64] 方隅 . 医林绳墨 [M]. 北京：中医古籍出版社，2012.

[65] 陈歧 . 医学传灯 [M]. 北京：中国医药科技出版社，2021.

[66] 皇甫中 . 明医指掌 [M]. 北京：中国医药科技出版社，2020.

[67] 杨乘六 . 医宗己任编 [M]. 北京：学苑出版社，2011.

[68] 杨栗山 . 伤寒瘟疫条辨 [M]. 北京：中国中医药出版社，2007.

[69] 汪文绮 . 杂症会心录 [M]. 北京：中国医药科技出版社，2011.

[70] 李用粹 . 证治汇补 [M]. 北京：中国中医药出版社，2008.

[71] 郑钦安 . 医法圆通 [M]. 北京：中国医药科技出版社，2016.

[72] 怀远 . 医彻 [M]. 北京：中医古籍出版社，2003.

[73] 凌一揆 . 中药学 [M]. 上海：上海科学技术出版社，2008.

[74] 蒋宝素 . 问斋医案 [M]. 北京：人民卫生出版社，1989.

[75] 张乃修 . 张聿青医案 [M]. 北京：人民卫生出版社，2006.

[76] 王旭高 . 王旭高临证医案 [M]. 北京：人民卫生出版社，1987.

[77] 董凯钧 . 肘后偶钞 [M]. 北京：人民卫生出版社，1989.

[78] 薛生白 . 也是山人医案 [M]. 上海：上海科学技术出版社，1987.

[79] 费伯雄 . 费伯雄医案医话 [M]. 北京：科学技术出版社，2013.

[80] 王燕昌 . 王氏医存 [M]. 郑州：中原农民出版社，2022.

[81] 柳宝诒 . 柳选四家医案 [M]. 北京：中国中医药出版社，2008.

[82] 贺季衡 . 贺季衡医案 [M]. 南京：江苏科学技术出版社，1983.

[83] 任贤斗 . 瞻山医案 [M]. 北京：中国中医药出版社，2016.

[84] 薛立斋 . 薛立斋医案 [M]. 北京：中国中医药出版社，2016.

[85] 尤怡 . 静香楼医案 [M]. 北京：中国中医药出版社，2016.

[86] 刘子维 . 圣余医案诠解 [M]. 北京：人民军医出版社，2009.

[87] 汪逢春 . 泊庐医案 [M]. 北京：人民卫生出版社，2008.

[88] 谢映庐 . 得心集医案 [M]. 北京：中国中医药出版社，2016.

[89] 方耕霞 . 倚云轩医案医话集 [M]. 北京：人民卫生出版社，1991.

[90] 沈鲁珍 . 沈氏医案 [M]. 上海：上海科学技术出版社，2010.

[91] 齐秉慧 . 齐有堂医案 [M]. 沈阳：辽宁科学技术出版社，2014.

[92] 李铎 . 医案偶存 [M]. 北京：人民卫生出版社，1990.

[93] 余听鸿 . 余听鸿医案 [M]. 上海：上海科学技术出版社，2010.

[94] 丁甘仁 . 丁甘仁医案 [M]. 上海：上海科学技术出版社，2001.

[95] 刘观涛 . 孔伯华医案 [M]. 北京：中国中医药出版社，2006.

[96] 祝湛予 . 施今墨临床经验集 [M]. 北京：人民卫生出版社，2006.

[97] 陆观虎 . 陆观虎医案 [M]. 天津：天津科学技术出版社，1986.

[98] 王学华，汪少颖 . 消渴病古今名家验案全析 [M]. 北京：科学技术文献出版社，2003.

[99] 王道瑞，薛钜夫 . 祝谌予临证用方选粹 [M]. 北京：人民卫生出版社，2008.

[100] 董建华. 中国现代名中医医案精华 [M]. 北京：北京出版社，1990.

[101] 单书健. 古今名医临证金鉴 [M]. 北京：中国中医药出版社，2010.

[102] 万友生. 寒温统一论 [M]. 北京：人民军医出版社，2011.

[103] 刘峰，刘天君.《诸病源候论》导引法还原 [M]. 北京：人民军医出版社，2012.

[104] 张永顺. 中医药调治糖尿病 [M]. 北京：人民军医出版社，2008.

[105] 周超凡. 历代中医治则治法精粹 [M]. 北京：人民军医出版社，2008.

[106] 吕景山. 施今墨医案解读 [M]. 北京：人民军医出版社，2009.

[107] 汤宇. 糖尿病对证自疗 [M]. 北京：人民军医出版社，2009.